清涼飲料水のHACCP

衛生管理計画の作成と実践

監修 ● 一般社団法人全国清涼飲料工業会

中央法規

発行にあたって

　本書は，HACCPシステムおよび清涼飲料水における総合衛生管理製造過程を理解していただくのと同時に，一般社団法人全国清涼飲料工業会はじめ清涼飲料関係6団体で運営する「HACCP講習会」における教科書として使用することを目的とし，2000年に出版され，その後，2004年に改訂，さらには，2011年に一部分の改訂内容を盛り込んだ小冊子を作成し，今日まで使用されてきた。

　しかし，昨年2014年12月に，食品衛生法の清涼飲料水規格基準が改正され，清涼飲料水の主原料である水の基準が改正されたのを受け，それに関係する部分を改訂すると同時に，今までの「HACCP講習会」の中で講師陣が感じてきた不具合を修正することとした。主な改訂内容は，次の通りである。

・清涼飲料水規格基準の改正など，法改正に関わる部分を改めた。
・事例モデルを，「ミネラルウォーター（PET容器詰・加熱殺菌）」「透明炭酸飲料（缶入り・非殺菌）」「ミルク入りコーヒー飲料（缶入り・レトルト殺菌）」「うんしゅうみかんジュース（びん詰・シーズンパック・加熱殺菌）」「オレンジジュース（濃縮還元，紙容器・無菌充填）」「緑茶飲料（PET容器詰・無菌充填）」「トマトジュース（缶入り・シーズンパック・加熱殺菌）」の7品目とするとともに，総括表については，「ミルク入りコーヒー飲料（缶入り・レトルト殺菌）」のみとした。
・用語の統一など，気付いた不具合を改めた。

　今回の発行にあたって，全般については渡辺が担当し，事例モデルの改訂については，以下のHACCP講師の方々に担当していただいた。心から感謝申し上げる。

峯　孝則	日本ミネラルウォーター協会　事務局長	
工位　禮一	元　サントリー株式会社　食品製造部　部長代理	
諸星　政義	一般財団法人　日本清涼飲料検査協会　常務理事	
関　　修	元　株式会社日本キャンパック　参与	
井上　勝文	元　日本コカ・コーラ株式会社　学術調査食品法規マネジャー	
帆足　信一郎	元　株式会社紀文フードケミファ　執行役員	
宮永　政信	元　サントリービジネスエキスパート株式会社　品質保証本部　品質保証推進部　課長	
廣瀬　孝司	カゴメ株式会社　生産調達本部　品質管理部　品質管理グループ（品質マネジメントアドバイザー）	

2015年7月

元　一般社団法人全国清涼飲料工業会　技術部長

渡辺　健介

改訂にあたって

　本書出版の目的は，清涼飲料水に特定した衛生管理，特にHACCPシステム及びそれを中心とした総合衛生管理製造過程を読者に理解していただくと同時に，社団法人全国清涼飲料工業会を含む清涼飲料関係6団体が主催するHACCP講習会における教科書としての役割を担わせることであった。しかし2000年（平成12年）7月15日に本書の初版が出版されてから，すでに4年以上の歳月が過ぎ去っている。

　この間に，飲料を含めた食品全般の衛生管理に対する環境は大きく変化した。乳関係製品での大きな事故，BSE問題，偽装表示問題，輸入食品の不法農薬使用問題等々を契機に，食品の安全・安心に関する国民の関心が高まるなか，2003年（平成15年）5月23日の「食品安全基本法」によって食品衛生関連の法規の考え方が変わり，行政の組織すら変わった。

　一方で，初版の出版にあたっては時間的な制約があったために，内容にいくらかの重複と整合性が図られていない部分があった。講習会においては副読本のかたちで行政上の改変などの情報を補ってはいたが，食品衛生関連の環境の変化をみると，その程度の対応ではとても追いつかなくなっている。このような状況から，ここで全面的に初版を改訂することになった。

　清涼飲料関係の団体，企業及びHACCP講習会の経験豊富な講師のなかから専門家を集めて，新たに「清涼飲料水HACCP研究班」を立ち上げて改訂作業を行った。改訂作業の中心となった考え方は以下のとおりである。
- 食品衛生の環境変化とその中心となる考え方を盛り込むこと。
- 本書の内容に関し，これまでの重複，矛盾点を洗い直して調整を行うこと。
- これまでの20回に及ぼうというHACCP講習会での講師側の経験を十分に生かし，講習会で使いやすい教科書にすること。

- 本書だけで総合衛生管理製造過程承認制度の実務の概略がわかるようにすること。

実際の改訂作業は，意見の統一を図るために3人からなる研究班ワーキンググループを中心に進め，定期的に研究班の委員会を開催して意見を調整した。執筆については研究班のほぼ全員が携わったが，前回外部に要請した原稿のいくつかは一部修正して残した。こうしてほぼ10か月に及んだ改訂作業の内容は次のとおりである。

① 食品安全行政の中心となった考え方である「リスクアナリシス」について，基本的な知識を得られるようにした。同時に食品安全行政の変化について解説した。この2点については長年それに携わっていらっしゃった専門家である林裕造氏及び槇孝雄氏にお願いした。

② 清涼飲料水の「品質」について稿を改めた。

③ これまで分散して解説していた「HACCPシステム」について，一章にまとめて解説した。その際，内容の多くをコーデックスの「HACCPとその適用に関するガイドライン」に拠った。

④ いわゆる一般的衛生管理については用語の使用でいくらか混乱があるのでそれを明確にした。また工場現場においてはこれらの実施がきわめて重要であることから，その内容を充実して解説した。その記述については『清涼飲料水工場の一般的衛生管理ガイドブック』((社)全国清涼飲料工業会発行)を参考とした。

⑤ HACCPプランの導入手順についてこれまでまとめた解説がなく，講習会では副読本としてその情報を補っていたが，これに一章を設けて解説した。ここでは一般的に必要な共通事項をすべて盛り込んだ。

⑥ モデル品種別導入事例に，単純な茶系飲料である「ウーロン茶飲料の無菌充填」を追加して7例とした。ただし，トマトジュースに関しては社団法人トマト工業会で別途にマニュアルを作成しているので，本書では参考例としている。またモデル品種別導入事例の解説では，一般共通事項は前項で設けた手順を参照とし，モデル品種に独特の部分の記述にとどめた。これは各モデル品種での重複を避けると同時に手順導入の考え方を統一するためである。

⑦ モデル品種別導入事例で，各表，特に危害分析表について考え方の統一と記

述法の統一を図った。これは，品種ごとの特殊性を除いて，これまでいくらか整合の取れていなかった部分を修正したものである。

⑧　総合衛生管理製造過程承認申請の解説に，法規の変更による更新制の解説を入れた。同時に初版以来の衛生法規改定の関連事項を盛り込んで最新のかたちとした。

⑨　参考資料中の法令・通知に最新の改正等を盛り込んだ。ただし，総合衛生管理製造過程以外の清涼飲料水関連通知は，表題（及び内容見出し）を掲げるにとどめた。

⑩　全体を通して文章内に「事項参照」（例えば「第5章5.2.1参照」，「5.3.4を参照されたい」というような）を多用した。これは読む側にいくらかの負担を強いることになるものの，無駄な重複を避け，参照事項が省略なしで常に同じ内容で読めるという利益に重きを置いたためである。

⑪　事項索引を設けた。目次は大きな事項からの索引に使えるが，細かい事項の索引に便利と思われる。

当初の目的のとおり，改訂版の編集にはHACCP講習会での講師側の経験が一つの指針として大変役に立った。こうして長期間の改訂作業によって本書はかなり整理され，最新の情報を入れ，さらにこれだけで総合衛生管理製造過程の実務の概要を理解できるようになったであろうと自負している。

改訂作業のために，清涼飲料水HACCP研究班の各委員には多大の時間と労力を提供していただいた。また多くの援助をいただいた清涼飲料関係6団体（(社)全国清涼飲料工業会，(財)日本炭酸飲料検査協会，(社)日本果汁協会，(社)全国トマト工業会，日本ミネラルウォーター協会，日本コーヒー飲料協会），専門家を派遣していただいた清涼飲料関連企業，原稿の執筆や修正を快く引き受けてくださった外部の専門家の方々，専門的な相談に応じてくださった方々に，改めて厚くお礼を申し上げる。

2004年12月

清涼飲料水HACCP研究班
ワーキンググループを代表して

福田　正彦

初版の「監修のことば」

　HACCPシステムによる食品の衛生管理は，FAO／WHO合同食品規格委員会においてガイドラインが示され，各国の食品衛生行政にその基本概念が生かされております。わが国においては，平成7年に食品衛生法が改正され，HACCPシステムに基づいた総合衛生管理製造過程の承認制度が創設され，現在までに乳・乳製品，食肉製品，魚肉練り製品，容器包装詰加圧加熱殺菌食品（いわゆるレトルト，缶詰食品），清涼飲料水が対象食品として指定されています。

　食品の衛生管理は営業者の自主的な取組みこそが何よりも重要であるといえます。営業者自らがその必要性を認識したうえでHACCPシステムによる衛生管理の導入を決断し，消費者に対して安全な食品を提供していこうとする姿勢が望まれます。

　また，HACCPシステムの導入を成功させるためには，製造に携わるすべての従業員がHACCPシステムによる衛生管理を認識しなければならず，そのためには，HACCPシステムに関して十分な知識をもった専門家を育成することが必要となります。

　これまでにもHACCP導入の中心となる専門家養成トレーニングが実施されてきましたが，今後もHACCPシステムの導入を予定している営業者からのニーズの高まりとともにトレーニング活動が活発に行われると思われます。その活動をスムーズにするものとして，手引き書となるものが必要になります。本書は，食品衛生に関する専門家，食品衛生行政機関に所属する方々の意見はもとより，清涼飲料水の製造に携わる食品企業担当者の意見等も十分に踏まえた内容となっています。

　本書が清涼飲料水の製造に携わる方々だけでなく，その他の食品産業に携わる

方々，食品衛生行政担当者のHACCP導入にあたっての手引き書として活用され，わが国におけるHACCPシステム導入の一助となることを期待しております。

平成12年7月

厚生省生活衛生局食品保健課

課長　松原　了

初版の「はじめに」

　食品の安全，衛生を保証する手法として，40年ほど前に米国で宇宙食の安全と衛生確保のために開発されたHACCPシステムは，その後米国FDAによる一部食品衛生行政への採択を経て，FAO／WHO合同食品規格計画（コーデックス）においてもそのガイドラインが策定され普及が進められている。以来，畜産，水産関係の食品，それらの加工食品の生産，製造に取り入れられてきた。日本においても，食品衛生法のなかで総合衛生管理製造過程の承認制度として，食品営業者の自主的な実施を推進することとされ，すでに，乳および乳製品，食肉製品，魚肉練り製品および容器包装詰加圧加熱殺菌食品が対象製品として指定され，運用されている。

　引き続いて，清涼飲料水が対象製品として選ばれ，厚生省ならびにHACCP専門家の指導を得ながら検討が進められてきた。清涼飲料水が対象として選ばれたとき，正直なところ，業界内にはとまどいがあった。食品衛生法では清涼飲料水に対して，加熱殺菌を原則とする厳格な製造基準が設けられ，製造工程は古くからその基準を満たすように設計されてきたこと，国際的にも清涼飲料水に対する法制化がみられないこと等によるものであった。

　しかし，清涼飲料水の安全，衛生面での品質保証のためにHACCPシステムはきわめて有効な手段であること，欧米の清涼飲料業界においても，HACCPシステムを品質保証の基本として自主的に取り入れていること，散発的ではあるが，清涼飲料水の品質にかかわるトラブルの発生予防のためにも有効なこと等から，清涼飲料水を総合衛生管理製造過程承認制度の対象とするための検討に入った。

　その検討に際して，清涼飲料水に関連する業界団体を代表する技術者を中心に清涼飲料水HACCP研究班が設置され，(社)全国清涼飲料工業会に事務局がおかれた。清涼飲料水HACCP研究班に参画した業界団体は，(社)全国清涼飲料工業会のほか，(財)日本炭酸飲料検査協会，(社)日本果汁協会，日本ミネラルウォー

ター協会，日本コーヒー飲料協会，(社) 全国トマト工業会である。

　平成11年7月22日，清涼飲料水が食品衛生法によりHACCPシステムを基礎とした総合衛生管理製造過程の承認制度の対象食品として指定され，同時に，病原微生物，腐敗微生物，異物等の物質がいわゆる危害原因物質として定められた。

　清涼飲料水のHACCP研究班では，HACCPに関する内外の資料の収集と整理，清涼飲料水の種類，製造方法，想定される危害とその発生源と影響等について調査，検討し，HACCP手法の手順を参考にしながら，総合衛生管理製造過程の承認を申請するためのマニュアルの作成を進めることとした。マニュアル作成に際しては，製造過程の相違に応じて代表的な6種の清涼飲料水を選び，それぞれについて検討を進めた。モデルとして，

(1) ミネラルウォーター (PET容器詰・加熱殺菌)
(2) 透明炭酸飲料 (缶詰・非殺菌)
(3) ミルク入り紅茶飲料 (缶詰・レトルト殺菌)
(4) うんしゅうみかんジュース (びん詰・シーズンパック・加熱殺菌)
(5) トマトジュース (缶詰・シーズンパック・加熱殺菌)
(6) オレンジジュース (紙容器詰・無菌充填)

を選び，それぞれについて危害分析，CCPの決定と管理等を検討してまとめた。

　HACCP研究班は，マニュアルの作成に先立って，まずHACCPへの移行に際して，少なくとも満たすべき「一般衛生管理基準」，いわゆるGMPを検討してまとめた。このGMPは清涼飲料水の製造者が目標とすべきガイドラインとして，自らの工場をチェックするために利用されることを勧めたい。

　HACCP研究班は，総合衛生管理製造過程に合わせるための事例として，6種の清涼飲料水をモデルとして選び，それぞれについて製造現場の事情に明るい担当者が検討を進めた。

　これらの事例については，それぞれの事例についてきわめて普遍的であると思われる製造工程を想定してまとめたものであり，当然のことながら，各工場においては一致しないところもあろう。また事例であることから，詳細についての記述を差し控えた。例えば，製造基準，設備保守点検規準，品質管理基準等については，各工場においてすでに保有しているものとして，それらの内容までの記述

は行っていない。

　HACCPはまず自らの工場の現実をしっかりと見据え，それぞれの工場の現状に合わせたものとして作成されるべきものであることは申すまでもない。ここでは，HACCPの手法に従って，危害を選び出し，それに基づいてPPあるいはCCPを決定する手順を示している。したがって，各工場においても自らの目で現場を見据え，本書の事例を参考として，PPあるいはCCPの設定を行っていただきたい。事例のなかでPPであっても，実際の工場ではCCPになる項目もありうるし，逆にCCPがPPとなることもありうる。

　重要なことは，それぞれの製造現場における危害が何であるか，それを予防するための手段として，PPとすべきか，CCPとすべきかを現場からの情報（データ）および危害に関連する科学的な情報から判断して，自ら決める必要があるということである。工場については，その工場の現場担当者がいちばんよく把握しており，知っているはずである。

　さて，HACCPをまとめ，総合衛生管理製造過程の承認を得たとしても，そのこと自体が最終目標であってはならない。むしろHACCPの始まりである。

　しかし，HACCPに対する取組みは，清涼飲料水では初めてのことである。取組みが始まったとしても，そのことがそのままで良いとはならないかもしれない。HACCPを実施してからも検証を繰り返し，チェックをするとともに，併せてHACCPがその工場に見合ったものとして運用されているかどうかをチェックすることが必要である。HACCPには唯一絶対的な答えはないはずである。

　最後に，1年余りにわたる検討に際して，さまざまな助言をいただいた厚生省食品保健課の各位，HACCP専門の先生方に感謝をもって御礼を申し上げたい。また苦労をともにされたHACCP研究班のメンバー各位，業界関係各位に心からの感謝を申し上げたい。

平成12年7月

　　　　　　　　　　　　　　　　　　　　清涼飲料水のHACCP研究班
　　　　　　　　　　　　　　　　　　　　　　座長　福冨　文武

用語と関連諸機関の解説

　用語に対しては，統一された定義があるとは必ずしもいえない部分がある。したがって本書で使用する用語についてはコーデックス関係および内閣府食品安全委員会で規定している定義と解説を併記しておくので参考にされたい。

　また，用語ばかりでなく本書に関連する諸機関の解説も併記した。これは内閣府食品安全委員会の用語集に拠った。

　各項の末尾のカッコは，以下を示す。

（原則）：「コーデックス勧告規範—食品衛生の一般原則」の定義

（ガイドライン）：上記「一般原則」の添付書類である「HACCPとその適用に関するガイドライン」の定義

（安全委）：内閣府食品安全委員会の「食品の安全性に関する用語集」（平成16年4月）および「食品の安全性に関する用語集（第5版）」（平成27年4月）の解説。ただし，要約して記載している部分もある。

閾値（Threshold）：刺激が効果を発揮し，生体反応を誘発するためには，ある値以上の量や強さを有する必要があり，その境界の値を閾値という。有害な化学物質が一定量以上の量でのみ，毒性を示す場合にもその値を閾値という。（安全委）

一次生産（Primary production）：フードチェーンにあって，例えば収穫，と殺，搾乳，漁獲などを行い，またこれらを含む段階をいう。（原則）

逸脱（Deviation）：CLに合致させることの失敗をいう。（ガイドライン）

疫学（Epidemiology）：どのような集団が疾病にかかるのかの分布を分析することを通じて，その疾病発生の原因を追究し，それにより疾病発生の予防を図ろうとする学問。（安全委）

疫学（的）調査（Epidemiological survey）：疾病と，その原因と考えられるものの間に存在する関連性を証明するために，人間の特定の集団内を対象に疾病率（疾患率），死亡率など，健康にかかわる事柄・事象の頻度，時間的変動などを統計学的に調査すること。（安全委）

LD（致死量）（Lethal Dose）：ヒトまたは動物を致死させる投与量。（安全委）

LD_{50}（半数致死量）（50% Lethal Dose）：化学物質の急性毒性の指標で，実験動物集団に経口投与等により投与した場合に，ある日数のうちに，その動物の50%が死に至る量（通常は物質量mg/kg体重で示す）をいう。（安全委）

汚染（Contamination）：食品または食品の周囲に汚染物が導き入れられ，あるいは発生することをいう。（原則）

汚染物（Contaminant）：食品の安全性または適合性を損なうおそれのあるなんらかの生物的または化学的なもの，異物，あるいはほかの物質であって，故意でなく加わったものをいう。（原則）

改善措置（Corrective action）：CCPにおけるモニタリングの結果が，制御に失敗したことを示した場合にとるなんらかの措置をいう。（ガイドライン）

監視（Monitor）：CCPが管理されているかどうかを評価するために，計画された順序で観察を行い，あるいは管理指標（parameters）を計測する行為をいう。（ガイドライン）

管理／制御（Control）（動詞）：HACCPプランで設定されている規準（criteria）に従っていることを確実にし，また保持するために必要なすべての措置をとることをいう。（ガイドライン）

管理／制御（Control）（名詞）：正しい手順に従っており，また規準に合致している状態をいう。（ガイドライン）

管理／制御手段（Control measure）：食品安全の危害を予防または除去するために，あるいはそれを受け入れ可能な水準まで減少させるために使用することのできるなんらかの措置および行為をいう。（ガイドライン）

危害（Hazard）：食品の中にあり，または食品の状態であって，健康への影響に不具合を引き起こす可能性のある生物学的，化学的または物理的な要因（agent）をいう。（原則）（ガイドライン）

危害分析（Hazard analysis）：危害の情報およびどれが食品の安全に絶対必要かを決めるための条件を収集，評価し，その結果HACCPプランでそれに対処する過程をいう。（ガイドライン）

検証（Verification）：HACCPプランに従っていることを判断するための監視に加えて，方法，手順，試験およびほかの評価を適用することをいう。（ガイドライン）

工程／段階（Step）：原料を含む，一次生産から最終消費までのフードチェーンにおける点（point），過程（procedure），処理（operation）または段階（stage）をいう。（ガイドライン）

残留農薬：残留農薬とは，農薬の使用に起因して食品に含まれる農薬，その代謝物等をいう。農薬等が残留した食品を摂取することにより，人の健康を損なうことがないよう，食品衛生法に基づく「食品，添加物等の規格基準」において農産物に残留する農薬等の量の制限が定められており，一般に「残留農薬基準」と呼ばれている。（安全委）

CCP（Critical Control Point）：制御することが可能であって，それが食品安全の危害を予防または除去し，あるいは許容できる水準まで減少させるために絶対必要な工程（step）をいう。（ガイドライン）

CL（Critical limit）：許容可能であることと，許容不可能であることとを分ける規準をいう。（ガイドライン）

事業所（Establishment）：食品を取り扱うなんらかの建物または区域および同一の管理下にある周辺地域をいう。（原則）

消毒（Disinfection）：化学物質および／または物理的方法により，環境中の微生物の数を食品の安全性または適合性を危うくすることのない水準にまで減少させることをいう。（原則）

食品の安全性（Food safety）：意図した使用法に従って調理および／または喫食した場合，消費者に危害をもたらさない食品であることの保証をいう。（原則）

食品衛生（Food Hygiene）：フードチェーンのすべての段階で，食品の安全性と適合性を確保するために必要なあらゆる条件と方法をいう。（原則）

食品の適合性（Food suitability）：意図した使用法に従っている場合，人の消費に合っている食品であることの保証をいう。（原則）

食品取扱者（Food handler）：包装した食品または包装していない食品，食品用機械設備および器具，または食品の触れる表面を直接取り扱うために，食品衛生の要件を遵守することを求められている者をいう。（原則）

清掃（Cleaning）：汚れ，食品かす，埃，グリースまたはほかの好ましくないものの除去をいう。（原則）

製造工程図（Flow diagram）：特定の食品品種の製造または加工で使用される段階（steps）または処理（operations）の系列を組織的に表したものをいう。（ガイドライン）

ゼロリスク（Zero risk）：リスクの原因となるハザードの暴露がゼロということ。近年，分析技術の向上等もあって，食の安全にゼロリスクはありえないことが認識され，リスクの存在を前提にこれを科学的に評価し，そのリスクの低減を図るという考え方に立ったリスク分析の手法の導入が国際的に進められている。（安全委）

総合衛生管理製造過程総括表：危害分析の工程毎に，①危害原因物質，②危害発生要因，③防止措置，④CCPかPRPか，⑤管理基準，⑥確認方法，⑦改善措置方法，⑧検証方法，⑨記録文書名，を一覧表にしたもの。

妥当性の確認（Validation）：HACCPプランの各要素が効果的であることの証拠を得ることをいう。（ガイドライン）

トレーサビリティ・システム：トレーサビリティは「追跡可能性」と訳され，家畜の飼育あるいは植物の栽培から流通，加工を経て消費者の口に入るまでのルートをたどることができるように，記録などを保持し，活用するシステム。（安全委）

ハザード（危害要因）：健康に悪影響をもたらす原因となる可能性のある食品中の物質または食品の状態。例えば，有害な微生物，化学物質などの生物学的，化学的，または物理的な要因がある。（安全委）

HACCP：食品の安全性に重大な（影響を及ぼす）危害を特定し，評価し，管理するシステムをいう。（原則）（ガイドライン）

HACCP：食品の衛生管理手法の一つ。危害分析重要管理点方式ともいう。製造における重要な工程を連続的に監視することによって，一つひとつの製品の安全性を保証しようとする衛生管理法であり，危害分析，CCP，CL，モニタリング，改善措置，検証，記録の7原則から成り立っている。（安全委）

HACCPシステム：食品の安全性にとって重要な危害要因を特定し，評価し，管理するしくみ（システム）。（原則）

HACCPプラン：HACCPの原則に従い，対象としているフードチェーンの分野において食品の安全に絶対必要な危害の管理を確実にするために作成された文書をいう。（ガイドライン）

暴露評価（Exposure assessment）：食品を通じて想定されるハザードの摂取について定性的かつ／または定量的に推測すること。必要があれば食品以外に起因する暴露についても評価する。（安全委）

リスク（Risk）：食品中にハザード（危害要因）が存在する結果として生じる健康への悪影響の起こ

る可能性とその程度（健康への悪影響が発生する確率と影響の程度）。（安全委）

国連食糧農業機関＝FAO（Food and Agricultural Organization of UN）：国連の専門機関として，1945年10月16日に設立。世界各国国民の栄養水準と生活水準の向上，農業生産性の向上および農村住民の生活条件の改善を通じて，貧困と飢餓の緩和を図ることを目的としている。（安全委）

世界保健機関＝WHO（World Health Organization）：国連の専門機関として，1948年4月7日に設立。「すべての人民が可能な最高の健康水準に到達すること」（世界保健憲章第1条）を目的としている。（安全委）

FAO/WHO合同食品規格委員会（コーデックス委員会）（The Codex Alimentarius Commission＝CAC）：消費者の健康の保護と食品の公正な貿易の確保を目的として，1963年にFAOおよびWHOにより設置された。（安全委）

FAO/WHO合同食品添加物専門家会議＝JECFA（Joint FAO/WHO Expert Committee on Food Additives）：FAOとWHOが合同で運営する専門家の会合として，1956年に設立。FAO，WHO，それらの加盟国およびコーデックス委員会に対する科学的な助言機関として，添加物，汚染物質，動物用医薬品等の安全性評価を行う。（安全委）

FAO/WHO合同残留農薬専門家会議＝JMPR（Joint FAO/WHO Meeting on Pesticide Residues）：FAOとWHOが合同で運営する専門家の会合として，1963年に設立。FAO，WHO，それらの加盟国およびコーデックス委員会に対する科学的な助言機関として，農薬の残留レベルや農薬の一日摂取許容量（ADI）について科学的評価を行う。（安全委）

FAO/WHO合同微生物学的リスク評価専門家会議＝JEMRA（Joint FAO/WHO Expert Meeting on Microbiological Risk Assessment）：FAOとWHOが合同で運営する専門家の会合として，2000年に設立。FAO，WHO，それらの加盟国およびコーデックス委員会に対する科学的な助言機関として，特定の病原体と食品の組み合わせにおける定量的リスク評価手法の確立を行う。（安全委）

世界貿易機関＝WTO（World Trade Organization）：1995年1月1日設立。可能なかぎり貿易の円滑化，自由化を実現するため，交渉を通じて多国間の貿易ルールを策定する国際機関の一つ。（安全委）

国際標準化機構＝ISO（International Organization for Standardization）：各国の規格を扱う機関のネットワークとして，1947年2月23日設立。国連と異なり，メンバーは政府代表ではなく民間団体または公共機関だが，加盟できるのは各国一機関のみ。産業に関する規格の国際的統一や協調を目的とする。（安全委）

米国農務省＝USDA（United States Department of Agriculture）：米国政府機関の一つ。米国食品安全検査局（FSIS）等の19の部局からなる。1862年設立。（安全委）

米国食品医薬品局＝FDA（Food and Drug Administration）：米国保健福祉省（Department of Health and Human Services）に設置された12の機関の一つ。医薬品，食品，医療機器，化粧品等の効能や安全性を確保することを通じ，消費者の健康を保護することを目的として，企業が行った安全性試験の検証，製品の検査・検疫，安全を確保するための規制，調査研究を行う。（安全委）

地方厚生局：厚生労働省の発足とともに，従来の地方医務局と地区麻薬取締官事務所を統合し，設置された。国立病院・国立療養所の管理，麻薬等の取り締まり，福祉・衛生関係の監視指導，健康保険組合や厚生年金基金の監督などを行う。北海道，東北，関東信越，東海北陸，近畿，中国四国，九州の各局，四国厚生支局，九州厚生局沖縄分室がある。各局には食品衛生課があり，HACCP システムによる食品の製造または加工に係る承認に関する業務や輸出食品に係る認定施設の指導等を行う。（安全委）

薬事・食品衛生審議会：独立行政法人医薬品医療機器総合機構法，毒物及び劇物取締法，有害物質を含有する家庭用品の規制に関する法律及び食品衛生法の規定によりその権限に属させられた事項を処理する。2001年（平成13年）1月に設置された。薬事分科会，食品衛生分科会があり，委員の定数は30人以内。（安全委）

発行にあたって
改訂にあたって
初版の「監修のことば」
初版の「はじめに」
用語と関連諸機関の解説

第1章　清涼飲料水とは何か …………1

1.1　清涼飲料水の種類と分類／2
　1.1.1　日本の清涼飲料水／2
　1.1.2　コーデックスにおける清涼飲料水／4
　1.1.3　食品衛生法における清涼飲料水／5
1.2　清涼飲料水の歴史／6
　1.2.1　清涼飲料水の歴史／6
　1.2.2　日本における清涼飲料水の歴史／7
　1.2.3　日本における清涼飲料水の生産量の推移／11
1.3　清涼飲料水の品質とは何か／14
　1.3.1　品質の意味／14
　1.3.2　品質に求められる要件／15
　1.3.3　清涼飲料水の品質要件／16

第2章　食品衛生の基本的な知識 …………21

2.1　「食品の安全と安心」に関する一般知識／22
　2.1.1　「食品の安全と安心」と食品衛生／22
　2.1.2　安全性評価の基礎知識／23
　2.1.3　安全から安心へ／25
2.2　リスクアナリシスの基礎知識／26
　2.2.1　リスクアナリシスが導入された背景／26

2.2.2　リスクアナリシスとは何か／27
　　2.2.3　リスクアナリシスによる食品安全行政の原則／28
　　2.2.4　リスクアセスメント／29
　　2.2.5　リスクマネージメント／31
　　2.2.6　リスクコミュニケーション／32
　　2.2.7　なぜリスクアナリシスなのか／32
　2.3　食品安全行政の概念と規制内容／34
　　2.3.1　食品安全の基本理念と施策／34
　　2.3.2　食品衛生法に基づく規制／35
　　2.3.3　食品等事業者の責務(法第2条，第3条)／37
　　2.3.4　HACCPの推進／37

第3章　HACCPシステムとは何か……39

　3.1　HACCPシステムとは何か／40
　　3.1.1　HACCPシステムの成り立ちと普及／41
　　3.1.2　HACCPシステムの特徴／41
　　3.1.3　HACCPシステムの7原則／42
　　3.1.4　HACCP原則適用のための12手順／43
　3.2　HACCPシステムの前提となる一般的衛生管理／45
　　3.2.1　一般的衛生管理とは何か／45
　　3.2.2　一般的衛生管理はなぜ必要か／45
　　3.2.3　食品衛生の一般原則／46
　3.3　総合衛生管理製造過程とは何か／49
　　3.3.1　総合衛生管理製造過程承認制度とその成り立ち／49
　　3.3.2　HACCPシステムと総合衛生管理製造過程の相違／50
　　3.3.3　総合衛生管理製造過程の一般的衛生管理／51

第4章　清涼飲料水の微生物等の制御…53

　4.1　清涼飲料水に有害な微生物と異物／54
　　4.1.1　食中毒および腐敗を起こしうる微生物／54
　　4.1.2　製品に悪影響を起こしうる要因／55
　　4.1.3　製品に微生物や異物が混入する要因／56

4.2 清涼飲料水の殺菌・除菌条件／59
　4.2.1 食品衛生法に基づく加熱殺菌の基準／59
　4.2.2 食品衛生法に基づく除菌の基準／62
　4.2.3 食品衛生法に基づく加熱殺菌以外の殺菌方法の要件／62
　4.2.4 食品衛生法に基づく無殺菌の基準／69
4.3 清涼飲料水の保存と保存料等／71
　4.3.1 微生物の化学的制御と問題点／71
　4.3.2 微生物制御に使用できる保存料等／74
　4.3.3 各保存料等の性質とその効力／75
　4.3.4 保存料等の使用と物理的殺菌技術の複合的な利用／77
4.4 現場における微生物制御／79
　4.4.1 品種別の加熱殺菌と二酸化炭素圧入の条件の設定／79
　4.4.2 加熱殺菌と二酸化炭素圧入の管理／82
　4.4.3 加熱殺菌についての補足資料／88
　4.4.4 ミネラルウォーター類の殺菌／95

第5章　清涼飲料水の一般的衛生管理…99

5.1 清涼飲料水工場の営業許可を対象とした衛生管理／100
　5.1.1 「一般的衛生管理」という用語／100
　5.1.2 施設基準と当初の管理運営基準準則／101
　5.1.3 食品等事業者が実施すべき管理運営基準に関する指針（ガイドライン）の内容／101
5.2 一般的衛生管理の基礎／104
　5.2.1 ５Ｓについて／104
　5.2.2 SSOPについて／108
5.3 一般的衛生管理の実際／115
　5.3.1 施設設備の衛生管理／115
　5.3.2 従業員の衛生教育／118
　5.3.3 施設設備および機械器具の保守点検／126
　5.3.4 そ族昆虫類の防除／130
　5.3.5 使用水の衛生管理／133
　5.3.6 排水および廃棄物の衛生管理／136
　5.3.7 従業員の衛生管理／137
　5.3.8 食品等の衛生的な取扱い／139

5.3.9　製品の回収方法／148
5.3.10　製品等の試験検査に用いる機械器具の保守点検／150

第6章　HACCPプラン作成の手順 …153

6.1　トップの決断／154
　6.1.1　トップの自覚と知識の吸収／154
　6.1.2　トップの意思による社内統一／155
　6.1.3　抵抗排除の後ろ盾／155
　6.1.4　適材適所の配置／155
　6.1.5　継続のレール／155
　6.1.6　地道な努力の継続／156
6.2　HACCPプラン作成の初期作業／157
　6.2.1　HACCPチームの編成(手順1)／157
　6.2.2　製品の記述(手順2)と意図される使用法および対象消費者の特定(手順3)／158
　6.2.3　製造または加工の工程に関する文書および施設の図面の作成(手順4)／159
　6.2.4　製造または加工の工程に関する文書および施設の図面の現場確認(手順5)／161
6.3　危害分析(手順6,原則1)／162
　6.3.1　危害分析とは何か／162
　6.3.2　危害分析がなぜ必要か／163
　6.3.3　危害分析の要件／163
　6.3.4　どのように危害分析を行うのか(危害リストの作成方法)／164
6.4　CCPの決定(手順7,原則2)／169
　6.4.1　CCPとは何か／169
　6.4.2　なぜCCPを決定する必要があるのか／169
　6.4.3　CCPの要件／170
　6.4.4　どのようにCCPを決定するか／171
　6.4.5　CCPの候補例／171
6.5　CLの設定(手順8,原則3)／175
　6.5.1　CLとは何か／175
　6.5.2　なぜCLを設定する必要があるのか／175
　6.5.3　CLの要件／175
　6.5.4　どのようにCLを設定するか／176

- 6.6 モニタリング方法の設定(手順9, 原則4)／179
  - 6.6.1 モニタリングとは何か／179
  - 6.6.2 なぜモニタリングを行う必要があるのか／179
  - 6.6.3 モニタリングの要件／180
  - 6.6.4 どのようにモニタリングシステムを構築するか／180
  - 6.6.5 モニタリングの具体例／181
  - 6.6.6 モニタリング結果の記録／182
- 6.7 改善措置の設定(手順10, 原則5)／183
  - 6.7.1 改善措置とは何か／183
  - 6.7.2 なぜ改善措置を行う必要があるのか／183
  - 6.7.3 なぜ改善措置を文書化する必要があるのか／183
  - 6.7.4 改善措置の内容／184
  - 6.7.5 改善措置の実施結果の記録／185
- 6.8 検証方法の設定(手順11, 原則6)／186
  - 6.8.1 検証とは何か／186
  - 6.8.2 なぜ検証を行う必要があるのか／186
  - 6.8.3 検証の内容／187
  - 6.8.4 検証作業としてHACCPプランに規定すべき事項／187
- 6.9 HACCPプランの実施記録および各種文書の保存(手順12, 原則7)／189
  - 6.9.1 なぜ記録をつけ,保存する必要があるのか／189
  - 6.9.2 記録および保存文書の内容／190
  - 6.9.3 どのように記録をつけ,保存するか／193
  - 6.9.4 電子記録について／194

第7章 清涼飲料水のモデル品種別HACCP導入事例 ……… 197

- 7.1 ミネラルウォーター(PET容器詰・加熱殺菌)／198
  - 7.1.1 ミネラルウォーター類について／198
  - 7.1.2 製品説明書／200
  - 7.1.3 製造工程一覧図(フローダイヤグラム)／200
  - 7.1.4 危害分析(HACCP原則1)／203
  - 7.1.5 CCPの決定(HACCP原則2)／204
  - 7.1.6 CLの設定(HACCP原則3)／204

7.1.7 モニタリング方法の設定（HACCP 原則4）／205
7.1.8 改善措置の設定（HACCP 原則5）／205
7.1.9 検証方法の設定（HACCP 原則6）／205
7.1.10 記録文書の作成と保存（HACCP 原則7）／205
7.1.11 総括表の作成／205

7.2 透明炭酸飲料（缶入り・非殺菌）／214
7.2.1 透明炭酸飲料について／214
7.2.2 製品説明書／215
7.2.3 製造工程一覧図（フローダイヤグラム）／215
7.2.4 危害分析（HACCP 原則1）／218
7.2.5 CCP の決定（HACCP 原則2）／221
7.2.6 CL の設定（HACCP 原則3）／221
7.2.7 モニタリング方法の設定（HACCP 原則4）／222
7.2.8 改善措置の設定（HACCP 原則5）／222
7.2.9 検証方法の設定（HACCP 原則6）／222
7.2.10 記録文書の作成と保存（HACCP 原則7）／222
7.2.11 総括表の作成／223

7.3 ミルク入りコーヒー飲料（缶入り・レトルト殺菌）／234
7.3.1 ミルク入りコーヒー飲料について／234
7.3.2 製品説明書／235
7.3.3 製造工程一覧図（フローダイヤグラム）／236
7.3.4 危害分析（HACCP 原則1）／241
7.3.5 CCP の決定（HACCP 原則2）／247
7.3.6 CL の設定（HACCP 原則3）／249
7.3.7 モニタリング方法の設定（HACCP 原則4）／249
7.3.8 改善措置の設定（HACCP 原則5）／250
7.3.9 検証方法の設定（HACCP 原則6）／250
7.3.10 記録文書の作成と保存（HACCP 原則7）／251
7.3.11 総括表の作成／252

7.4 うんしゅうみかんジュース（びん詰・シーズンパック・加熱殺菌）／320
7.4.1 うんしゅうみかんジュースについて／320
7.4.2 製品説明書／321
7.4.3 製造工程一覧図（フローダイヤグラム）／321
7.4.4 危害分析（HACCP 原則1）／324

  7.4.5 CCP の決定(HACCP 原則 2)／328
  7.4.6 CL の設定(HACCP 原則 3)／328
  7.4.7 モニタリング方法の設定(HACCP 原則 4)／328
  7.4.8 改善措置の設定(HACCP 原則 5)／329
  7.4.9 検証方法の設定(HACCP 原則 6)／329
  7.4.10 記録文書の作成と保存(HACCP 原則 7)／329
  7.4.11 総括表の作成／329
 7.5 オレンジジュース(濃縮還元,紙容器・無菌充填)／339
  7.5.1 オレンジジュースについて／339
  7.5.2 製品説明書／340
  7.5.3 製造工程一覧図(フローダイヤグラム)／340
  7.5.4 危害分析(HACCP 原則 1)／342
  7.5.5 CCP の決定(HACCP 原則 2)／343
  7.5.6 CL の設定(HACCP 原則 3)／344
  7.5.7 モニタリング方法の設定(HACCP 原則 4)／345
  7.5.8 改善措置の設定(HACCP 原則 5)／345
  7.5.9 検証方法の設定(HACCP 原則 6)／345
  7.5.10 記録文書の作成と保存(HACCP 原則 7)／345
  7.5.11 総括表の作成／345
 7.6 緑茶飲料(PET 容器詰・無菌充填)／356
  7.6.1 緑茶飲料について／356
  7.6.2 製品説明書／357
  7.6.3 製造工程一覧図(フローダイヤグラム)／358
  7.6.4 危害分析(HACCP 原則 1)／360
  7.6.5 CCP の決定(HACCP 原則 2)／362
  7.6.6 CL の設定(HACCP 原則 3)／363
  7.6.7 モニタリング方法の設定(HACCP 原則 4)／363
  7.6.8 改善措置の設定(HACCP 原則 5)／364
  7.6.9 検証方法の設定(HACCP 原則 6)／364
  7.6.10 記録文書の作成と保存(HACCP 原則 7)／364
  7.6.11 総括表の作成／364
 7.7 トマトジュース(缶入り・シーズンパック・加熱殺菌)／379
  7.7.1 トマトジュースについて／379
  7.7.2 製品説明書／380

7.7.3 製造工程一覧図(フローダイヤグラム)／380
7.7.4 危害分析(HACCP 原則 1)／382
7.7.5 CCP の決定(HACCP 原則 2)／384
7.7.6 CL の設定(HACCP 原則 3)／384
7.7.7 モニタリング方法の設定(HACCP 原則 4)／385
7.7.8 改善措置の設定(HACCP 原則 5)／385
7.7.9 検証方法の設定(HACCP 原則 6)／385
7.7.10 記録文書の作成と保存(HACCP 原則 7)／385
7.7.11 総括表の作成／386

第 8 章　総合衛生管理製造過程の承認申請と承認の更新 ……………397

8.1 申請・承認に関するフロー／398
　8.1.1 申請前／398
　8.1.2 申請および審査／398
　8.1.3 承認／399
　8.1.4 承認後／399
　8.1.5 承認後(3 年ごと更新)／399
8.2 承認に関わる申請手続き等／400
　8.2.1 申請書作成時の留意事項／400
　8.2.2 申請の単位／401
　8.2.3 清涼飲料水の申請の範囲／401
　8.2.4 施設との関係／403
　8.2.5 申請手続き／403
　8.2.6 総合衛生管理製造過程の大要(総括表)／404
8.3 申請書に添付する資料／405
　8.3.1 製品説明書／406
　8.3.2 製造または加工の工程に関する文書／408
　8.3.3 施設の図面／409
　8.3.4 危害の原因となる物質の特定等に関する事項を記した文書／410
　8.3.5 危害の発生を防止するための措置のうち，CCP に関する事項を記した文書／411
　8.3.6 CL 逸脱時にとるべき改善措置を記した文書／412

        8.3.7 衛生管理の方法に関する文書／412
        8.3.8 検証に関する文書／413
        8.3.9 記録の方法に関する文書／413
        8.3.10 検証の記録に関する資料／414
        8.3.11 管理体制／414
        8.3.12 申請書類のチェック(参考)／414
    8.4 変更に関わる申請手続き等／416
        8.4.1 変更承認を行わなければならない事項／416
        8.4.2 変更承認申請手続き／417
    8.5 更新に関わる申請手続き等／418
        8.5.1 有効期間の満了日／418
        8.5.2 更新手続き等／419

参考資料 ……………………………………423

1 法令
  ●食品安全基本法(抄)／424
  ●食品安全委員会令(抄)／429
  ●食品衛生法(抄)／430
  ●食品衛生法施行令(抄)／433
  ●食品衛生法施行規則(抄)／434
  ●食品,添加物等の規格基準(抄)／437
2．⑴ 関連通知／447
2．⑵ その他の清涼飲料水関連通知(表題のみ)／477

第1章

清涼飲料水とは何か

1.1 清涼飲料水の種類と分類

　清涼飲料水は，一般には炭酸ガスを含有するラムネ，シトロン，サイダーなどのように清涼感をおぼえさせる飲料水といわれているが，日本標準商品分類では，アルコールを含まない飲料として位置づけられており，その内容として，ミネラルウォーター等の飲料水といわゆる清涼飲料（ソフトドリンク）に大別している。さらに清涼飲料については発泡性飲料（いわゆる炭酸飲料）と非発泡性飲料に区分し，非発泡性飲料には，果実飲料，コーヒー飲料，茶系飲料を含めている。

　広義には，清涼感や嗜好性をねらいとしてつくられた飲料水といえるが，地域や時代によって消費者の嗜好に変化がみられ，その範囲や種類，内容も変わってくる。

　清涼飲料水に対する消費者の嗜好性では，日本ほど多種多様性に富み，しかも年々変化のある国は少ない。欧米で清涼飲料水をいうときには，通常は炭酸飲料のことをいい，ミネラルウォーターならびに果汁・野菜汁については，それぞれ独立した食品区分を与えている国が多い。

1.1.1　日本の清涼飲料水

　日本における清涼飲料水の現状は，ほかの国では類をみないほど多種多様な製品が市場にあふれている。現在市場でみられる清涼飲料水の概要をその性状から分類すると図1-1のようにまとめることができる。

　これらのうち，果実飲料，炭酸飲料，豆乳飲料，トマトジュース，にんじんジュースおよび

にんじんミックスジュースについては，日本農林規格が設けられている。コーヒー飲料，果実飲料，豆乳飲料，トマトジュースについては公正競争規約が設定され，定義，規格，表示方法等が定められている。またミネラルウォーター類，紅茶飲料，ウーロン茶飲料には農林水産省による品質表示ガイドラインが設定されている。

図1-1　日本における清涼飲料水

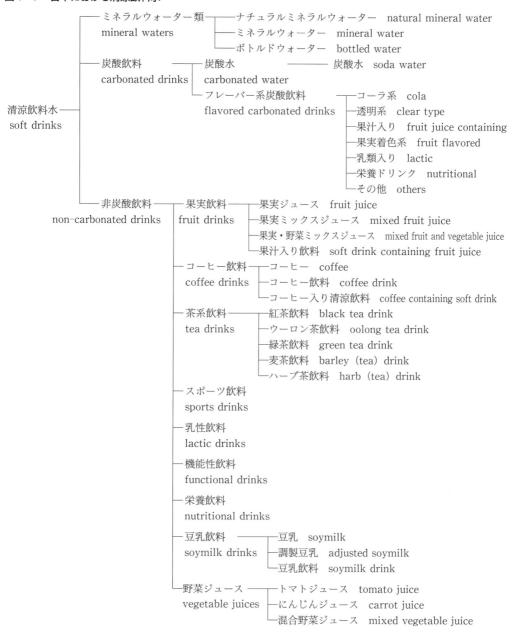

1.1.2 コーデックスにおける清涼飲料水

　国連農業食糧機関（FAO）と世界保健機関（WHO）によって設立された食品の国際的な規格を設定する政府間組織「コーデックス委員会」では，果実・野菜汁，ナチュラルミネラルウォーターの規格をそれぞれ検討する部会が設けられ，すでにナチュラルミネラルウォーター，ボトルドウォーター，果汁・野菜汁の国際規格の設定が完了している。これら以外の飲料については国際規格の設定を行う動きはない。

　一方，食品添加物の使用の範囲と使用基準を設定する作業が進められているなかで，食品添加物一般基準における食品の区分が与えられ，このなかで清涼飲料水は表1-1のようにノンアルコール飲料の区分にまとめられている[1]。もっとも，この食品分類は，ヨーロッパにおける食品分類を参考としてまとめられたものであり，日本の実態を当てはめることは容易ではない。

表1-1　コーデックス食品添加物一般基準の食品分類システムにおける清涼飲料水

分類番号	品目（カテゴリー）
14.0	乳製品を除く飲料
14.1	ノンアルコール（「ソフト」）飲料
14.1.1	水
14.1.1.1	天然のミネラルウォーター及び水源水
14.1.1.2	卓上水及び炭酸水
14.1.2	果汁及び野菜ジュース
14.1.2.1	果汁
14.1.2.2	野菜ジュース
14.1.2.3	果汁用の濃縮物
14.1.2.4	野菜ジュース用の濃縮物
14.1.3	果実及び野菜ネクター
14.1.3.1	果実ネクター
14.1.3.2	野菜ネクター
14.1.3.3	果実ネクター用の濃縮物
14.1.3.4	野菜ネクター用の濃縮物
14.1.4	「スポーツ」，「エネルギー」，又は「電解質」飲料，及び粒子を含む飲料などの水を主原料とする香料入り飲料
14.1.4.1	炭酸水を主原料とする香料入り飲料
14.1.4.2	パンチ及びエードを含む非炭酸水を主原料とする香料入り飲料
14.1.4.3	水を主原料とする香料入り飲料用の濃縮物（液体又は固体）
14.1.5	コーヒー，コーヒー代用品，茶，ハーブティー，及びココアを除くその他の穀物及び穀粒ホットドリンク
14.2	ノンアルコール及び低アルコールの同等品を含むアルコール飲料 －以下省略－

出典　CODEX STAN 192-1995　AnnexB

1.1.3　食品衛生法における清涼飲料水

　清涼飲料水の衛生上の取り締まりを目的として1900年（明治33年）5月に制定された清涼飲料水営業取締規則（内務省令第30号）における定義は"販売の用に供するラムネ，リモナーデ（果実水，ハッカ水および桂皮水の類を含む），ソーダ水およびその他炭酸含有の飲料水をいう"としており，また1932年（昭和7年）7月の改正（内務省令第29号）においては，その対象となる清涼飲料水として，
"販売の用に供する次のものをいう。
1．炭酸含有の飲料水
2．リモナーデ（果実水，ハッカ水および桂皮水を含む）
3．果実汁，果実ミツおよびこれに類似する製品であって，希釈して飲用に供するもの
4．牛乳または乳製品を原料とする酸性飲料
5．内務大臣の指定する飲料"
としており，炭酸飲料および酸性飲料が含まれている。

　戦後制定された現行の食品衛生法では，清涼飲料水について，規格基準を設けており，成分規格，製造基準，保存基準を設定し，製造基準では製品の性状に応じて，公衆衛生の観点から，加熱殺菌を原則とする製造条件が規定されている。清涼飲料水の総合衛生管理製造過程の検討に際しては，食品衛生法に基づく製造基準に注目して作業を進め，申請の区分としてはこれらに従うことが適当であると判断された。

　現在，食品衛生法における清涼飲料水は"乳酸菌飲料，乳及び乳製品を除く酒精分1容量パーセント未満を含有する飲料"（昭和32年9月18日厚生省発衛第413号の2厚生省公衆衛生局長通知）と定義されている。つまり，乳製品ならびにアルコール飲料を除くすべての飲み物が該当することになる。

　　　　　　　参考文献
　　　　　1）「ソフト・ドリンク技術資料」No.124，1998年。

1.2 清涼飲料水の歴史

ヒトの成人体重の 55〜60％ は水で占められている。ヒトにとって水は必須で、1日に総合して約2Lの水を摂らなければ生命を落とすような重大な事態を招きかねない。

ヒトはその歴史においていつでも水が得られる場所を求め、定住し始めた。水が確保されて、ヒトはさらに水になんらかの価値を求めようとした。健康によい水、生活に楽しみを与える水、いろいろな試みを経て清涼飲料水といわれる一群の水が生みだされた。

1.2.1 清涼飲料水の歴史

伝説の域を出ないが、世界で初めて清涼飲料水を飲んだのは、古代エジプト時代のクレオパトラといわれている。美容と不老長寿の秘薬として、炭酸カルシウムを主成分とする真珠をブドウ酒に溶かして発生した炭酸ガスの発泡を楽しみながら宮中で飲んでいたといわれている。一方、ヨーロッパでは、ブドウ酒等のアルコール飲料に対して、もっと容易に飲める飲み物を求め、炭酸ガスを含んだ湧水を利用したといわれている。良質の水に恵まれないヨーロッパでは美味でよい湧水が見つかればたちまち有名となり、人々を集めた。これらの湧水は、単に飲用としたばかりでなく、沐浴にも利用され、スパとかクアハウスに発展した。これは日本でいう温泉水あるいは鉱泉水に相当するものであろう。

鉱泉水をびんに詰めて遠方へ輸送して販売する商業が起こり、ヨーロッパにおけるナチュラルミネラルウォーターのビジネスが始まった。しかし、これらの水源には利権がからみ、一般のビジネスとすることは難しかった。

炭酸ガスを含む人工の水を開発する研究が進められ，ベンジャミン・アレン（1699年）やミシェール（1713年）らによる炭酸ガスの分析と化学の研究を経て，1741年にブラウンリックが炭酸ガスを水に飽和させて炭酸水を造ることに成功した。イギリスのジョセフ・プリーストリー（1722年）による炭酸水の健康への効用の研究，フランスのヴェネルによる炭酸水の医療への利用などにより炭酸水の消費は伸びた。1799年にはニコラス・パウルによる炭酸ガスの加圧法によるびん詰機械の発明によりびん詰炭酸水ビジネスの発展の基礎が築かれた。

その後，米国のタウンゼント・スピークマンが1808年炭酸水に酸味，甘味，香味を加えた炭酸飲料を開発して市場へ出した。

1.2.2　日本における清涼飲料水の歴史

日本において，庶民が有償で飲み物を求めたのは，おそらく江戸時代の冷水売りからのものと思われる。水桶に水を入れ市中で売り歩いたとされるが，単に飲料水の場合と，水に砂糖を加えた甘い水（江戸ではこれに白玉を浮かせたものもあったといわれる）の場合があったようである。

びん詰の炭酸飲料が日本に持ち込まれたのは1853年で，艦隊を率いて浦賀に来航した米国のペリー提督がそのとき応対した幕府の役人に飲ませたのが始まりといわれている。このような炭酸飲料は欧米ではレモナードと称されており，これが日本でラムネと呼ばれるようになった。その後，1860年にも英国船が長崎に入港したときラムネを持ち込んだとの記録もある。

日本における清涼飲料水はこれら外国から持ち込まれたラムネに源を発する。日本で最初にラムネが製造されたのは長崎で，1865年藤瀬兵五郎によってであるといわれている。次いで1868年（明治元年），横浜で薬種業を営んでいた英国人ノースレーがラムネを製造し，横浜へ入港する外国艦隊に納入したといわれている。その後，ラムネの製造は各地で始められ，外国人から一般庶民の飲み物として受け入れられていった。

あちこちで製品が出回るとともに粗悪品や変敗したものがみられることとなり，公衆衛生を目的とした「清涼飲料水取締規則」が1900年（明治33年）に内務省によって制定され，取り締まりが始まった。もっとも，これより前，1893年（明治26年）兵庫県が「ソーダ水およびラムネ製造販売取締規則」，1896年（明治29年）警視庁が「沸騰飲料水取締規則」を制定し，すでに取り締まりが行われていた。

世界で最も整備されているといわれている日本の清涼飲料水の食品衛生法による規格基準の制定は1900年（明治33年）に遡るのである。

1.2.2.1　炭酸飲料

ラムネに始まる炭酸飲料は，圧入される炭酸ガスの量が多く，その圧力に耐えるだけのびんと栓が必要である。栓は最初，シャンパンの栓のように，コルクを付して針金で止めるもので始まったが，1870年ごろイギリスのハイラム・コッドがガラス玉をびんの口部にはめ込んだボールストッパー方式を発明した。日本のラムネはこの方式によるものである。

ラムネに続いて発売されたのはサイダーであった。炭酸水に香料を混合したもので風味はラムネとは異なる。1907年（明治40年），兵庫県で天然鉱水に炭酸ガスと香料を加え，「三ツ矢」のブランドで発売された。これより前に横浜でも金線ブランドのサイダーが発売されている。現在，人気のあるコーラは米国から輸入されて販売されたことはあるが，本格的になったのは1960年（昭和35年）以降である。

炭酸飲料には，JAS規格が設けられ，飲用水に炭酸ガスを圧入した炭酸水や，コーラ，ジンジャー，フルーツフレーバー，ハーブ等の香料を含むもの，果汁や乳製品を含むものも市販されている。

1.2.2.2　果実飲料

日本では，果実飲料のJAS規格が設けられ，果実ジュース（100%果汁），果粒入り果実ジュース，果汁入り飲料などが含まれる。欧米ではフルーツジュースとして果実を搾ったそのままのフルーツジュースと，そのままでは飲用が困難なレモンジュースやアプリコットジュースに水を加えたネクターが主体で，これらはコーデックスの果実ジュース規格となっている。

記録によれば，古くは4000年以上も前のバビロニア時代に果実飲料が飲まれていた。以後何世紀にもわたってレモン飲料が飲まれたといわれ，果実飲料の歴史はきわめて古い。果実飲料が商業化されたのは1809年にフランスのニコラ・アペールがナポレオン政府の懸賞に応募して，食品をびん詰め後，沸騰水に浸して保存ができることを発見してからである。1839年イギリスのピーター・ジュランによるすずメッキ缶，1903年アメリカのミカエル・オーエンスによる自動製びん機の発明によりいっそうの商業化が進んだ。

日本で果実を原材料とした清涼飲料水を初めて製造したのは和歌山県有田の名古屋伝八によるミカン水（1897年（明治30年））であるといわれている。しかしこれは殺菌不十分で変敗して中止されたという。一方，宮城県の桔梗長兵衛がコンコード種のブドウを搾汁したブドウジュースを販売したとの記録もある。戦後，ビール会社を中心にみかん搾汁を使用した飲料が商業化されたが，これらは果汁が50%未満の果汁入り清涼飲料水であった。

戦後制定された食品衛生法においては，これら果汁入り清涼飲料水の製造は高温で短時間の殺菌を有する方法で厚生大臣の特別承認によることとされていたが，1960年（昭和35年）2月の法改正によって，加熱殺菌を原則とする一般の製造基準が設定された。以来，日本における清涼飲料水は世界でも類をみないほど厳格に整備された基準のもとで製造が行われてきた。

この基準は，後世コーヒー飲料や茶系飲料など低酸性飲料の商業化に際して不足なく適用されている。

1.2.2.3　コーヒー飲料

牛乳にコーヒーの味をつけてびん詰めして，ミルクコーヒーの名称で商業化されたのは1920年（大正9年）横浜の守山乳業によるものであった。日本のコーヒー飲料は牛乳とのブレンドによるミルクコーヒーで始められた。しかし1951年（昭和26年）の食品衛生法の改正によって，ミルクコーヒーは乳飲料として扱われることとなった。その後乳固形分3％未満のものは清涼飲料水と見なされることとなったが，乳やミルクの名称は使用できなくなった。

高圧加熱殺菌技術と缶の開発によって缶入りコーヒー飲料の製造が可能となり，今日，市場でみられるような数々のブランドの商業化が進んだ。記録によれば，缶入りコーヒーを初めて商業化したのは島根県の三浦義武（1966年（昭和41年））で，缶入りコーヒーの本格的な量産が始まる4年前のことであった。なお缶入り（最近はPET容器入りも出回っている）コーヒー飲料がみられるのは，もっぱら日本と周辺のアジア諸国であり，欧米ではまれである。

1.2.2.4　茶系飲料

茶は，植物分類上唯一，種の植物の葉を用いるものであるが，葉の発酵（正確には葉に含まれる酵素による酸化反応）の度合いによって，大きく緑茶，半発酵茶（ウーロン茶など）および発酵茶（紅茶など）に分けられる。緑茶は日本で，半発酵茶は中国で，発酵茶は主としてヨーロッパで古くから日常生活のなかで楽しまれてきた。

一般家庭で煎れて飲まれてきた茶が容器に詰められて商業化され，清涼飲料水の仲間に加えられたのは1973年（昭和48年）で，はじめは紅茶飲料であった。その後1981年（昭和56年）にウーロン茶飲料，1983年（昭和58年）にほうじ茶飲料，1985年（昭和60年）に緑茶飲料が商業化されて人気が高まっていった。茶を楽しむことが，家庭団らんのなかでの喫茶から，自動販売機で容易に入手できる缶入り飲料に代わってきたことも時代の流れであろうか。

茶のほかにもハーブ類，麦茶，これらのブレンド等多様な茶系飲料が普及している。ちなみに，欧米では缶入り紅茶飲料が人気を呼んでいるが，ウーロン茶や緑茶はもっぱら日本市場でもてはやされている。

1.2.2.5　ミネラルウォーター類

前述のように，清涼飲料水の歴史は，天然に湧きでる炭酸水から始まった。日本では摂津の平野で発見された天然湧水の炭酸水をびん詰めにして「平野水」のブランドで発売したのが始まりとされている（1884年（明治17年））。1890年（明治23年）には宝塚の湧水をびん詰めした炭酸水が英国人クリフォード・ウィルキンソンによって発売され，国産ナチュラルミネラ

ルウォーターとして好まれていた。

　一方，1929年（昭和4年）には炭酸ガスを含まない天然水を山梨県の下部で堀内義男がびん詰めして発売した。これらのミネラルウォーターはごく一部の愛好家によって飲用されるにとどまり，消費量も目立たなかった。

　近年，環境汚染を背景として人々の水の安全性に対する疑いの高まりから，ミネラルウォーターの消費が目立つようになった。ヨーロッパ産のナチュラルミネラルウォーター，北米やオーストラリア産のナチュラルスプリングウォーターなどの輸入も増えている。

　コーデックスにおいても，従来のヨーロッパ地域規格を基本としたナチュラルミネラルウォーターの規格が設定され，加熱殺菌をしてはならないとする製品の国際流通が高まり，日本でも食品衛生法においてこれらを特定の条件下で容認するような改正が行われてきた。なお，日本国産のものは，従来の製造基準のもと，加熱殺菌したものがほとんどである。

　ミネラルウォーター類については，農林水産省による表示ガイドラインで，ナチュラルウォーター（ナチュラルウォーターおよびナチュラルミネラルウォーター），ミネラルウォーター（品質を安定させる目的等のためにミネラル調整，曝気，複数水源から採水したナチュラルミネラルウォーターの混合等をしたもの）および飲用水（もしくはボトルドウォーター）の3区分を設けている。

1.2.2.6　野菜ジュース

　野菜ジュースは，トマト系とにんじん系飲料に大別される。それぞれには，トマトジュース，トマトミックスジュース，トマト果汁飲料およびにんじんジュース，にんじんミックスジュースがあり，生産量もしだいに多くなり，今日に至っている。

　トマトジュースは1929年ごろにすでにアメリカで生産されていたが，わが国では1935年（昭和10年）に生産が開始された。本格的な生産がみられるようになったのは1955年（昭和30年）の後半からである。その後1972年（昭和47年）ごろからトマトジュースにセロリ，にんじん等の野菜類，香辛料等を加えたトマトミックスジュースやトマト果汁飲料が国産化され，消費量も定着してきた。なお，トマトジュース及びトマトミックスジュースについては，1979年（昭和54年）にトマト加工品として日本農林規格（JAS規格）が制定されている。

　一方，にんじん系ジュースは1970年ごろから海外で生産されていたものの，わが国で製品化に着手されたのは1973年（昭和48年）である。1975年（昭和50年）には100％にんじんジュースの商品化がなされ，また，同時ににんじんジュースに，にんじん以外のジュースや調味料を混合した，にんじんミックスジュースが開発された。当時の製品は，にんじん臭や加熱臭が強く消費も伸び悩んでいたが，1992年（平成4年）に新しい搾汁法（フレッシュ・スクイーズ：FS方式）が開発され，さらには1996年（平成8年）に，にんじんジュース及びにんじんミックスジュースの日本農林規格（JAS規格）の制定，併せて健康志向が高まるなかで

消費も定着，増加の傾向にある。

1.2.2.7　いわゆる機能性飲料

1980年代に日本の研究グループによって提案された食品に関する新しい概念「食品の3つの機能性，つまり栄養機能，感覚機能，体調節機能」は世界中の関心を呼び，飲料を含む機能性食品の研究と開発が活発に進められた。また，1991年（平成3年）に日本で特定保健用食品表示制度が設けられ，清涼飲料水を含む食品について科学的検証に基づく健康強調表示（ヘルスクレーム）を認めることとなった。

以来，さまざまな機能性食品素材を使用した多くの食品が開発され，消費者にも受け入れられつつある。2015年（平成27年）7月現在，特定保健用食品として認められ，ヘルスクレームを記載した食品は1170品目に達している。

以上のほか，消費者の嗜好，健康志向に応じてさまざまな清涼飲料水が次々と開発され商業化されている。栄養健康飲料，スポーツドリンク，乳性飲料，豆乳等も消費されているがここでは省略する。

なお，2015年（平成27年）4月の食品表示法の施行に伴い，新たに「機能性表示食品」制度が発足し，事業者の責任において，科学的根拠に基づいた機能性を食品に表示することができるようになった。機能性表示食品は特定保健用食品とは異なり，消費者庁長官の個別の許可は必要なく，届出を行うのみでよい。2015年（平成27年）7月現在，清涼飲料水を含め，60品目以上の届出がなされている。

1.2.3　日本における清涼飲料水の生産量の推移

清涼飲料水の生産量は，かつては，その年の夏の天候によって左右されるほどの季節型商品であったが，季節を問わない茶やコーヒー飲料の開発，加温式自動販売機の開発による冬期の販売促進等によって年間を通じた商品となっている。

一方，日本における清涼飲料水の消費者は，非常に嗜好性の変化を求めており，たとえ人気があるものでも，引き続き長い期間消費を維持できるものは少ない。

消費者のいわゆる甘味離れ傾向とより健康志向飲料への期待から，近年は茶系飲料が勢いを増している。また，厚生労働省による保健機能食品の表示制度により，特定素材を使用して健康強調表示（ヘルスクレーム）を表示したブランドが多くみられるようになった。

以下に，清涼飲料水の生産量を示す（「清涼飲料水関係統計資料」2014年5月全国清涼飲料工業会発行より）。

図1-2 日本における清涼飲料水の生産量推移（1994年～2013年）

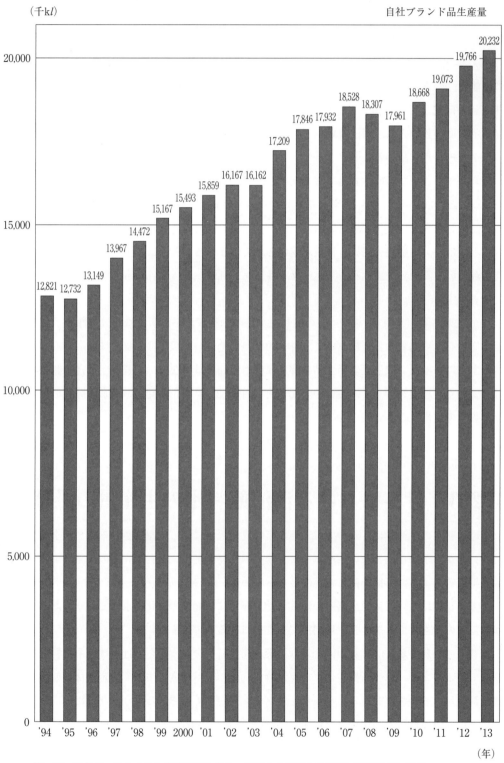

注 09～11年ビールテイスト炭酸飲料を含み，12年から統計上の取扱い変更に伴い除外。

図1-3 日本における清涼飲料水品目別生産量推移（1994年〜2013年）

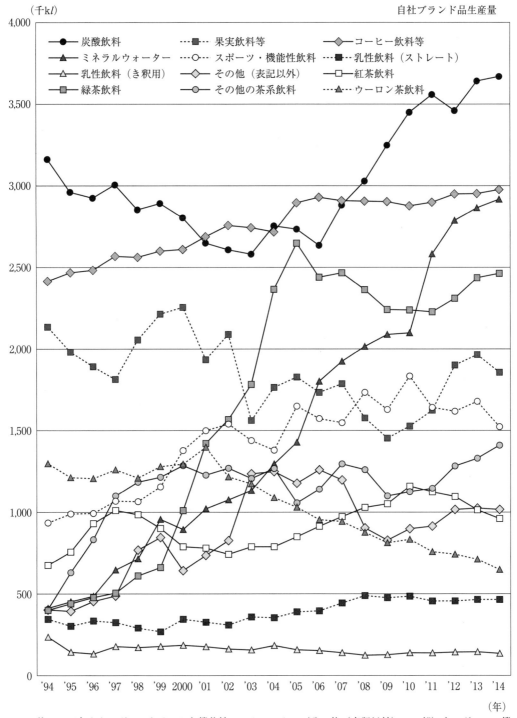

注1 08年からスポーツドリンクと機能性ニアウォーター（その他（表記以外）の一部）をスポーツ・機能性飲料として統一。スポーツ・機能性飲料の07年まではスポーツドリンクのみの数値。その他（表記以外）の07年までは機能性ニアウォーターを含む。
2 炭酸飲料は09〜11年ビールテイスト炭酸飲料を含み，12年から統計上の取扱い変更に伴い除外。

1.3 清涼飲料水の品質とは何か

　食品や飲料をはじめ消費者用製品の品質は，かつては，定められた規格基準どおりに製造されたかどうかを工場出荷に際して検査し，合格したものを指していた。

　しかし，近年，総合衛生管理製造過程承認工場における病原性微生物汚染の発生，国内外におけるBSEの発生，輸入食品の過剰残留農薬，飲料製品中の異物混入等，新規の食品事故や偽装表示の頻発などにより，食品自体の安全や品質に加えて食品産業界自体の質が問われているといっても過言ではない。今，改めて食品，飲料の品質のあり方を再考することが重要となった。

1.3.1　品質の意味

　これまで，がん等重篤疾病患者の余生の過ごし方に対して使われていた「Quality Of Life（QOL），生活の質」という言葉は，今では一般の日常生活の場においても使われるようになり，日々の生活をより快適で健康的に過ごすために，消費者が品質について関心を抱く範囲が大きく膨れ上がってきた。

　ISOにおける「品質」の定義は，「ある"もの"の，明示されたまたは暗黙のニーズを満たす能力に関する特性の全体」であるとし，"もの"とは，「個別に記述され，考慮されうるもので，例えば，活動またはプロセス，製品，組織，システムまたは要員，これらの組み合わせ」であり，"ニーズ"は，「例えば，性能，使いやすさ，信頼性や保全性，安全性，環境，経済性および外観のような側面がある」としている。つまり，商品の品質は，食品や飲料の特性，楽

しみやすさ，信頼や保全，安全，環境への対応やコストを含む幅広いものが期待されており，これらはすべて顧客，つまり消費者のためにあることを忘れてはならない。

1.3.2　品質に求められる要件

　今日では，製品の品質は，単に製品そのものに限定したものではなく，製品が最終的に消費された後の空き容器の扱いまでをも包含して考えられ，また，商品設計から消費終了後の始末に至るまでのすべての段階における要求に応じたものと理解されている。

　品質に求められる要件として，有用性（例えば，のどの渇きを潤す，爽快感を与える，安心感を与えるといった機能性や信頼性），人間性（例えば，健康を害さない安全性，便利で入手しやすい利便性，満足感を与える感性）ならびに社会性（例えば，法令の遵法性，容器の回収等の環境適性，社会的責任の倫理性）があげられる。

　つまり，製品が容易に，手ごろな値段で入手でき，飲料本来の特長をもち，しかも安全であること，社会環境への備えをもっていると同時に，商品提供者としての企業，経営モラルを有していることが望まれるようになった。

　戦後の日本に品質管理の重要性を教えた米国のデミング博士は，商品の善し悪しを決定するのは，それを購買する消費者であり，この消費者の声を大切にする気持ち，企業としての消費者志向の姿勢が大切であるとし，有名なデミングサイクルを提唱し，日本製品の品質向上について指導した。

　デミングサイクルとは，
① 顧客の製品に対する要望をよく調査する（市場調査）。
② 顧客の要望を満足させるような品質の製品を企画し設計する（設計品質）。
③ 設計どおりのものを製造する（製造品質）。
④ 製品を顧客に販売し，満足度を調査して次の製品に反映させる（サービス品質）。
の4つのコアを全社的に機能的かつ機動的に回すことをいい，今日でも通用する考えである。

　このことから，品質の問題は，単に製造現場や品質管理室だけにとどまることなく，製品が提供されるまでのすべての過程にかかわるトップマネージメントからセールス担当に至る企業すべての関係者の問題でもある。

1.3.3 清涼飲料水の品質要件

顧客が清涼飲料水に期待することは,まず手軽に入手でき,安全であり,飲んだときの満足感であろう。さらに加えて,社会的な期待要件として,派生する容器包装によって生じるかもしれない環境問題への配慮である。

これらの要件は,すべて企業による品質方針によって支えられるべきことである。

1.3.3.1 法令遵守(コンプライアンス)と社会的責任

今日ほど,企業の法令遵守と社会的責任を問われることはかつてなかった。事実,偽装表示や一部の使用原材料の違法性に関する事故,事件が多く発生し,マスメディアによって広範囲に報道されるとともに,消費者の期待と信頼を損なってきた。しかも1回にとどまらず,繰り返して事件を生じたものもある。単なる法令遵守にとどまらず,社会的責任のあり方を熟知して実行に移すことが要望される。

1.3.3.2 求めやすさ(アベイラビリティ)

水分補給や爽快感を求めて清涼飲料水を楽しみたいとき,どこでも容易に入手できること。これには,消費者が求める内容のものが,求めやすい形態で,求めやすい価格で提供されていることが必要である。日本では通常化している"Ready to Drink,すぐ飲める状態のもの"は,これを言い当てている。また,機能性飲料のような付加価値をつけたものは別として,求めやすい価格を設定することも重要である。

1.3.3.3 安全の保証

清涼飲料水は,おいしさや爽快さをいう前に,まず安全であるべきことはいうまでもない。安全を考えるとき,一般消費者全体レベルにおける安全と消費者個々人のレベルにおける安全の両面から考慮すべきであろう。

全体的レベルでの安全は,危害原因物質を含む原材料の使用,病原性微生物の汚染,欠陥容器の使用等による危害の発生を防御することであり,一方,個々人レベルでの安全は,特定の個人がもっている健康上のリスク,例えばアレルギー誘発性などへの対応としての表示上の明記などがあげられる。また,製造工程からの異物混入や心ないいたずらによる異物混入を防御することである。一方,消費者による予期しない使用や飲用のために生じる危害もある。飲みかけのPET容器入り清涼飲料水を数日間常温のまま放置して破裂させた事故の報告がある。

流通過程で変質してしまうような原材料の使用を避ける,原材料の組み合わせで予期せぬ変質を来す成分の混入を防ぐ,流通過程で破損や変形するような容器を排除する等の対応が必要であろう。

1.3.3.4　顧客に満足感を提供する

　顧客の清涼飲料水への期待は，のどが渇いたときの水分と清涼感の提供であり，一方，特別の期待としては，清涼飲料水によるダイエット（低もしくはノー・エネルギー飲料）の実践，特定保健用食品中の体調節機能成分による健康増進などがあげられる。

　これらの期待に応えるために，商品設計ならびに商品開発の段階での品質の設定は重要である。製品の品質は，当然のことながら，消費者が飲用する時点で安心感と満足感を与えねばならない。それぞれの製品に設定される賞味期限は重要な指標である。

　商品設計は，通常は，マーケティング部門による市場調査の結果に基づいて行われるが，市場調査法の品質が問われることがある。市場調査の結果によって若い女性層向けに設計された製品が，市場に出した結果，ねらった層ではなく，中高齢層に受けてしまった例を聞く。

　設計品質が，製造や流通段階において確実に達成されて顧客に受け入れられるよう，製造における品質管理や流通段階における市場管理が要求される。そのためには，製造や流通時点における品質の設定もきちんと行われ，実践されるべきである。

1.3.3.5　設計品質

　市場調査等によって顧客のニーズを確認して設定される品質を設計品質という。重要なことは，ここで設定された品質は顧客が実際に飲用する時点で欲する品質である。したがって，製造段階あるいは流通段階でこの品質が担保しえないようなことでは意味がない。

　使用する原材料に，製造後の経過によって変性や変質するようなものがあれば，設計品質は保証されない。酸性飲料中で分解が進んで効果が低減した甘味料，流通過程で長期間放置されたために成分の沈殿が生じて異物様物質になった例，流通過程の保管条件が不十分で，直射日光に暴露されたために変色や変敗した例などの事例がある。

　難消化性成分を使用したものが，設計時点では予測されなかったほど多量に飲用されたために体調に影響を及ぼした例もある。

　特に機能性飲料の設計では，生理的にプラスの機能効果の反面，多量摂取することによるマイナスの影響もありうることを配慮すべきである。

1.3.3.6　製造品質

　製造段階の品質は，設計品質を確実に確保したものである。最終製品を検査して品質の合否を決めることは今では実用的ではない。製品の検査は，むしろ，製造工程での品質保証を確認することである。"品質は，製造過程でつくりこむ"ことが重要である。

　複数の工場や製造ラインで同じ製品を製造するときには，どの工場，どのラインのものであっても同じ品質が確保されるべきであり，そのためには製造工程管理の標準化が必須である。

1.3.3.7 製品品質規格

製品の品質規格は，製品の提供者である製造者によって設定されている。製品の種類によっては，国際規格や日本の法令による法定規格が設定されたものもある。

使用する原水や原材料，食品添加物，容器包装については，食品衛生法によって公衆衛生上の観点から規格基準が設けられたものがあり，清涼飲料水には，成分規格や製造基準，保存基準が設定されている。これらの要求事項は，遵守すべき最低限の水準で定められたものが多い。製造者としての規格基準は，それぞれの品質方針によって決められる。

1.3.3.8 流通段階における品質確保（サービスの品質）

前述したように，設計品質は消費者が飲用する時点でも維持されなくてはならない。したがって，製造段階で保証された品質は，流通過程でも管理を怠ることなく確保することが重要である。これらは販売担当者から一般小売店，自動販売機に及ぶところまでの管理を徹底して達成されよう。

一方，消費者から寄せられる声は，製品に関する重要な情報源である。それは，ときにはクレームの場合もあるが，製品の改良や新製品の設計上有力な情報であるはずである。

最近，多くの企業が消費者用の窓口を設けて適切な対応をしていることは，デミングサイクルのサービス品質を実行していることといえよう。

近年，異物混入や表示ミス等によって企業が自主回収する事例がよくみられる。不幸にして，このような事態となったときの対応も，いわゆる危機管理（クライシス・マネージメント）に則って，的確に対応することが肝要である。

環境問題への対応として，使用後の容器類のリサイクルが始まってから久しい。幸い，清涼飲料関連業界では，全国的なリサイクルシステムを構築し有効に実行している。金属缶，ガラスびん，PET容器のリサイクル率もかなりの高率であることは，社会的責任を果たすうえで望ましいことである。

1.3.3.9 従業員教育と啓発

崇高な品質方針によって品質が設定されても，それを保証するための全社的な取り組み，つまりそれぞれの責任分野における品質確保と保証のための行動が伴わなければ，品質は確保されない。日頃から従業員の品質意識を高め，必要に応じて従業員教育，啓発を行うことも重要である。

また，品質については，品質管理，品質保証の業務担当の問題で，とかく"何も起こらなければ当然で，何かが起これば責任を追及"という考えがあってはならない。品質確保と保証は，上記のように，それぞれの部門が守備範囲のなかで携わり，全社一丸となって達成するべきものである。この意味で，これらにかかわる諸経費を「品質コスト」と位置づけて，重視してい

る企業もある。

下記に，以上の品質要件をまとめて一覧にした。

表1-2 品質要件とその内容

品質要件	内容
法令遵守	●法令遵守 ●社会的責任 ●企業倫理
設計品質	●市場調査結果の解析と精査 ●製品の位置付け（ポジショニング） ●製品の処方（フォーミュラ） ●使用原材料・食品添加物の選定 ●使用容器の選定 ●表示と記載内容の決定
製造品質	●原材料の受入れ 　・法令遵守 　・安全性 　・品質 ●容器類の受入れ 　・法令遵守 　・安全性 　・品質 ●製造工程管理・作業標準の設定と遵守 ●製品の最終検査と出荷（プロダクトリリース）の決定 ●表示の確認
サービス品質	●流通（輸送・保管）管理標準の設定と遵守 ●販売（小売店・自動販売機）管理標準の設定と遵守，指導 ●消費者対応とクレーム処理標準の設定と遵守 ●広告・宣伝への配慮 ●製品回収措置（危機管理の一環として）
社員教育・啓発	●衛生観念の徹底 ●品質意識の昂揚

第 2 章

食品衛生の基本的な知識

2.1 「食品の安全と安心」に関する一般知識

2.1.1 「食品の安全と安心」と食品衛生

　安全な食生活を安心して続けられることが健全な暮らしを営むための基本条件である。その意味で「食品の安全と安心」を確保することは食品衛生の究極的な目的といえる。食品の安全確保の第一歩は科学的データに基づいて対象とする品目が安全か否か，厳密にいうと，どの程度に安全であるかを判断することであり，この作業をリスクアセスメントと呼んでいる。次にリスクアセスメントの結論を土台にしてその品目を安全に使用するための基準や規格などの行政的な規則，措置をつくり，それを社会に定着させる。これがリスクマネージメントである。従来，リスクアセスメントは主として科学者が，リスクマネージメントは行政官が担当していた。

　リスクアセスメントとリスクマネージメントが行われれば安全は確保されるように思えるが，すべての人々が納得するわけではない。後述するように，リスクアセスメント（2.2.4参照）においても科学的データの不備を補うために安全係数の設定などの対応がとられるが，それらが安全を保証するのに適切であったか否かの疑問が残る。リスクマネージメントについてはリスクに関する科学者による判断が行政上の対策に正しく反映されているか否かが問題になる。これらの疑問や問題を解決し，納得のいく結論を得るためには行政担当者，消費者，科学者などすべての関係分野からの人々が情報を共有したうえでそれぞれの意見を交換し合える過程，リスクコミュニケーションが必要である。

　いい換えると食品衛生の目的である食品の安全を確保するための基本条件はリスクコミュニケーションによる裏づけをもってリスクアセスメントとリスクマネージメントを的確に実施す

ることである。消費者が求めている安心も納得のいく安全確保のうえに形成されるものである。以上の観点から本章では「食品の安全と安心」の確保を中心に食品衛生に関する基本的事項について解説したい。

2.1.2 安全性評価の基礎知識

2.1.2.1 リスクアセスメントについての誤解

食品の安全確保の第一段階として実施されるリスクアセスメントについて2種類の誤解がある[1]。第一はリスクアセスメントを分子生物学や遺伝子工学のような新しい技術と方法に裏づけられた科学分野と見なし、リスクアセスメントを行えば対象品目によるリスク問題が解消してしまうというような、いわばリスクアセスメントを魔法の弾丸のように考える誤解であり、第二はリスクアセスメントの実施者が自分の考え、あるいは立場の正当性を主張するために帳尻合わせの操作のようにリスクアセスメントを扱っているのではないかとする誤解である。

リスクアセスメントとは既存の科学的情報に基づいて対象とする要因が定められた条件下で人に対してどのような有害影響をどの程度に及ぼすかを予測すること、もしくはそのための考え方を意味する。定められた条件とは、日常生活におけるその要因とヒトとの接触条件、あるいは暴露条件のことである。定義づけると硬い表現になるが、よく考えるとリスクアセスメントは単純な内容の素朴な概念であることが理解される。決して魔法の弾丸や理屈合わせの操作ではない。

2.1.2.2 安全性評価の根拠

食品および食品関連物質（添加物、残留農薬など）の安全性評価では、一日摂取許容量 ADI、耐容一日摂取量 TDI などが指標になるが、これらの値を算出するための根拠として、通常、毒性試験における次のようなデータが用いられる[2]。

- NOEL（無作用量）：毒性試験において、それ以下の用量では動物になんらの影響を示さなかった最大用量（対照群と比較して有意な影響がみられなかった最大用量）をいう。
- NOAEL（無毒性量）：毒性試験において、それ以下の用量では動物に対して有害影響を示さないと判断された最大用量を意味する。

NOEL は毒性試験における実験群と対照群のデータを単純に比較するだけで求められる。一方、NOAEL を求めるためには動物にみられたさまざまの変化および検査値の変動について有害性に関係あるものとそうでないものとを区別するための判断が必要である。いい換えると NOEL は毒性試験データから自動的に決められる値（technology-based value）であり、一方、NOAEL は毒性学についての知識と経験に基づいて決められる値（knowledge-based value）

である。したがってNOELとNOAELは似てはいるが，本質的に異なった内容の値である。従来，食品関連物質の安全性評価ではNOELを用いる例が多かったが，近年，NOAELが使われるようになった。

- LOAEL（最小毒性量）：毒性試験において動物に有害影響を及ぼすと判断される最小用量を意味し，NOAELとともに安全性評価の基準に頻繁に用いられる。

ちなみに，1998年に開催されたダイオキシンに関するWHO専門家委員会ではTDIの算定根拠として生殖発生毒性試験におけるLOAELを用いている。

なお，NOEL，NOAEL，LOAELからADI，TDIを算出する方法については**2.2.4**で述べる。

2.1.2.3 「無害な物質はない」ことの正しい理解

物質を無害なものと有害なものに分けることはできない。どの物質も有害な作用を潜在している。例えば，ビタミン類やミネラル類などの栄養素でも過量に摂取すれば有害である。いい換えると，日常の使用条件で有害性が現れない物質を無害なものと考えているのが実情である。

したがって，リスクアセスメントはどの程度の摂取（量，期間など）ならば有害性が現れないかの根拠を提供すること，リスクマネージメントはその根拠に基づいて有用性を発揮し，有害性が現れない使用基準を設定し，それを社会に定着させることであるといえる。なお使用基準は，通常，一般成人を対象につくられているので，乳児に対するマグネシウム，妊婦に対するメチル水銀など，特定のグループに対して変更を要する例もある。

2.1.2.4 「ゼロリスクはない」ことの正しい理解

「ゼロリスクはない」とは摂取量をいくら少なくしても有害影響がゼロになるということはないという意味である。現在，食品に「ゼロリスクはない」という考えが国際的なコンセンサスであり，「ゼロリスクを求める」風潮は実情を知らないためであるといわれている。一理はあるが，誤解を招きかねない。本来，「ゼロリスクはない」という概念は「遺伝子障害性発がん物質の影響が暴露量をいくら少なくしてもゼロにはならない」との推定から生まれた概念である。

その後，この概念はダイオキシンのような体内に長く蓄積する物質，発達途上にある神経系に対するメチル水銀のように回復しにくい有害影響を及ぼす物質，あるいはある種の病原微生物の混入などの事例にも適用されている。しかし，この概念はすべての食品関連要因に当てはまるわけではない。この概念の適用を考える際に，まず対象とする食品について「ゼロリスク」の論議を必要とする要因が含まれているか否かの判断が必要である。

2.1.3 安全から安心へ

　国，企業と消費者の間には食品の安全確保の考え方に溝があるといわれている。企業側の意見によると，食品の安全性確保について企業が求めるものは科学的根拠による安全であり，消費者が求めるものは心の状態としての安心である。安全と安心とは異なった概念なので両者の間に合意点を見いだせないのは当然であり，したがって，いかに努力しても溝は埋められない。この意見は正しいようにみえるが，根本的に誤りがある。

　対象とする食品が科学的根拠によって安全であるといわれた場合，安全であることをそのまま素直に受け止められれば，心の状態としての安心は生まれてくる。一方，安全であることの科学的根拠がいかに正しいものであっても，消費者がその根拠を食品の安全を保証する裏づけとして受け入れることができなければ心の状態としての安心は絶対に生まれてこない。いい換えると，国や企業によって示された安全に関する科学的根拠がなぜ安全の裏づけとして受け入れられないかの問題のなかに国，企業，消費者間の溝を埋めるための糸口があるように思われる[3]。

　科学的根拠の不備，リスクコミュニケーションの不足など事例ごとに原因は異なると考えられるが，突き詰めると，その根底には食品安全をめぐるさまざまな事件や不祥事の積み重ねによってつくり上げられた不信感があることは否定しえない。長期間にわたってつくられた不信感を取り除くことは容易ではないとしても，少しでも軽減するための努力を根気よく続ける必要がある。

2.2 リスクアナリシスの基礎知識

2.2.1 リスクアナリシスが導入された背景

　20世紀後半から21世紀初頭にかけて，腸管出血性大腸菌O157による食中毒の集団発生，牛海綿状脳症（BSE）の発生とそれに関連する偽装表示問題，輸入野菜の農薬汚染など，食品安全に関連する問題が相次ぎ，さらにこれらの問題への不手際な行政対応として，次の事項が指摘された[3]。

① 生産者の利益を優先し，消費者の保護を軽視している。
② 政策を決定する過程が不透明である。
③ 危機意識を欠き，危機管理体制が欠落している。
④ 専門研究者の意見が政策に対し，適切に反映されていない。
⑤ 関連省庁，特に厚生労働省と農林水産省の協力体制が不備である。
⑥ 消費者に対する情報公開が不適切である。

　2002年（平成14年）4月に政府は食品安全行政に関する関係閣僚会議を開催し，同年6月11日に「今後の食品安全行政のあり方について」を次のようにとりまとめた。

① 消費者の健康保護を最優先に，食品安全行政にリスクアナリシス手法を導入し，食品の安全に関するリスクアセスメントを行う食品安全委員会を新たに内閣府に設置する。
② 消費者の保護を基本とした包括的な食品の安全確保のための法律として食品安全基本法を制定する。

　従来，わが国では，リスクアセスメントとリスクマネージメントを含む食品安全確保についての仕事は，関連省庁の部会において行政担当者と専門研究者の協同作業で進められてきた。

したがって上記の提案は，食品の安全行政についての基本的な見直しを目的としているといえる。

2003年（平成15年）5月23日に食品安全基本法が制定され，同年7月1日にこの法律に基づき食品安全委員会が関係省庁から独立して内閣府に設置された。同委員会の機能として食品の健康影響評価およびそれに基づく勧告を行うことが定められている。いい換えると食品安全委員会は食品安全行政の中心的な役割を担っていることになる。

2.2.2 リスクアナリシスとは何か

行政担当者と専門研究者が従来どおりに協同でリスクアセスメントとリスクマネージメントを実施しても安全性に関する政策決定に大きな支障はないように思えるが，実際には次の問題を伴う。

① 科学的データ以外の要因，特に経済的要因が専門研究者に強い影響を与えるため，研究者の判断の専門性および中立性が損なわれる可能性がある。前述のように，研究者の専門的意見の行政への反映が妨げられるおそれがあるともいえる。

② リスクアセスメントがどのような科学的データに基づいて進められ，その結果がどのような過程を通じて行政決定に反映されたかについての情報が消費者に示されない。消費者には最終決定の伝達にとどまることが多い。政策決定の透明性に問題があるともいえる。

③ 従来の手順のままでは，策定され，施行された行政措置（基準，規制など）について，その妥当性，有効性を見直すしくみがない。その結果，施策が妥当でないと判断された場合でもその変更が難しい。食品の安全性については，研究／調査からの新しい情報により一度決められた施策が適当でないと判断されれば直ちに改正する体制を整備する必要がある。

これらの問題に対応するためにリスクアナリシスが登場した。ここでリスクアナリシスとは1995年にFAO／WHO合同専門委員会において提案されたリスクアセスメント，リスクマネージメントおよびリスクコミュニケーションを含めた総合的なリスク対策であるが[4]，リスクコミュニケーションの積極的な活用により施策の判断と決定についての専門性，中立性および透明性の確保への効果が期待されている。なお，FAO／WHO合同食品規格委員会（コーデックス委員会）は1999年の会合において加盟国が食品の安全性の問題に関する国内法の制定あるいは改正を行う際には，リスクアナリシスを採用するよう勧告している。

2.2.3　リスクアナリシスによる食品安全行政の原則

　リスクアナリシスを食品安全行政に正しく導入するためには三つの原則を考慮しなければならない[5]。
- 第一の原則：リスクアセスメントとリスクマネージメントは機能的に分離されていなければならない。

　前述のようにリスクアセスメントは純粋に科学的データによる評価であるが，リスクマネージメントでは科学以外の要素，例えば対象とする品目の有用性，経済性，社会的意義などが考慮される。したがって，リスクアセスメントとリスクマネージメントを機能的に分離しないと，リスクアセスメントの科学的専門性と中立性の確保が妨げられるおそれがある。牛海綿状脳症（BSE），腸管出血性大腸菌 O157 などの問題についても担当省庁がリスクアセスメントとリスクマネージメントの両面に関与していたことが正しい科学的判断を妨害したと指摘されている。

　一方，食品添加物，食品汚染物質の安全性問題についての国際会議での評価をみると，リスクアセスメントはFAO／WHO合同食品添加物専門家委員会（JECFA）で，リスクマネージメントの議論はコーデックス委員会で別々に行われている。このような体制がJECFAにおける評価の専門性，中立性および透明性を確保する基盤となっている。日本においても，2003年（平成 15 年）に食品安全委員会が設置されて以降は，食品安全委員会がリスクアセスメントを，厚生労働省，農林水産省，消費者庁等がリスクマネージメントを担っている。
- 第二の原則：リスクアセスメントは基本的に行政上の問題の解決を目的としているので，専門研究者はリスクアセスメントの対象となる課題の行政上の意義を理解する必要がある。

　BSE のように対象課題についての科学的知見が不十分である場合にはリスクアセスメントを開始する段階において専門研究者と行政担当者の意見交換が必要である。さらに，リスクアセスメントの結果は行政上の施策，措置に正しく反映させなくてはならない。このように考えると，リスクアセスメントとリスクマネージメントは機能的に分離されていると同時に，両者はリスクコミュニケーションを通じての相互に影響し合える関係におかれる必要があり，このような関係を確保するための体制整備が大切である。
- 第三の原則：実施された施策，措置についてその妥当性と有用性を定期的にモニターし，必要に応じて見直しができるような体制を組み込むことが必要である。

　さらにリスクアセスメント，リスクマネージメント，モニター，見直しという流れがリスクコミュニケーションによって裏づけられていることも必要である。いい換えると，これらの過程で行政，企業，消費者団体，研究者グループなど，立場を異にした分野の人々が情報を共有したうえで，より妥当な規制・措置に向けた双方向的な意見交換を行うことが可能になる。

2.2.4 リスクアセスメント

　リスクアナリシスの第一段階として，対象とする要因についてのリスクアセスメント（2.1.2.1および2.1.2.2参照）が次の手順で実施される。なお，食品の場合には要因として化学物質と病原微生物があげられるが，ここでは化学物質によるリスクを中心に述べる。

(i) 有害性確認　hazard identification

　対象とする要因がヒトに対してどのような有害影響を示すかを判断する段階をいう。この判断に役立つ情報はヒトについての疫学データであるが，一般にヒトでの知見が得られることがまれなので，多くの例では動物や細胞を用いた試験のデータが用いられる[3]。

(ii) 有害性特定　hazard characterization

　対象とする要因の有害性の強さとその作用メカニズムを判断する段階をいう。有害性の強さは，動物実験での用量反応関係によって評価される例が多い。一般に，動物による毒性試験では，有害影響を明確に発現させるために，ヒトでの摂取量／暴露量に比べてはるかに高い用量の投与が行われる。したがって，有害性特定での主要な仕事は高用量の投与による動物での実験結果から低用量の摂取によるヒトにおけるリスクを予測することである。

(iii) 暴露評価　exposure assessment

　対象とする要因にヒトがどのように暴露されているか，すなわち，暴露量，暴露濃度，暴露期間などを判断する段階である。有害影響の発現は暴露の条件に左右されるため，暴露評価はリスクアセスメントにおける重要な要素であるが，実際には暴露に関する正確なデータが得られず，推定値で代用することもある。この場合，どのような推定値を用いるかにより，リスクを過大もしくは過小に評価する結果を招く。なお暴露評価では暴露されるヒト集団についての調査（人数，年齢層，性別など）も重要な項目である。

付：用語の説明[2]

ハザード（hazard）：ハザードは，従来，対象とする要因がもっている（潜在している）ヒトに対する有害性と定義されていた。一方，FAO／WHOでは要因のなかに化学物質の他に微生物（O157，サルモネラ菌など）を含めていることから，要因そのものをハザードと呼んでいる。両者の相違を調整するために，FAO／WHOはハザードについて要因がもっている有害性を意味する場合もあるという一文をつけ加えている。本項ではハザードを有害性と訳すことにする。

リスク：有害性が発現する確率とその強さを意味する。リスクが0であることは有害性が絶対に現れないこと。リスクが100％とは，有害性が必ず現れることを意味する。

(iv) リスク判定　risk characterization

　最終的に上記3段階での判断を総合して，日常の暴露条件／摂取条件で対象とする要因のヒトに対するリスクを判定（特定）する。端的にいうとリスクアセスメントは次のいずれか

の質問に回答することである。

a) 対象とする要因は，日常の摂取条件／暴露条件でヒトに対してどの程度のリスクを及ぼすか？

b) 対象とする要因は，どの程度の摂取条件／暴露条件ならば，ヒトに対してリスクを与えないと判断されるか？

リスクアセスメントは科学的情報に基づいて行われるので，得られる結論は実施者がだれであっても大きな相違はないと予想されるが，実際には著しく異なった結論が導きだされることがある。原因はさまざまであるが，特に多いのは科学的情報が足りなかったり，解釈が難しい情報が含まれたりする場合である。このような情報の不足や不備によってリスクアセスメントの結論が不確実になる場合，その不確実性（uncertainty）をどのように補償して適切な結論を引きだすかがリスクアセスメントの最も重要な課題になる。

例えば，添加物についてヒトでの一日摂取許容量 ADI*を動物試験のデータ，NOAEL, LOAEL, NOEL（2.1.2.2 参照）から算出する際に安全係数（safety factor）が使われる。それは添加物に対する反応性についてのヒトと動物の種差およびヒトの間での個体差についての情報が不備なために生ずるリスクアセスメントの結論の不確実性を補償してヒトに対する安全性を担保するためである。安全係数として 100 を用いる例が一般的であるが，実際にはリスクアセスメントに際して用いられるデータの毒性学的意義(有害影響の重篤度,データの信頼性)を慎重に考慮して適切な数値が決められる。

リスクアセスメントの具体的な進め方は対象とする要因およびアセスメントに使用された情報の質と量によって異なるが，結論を出すために用いられた主な科学的データと論理を報告書のなかに明確に記載しておく必要がある。なお，著者は食品関連物質の安全性評価に関する国内および国際会議の経験に基づいて，納得のいくリスクアセスメントの条件を，「対象とするリスク問題についての科学的検討が，専門性を重視し，中立的立場から，透明性のある手続きで実施されていること」と考えている。これまで日本の関連省庁で実施されていたリスクアセスメントにおいては，専門性と中立性の確保は考慮されていたが，透明性への対応が十分でなかったように感じられる。

＊一日摂取許容量 ADI：食品添加物について，健康への有害影響を伴うことなく生涯にわたり摂取することができる 1 日あたりの量をいう。この値は，一般に動物試験での NOAEL, LOAEL, NOEL を安全係数 safety factor で割った値（例：NOAEL／SF）として求められる。食品汚染物質についての耐容一日摂取量 TDI も同様の方法で算出される。

2.2.5 リスクマネージメント

　リスクマネージメントはリスクアセスメントの結論に基づいて，対象とする要因のリスクについて，そのまま受け入れるべきか（risk acceptance），最小限にとどめる策を講ずるべきか（risk minimization），減少させる策をとるべきか（risk reduction）などの政策上の選択肢を検討し，それらのなかから適切なものを選び，それを実行するための一連の過程と定義づけられる[5]。その際，リスクアセスメントの結果のみならず，社会的，経済的要請あるいは政治的配慮を加えた総合的判断を必要とする例も多い。

　リスクマネージメントの事例として，食品添加物についての一日摂取許容量 ADI の設定，環境汚染物質についての耐容一日摂取量 TDI／耐容週間摂取量 TWI の設定，アレルギー性が知られている食品添加物についての表示の義務化などがあげられる。食品の微生物汚染に対するリスクマネージメントとしては HACCP による予防的措置が重要であるが，これには食品の微生物汚染に関する調査，生産者および調理師などの関係者への教育，具体的なガイドラインの作成などの併用が効果的である[4]。

　次に，1997 年の FAO／WHO 専門家委員会の報告書をもとに，リスクマネージメントを企画，実施する際の基本原則を列記する[5]。

① 消費者の健康保護を優先する。
② リスクマネージメントに関連するすべての決定と実施には透明性が必要である。
③ リスクアセスメントでの結論はリスクマネージメントに適切に取り入れられなくてはならない。
④ リスクアセスメントとリスクマネージメントは機能的に分けて扱う必要がある。両者の役割分担を明確にする必要があるともいえる。これはリスクアセスメントが純粋に科学的立場から実施されるべきであるという建前を守るための条件である。
⑤ リスクアセスメントに際して不確実と判断されたすべての事項をわかりやすくリスクマネージメント担当者に伝達し，それらの不確実性への適切な施策・措置がとられるような配慮が必要である。
⑥ リスクマネージメントのすべての過程について消費者を含む関係者との情報交換の場をもつこと（リスクコミュニケーション）はリスクマネージメントにとって不可欠な事項である。
⑦ リスクマネージメントは決して固定したものではなく，新しい知見が報告されれば，それに基づく再評価が必要である。

2.2.6　リスクコミュニケーション

　リスクコミュニケーションはリスクアセスメント担当者，リスクマネージメント担当者，消費者および対象とするリスク問題に関心をもつ研究者などの間でのリスクについての情報および意見の相互交換と定義されている（FAO／WHO，1995年[4]）。

　その意味でリスクコミュニケーションはリスクアナリシスを適切に実施していくうえでの不可欠な事項であるが，以前は，リスクコミュニケーションを行政や企業がリスクに関する情報を消費者に伝達すること，あるいはその際の方法，話術であるかのように誤解されていた面がある。リスクコミュニケーションの理念と具体的な方法は別書に譲り，次にリスクコミュニケーションを含めたリスクアナリシスがなぜ必要なのかを考えてみたい。

2.2.7　なぜリスクアナリシスなのか

　リスクアナリシスは，①科学的情報に基づくリスクアセスメントの実施と，②消費者を含むすべての関係者の参画によるリスクマネージメントの適切な実施を目的としている。その意味でリスクアナリシスは食品の安全確保にとって不可欠な行政的対応であるが，国際的立場からみるとその意義はきわめて大きい[3]。

(i)　政治課題としての食品の安全確保

　　食品の安全性を確保するためには，生産から流通，消費に至る全過程について慎重な検討が加えられなければならない。一方，これらの過程にはさまざまな分野の企業および複数の行政機関，例えば，厚生労働省，農林水産省，消費者庁などが直接的あるいは間接的に関与し，その結果，利害関係者間あるいは関連省庁間に見解の相違が発生してくる可能性がある。さらに，食品の60％を他国に依存している日本では，食材の輸入に関連して，安全性をめぐる国際的な意見の対立が発生してくることもある。したがって，食品の安全問題は，国内的あるいは国際的な政治課題に発展する可能性がある。このように複雑多岐な問題の解決には，リスクコミュニケーションに裏づけられたリスクアセスメントとリスクマネージメント，すなわちリスクアナリシスによる組織的な対応が必要不可欠である。

(ii)　緊急課題としての食品の安全確保

　　食品の安全確保には消費者の健康保護の立場から緊急な対応が必要となる場合がある。このような場合，「問題が起きなければ大丈夫と考えよう」あるいは「問題が起きてから考えよう」という考えに基づく対応は誤りである。やはり，「安全が確保されるまでは安全とはいえない」という考えを基本とする対応をとるべきである。この場合，安全をいかに確認するかが大きな問題になるが，説得力のある安全性の確認方法としては，多分野の人々の参画

によるリスクアナリシスが最も適切な方法と考えられる。一方,「安全が確保されるまでは安全とはいえない」という立場での緊急の行政措置,例えば販売停止の処置がとられた場合,リスクアナリシスの原則に照らして国はモニタリングおよび新しい情報の収集／解析によってその行政的措置の妥当性について検討し,妥当でないと判断されればその見直しを図る必要がある。

リスクアナリシスは食品の安全確保を実現させるための基本的な方策であるが,日本では緒についたばかりである。リスクアナリシスを社会的に定着させるためには,消費者,企業,関連省庁,学識経験者がその概念,意義,具体的な方法を習熟する必要がある。

2.3 食品安全行政の概念と規制内容

2.3.1 食品安全の基本理念と施策

　BSE 問題や中国製ダイエット食品による健康被害，不法な農薬の使用など食品の安全に関する国民の関心が高まっている状況のもと，2003年（平成15年）5月23日「食品安全基本法」が制定され，リスクアセスメント，リスクマネージメント，リスクコミュニケーションからなる新たな食品安全行政が展開されている。

　また，食品表示については，2013年（平成25年）6月19日に「食品表示法」が成立し，一元的な食品表示制度が，2015年（平成27年）4月よりスタートしている。

　食品安全の基本理念は，
① 国民の健康保護が最も重要であるという基本的認識のもとに，必要な措置が講じられ，実施されること
② 農林水産物の生産から食品の販売に至る一連の工程（食品供給工程）の各段階において適切な措置が講じられること
③ 国際的動向及び国民の意見に十分配慮しつつ科学的知見に基づき，必要な措置が講じられることによって，食品を摂取することによる国民の健康への悪影響が未然に防止されるようにすること

である。

　この基本理念に基づき，食品の安全確保に関する施策は，①農林水産物の生産段階，②食品の製造・加工段階，③食品の流通・販売段階の各段階（食品供給工程という）において，ヒトの健康に悪影響を及ぼすおそれがある生物学的，化学的もしくは物理的要因，すなわち「ハザー

ド（危害要因）」が食品の摂取を通じてヒトの健康に及ぼす影響について評価が行われ，必要な措置が講じられなければならない。

2.3.2　食品衛生法に基づく規制

「食品衛生法」に基づく衛生規制は，リスクマネージメントの重要な役割を担っている。食品衛生法の目的は「食品の安全性の確保のための公衆衛生の見地から必要な規制，その他の措置を講ずることにより，飲食に起因する衛生上の危害の発生を防止し，もって国民の健康の保護を図ること」である。

食品衛生法の規制の範囲は，すべての飲食物（ただし，医薬品医療機器等法（旧薬事法）に規定する医薬品，医薬部外品および再生医療等製品は，これを含まない），添加物，器具，容器包装であり，主として前述した食品供給工程の②食品の製造・加工段階，③食品の流通・販売段階の各段階である。すなわち，食品，添加物，器具，容器包装の製造，輸入，販売その他の事業にかかわる安全・衛生上の規制はこの法律が基本になっている。

さらに食品等の取扱い施設，従業員，検査施設等も含まれる。

また，準用される物として，乳幼児が接触することによりその健康を損なうおそれのあるおもちゃ（食品衛生法第62条第1項）や野菜もしくは果実または食器の洗浄に用いる洗浄剤（食品衛生法第62条第2項）が規制の範囲に含まれる。

食品衛生法の目的を遂行するためには，ヒトの健康を損なうおそれに対する規制と公衆衛生の見地からの規制がある。その内容は広範囲にわたっているが，食品供給工程の主体となるのは以下に掲げるものである。法とあるのは食品衛生法を指す。

(i) 食品，添加物，器具・容器包装の製造，輸入，使用，販売等に対する規制
　(a) 不適合な食品，添加物，器具・容器包装に対する製造，販売等の禁止
　　① 不衛生な食品，有毒・有害な食品，添加物等の製造，輸入，使用，販売等の禁止（法第6条，器具・容器包装は法第16条）
　　② 新開発食品等の販売禁止（法第7条）
　　　・一般に飲食に供されることがなかった物であって，人の健康を損なうおそれがない旨の確証がないもの。（法第7条第1項）
　　　・一般に飲食に供されている物であって，当該物質の通常の方法と著しく異なる方法により飲食に供されるものについて，人の健康を損なうおそれがない旨の確証がないもの。（法第7条第2項）[6]
　　③ 特定の食品および添加物等の販売禁止（法第8条，器具・容器包装は法第17条）
　　④ 疾病またはへい死した獣畜または家きんの肉，骨，臓器等の販売，輸入等の規制（法

　　　　第9条）

　⑤　人の健康を損なうおそれのない場合として指定されていない，添加物並びにこれを含む製剤および食品の製造，輸入，使用，販売等の禁止（法第10条）

　⑥　規格，基準に適合しない食品，添加物および器具，容器包装の製造，輸入，販売，使用等の禁止（法第11条，器具・容器包装は法第18条）

　⑦　農薬，飼料添加物，動物用医薬品の残留規制（ポジティブリスト制の導入）（法第11条第3項）

(b) HACCP

　　総合衛生管理製造過程の承認制度（法第13条），対象業種（法施行令第1条），総合衛生管理製造過程承認の更新（法第14条）

(ⅱ) 食品衛生確保の基盤的整備に関する規定

　食品製造・加工施設，食品従事者の衛生管理等食中毒の予防，食品衛生向上の基盤的整備として次の事項が規定されている。

(a) 食品取扱い施設の衛生管理

　①　有毒・有害物質の混入防止措置基準の制定（法第50条[7]）

　②　営業施設の基準および営業許可（法第51条，第52条），飲食店営業等34業種（法施行令第35条）

(b) 食品衛生管理者の設置および責務

　　製造または加工の過程において特に衛生上の考慮を必要とする食品または添加物の製造または加工業の指定業種に専任の食品衛生管理者を置かなければならない。（法第48条）

　（指定業種）

　　乳製品，添加物，食肉製品，魚肉ハム，魚肉ソーセージ，放射線照射食品，食用油脂，マーガリン，ショートニング（法施行令第13条）

　（食品衛生管理者の責務）

　「食品衛生管理者は，営業者による法令の遵守，製造，加工従事者の監督，食品衛生上の危害の発生を防止するため，当該施設における食品衛生に関する事項について，必要な注意をするとともに営業者に対する必要な意見を述べなければならない」

　　指定業種以外の食品取扱い施設については食品衛生責任者の設置が通知により指導されている。[8]

(c) 食品衛生検査施設の整備

　・国および都道府県，保健所を設置する市および特別区（法第29条）

　・登録検査機関の登録（法第31条〜第47条）

(ⅲ) 監視指導および検査に関する規定

(a) 監視指導指針および監視指導計画の作成（法第22条〜第24条）

(b) 輸入食品等厚生労働大臣への届出義務（法第 27 条）
(c) 国内および輸入監視：臨検，収去，検査（法第 28 条）
(d) 検査命令（法第 26 条）
(ⅳ) その他届出義務等の規定
　食中毒患者等の届出，調査，報告義務（法第 58 条）

2.3.3　食品等事業者の責務（法第 2 条，第 3 条）

　食品衛生法の第 2 条と第 3 条に，国，都道府県等の責務および食品等事業者の責務が規定されている。

　なかでも食品等事業者の責務は，食品，添加物，器具，容器包装などを取扱う事業者すべてが食品の安全性の向上，危害発生時に的確かつ迅速に対応するために努めなければならないという努力規定である。

食品等事業者の責務
① 販売食品等について自らの責任において，安全性確保のために，販売食品等の安全確保にかかる知識および技術の習得，原材料の安全性確保，自主検査の実施，その他の必要な措置を講ずるように努めなければならない。
② 販売食品等または原材料の販売を行った者の名称等の記録の作成，保存に努めなければならない[9]。
③ 危害発生時に前項記録の国，都道府県等への提供，危害原因となった販売食品等の廃棄等の的確かつ迅速な措置に努めなければならない。

2.3.4　HACCP の推進

　2014 年（平成 26 年）5 月，厚生労働省は，食品の輸出促進を図るためにも，中小企業への HACCP の推進が不可欠であることから，「食品等事業者が実施すべき管理運営基準に関する指針（ガイドライン）について」を改正し，従来型基準に加えて，「HACCP 導入型基準」を盛り込んだ。

　これにより，食品等事業者は，製造許可基準の 1 つとして，「HACCP 導入型基準」を選択できることとなった。

以上，食品衛生規制の概略を述べたが，最近，食品原材料の供給から製造・加工の工程，流通販売経路が複雑化するなかで，国民から「食品の安全と安心」が強く求められている。今後，さらに「食品の安全と安心」を確保するためにはリスクアナリシスの周知と理解を深め，行政はもとより，食品等事業者及び消費者との間にリスクコミュニケーションのさらなる進展が望まれる。

参考文献

1) 林裕造「素顔のリスクアセスメント(1)―リスクアセスメントは理屈合わすメントか？」『TASC MONTHLY』280, pp. 4-11, 1990年。
2) IPCS Environmental Health Criteria, *Principles for the Safety Assessment of Food Additives and Contaminants in Food*, WHO, Geneva, pp. 110-114, 1987.
3) 林裕造「食品の安全確保におけるリスク分析手法の導入について―食品安全委員会への期待と要望」『FFI Journal』209, pp. 335-344, 2004年。
4) FAO/WHO Expert Consultation Report, *Application of Risk Analysis to Food Standard Issues*, WHO, Geneva, 1995.
5) FAO/WHO Expert Consultation Report, *Risk Management and Food Safety*, FAO, Rome, 1997.
6) 「食品衛生法第4条の2（現第7条）の規定による食品又は物の販売禁止処分の運用指針（ガイドライン）について」（平成15年8月29日薬食発第0829006号），「食品衛生法第7条第2項の規定に基づく厚生労働大臣が定める食品として販売することを禁止した物」（平成15年9月12日厚生労働省告示第307号）
7) 「食品又は添加物の製造又は加工の過程における有毒な又は有害な熱媒体の混入防止のための措置の基準」（昭和49年12月4日厚生省告示第339号）
8) 「食品等事業者が実施すべき管理運営基準に関する指針（ガイドライン）について」（平成16年2月27日食安発第0227012号）
9) 「食品衛生法第1条の3第2項（現第3条第2項）の規定に基づく食品等事業者の記録の作成及び保存について」（平成15年8月29日食安発第0829001号）

第3章

HACCPシステムとは何か

3.1 HACCPシステムとは何か

　食品全般の安全性を確保するために，原材料や工程における具体的な危害とそれを管理（コントロール）する方法を特定するのがHACCPシステムである。本書の範囲でいえば，清涼飲料水の製造にかかる原材料，工程に至るあらゆる危害を洗いだしてそれを評価し，工程中で危害を予防的に管理することを中心とした衛生管理システムがHACCPシステムである。

　清涼飲料水工場では品種も違えば工程も違う製品を生産するため，予防的に管理する点がどこかは，それぞれの製品なり工程について検討する必要がある。しかし検討過程に一定のルールがなければ管理する点が論理的でなく，またまちまちになる可能性がある。そのために，どのような手順を踏んで管理する点を設定するのか，どのようにそれを管理していくのかという原則を設定しなければならない。その原則を示したのがHACCPシステムの7原則で，個々の製品に対する具体的な方法を提示するのではなく，考え方の原則を示していることから，HACCPシステムは自分の工場の管理システムを設定するための「道具」といわれるのである。

　清涼飲料水工場の衛生管理という点からいうと，HACCPシステムはそれだけで成り立つものではない。適正製造規範（GMP），コーデックスの食品衛生に関する一般原則など，いわゆる一般的衛生管理があらかじめ機能していて，初めてHACCPシステムが成り立つ。自分の工場に衛生管理システムを設定する場合，このことが十分に認識されていなければならない（**3.2**参照）。

3.1.1 HACCPシステムの成り立ちと普及

　1960年代中に月へ人を送り込むと宣言した，時の米国大統領 J. F. ケネディは1969年に見事その目的を果たしたが，有人宇宙飛行計画で1960年前後に大きな問題を抱えていたことは想像に難くない。つまり，人が宇宙へ行くとなれば絶対的に安全な宇宙食の開発が欠かせないからである。

　文献によれば，HACCPシステムはこういった要請に応じて米国陸軍，米国航空宇宙局（NASA）および食品業界が共同で開発した衛生管理システムであり，徐々にその優秀性が認められ，また多くの改善が加えられて1989年に米国食品微生物規準諮問委員会（National Advisory Committee on Microbiological Criteria for Foods＝NACMCF）によって今日の7原則に基づくHACCPシステムが提示され発展を遂げていった。

　米国では1992年にHACCPシステムを取り入れた「製造者の申請に基づく自主的な（受益者負担による）水産物検査制度」を発足させ，やがて1997年に国内産と輸入の水産食品に対してHACCP方式を取り入れた管理を義務づけた。また，欧州共同体＝EC（現・欧州連合＝EU）でも同じく1991年の理事会指令（91/439/EEC）によってHACCPシステムに基づく工程管理を含む，水産食品の自主的で衛生的な取扱いに関する規則を定めた。この規則は同時に「EC域内へ水産食品を輸出しようとするものに対してもこの規則が要求する基準に合致させて製造すること」を求めている。

　このような各国のHACCPシステムに対する動きと並行して，国際食品規格委員会（コーデックス委員会＝CAC）の下部機関であるコーデックス食品衛生部会（CCFH）は1993年ごろからHACCPシステムの検討を始め，1997年にその適用のためのガイドラインを策定している。こうしてHACCPシステムは世界的な食品衛生管理のガイドラインとしての地位を確立した。

　このほか，米国では食肉，非熱処理ジュース，カナダでは水産食品，畜産食品，ニュージーランドでは乳，オーストラリアでは水産食品と，と畜業に対して，HACCPシステムが強制あるいは一部任意に適用されている。

3.1.2 HACCPシステムの特徴

　前述したように，HACCPシステムは予防管理のシステムである。これまでの衛生管理では，各工程を十分に清潔に保てば安全な製品ができるはずで，それを最終製品の検査によって統計的に証明するという考え方であった。宇宙飛行士の食料という，ほぼ完全に近い安全性を要求されたとき，それに応えて考案されたのが最終製品ではなく製造工程中で危害が発生しないよ

うにする予防システムであった。もちろんこれはゼロリスクのシステムではないが，危害に対するリスクを最小にするようにつくられている。

　この考え方の中心となっているのが，集中的・継続的に危害を予防する工程の特定と管理であり，それを特定するための方法が危害分析である。「HACCP」という用語のうち，「HA」はHazard Analysis＝危害分析であり，「CCP」はCritical Control Point＝重要管理点でこのシステムの特徴を表している。ただ，Criticalを単に「重要」と訳したのはいささか問題があり，この用語はもっと強い意味をもっている。詳細については本書の用語の解説と第6章**6.4.1**を参照されたい。

　本来，HACCPシステムはきわめて広い範囲に適用することを目的としている。食品原材料の生産（一次生産）から消費に至るフードチェーン（食品流通）といわれる一連の流れのすべてに適用できるのである。一次生産というのは，例えば果実を採取して搾汁する，野菜を収穫する，漁獲する，牛乳を搾乳する，などを指す。製造・加工工程の後の保管，流通はもとより，販売に至る過程もこれに含まれる。こういった流れを一般に「農場から食卓まで（from farm to table）」ともいっている。「HACCPシステム適用のガイドライン」で直接ふれてはいないものの，そのガイドラインの本文にあたるコーデックスの「食品衛生の一般原則」では，食品流通の最後の段階について「製品情報と消費者の自覚」という項目を設け，そのなかの「消費者教育」の項では，製品情報の提供によって消費者がこれを理解し，製品選択に資すると同時に，特に食品由来の病気と製品の温度・時間管理の間の関連を理解するための情報が必要だと述べている。このように食品衛生については最終消費に至るまでの心配りが必要であることはいうまでもない。

3.1.3　HACCPシステムの7原則

　HACCPシステムは以下の7原則から成り立っており，そのどれが欠けてもHACCPシステムは成り立たない。以下，主としてコーデックスのガイドラインを参考にして解説する。

●原則1：危害分析の実施

　　製造・加工を含め，食品を取扱うすべてのステップのそれぞれで，発生することが理論上十分にありうると思われる危害をすべて一覧表にし，その危害について評価を行う。危害分析の詳細については第6章**6.3**を参照されたい。

●原則2：重要管理点（CCP）の決定

　　CCPとは，管理することが可能で，食品の安全上の危害を予防し，あるいは受入れ可能な水準まで減少させるために絶対不可欠のステップをいう。危害分析の結果からこれを決定するが，CCPは必ずしも1つとは限らない。詳細については第6章**6.4**を参照されたい。

- 原則3：管理基準（CL）の設定

  ここでいうCLとはCCPに対する管理基準であってCCP以外のステップで使われる管理基準とは違う。誤解を招かないように以下CLと記述する。CLは受入れ可能な水準と受入れ不可能な水準を分ける規準という意味があり，1つのCCPに対して複数のCLが設定されることもある。詳細については第6章 **6.5** を参照されたい。

- 原則4：CCPの管理をモニタリングするシステムの設定

  モニタリングとはCCPにおける管理を監視することであるが，その目的はCCPにおける管理に失敗したこと，つまりCLを逸脱したことを知ることにある。逸脱が起こりそうになった寸前にそれを知り，逸脱が起こらないうちに工程管理ができるというのが理想である。詳細については第6章 **6.6** を参照されたい。

- 原則5：改善措置の設定

  CLの逸脱が起こったときに，どのように対処するかを設定するのが改善措置の設定である。改善措置には，工程を元の管理状態に戻すことと，逸脱で影響を受けた製品の適切な処置の2つがある。詳細については第6章 **6.7** を参照されたい。

- 原則6：検証方法の設定

  HACCPシステムが計画に従って行われているかどうか，および現行のHACCPプランに修正が必要かどうかの2つを判定するために行われる方法，手続き，試験検査などを設定する。詳細については第6章 **6.8** を参照されたい。

- 原則7：文書化と記録保存の設定

  効率的かつ厳密な記録の保存はHACCPシステムを適用するための「本質」といわれるほど重要である。またHACCPの手順は文書化する必要があり，これらは検証業務を助けるのに十分なものでなければならない。詳細については第6章 **6.9** を参照されたい。

3.1.4　HACCP原則適用のための12手順

HACCPシステムにおける前記7原則を適用するための方法がここでいう12手順である。コーデックスのガイドラインではこれを「HACCPの適用に関する論理的な系列」と呼んでいる。手順の1から5まではいわば危害分析に対する準備ともいえる段階で，手順6から12までは前述の7原則に対応する。以下，コーデックスのガイドラインに従って12の手順を述べるが，前半についての詳細は第6章 **6.2** を参照されたい。

- 手順1：HACCPチームの編成
- 手順2：製品の記述
- 手順3：意図する使用方法の特定

- 手順4：製造工程一覧図の作図
- 手順5：製造工程一覧図の現場における確認
- 手順6：（原則1）各工程に関連するすべての潜在的危害の一覧表作成，危害分析および特定された危害を管理するためのあらゆる方法の検討
- 手順7：（原則2）重要管理点（CCP）の決定
- 手順8：（原則3）各CCPに対する管理基準（CL）の設定
- 手順9：（原則4）各CCPに対するモニタリングシステムの設定
- 手順10：（原則5）改善措置の設定
- 手順11：（原則6）検証方法の設定
- 手順12：（原則7）文書化と記録保存の設定

3.2 HACCPシステムの前提となる一般的衛生管理

3.2.1 一般的衛生管理とは何か

　一般的衛生管理という言葉は理解しにくいところがある。もともとHACCPシステムを中心とした総合衛生管理製造過程承認制度で使われたのが法規で出てくる最初の言葉であるが，この制度を申請しない場合でも製造工程の衛生管理にこの言葉が使われることがあるので混乱する。

　つまり，わが国ではHACCPシステムとその前提となる一般的衛生管理を総合したシステムが「総合衛生管理製造過程」だと説明されており，ここでいう一般的衛生管理と，この制度を申請しない場合に従う必要のある「食品事業者等が実施すべき管理運営基準に関する指針（ガイドライン）」に基づく都道府県条例の衛生管理の両方をともに一般的衛生管理という場合があるからである。

　両方とも，行う作業そのものに大きな差はないが，いずれについても第5章で紹介する。また「一般的衛生管理」という用語については第5章5.1.1を参照されたい。ここではコーデックスでいうHACCPシステムの前提となる一般的衛生管理について述べることにする。

3.2.2 一般的衛生管理はなぜ必要か

　前述したように，HACCPシステムは工程のなかできわめて重要な管理点を見つけ，そこを予防的・集中的に管理する手法であるが，実際に工程に適用する場合に，このシステム単独で

は成り立たない。この点についてコーデックスのガイドラインでは次のように述べている。

「HACCPの適用に先立ち，食品流通中のいかなる分野であっても，その分野は食品衛生に関するコーデックスの一般原則，適切なコーデックスの衛生実施規範および適切な食品衛生要件に従っている適正製造規範（GMP）のような，前提として欠くことのできない計画（一般的衛生管理プログラム）がしかるべく機能していなければならない。」

つまり，HACCPシステムは上に述べているような一般的衛生管理プログラムが十分に機能していることを前提に成り立つ，ということである。1か所だけというわけではないけれども，必須の重要な管理点を集中して管理するには，それ以外の工程が十分衛生的に管理されていなければ成り立つはずのないことは，考えてみれば当然である。

ただHACCPシステムと違って，一般的衛生管理については7原則12手順のような一般的な形があるわけではない。これは食品の製造工程が非常に多岐にわたっているばかりでなく，製品も機械設備も，さらに製造方法も日々進歩しているから，食品全般にわたって具体的な方法を規定するのが難しいというのが1つの理由であろう。米国のFDAの規則のようにGMPを義務化するという国もあり，わが国のように総合衛生管理製造過程のなかで一般的衛生管理を規定している国もある。そのなかでコーデックスでは「勧告国際規範─食品衛生の一般原則」を採択した。これは規範なので強制されるものではないが，世界的にみていわゆる一般的衛生管理の元になるものと考えられる。次項でその内容をみてみよう。

3.2.3　食品衛生の一般原則

コーデックスの食品衛生の一般原則は1969年に採択されているが，その後改訂を重ねて2003年に第4版になった。その前，第3版になった1999年の改訂は大幅で，この一般原則にもHACCPの考え方が導入されたのである。同時に並行してコーデックスで検討されていたHACCPシステムのガイドラインがこの一般原則の添付書類として加わっている。いわゆる一般的衛生管理のうえにHACCPシステムが成り立つという意味では，象徴的といえるだろう。

一般原則は正式には「勧告国際規範─食品衛生の一般原則（CAC/RCP 1-1969, 第4版-2003）」という。一般原則では適用の範囲が一次生産から消費者にまで及んでいるが，参考のために世界における一般的衛生管理ともいえる一般原則はどのように成り立っているか，少し長くなるけれどもその目次を紹介する。

緒論
第Ⅰ章　目的
第Ⅱ章　適用範囲，使用方法，定義

第Ⅲ章　一次生産
　　3.1　環境衛生
　　3.2　食品原料の衛生的な生産[1]
　　3.3　取扱い，貯蔵，輸送
　　3.4　一次生産における洗浄[2]，保守，従事者の衛生

第Ⅳ章　事業所[3]：設計と施設[4]
　　4.1　立地
　　4.2　建物と部屋
　　4.3　設備[5]
　　4.4　施設

第Ⅴ章　工程管理[6]
　　5.1　食品危害の管理
　　5.2　衛生管理システムの鍵となる状況[7]
　　5.3　受入れ原材料の要件[8]
　　5.4　包装
　　5.5　水
　　5.6　マネジメントと監督[9]
　　5.7　文書化と記録
　　5.8　回収手順[10]

第Ⅵ章　事業所：保守とサニテーション
　　6.1　保守と洗浄
　　6.2　洗浄計画
　　6.3　有害動物管理システム[11]
　　6.4　水管理計画
　　6.5　監視の実効性[12]

---

1) food sources
2) cleaning
3) establishment
4) facilities
5) equipment
6) control of operation
7) aspects
8) incoming material
9) supervision
10) recall procedures
11) pest control systems
12) monitoring effectiveness

第Ⅶ章　事業所：人の衛生
　　7.1　健康状態[13]
　　7.2　病気と負傷
　　7.3　人の清潔
　　7.4　人の行動
　　7.5　訪問者
第Ⅷ章　輸送
　　8.1　一般
　　8.2　要件
　　8.3　使用方法と保守
第Ⅸ章　製品情報と消費者の自覚[14]
　　9.1　ロットの特定
　　9.2　製品情報
　　9.3　表示
　　9.4　消費者教育
第Ⅹ章　訓練
　　10.1　自覚と責任
　　10.2　訓練計画
　　10.3　指示と監督
　　10.4　再教育訓練

　一般原則の組立ては以上のとおりであるが，これに「HACCPシステム及びその適用のためのガイドライン」が添付書類として付属している。HACCPシステムの適用には一般的衛生管理プログラム（PRP）が前提として不可欠ということであろう。

---

13) health status
14) awareness

3.3 総合衛生管理製造過程とは何か

3.3.1 総合衛生管理製造過程承認制度とその成り立ち

　1995年（平成7年）に食品衛生法の一部が改正され，その第13条（改正当時は「第7条の3」）に「総合衛生管理製造過程」に関する内容の条文が加わった。その条文のなかでは「総合衛生管理製造過程（製造又は加工の方法及びその衛生管理の方法につき食品衛生上の危害の発生を防止するための措置が総合的に講じられた製造又は加工の過程をいう。）」と説明されている。そして総合衛生管理製造過程を経て製造・加工をしようとする者から申請があったときは一定の条件下で「承認を与えることができる」ことになっている。

　この承認制度は，
① 上記「危害の発生を防止するための措置が総合的に講じられた」というのは HACCP システムと一般的衛生管理を総合したものであると説明されていること
② この制度は義務ではなく任意の制度であること
③ 製造，加工の過程のみに対する承認制度であること
④ 承認の対象になるのは「食品，添加物等の規格基準」によって製造基準の定められた食品であること
⑤ 承認されれば既存の製造基準に合致しなくても差し支えないこと
という特徴がある。

　総合衛生管理製造過程の申請に必要な作業は基本的に HACCP システムの適用に必要な作業と同じである。第6章でその基本を詳細に述べてあり，また第7章では清涼飲料水の各品種

のモデルについて例をあげているので，この両章を参照されたい。

　この制度の発足後，多くの食品衛生上の問題が発生し，また食品安全基本法の施行，食品安全委員会の設置など食品安全行政に対する考え方の変化もあって（第2章参照），総合衛生管理製造過程承認制度は3年間の更新制となり2004年（平成16年）から施行されている。これを規定しているのが食品衛生法第14条である。

　なお，2015年（平成27年）7月現在でこの承認制度の対象となっているのは以下の6品目であり，いずれの品目についても多くの承認工場がある。

(1)　乳（牛乳，山羊乳，脱脂乳，加工乳）
(2)　乳製品（クリーム，アイスクリーム，無糖練乳，無糖脱脂練乳，脱脂粉乳，発酵乳，乳酸菌飲料，乳飲料）
(3)　清涼飲料水
(4)　食肉製品（ハム，ソーセージ，ベーコンその他これらに類するものをいう）
(5)　魚肉練り製品（魚肉ハム，魚肉ソーセージ，鯨肉ベーコンその他これらに類するものを含む）
(6)　容器包装詰加圧加熱殺菌食品（食品（前各号に掲げる食品および鯨肉製品（鯨肉ベーコンを除く）を除く）であって，気密性のある容器包装に入れ，密封した後，加圧加熱殺菌したものをいう）

　また，総合衛生管理製造過程の承認申請についての詳細は第8章を参照されたい。

3.3.2　HACCPシステムと総合衛生管理製造過程の相違

　総合衛生管理製造過程はHACCPシステムがその中心であり，HACCPシステムの7原則という基本的な考え方はそのまま取り入れられている。その意味ではこの両者に基本的な相違はない。

　しかし，すでに述べたようにHACCPシステムそのものは食品の衛生管理を目的とした1つの手法であり道具である。したがってHACCPシステムの承認ということはない。一方，総合衛生管理製造過程は食品衛生法で定める公的な1つの制度であり，任意とはいっても申請すれば一定の要件を備えているという承認を受けることができる。同時にその要件に満たなければ承認の取り消しもあり，また承認が更新されないことも十分にありうる。そこが両者の相違点である。

　なお，誤解のないように述べるが，例えば1つの民間の団体がある工場に対して，その衛生管理がHACCPシステムの要件を満たしているという認証を与えることはありうる。この場

合は対象工場の衛生管理の方法がHACCPシステムの要件を満たしているということであって、HACCPシステムそのものの認証ということではない。

　もう1つの相違点はその適用範囲である。すでに述べたようにHACCPシステムは一次生産から消費に至るすべての食品流通段階(フードチェーン)に適用できるとしている。しかし、総合衛生管理製造過程承認制度は、その名のとおり食品の製造、加工の過程に対する制度である。これはこの制度を規定している食品衛生法の性格による。ただ、食品工場の営業許可を対象とする「食品事業者等が実施すべき管理運営基準に関する指針（ガイドライン）」では一次生産から流通に至るまで言及しているからその範囲はかなり広がったといえるだろう。それはこの指針がコーデックスの「食品衛生の一般原則」を参考にしているからである。

3.3.3　総合衛生管理製造過程の一般的衛生管理

　総合衛生管理製造過程の承認を申請しようとする場合、どのような基準で審査するのかということは食品衛生法の体系のなかで定められているが、具体的に記述しているのが「総合衛生管理製造過程承認制度実施要領」である。実施要領は厚生省生活衛生局長通知（平成12年11月6日生衛発第1634号）で、承認の基準や手続きなどについて詳細に述べられている。そのなかの別表第1が「承認基準」で、これに適合しなければ承認されないのだが、その(7)に「衛生管理の方法」という項目がある。これが総合衛生管理製造過程の一般的衛生管理である。

　これはもともと承認基準を定めた食品衛生法施行規則第13条第4号「製品の総合衛生管理製造過程に係る衛生管理の方法につき、施設設備の衛生管理、従事者の衛生教育その他必要な事項に関する方法を記載した文書が作成されていること」を受けたもので「衛生管理の方法」については、以下の10項目について「作業内容、実施頻度、実施担当者並びに実施状況の確認及び記録の方法を定めていること」と規定されている。その10項目というのは、

(1)　施設設備の衛生管理
(2)　従事者の衛生教育
(3)　施設設備及び機械器具の保守点検
(4)　そ族昆虫の防除
(5)　使用水の衛生管理
(6)　排水及び廃棄物の衛生管理
(7)　従事者の衛生管理
(8)　食品等の衛生的取扱い
(9)　製品の回収方法
(10)　製品等の試験検査に用いる機械器具の保守点検

である。これをコーデックスの食品衛生の一般原則,あるいは管理運営基準に関する指針と比較するとその範囲が明確になるだろう。なお,各項目の内容については第5章**5.3**に詳述されているので参照されたい。

さらに,この「衛生管理の方法」にはいくつかの要件が付随している。これをみると,

① 上記(2)では,食品衛生に関する微生物学等の基礎知識を含んだHACCPシステムにかかわる教育訓練について体系的に定めていること
② 上記(3)(5)(8)(9)では,停電等の突発事故等についての対応を定めていること
③ 食品衛生法第3条第2項(事業者の記録に関する努力義務)に基づく「食品等事業者の記録の作成及び保存にかかる指針(ガイドライン)」(平成15年8月29日食安発第0829001号)による記録の作成と保存の実施について定めていること

となっている。特に記録の作成と保存については,食品衛生法では事業者の努力義務であるが,この承認基準では義務になっていることに注目する必要がある。

第 4 章

清涼飲料水の微生物等の制御

4.1 清涼飲料水に有害な微生物と異物

4.1.1 食中毒および腐敗を起こしうる微生物

　食中毒を起こしうる微生物は，従来からその多くは，腸炎ビブリオ，サルモネラ，病原大腸菌，黄色ブドウ球菌，カンピロバクター・ジェジュニ，ウェルシュ菌，ボツリヌス菌，セレウス菌およびエルシニア・エンテロコリチカ等である。食品は，原材料あるいは製造または加工工程において，生物学的な危害原因物質に汚染される可能性がある。これらの微生物は，空気中，塵埃中，海水および淡水中，ヒト，動物および植物の皮膚（表皮），消化管，食品製造施設内に広く存在している。微生物は大きく分けて，①細菌，②リケッチア，③ウイルス，④原虫，⑤酵母，⑥カビに分けられる。

　微生物のなかにはヒトにとって有益なものもあるが，ヒトに対し病原性を有するものもある。微生物の増殖にはいろいろなものがあるが，細菌，酵母および原虫では2分裂法により，1個から2個，2個から4個，4個から8個というように分裂する。このような分裂は通常20分間に1回繰り返し，5時間で3万個（$1 \times 2^{(3 \times 5)}$）にまで増殖する。通常，微生物が生存して増殖するためには栄養，水，適当な温度，空気（酸素を嫌う微生物も存在する；嫌気性菌（ボツリヌス菌，ウェルシュ菌），また，酸素を微量必要とする微生物も存在する；微好気性菌（カンピロバクター））が必要であり，もし，これらの必要な条件が欠ければ微生物は死滅するか，発育・増殖に必要な条件がそろうまで機能を停止する。したがって，増殖に必要な栄養素，温度，水分量などをコントロールすることによって増殖速度を遅らせたり，早めたり，機能を停止させたり，あるいは死滅させたりすることができる。微生物のなかには，増殖の過程で副産物を産生するものもいる。これらの副産物のなかにはヒトにとって好ましいものもあるが，好

ましくないものもある。なかには，増殖の過程で食品中に毒素を産生するもの（黄色ブドウ球菌，ボツリヌス菌），腐敗変敗を引き起こし，食品中にアレルギー原因物質を産生するもの（プロテウス菌）もあるので，これらの微生物の汚染・増殖をコントロールすることが必要である。後出の表4-1に，主な病原微生物の制御に関する一般情報を示したので参考に供されたい。
また，食品衛生法施行規則「別表第2」の表により，清涼飲料水にかかわる病原性及び腐敗性の危害原因微生物として，以下の10種が掲げられている。

① エルシニア・エンテロコリチカ
② 黄色ブドウ球菌
③ カンピロバクター・ジェジュニ
④ カンピロバクター・コリ
⑤ クロストリジウム属菌
⑥ サルモネラ属菌
⑦ セレウス菌
⑧ 病原大腸菌
⑨ 腐敗微生物
⑩ リステリア・モノサイトゲネス

しかしながら，過去に諸外国や国内で発生した感染症ならびに食中毒事例では，上記の微生物に加え，ノロウイルス，コレラ菌，NAGビブリオ，ビブリオ・フルビアリス，赤痢菌，エロモナス・ハイドロフィラ，エロモナス・ソブリアおよびプレシオモナス・シゲロイデス等の細菌やQ熱リケッチア（*Coxilla burnetii*），クリプトスポリジウム，ジアルジア等の原虫類が原因物質になったことがあるので注意が必要である。

食品の製造あるいは加工の段階で，多種類の微生物が増殖したり，機能を停止したり，減少したり，死滅したりするが，たとえ十分に病原微生物を死滅させることのできる条件で処理しても，病原菌以外の微生物は生存し続ける場合もあることを知っておく必要がある。このような場合の多くは，腐敗変敗微生物により，膨張，軟化，水解，悪臭，腐敗などを引き起こす。

4.1.2　製品に悪影響を起こしうる要因

製品に悪い影響を与える要因は，原材料由来，製造工程由来，流通・保管時由来のものなど数多くあると考えられる。

原材料由来では，容器包装材料も含めて，病原微生物（細菌，原虫，寄生虫），腐敗微生物（細菌，酵母，カビ），異物（砂，石，ガラス片，プラスチック片，木片，金属片等）および農薬などが考えられる。特に最近，米国では，リンゴ，オレンジ，木イチゴなどを原材料にし

たジュース類の飲用によって，腸管出血性大腸菌 O157：H 7，サルモネラあるいはクリプトスポリジウム，サイクロスポラなどの病原微生物（細菌，原虫）による健康被害が発生していることから，原材料のチェックは輸入，国内産を問わず特に重要になってきたと思われる。しかし，実際の日常の生産では前述した内容に加え，原材料の品質（鮮度，色，臭い，形，香り，糖度，透明度，粘度，その他），容器包装の品質（容器の清潔度・形・強度・透明度，ピンホール，キャップと PET 容器の相性，巻締め具合，その他）などが重要であろう。

　製造工程由来では，原材料由来および容器包装材料の危害原因物質に加え，洗浄剤，殺菌剤および潤滑油の混入，結露水・冷却水の製品への侵入，パッキン片，プラスチック片（バリ）の混入などが製品に悪影響を与える要因として考えられる。

4.1.3　製品に微生物や異物が混入する要因

　製品に微生物や異物が混入する要因は，原材料が生産地ですでに汚染されたり，輸送・流通の間に汚染を受けたり，増殖したりとさまざまであると思われる。また，工程中でも同様で，二次汚染や増殖・拡散および異物の混入の可能性が考えられるが，実際に事故品を製造した施設を視察したときに気のついた点をいくつかピックアップして参考に供したい。

　ミネラルウォーターで微生物学的違反事例のあった製造所について，それぞれの施設の製造環境，製造方法，殺菌方法および衛生管理方法等を調査し，製品に悪影響を起こしうる要因を以下のごとくまとめてみた。

　製品にカビや菌塊が混入して違反事例のみられた A 施設では，以下のような要因が考えられた。

　第一に，ポンプアップした地下水を砂ろ過（亜炭）および活性炭タンクを経てからろ過除菌および紫外線殺菌を行っていた。砂ろ過タンクは月に 1 回 60 ppm 塩素水により洗浄消毒するが，活性炭タンクは塩素の臭気を吸着してしまうため水洗のみとしていた。この方式では活性炭タンク内で微生物を増殖させ生物膜も形成されていると思われる。したがって，この生物膜は時として剝がれ，菌塊となってろ過除菌工程・紫外線殺菌工程へ移行したと思われる。

　第二に，ろ過除菌工程および充塡工程の殺菌は，加熱方式でなく 60 ppm 塩素水を一晩充満させたままで使用していた。この方法では，物理的な洗浄・殺菌ができないため十分な殺菌ができないと同時に，有機物が多い場合は塩素の失活が早く殺菌効果が著しく減弱するので殺菌効果はあまり期待できなかったと思われる。

　第三に，ろ過装置の日常の点検，管理が不十分であったことから，前述の剝離生物膜がフィルターに目詰まりしても除去されないため，ろ過膜を支持する O-リングなどに強い水圧がかかりリングの部分から原水が漏れだし，製品へ直接充塡されたために菌塊が混入したものと思

われる。

　第四に，紫外線殺菌工程は，通常の細菌汚染濃度（10^5/ml）であれば殺菌できる能力（7万2000μw.sec/cm^2）であったが，菌塊のため紫外線が十分透過できないまま通過したものと思われる。

　第五に，PET容器内側の洗浄・殺菌に0.5ppm塩素水を使用していたが，この塩素濃度では洗浄はできても殺菌は不十分であるため，カビの胞子などがPET容器内に残存した可能性が高い。また，洗浄・殺菌用塩素水（0.5ppm）を専用のタンクに貯めて使用していたが，塩素濃度が低いためにタンク内で微生物が増殖していた可能性もあると思われる。

　第六に，充填工程を行う内装室環境中の微生物および塵埃汚染が著しく高く，また充填工程が独立（隔壁等の仕切も含む）した状態になく，充填室内（キャッパー工程も含む）にはPET容器を洗浄した水が霧状に立ちこめ，環境中のカビの胞子とともにPET容器内を汚染したものと考えられる。

　第七に，充填ノズルが充填水と接触していたため，一度ノズルが汚染されると次々と汚染を拡散する可能性が考えられた。

　以上，当該施設において菌塊が製品からみられた原因は，殺菌のできない，しかも微生物を増殖させる活性炭タンクを設置し，管理の不十分なろ過除菌処理で製品を製造したところに問題があったと思われる。また，カビ汚染については，そのカビが水に生息する種類でなく，環境由来であったことから，充填・キャッパー工程の環境汚染およびPET容器の洗浄・殺菌不十分などが原因と思われる。

　製品からカビが発見されたB施設では，以下の要因が考えられる。

　第一に，PET容器の受入れ作業などを行う外装室の塵埃汚染が視察した4施設中最も高かったことである。塵埃汚染の高い外装室でPET容器を受入れると，PET容器は強い静電気を帯びているため，周囲の塵埃と一緒にカビやその他の微生物をも吸い付ける危険性がある。

　第二に，本施設の殺菌・除菌工程は，ろ過除菌工程の2工程に加え，紫外線殺菌工程および加熱殺菌工程があり，殺菌工程が非常に複雑であったため，維持管理も煩雑となりミスを犯しやすくなったと思われる。

　第三に，充填時の水温が75℃，保持時間27秒間と，問題のない施設の85℃・90秒間に比べて温度が低く処理時間が短めであったことなどである。

　ここで問題となるのは，加熱殺菌でも充填時の水温が低い場合やPET容器の微生物汚染が著しい場合には，充填後の水温によって殺菌されないか殺菌され難くなるので，PET容器やキャップ内の微生物が死滅せず，増殖する危険性が出てくるわけである。したがって，加熱殺菌を省いたりあるいは充填時の水温を下げた場合は，現状にも増して充填・キャッパー工程および内装室等の製造環境を清潔に保つとともにPET容器の洗浄・殺菌や空PET容器の保管・運搬時および製造ラインの受入れ時の衛生管理が重要になると思われる。

以上を要約すると，

①　製造環境の微生物汚染あるいは塵埃汚染が高い施設で事故が起きていることから，製造環境は清潔に保つことが重要である。また，無加熱殺菌（ろ過除菌・紫外線殺菌およびオゾン殺菌など）や低加熱殺菌（85℃以下）を行う施設では，特に製造環境を清潔に保つことが重要となる。

②　ポンプアップした原水は微生物の増殖を避けるため，停留させることなく迅速に殺菌・除菌することが重要である。したがって，微生物を増殖させるような活性炭タンク等を設置する場合は，より厳重な微生物制御対策を考慮する必要があると思われる。

③　殺菌・除菌工程および充填工程のパイプラインは，作業開始前に85℃・30分間以上加熱殺菌することが望ましい。

④　殺菌・除菌工程，充填工程および空PET容器等の次亜塩素酸ナトリウムによる殺菌と水の無加熱殺菌の組み合わせは微生物汚染事故が起きやすくなるので徹底した微生物管理ができない施設では避けたほうがよいと思われる。

⑤　ろ過除菌方式は，ろ過膜のピンホール，目詰まりおよび異常水圧によるリング等からのリークを起こさせないようろ過装置の点検・管理を徹底することが必要である。

⑥　紫外線殺菌方式は，殺菌装置の点検，特に紫外線透過率と流量の管理を徹底することが必要である。

⑦　無加熱殺菌あるいは低加熱殺菌方式では，PET容器の殺菌が充填水温では期待できなくなるので，より厳重なPET容器殺菌が必要であると思われる。

⑧　PET容器は静電気を発生させ，周囲の塵埃や微生物を吸い付けることを認識し衛生的に取り扱い，保管・輸送することが重要である。

となる。

最後に，製品を製造するにあたって重要なことは，作業開始前に各工程が意図どおり洗浄・殺菌されたかを確認することである。さらに製造中は水の殺菌あるいは除菌が意図どおり完全に行われているかを確認することである。また，水を充填する工程では，その環境が適切であるかの確認，空PET容器が意図どおり洗浄・殺菌されているかを確認し，最終製品の品質を確認することである。これらすべての確認事項を実行し，記録として保管することが必要であろう。

4.2 清涼飲料水の殺菌・除菌条件

　米国ではアップルサイダー（無殺菌のリンゴジュース）やオレンジジュースといったフレッシュフルーツを原材料にした飲料による腸管出血性大腸菌 O157：H7，サルモネラあるいはクリプトスポリジウムによる食中毒が発生し，多くのヒトが健康被害を受けている。しかしながら，わが国では清涼飲料水は加熱殺菌（またはこれと同等以上の効力を有する方法で殺菌）が義務づけられているため，清涼飲料水による食中毒事例はない。清涼飲料水の製造基準では，これまでミネラルウォーター類や冷凍果実飲料，原材料用果実以外の一般の清涼飲料水および冷凍果実飲料のうち，密閉型全自動搾汁機以外により搾汁されたものについて加熱殺菌が義務づけられていた。また，平成 11 年 7 月厚生省告示第 162 号による改正により，これらの清涼飲料水に関し，フィルター等の技術革新により「除菌」による製造方法が確立されてきていることから，このような製造方法に対応するために，製造基準に「除菌」による製造方法が追加された。

　清涼飲料水の殺菌に関する規定は，微生物の発育および熱死滅に及ぼす pH の影響を考慮して策定されている。

4.2.1　食品衛生法に基づく加熱殺菌の基準

(i)「pH 4.0 未満のものの殺菌にあっては，その中心部の温度を 65℃ で 10 分間加熱する方法又はこれと同等以上の効力を有する方法で行うこと」が規定されている。その理由は，pH 4.0 未満のいわゆる高酸性飲料中では，ほとんどの細菌は発育できないことから発育可能な

表4-1 主な病原微生物の制御に関する一般情報

菌種	汚染源	発症菌量	許容菌数
①腸炎ビブリオ	海水, 魚介類	$10^6 \sim 10^9$/ヒト	$<10^2$/g
②黄色ブドウ球菌	ヒト, 食鳥肉	$10^5 \sim 10^6$/g	$<10^2$/g
③サルモネラ	ヒト, 動物の糞便 食肉・食鳥肉, 卵	$1 \sim 10^9$/ヒト (一般的には$10^2 \sim 10^5$/ヒト)	$<1/25$g
④カンピロバクター	ヒト, 動物の糞便 乳, 食肉・食鳥肉	$>5 \times 10^2$/ヒト	$<1/25$g
⑤病原大腸菌 　病原大腸菌 (O157 : H7)	同上 同上	$10^6 \sim 10^{10}$/ヒト $10 \sim 100$/ヒト	<10/g $<1/25$g
⑥ウエルシュ菌	ヒト, 動物の糞便 乳, 食肉・食鳥肉	$10^6 \sim 10^{11}$/ヒト	$<10^2$/g
⑦ボツリヌス菌	土壌, 魚介類 容器包装食品	3×10^2/ヒト	<1/g
⑧セレウス菌	穀物類, 香辛料 調味料, 土壌	$10^5 \sim 10^{11}$/ヒト	$<10^2$/g
⑨エルシニア・エンテロコリチカ	乳, 食肉・食鳥肉 カキ, 生野菜	$3.9 \times 10^7 \sim 10^9$/ヒト	$<10^2$/g
⑩リステリア・モノサイトゲネス	乳, 食肉・食鳥肉 魚介類, 昆虫類	$>10^3$/ヒト (健常者)	$<10^2$/g
⑪赤痢菌 　S. flexneri 　S. dysenteriae	ヒト糞便, 魚介類 水, 生野菜	一般的には$10^1 \sim 10^2$/ヒト $10^2 \sim >10^9$/ヒト $10^1 \sim >10^4$/ヒト	 <1/g $<1/25$g
⑫コレラ菌	海水, 魚介類 ヒト糞便	10^3/ヒト	<1/g
⑬V. vulnificus	海水, 魚介類	10^2/ヒト	$<1/25$g
⑭エロモナス	水, 土壌, 野菜, 魚介類	?/ヒト	<10/g

カビ, 酵母等を対象とした標準殺菌法として「中心部を65℃で10分間加熱する方法又はこれと同等以上の効力を有する方法で殺菌すること」が規定されたのである。

(ii) 「pH 4.0以上のもの (pH 4.6以上で, かつ, 水分活性が0.94を超えるものを除く。) の殺菌にあっては, その中心部の温度を85℃で30分間加熱する方法又はこれと同等以上の効力を有する方法で行うこと」が規定されている。その理由は, pH 4.0以上の飲料中では, 一部の耐熱性細菌の発育が可能であることから, 中心部を85℃で30分間加熱する方法またはこれと同等以上の効力を有する方法で殺菌することが規定されたのである。

(iii) 「pH 4.6以上で, かつ, 水分活性が0.94を超えるものの殺菌にあっては, 原材料等に由

発育温度域 (℃)	コントロール要因 pH Min.	pH Max.	水分活性 (a_w) Min.	毒素産生	熱抵抗性 (1D値)
5～44	4.8	11.0	0.94		サルモネラよりやや弱い 47℃：0.8～6.5分
6.5～50	4.0	9.8	0.86	0.87	60℃　：2.1～42.35分 65.5℃：0.25～2.45分
5～45.6	4.5	8.0	0.94		60℃　：3～19分 65.5℃：0.3～3.5分
32～45	5.5	8.0	0.98		50℃：1.95～3.5分 60℃：1.33分（ミルク）
2.5～45 同上	4.4 4.4	9.0 9.0	0.95 同上		60℃　：1.67分 65.5℃：0.14分
15～52.3	5.0	9.0	0.93～0.95		100℃：2～100分以上(Spore) 一般的には98.9℃：26～31分(Spore)
10～48	4.6	8.5	0.93	0.94	タンパク分解菌　：121℃：0.23～0.3分 タンパク非分解菌：82.2℃：0.8～6.6分
4～50	4.9	9.3	0.93～0.95		嘔吐型　85℃：50.1～106分 下痢型　85℃：32.1～75分
−1.5～44	4.6	9.0	0.94		62.8℃：0.24～0.96分（ミルク）
−1.5～45	4.5	9.5	0.90		60℃：2.61～8.3分 70℃：0.1～0.2分
7～46	4.5				グラム陰性菌と同様
10～43	5.0	9.6	0.97		グラム陰性菌と同様
8～43	5.0	10.0	0.96		腸炎ビブリオとほぼ同様
<4～<45	4.5		5%NaCl		48℃：3.2～6.2分（ミルク）

来して当該食品に存在し，かつ，発育しうる微生物を除去するのに十分な効力を有する方法又は(ii)に定める方法で行うこと」が規定されている。

(iv) 「除菌にあっては，原材料等に由来して当該食品に存在し，かつ，発育しうる微生物を除去するのに十分な効力を有する方法で行うこと」が規定されている。

4.2.1.1 殺菌条件の設定

(a) 当該食品にボツリヌス菌（芽胞；A型およびB型菌の混合芽胞の使用を勧める）を接種し，これを検体とする。数段階の条件（温度および時間；数段階の条件のなかに毒素産

生が陽性になると考えられる無加熱処理，60℃・15分間および80℃・15〜30分間処理を入れておくことを勧める）について検体を加熱処理し，30℃で90日以上培養する。培養後，ボツリヌス菌毒素の産生が認められない条件については，殺菌効果が認められる条件であると考えて差し支えない。ただし，この場合，加熱処理の条件は3条件以上であることなどが設定されている。

(b) 食品取扱い施設あるいは付属の研究所等で病原菌は扱えない施設が多々あると考えられる。その場合は，当該食品にボツリヌス菌（芽胞）よりも耐熱性の強い菌（例えば，*Clostridium sporogenes* ATCC 7955（IAM 19235 NCA 3679））を接種し，これを検体とする。数段階の条件（温度および時間；数段階の条件のなかに毒素産生が陽性になると考えられる無加熱処理，60℃・15分間および80℃・15〜30分間処理を入れておくことを勧める）について検体を加熱処理する。この加熱処理により当該菌の死滅が認められる条件については，殺菌効果が認められる条件であると考えて差し支えない。この場合，加熱処理の条件は3条件以上であることなどが設定されている。

4.2.2 食品衛生法に基づく除菌の基準

除菌ろ過法の適応範囲は広く，水，果実，野菜のみならず固形物であっても細砕して水と混合しエキスをろ過することも可能である。例えば，ワインを低温蒸留してアルコール分を除去した後にフィルターで除菌ろ過したノンアルコールワイン等の製造・輸入が新たに可能になるといわれている。現在では，セラミック膜のようにメンテナンスが容易で耐久性（耐熱，耐薬剤で半永久的に使用可能）に優れた装置が開発されている。

4.2.3 食品衛生法に基づく加熱殺菌以外の殺菌方法の要件

4.2.3.1 除菌ろ過法

除菌ろ過法と加熱殺菌法との同等性を比較することは，機構および物理的にも全く異なるため現時点では不可能である。なぜなら，加熱殺菌は熱によって微生物を殺滅できるが，除菌ろ過はろ過膜で菌体の通過を阻止し，液体のみを通過させるからである。したがって，除菌ろ過法は，易熱性菌（熱に弱い）であっても，菌体の大きさがろ過膜のポアサイズ（pore size）より小さい場合は膜を通り抜ける危険性がある。また逆に85℃・30分間加熱でも生残する耐熱性菌（熱に強い）であっても，菌体の大きさがろ過膜のポアサイズより大きい場合は膜を通り

抜けることができない利点もある。そこで，清涼飲料水の原材料（水，野菜，果実等）となりうるものと，その原材料に常在あるいは汚染している微生物の可能性を考慮して，自然界，特に水，野菜，果実，土壌等に一般的に常在する細菌のなかで最も小型で，しかも扱いやすい菌として *Pseudomonas diminuta* を選定した。また，本菌は除菌ろ過した水の微生物学的品質を評価するための指標菌として ASTM 標準法に採用されている。さらに，「ミネラルウォーター類の殺菌等について」（昭和 62 年 8 月 18 日衛食第 130 号）に記載されているミネラルウォーター類の殺菌または除菌が適切かどうかを評価するのに規定されている腸球菌の 2 菌種を採用した。そしてろ過膜のポアサイズを現状では最も厳しい 0.2 μm を採用して実験を行った結果，微生物は全く検出されなかったことから，除菌ろ過法は 85℃・30 分間加熱殺菌と同等以上であると考えられる。

しかしながら，除菌ろ過法の弱点は，ろ過膜にピンホールや亀裂あるいはパッキング（O-リング等）のシールミス等が発生した場合，原材料が直接製品に入り込むことである。加熱殺菌法では，処理量と温度コントロールを厳密に行い，処理温度と処理時間をモニター（監視）し，それが正常であれば問題はない。しかし，除菌ろ過法は製造中にろ過膜の状態が正常に稼働しているかどうかを確認する的確な方法が見当たらない。したがって，ろ過作業のロット単位（通常は 1 日，場合によっては半日）の前後に「完全性試験」を行って完全な除菌作業が行われたかどうかを確認する必要がある。ロット単位の製品は作業終了後の完全性試験で合格するまでは安全が保証されず，出荷することができない。また，もし不合格であれば，ロット全数を再処理する必要がある。除菌ろ過作業にはこのような不利な点があるが，合格すれば全数の安全性を担保するという利点もある。なお，作業前の完全性試験は，完全な状態で除菌ろ過を始めたという保証である。

完全性試験

完全性試験には，バブルポイント試験と拡散流量試験の二つの原理による試験法がある。バブルポイント試験とは「ろ過膜の微細な孔に毛細管現象によって液体を吸収させておき，フィルターの一次側から気体により圧力をかけ，最大孔に充満している液体を吹き飛ばす圧力と液体の表面張力から孔径を求める」試験である。つまりフィルターが破損して通常より孔径が大きくなっていれば，この試験でそれが分かる。

拡散流量試験とは，ろ過膜を液体で湿らせ，それに一次側から気体に圧力をかけて「液膜に気体が溶解拡散する現象を定量化した」試験で，フォワード試験法とプレッシャーホールド試験法がある。原理は同じであるが，フォワード試験法は「適切な液でフィルターを十分に濡らし，適切な気体による，適切な圧力を加え，フィルターを通過する気体流量を測定することによって，フィルターの完全性を確認する」方法である。一方，プレッシャーホールド試験法は「適切な液でフィルターを十分に濡らし，適切な気体で加圧した後，気体の供給を遮断し，規定時間内の圧力降下を測定することにより，フィルターの完全性を確認する試験」である。

> 簡単にいえば，前者はろ過膜に濡らした液体を吹き飛ばすときの圧力で測定し，後者は吹き飛ばすほどの圧力を加えず，気体が濡らした液体を通して拡散する量，あるいは一定圧力下で圧力が低下する時間を測定する方法だといっていい。現在では自動完全性試験装置を工程に組み込んで完全性試験を行う方法もあるが，もちろん工程の作業中に試験を行うことはできない。

4.2.3.2 紫外線殺菌法

　紫外線殺菌法の殺菌効力が清涼飲料水に規定されている加熱殺菌法（85℃・30分間）と同等かどうかを評価するための試験方法を確立することは難しいが，その方法論の一例を以下に示した。

　加熱殺菌と紫外線殺菌の同等性を比較する指標として，D値（菌数を10分の1にするのに必要な加熱時間または照射量）を算出し，それぞれの計算値を求めた。また，生菌数の減衰曲線を求めた。なお，D値の算出に際しては菌数の対数値と時間あるいは照射量の関係は直線となるが，流水式紫外線殺菌装置では必ずしも通水が層流となるとは限らず，さらに気泡や乱流が発生すればその関係が乱れる可能性がある。したがって，*Bacillus subtilis* ATCC 6633（以下，「BS」），*Bacillus cereus* IFO 13494（以下，「BC」）では，明らかに曲線が変化するポイントを判定し，それぞれ2種の直線として計算した。さらに，BSでは初発菌数を除外して計算を行った。

　Escherichia coli IFO 3301（以下，「EC」）の85℃加熱の場合の算出D値は0.61分であり，30分間の加熱を行うとすれば，その積算は49.2Dとなる。また，紫外線の場合の算出D値は2500μw.sec/cm^{2}であるので，49.2Dでは123000μw.sec/cm^{2}となる。また，通常の殺菌効果として計算される5Dは12500μw.sec/cm^{2}であるので，通常の殺菌にはこの程度の照射量が必要であろう。

　Enterococcus faecalis IFO 12964（以下，「EF」）では，85℃加熱の場合の算出D値は0.78分，紫外線の場合の算出D値は3400μw.sec/cm^{2}であり，30分間加熱の場合の積算は38.5Dであることから，対応する照射量は128400μw.sec/cm^{2}と計算される。ミネラルウォーターの殺菌指標としては，衛食第130号（昭和62年8月18日）によりEFを用いた試験が示されているが，EF生菌数が1/100000に減少することをその判定基準としている。すなわち，5Dの殺菌であり，本実験では紫外線の照射量が16700μw.sec/cm^{2}である。

　芽胞形成細菌であるBSとBCでは，85℃加熱の場合の算出D値はそれぞれ20分と38.5分であり，この温度の加熱ではいずれも完全には殺菌されなかった。また，紫外線殺菌の場合には明らかに傾きの異なる減衰曲線が得られるので，加熱殺菌との比較は複雑になる。そこで，生菌数の高い状態からある程度までの殺菌効果を比較すると，D値はそれぞれ15000（BS）および13400（BC）μw.sec/cm^{2}であり，85℃・30分間の加熱に対応する照射量はそれぞれ22400（BS）および10500μw.sec/cm^{2}である。また，実測値全体を直線とみなして計算した

表4-2 無芽胞細菌およびカビの殺菌にかかわる算出データ

菌株	計算値	85℃加熱処理		紫外線処理	
EC	計算データ	時間(分)	生菌数(対数値)	照射(μw.sec/cm^2)	生菌数(対数値)
		0	5.08	0	5.41
		1	2.00	11,250	0.90
		2	0.78	13,500	0.00
		3	0.00	—	
	回帰式	$y=4.43-1.65x$		$y=5.41-0.0004x$	
	算出D値	0.61分		2,500μw.sec/cm^2	
	5D値	3.05分		12,500μw.sec/cm^2	
	85℃・30分殺菌力（A）	49.2D		—	
	A対応照射量	—		123,000μw.sec/cm^2	
EF	計算データ	時間(分)	生菌数(対数値)	照射(μw.sec/cm^2)	生菌数(対数値)
		0	5.38	0	5.46
		1	2.51	11,250	1.54
		2	2.23	13,500	1.38
		3	1.20	16,875	0.48
	回帰式	$y=4.75-1.28x$		$y=5.34-0.0003x$	
	算出D値	0.78分		3,400μw.sec/cm^2	
	5D値	3.9分		16,700μw.sec/cm^2	
	85℃・30分殺菌力（A）	38.5D		—	
	A対応照射量	—		128,400μw.sec/cm^2	
AN	計算データ	時間(分)	生菌数(対数値)	照射(μw.sec/cm^2)	生菌数(対数値)
		0	5.48	0	5.00
		1	2.58	25,200	4.18
		3	1.43	63,000	3.62
		5	0.30	84,000	3.30
		—	—	126,000	3.20
	回帰式	$y=4.53-0.93x$		$y=4.70-0.000014x$	
	算出D値	1.08分		71,500μw.sec/cm^2	
	5D値	5.4分		357,200μw.sec/cm^2	
	85℃・30分殺菌力（A）	27.8D		—	
	A対応照射量	—		1,985,800μw.sec/cm^2	

D値はそれぞれ28600（BS）および27100μw.sec/cm^2，85℃・30分間の加熱に対応する照射量はそれぞれ42900（BS）および21200μw.sec/cm^{2}となる。

一方，*Asperqillus niger* IFO 4407（以下，「AN」）では，その他の菌株と異なり，紫外線の効果が非常に微弱であった。すなわち，85℃加熱の場合の算出D値は1.08分であったが，紫外線の場合のそれは71500μw.sec/cm^{2}であり，85℃・30分間の加熱に対応する照射量は1985800μw.sec/cm^{2}と非常に大きな値となった。したがってANのような糸状菌を対象にし

表4-3 芽胞細菌の殺菌にかかわる算出データ

菌株	計算値	85℃加熱処理		紫外線処理	
BS	実測データ	時間(分)	生菌数(対数値)	照射(μw.sec/cm^2)	生菌数(対数値)
		5	3.11	21,950	2.74
		10	2.53	26,340	1.85
		20	2.11	32,925	1.41
		30	1.73	43,900	1.11
		−	−	65,850	0.90*
	回帰式	$y=3.21-0.05x$		$y=2.93-0.000035x$	
	＊を除いた回帰式	−		$y=3.88-0.000067x$	
	算出D値	20分		28,600μw.sec/cm^2	
	＊を除いた算出D値	−		15,000μw.sec/cm^2	
	5D値	100分		142,900μw.sec/cm^2	
	＊を除いた5D値	−		74,700μw.sec/cm^2	
	85℃・30分殺菌力（A）	1.5D		−	
	A対応照射量（B）	−		42,900μw.sec/cm^2	
	＊を除いた（B）	−		22,400μw.sec/cm^2	
BC	実測データ	時間(分)	生菌数(対数値)	照射(μw.sec/cm^2)	生菌数(対数値)
		0	5.20	0	5.20*
		5	5.08	20,750	4.08
		10	5.04	24,900	3.99
		20	4.62	31,125	3.11
		30	4.46	41,500	1.86
		−	−	62,250	1.15
		−	−	124,500	0.60*
	回帰式	$y=5.22-0.026x$		$y=4.48-0.000037x$	
	＊を除いた回帰式	−		$y=5.56-0.000075x$	
	算出D値	38.5分		27,100μw.sec/cm^2	
	＊を除いた算出D値	−		13,400μw.sec/cm^2	
	5D値	192.5分		135,200μw.sec/cm^2	
	＊を除いた5D値	−		66,700μw.sec/cm^2	
	85℃・30分殺菌力（A）	0.78D		−	
	A対応照射量（B）	−		21,200μw.sec/cm^2	
	＊を除いた（B）	−		10,500μw.sec/cm^2	

た場合には，紫外線に比較して加熱殺菌が効果的であり，紫外線殺菌は，加熱殺菌が困難な細菌には高い照射量が必要となる傾向を示すものの，糸状菌の殺菌にはきわめて高い照射量が必要であることが判明した。

　各微生物の殺菌に必要となる紫外線照射量についてはさまざまな報告があるが，その値はまちまちであり，条件や菌株によって相当な相違があると考えられる。本試験から算出した値は流水式の殺菌装置を使用したものであり，その他のデータとの比較は難しい。

　本試験のデータからの85℃・30分間の加熱殺菌との同等性について考察すれば，加熱と紫

外線殺菌の積算 D 値からの比較は多少の矛盾が生じるようである。なぜなら，EC や EF などの無芽胞細菌は 85℃ の加熱であれば数分で死滅するため，その積算 D 値に対応する紫外線照射量は非常に大きなものとなるからである。反面，細菌芽胞は加熱によって死滅しにくいため，同様の積算 D 値は低いものになる。このような問題を考察すれば，紫外線による殺菌効果を判定する指標としては，5 D 値が適当ではないかと思われる。これは 1 ml あたり 10^5 の菌が死滅する値であり，正常なミネラルウォーター原水の殺菌には現実的であるように思われる。したがって，糸状菌と細菌芽胞を除いて考えれば，85℃・30 分間の加熱殺菌と同等と思われる紫外線照射量はおよそ 25℃ で 17000 μw.sec/cm^2 程度，細菌芽胞をも含めれば 7 万 5000〜14 万 3000 μw.sec/cm^2 程度であろうと思われる。なお，紫外線の殺菌効果は水温，紫外線ランプの消耗率および被照射体の紫外線透過率によって変動するので，紫外線を透過しない液状食品には適さず，さらに一定の流量であっても日常の管理が大切である。結論的には，紫外線殺菌法の適応範囲は狭く，水のみと考えられる。

4.2.3.3 オゾン殺菌法

オゾン殺菌法の殺菌効力が清涼飲料水に規定されている加熱殺菌法（85℃・30 分間）と同等かどうかを評価するための試験方法を確立することは紫外線殺菌と同様に難しいが，その方法論の一例を以下に示した。

加熱処理とオゾン処理による殺菌力を対比する指標として，処理時間と生残菌数から回帰方程式を計算し，これから D 値（菌数を 10 分の 1 に減少させるに必要な処理時間）を求めた。また，ミネラルウォーターについては殺菌指標として *E. faecalis* を用いて，その菌数が 10 万分の 1 に減少することを判定基準としていることから，5 D 値も併せて求めた。これらの計算された値を表 4-4 に示した。

E. coli については，85℃ 加熱時の D（D_{85}）値は 0.46 分であり，30 分間の加熱を行えばその積算殺菌力は 65.2 D となる。オゾン殺菌の D 値は，0.2 と 0.4 ppm では 1.35 と 0.45 分であり，65.2 D とするにはそれぞれ 88.0 および 29.3 分となる。また，5 D 値は 0.2 ppm では 6.8 分，0.4 ppm では 2.3 分となる。したがって，*E. coli* については 0.4 ppm の暴露で十分な殺菌効果が得られるものと思われる。

E. faecalis では，D_{85} 値は 0.28 分であり，30 分間の殺菌力は 107.1 D であることから，これに対応したオゾン濃度は 0.6 ppm 付近となる。5 D 値を比較すると，85℃ では 1.4 分，0.6 ppm のオゾンで 1.1 分となり，加熱殺菌との同等性を得ようとするなら，このオゾン濃度の暴露が必要であろう。

B. subtilis と *B. cereus* の芽胞は，前述の 2 つの栄養細胞型細菌より耐熱性が高いことは周知のことであり，本成績でもそれぞれの D_{85} 値は 9.09 と 14.29 分と大きな値を示し，したがって 5 D 値も 45.5 と 71.5 分となり，85℃・30 分間の加熱では両芽胞に対しては不完全である

表 4-4 計算上の各試験菌株に対する殺菌力

試験菌株	指標	オゾン処理			85℃30分間・加熱処理
		0.2ppm	0.4ppm	0.6ppm	
E.coli	回帰式 D値（分） 5 D値（分） 加熱殺菌力A A対応処理時間(分)	$y=-0.74x+5.23$ 1.35 6.8 88.0	$y=-2.25x+5.50$ 0.45 2.3 29.3		$y=-2.2x+5.4$ 0.46 2.3 65.2D
E. faecalis	回帰式 D値（分） 5 D値（分） 加熱殺菌力A A対応処理時間(分)	$y=-0.33x+6.64$ 3.03 15.2 324.5	$y=-0.74x+5.60$ 1.35 6.8 144.6	$y=-4.60x+7.40$ 0.21 1.1 22.5	$y=-3.6x+6.3$ 0.28 1.4 107.1D
B. subtilis（芽胞）	回帰式 D値（分） 5 D値（分） 加熱殺菌力A A対応処理時間(分)	$y=-0.05x+5.94$ 20.00 100.0 66.0	$y=-0.06x+5.84$ 16.67 83.4 55.0	$y=-0.34x+6.12$ 2.94 14.7 9.7	$y=-0.11x+4.74$ 9.09 45.5 3.3D
B. cereus（芽胞）	回帰式 D値（分） 5 D値（分） 加熱殺菌力A A対応処理時間(分)	$y=-0.18x+5.50$ 5.55 27.8 11.7	$y=-0.61x+5.55$ 1.64 8.2 3.4	$y=-0.80x+5.10$ 1.25 6.3 2.6	$y=-0.07x+5.84$ 14.29 71.5 2.1D
A. niger（分生子）	回帰式 D値（分） 5 D値（分） 加熱殺菌力A A対応処理時間(分)	$y=-0.45x+5.17$ 2.22 11.1 54.6	$y=-0.74x+5.37$ 1.35 6.8 33.2	$y=-4.8x+6.6$ 0.20 1.0 4.9	$y=-0.82x+4.84$ 1.22 6.1 24.6D

ことを示した。一方，両芽胞に対するオゾン処理に際してのD値をみると，B. subtilis に対しては 0.6 ppm で 2.94 分，B. cereus については 0.2 ppm で 5.55 分であった。このことから，両芽胞は加熱殺菌よりオゾン処理に対して相対的に感受性が高いことを示し，0.6 ppm のオゾン濃度では B. subtilis と B. cereus の芽胞は，85℃・30 分の加熱条件と比較して，それぞれ 3〜12 倍の殺菌能を有することになる。

また，A. niger 分生子については，D_{85} 値は 1.22 分であり，これに相当するのはオゾン濃度は 0.4 ppm 暴露時の D 値 1.35 分であった。オゾン濃度 0.6 ppm での D 値は 0.20 分であり，85℃・30 分間の加熱殺菌力 24.6D に対応する殺菌時間は 4.9 分と，6 分の 1 であった。

オゾンの各試験菌株に対する殺菌力を，85℃・30 分間の加熱殺菌力との同等性からみると，E. coli については 0.4 ppm，E. faecalis については 0.6 ppm，B. subtilis 芽胞については 0.6 ppm 付近，B. cereus 芽胞については 0.2 ppm，A. niger 分生子については 0.6 ppm となる。しかし，試験菌株により加熱条件に対してかなり感受性に差があり，またオゾンに対しても同様に感受性の差があることから，単純に加熱殺菌条件（85℃・30 分間）の殺菌力に対応

する条件をもって，殺菌力の同等性を論じることには幾分かの矛盾が生じるものと思われる。このことから，むしろ5Dの殺菌概念を取り入れて，個々の菌に対する加熱時間とオゾン濃度とを対比すべきと思われる。本実験に用いた試験菌株全体に対する85℃における5D値と同等以上のオゾン濃度は，水温20℃では0.4～0.6 ppmの範囲にあることになり，この条件でオゾンを最大15分程度暴露すれば十分な殺菌効果が得られるものと思われる。

なお，オゾン殺菌に際してはその効果を左右する種々の変動要因（酸化性物質量，溶解固形分量，pH，水温等）があることから，水質・水温等によってオゾン濃度を設定する必要がある。また，オゾンの味・臭気の閾値は0.02～0.05 ppmと非常に小さいことから，製品中に非常に少量残存していても，消費者が検知することもありうる。したがって，オゾンを利用する場合には殺菌するに十分な濃度と，製品中に検知閾値以上のオゾンが残留しないように工夫する必要がある。また，オゾン・ガスは有害なガスであり，その取扱いには特に注意する必要がある。

4.2.3.4　ミネラルウォーター類の殺菌方法について

ミネラルウォーター類の殺菌方法については，2012年（平成24年）に，以下のように規定されている（平成24年11月28日食安監発1128第2号）（**4.4.4.**参照）。

(ⅰ)　加熱殺菌：中心部の温度を85℃，30分間若しくはこれと同等以上（食品衛生研究 Vol. 32, No. 4 参照）
(ⅱ)　フィルター除菌：フィルター孔径0.45 μm以下
(ⅲ)　オゾン殺菌：CT値（溶存オゾン（mg/L）×処理時間（min））が1.6以上
(ⅳ)　紫外線殺菌：90％以上の透過率，254 nmの波長で26000 μw. sec/cm^2 以上

4.2.4　食品衛生法に基づく無殺菌の基準

清涼飲料水のうちミネラルウォーター類，冷凍果実飲料および原料用果汁以外のものは，「容器包装内の二酸化炭素圧力が20℃で98 kPa以上であって，かつ，植物又は動物の組織成分を含有しないものにあっては，殺菌及び除菌を要しない」と規定されている。さらに，ミネラルウォーター類のうち殺菌または除菌を行わないもの（容器包装内の二酸化炭素圧力が20℃で98 kPa以上のものを除く。）は，原水に次の11項目の製造基準が定められており，その基準を満たす場合のみ無殺菌・無除菌で製造することができる。このミネラルウォーターは一般に「無殺菌・無除菌」と呼ばれ，ヨーロッパ地域からの輸入品の多くがこれに相当する。これらについては，食品表示基準「別表第19」において「殺菌又は除菌を行っていない」旨を表示するよう規定されている。

前述の「次の11項目の製造基準」とは以下のものを指す。

a　原水は，自然に，または掘削によって地下の帯水層から直接得られる鉱水のみとし，泉源および採水地点の環境保全を含め，その衛生確保に十分に配慮しなければならない。

b　原水は，その構成成分，湧出量および温度が安定したものでなければならない。

c　原水は，人為的な環境汚染物質を含むものであってはならない。
　　ただし，別途成分規格が設定されている場合にあっては，この限りでない。

d　原水は，病原微生物に汚染されたものまたは当該原水が病原微生物に汚染されたことを疑わせるような生物若しくは物質を含むものであってはならない。

e　原水は，芽胞形成亜硫酸還元嫌気性菌，腸球菌，緑膿菌および大腸菌群が陰性であり，かつ，1 ml当たりの細菌数が5以下でなければならない。

f　原水は，泉源から直接採水したものを自動的に容器包装に充填した後，密栓または密封しなければならない。

g　原水には，沈殿，ろ過，曝気または二酸化炭素の注入若しくは脱気以外の操作を施してはならない。

h　採水から容器包装詰めまでを行う施設および設備は，原水を汚染するおそれのないよう清潔かつ衛生的に保持されたものでなければならない。

i　採水から容器包装詰めまでの作業は，清潔かつ衛生的に行わなければならない。

j　容器包装詰め直後の製品は1 ml当たりの細菌数が20以下でなければならない。

k　eおよびjの微生物に関する事項に係る記録は，6月間保存しなければならない。

4.3 清涼飲料水の保存と保存料等

4.3.1 微生物の化学的制御と問題点

4.3.1.1 化学的制御の意義

　清涼飲料水の微生物による汚染，腐敗・変敗および食中毒菌による危害の危険性については，それらの原材料の種類，製造方法，包装方法，流通条件等により異なる。食品衛生法においては，これらの各種の要因を考慮して清涼飲料水の安全性を確保するために，
(i)　清涼飲料水の成分規格
(ii)　清涼飲料水の製造基準
(iii)　清涼飲料水の保存基準
(iv)　いわゆる「清涼飲料水全自動調理機」により調理される清涼飲料水の調理基準
等を定めている。

　一方，微生物学的な観点から清涼飲料水を分類すると，表4-5のようになる。

　炭酸飲料[1]は，コーラ飲料，サイダー等の透明炭酸飲料，果汁入り炭酸飲料，乳類入り炭酸飲料，炭酸水，ドリンク炭酸飲料等に細かく分類される。しかし，生産量の大部分を占めている無果汁の，いわゆる炭酸飲料は酸性であり，炭酸ガスの充填による嫌気性状態であるため比較的微生物の増殖しがたい環境であり，また栄養源としては糖質のみであることから，通常殺菌工程を有しない。したがって，原材料，包装容器，製造工程，密封状態等の維持管理により微生物コントロールを実施している。一方，果汁入り清涼飲料，乳類入り清涼飲料水等ではそれぞれ原材料の果汁，乳類等は微生物にとっては栄養分を豊富に含有し，その増殖にきわめて好都合である。これらは一般にpH 4.0未満であるため，びんや缶に充填した後，中心温度65℃・

表4-5 微生物管理からみた清涼飲料水の分類と変敗原因菌[1]

種類	性質の変化	変敗現象	原因菌	汚染経路
炭酸飲料（コーラ飲料，サイダー等）	香味の劣化 色調の変化 ガス圧上昇 沈殿，混濁，浮遊物，液表面の異物	香り，味の変化 退色，褐色化 変敗による内圧上昇 容器の底に沈殿，液全体の混濁，フロック状の浮遊物，液表面にカビが増殖	（酵母） *Saccharomyces* *Schizosacchromyces* *Torula* *Candida* （酵母） *Rhodotolula* *Hansenula* *Pichia* 等 特に *Saccharomyces bailii* は保存料に耐性を有し有名 （カビ） *Aspergillus* *Penicillium* *Mucor*, *Rhizopus* 等	一次汚染 二次汚染 （一次汚染で糖類は酵母の主な汚染源）
非炭酸飲料（果実飲料）	香味の劣化 色調の変化 沈殿，混濁，浮遊物，液表面の異物	不快味，不快臭，ワイン臭等 退色，褐変等 びん，缶の破損 液全体の混濁，底にパルプ以外の沈殿，フロック状の浮遊物，液表面にカビが増殖	（酵母） *Saccharomyces*, *Schizosaccharomyces* *Candida*, *Torula*, *Pichia*, *Rhodotolula*, *Hansenula*, *Mycoderma* 等 （カビ） *Aspergillus*, *Penicillium*, *Rhizopus*, *Mucor*, *Aureobasidium*, *Byssochlamys* 等 特に *Byssochlamys fuluva* は耐熱性であり，欧米ではブドウ飲料で事故を起こしている （細菌） *Lactobacillus*, *Bacillus*, *Acetobacter*, *Leuconostoc* 等	一次汚染主に果汁，糖類 二次汚染環境，設備等 一次汚染主に果汁，糖類 二次汚染環境，設備，人 一次汚染上記のほか用水等の二次汚染
中性飲料（低酸性飲料，コーヒー飲料，紅茶飲料，ウーロン茶飲料等）	香味の劣化 色調の変化 ガス圧上昇 混濁，沈殿，浮遊物，液表面の異物	果実飲料の変敗と同様の現象	果実飲料の変敗菌と同様の菌による	一次汚染 二次汚染
特に加温販売されるもの	香味の劣化 色調の変化 pHの変化	55～60℃で販売されるものではフラットサワー菌等嫌気性芽胞形成菌による変敗・腐敗味，変敗臭，変色，沈殿，凝固	*Bacillus* *Clostridium* *Desulfotomaculum*	一次汚染乳，糖類，その他 二次汚染環境，設備等

10分間あるいはそれと同等以上の条件で加熱殺菌されている。このような条件において増殖する微生物はある程度種類が限定され，主に酵母類，カビ類であり，細菌類の増殖はまれである。微生物により汚染を受け，微生物が増殖した炭酸飲料は，香り，味，色調において劣化し，製品価値を損なう。

　非炭酸飲料（果実飲料）は，主としてオレンジ，アップル，ブドウ，グレープフルーツなどの果実飲料であるが，JASの分類では果汁の含量により，果実ジュース，果実ミックスジュース，果実・野菜ミックスジュース，果汁入り飲料等に分類される。包装は，缶，PET容器のほか，ガラスびんおよび紙容器等がある。pHは酸性であり，ヘッドスペースは減圧にしているので嫌気的環境である。殺菌方法は一般に93～95℃に加熱殺菌したものを充填している。特に果実飲料は微生物の栄養源が豊富であるため炭酸飲料に比べるとはるかに汚染を受けやすく，その場合増殖も著しい。

　清涼飲料水でpH 4.6以上でかつ水分活性0.94を超えるものは低酸性飲料または中性飲料といわれ，具体的にはコーヒー飲料，紅茶飲料，緑茶飲料等があり，容器は主に缶，PET容器のほかにガラスびん，紙容器が使用されている。緑茶飲料等の無糖茶飲料を除き，糖類を含むものが多く，一部ミルク入り製品もある。いずれも果実飲料と同様に豊富な栄養成分を含み，微生物汚染を受けやすい。また，嫌気的な雰囲気にあり，加温状態で販売される機会が多く，酵母，カビのほかに嫌気性芽胞形成菌の増殖による変敗が懸念されるため，微生物管理はほかの清涼飲料水とは異なった方法が要求される。この種の飲料は，食品衛生法で定められているように原材料由来の微生物を死滅させる効力を有する条件として，120℃・4分間あるいはそれと同等以上で加熱殺菌している。

　清涼飲料水の製造基準に定められているように，清涼飲料水の種類によって加熱殺菌条件が決められており，これを遵守することが必要である。さらにこれらの殺菌条件を補完し，またその殺菌効果をいっそう高めるために化学的制御（保存料等の使用）を併用することが望まれる。

4.3.1.2　化学的制御の問題点

　化学的な微生物制御方法は，主として食品添加物のなかで保存料および日持ち向上剤を添加することにより行うものであり，その際注意しなければならない点として次のような事項があげられる。

(i) 清涼飲料水の原材料中に元来含まれていない食品添加物を添加することになる。したがって，保存効果があり，しかも風味に悪影響を及ぼさないこと。

(ii) 消費者の，化学的合成品の安全性に対する感覚的な不安による拒否反応があること（実際，安全性は確認されているにもかかわらず）。

(iii) 既述したように，食品衛生法による成分規格，製造基準，保存基準を遵守したうえでそれ

らを補完し，効果を高めるために使用すること。

特に最近は消費者の拒否反応を心配して，できるだけ食品添加物を使用しない傾向にあるが，万一腐敗・変敗による消費者の健康障害が発生すると，製造者の信用失墜による莫大な損害が想定され，この点を考慮してリスクとベネフィットを比較して保存料等の使用を判断すべきであろう。

4.3.2 微生物制御に使用できる保存料等

食品衛生法において，食品の腐敗・変敗を防止する目的で使用する，いわゆる保存料については，使用してもよい食品の種類と添加量の最高限度，すなわち使用基準が定められている。特に清涼飲料水の腐敗・変敗の原因となっているのはいうまでもなく微生物であり，各種のカビ，酵母，細菌である。炭酸飲料の場合は液が酸性であり，しかも炭酸ガスが存在するので，表4-5に示したように酵母類およびカビ類が主体となる。これに対して，果実飲料では，酵母類，カビ類のほかに使用水からの汚染による細菌類も原因となる。さらに中性飲料では，特に細菌類が主となり，なかでもフラットサワー菌の汚染が懸念される。これらの微生物的汚染を考慮して，食品衛生法では保存料の使用基準を表4-6のように定めている。

そのほかにすべての清涼飲料水に使用が可能な日持ち向上剤があるが，保存料に比べて抗菌力が弱いため，特殊なものにのみ使用されている。

表4-6 清涼飲料水に使用できる保存料とその使用基準[2]

保存料の名称	使用対象食品	使用基準	備考
安息香酸 安息香酸ナトリウム	清涼飲料水	0.60g/kg以下 (安息香酸として)	
パラオキシ安息香酸イソブチル パラオキシ安息香酸イソプロピル パラオキシ安息香酸エチル パラオキシ安息香酸ブチル パラオキシ安息香酸プロピル	清涼飲料水	0.10g/kg以下 (パラオキシ安息香酸として)	
ソルビン酸 ソルビン酸カリウム	甘酒，発酵乳（乳酸菌飲料の原料に供するものに限る）	0.30g/kg以下 (ソルビン酸として)	甘酒は3倍以上に希釈して飲用するものに限る
	乳酸菌飲料（殺菌したものを除く）	0.050g/kg以下（ソルビン酸として）ただし，乳酸菌飲料の原料に供するときは0.30g/kg以下	

4.3.3　各保存料等の性質とその効力

4.3.3.1　安息香酸およびそのナトリウム塩

　安息香酸および同ナトリウム塩は米国，カナダをはじめ，世界的に広く使用されている安全性の高い保存料である。酸の性状は白色の小葉状または針状の結晶で，臭気はほとんどなく，アルコールにはよく溶けるが，水には溶けにくい。一方ナトリウム塩は白色の粒状または結晶性の粉末で，臭気はなく，水に約50％程度溶解する。したがって，水によく溶けるナトリウム塩が一般に使用されている。酸またはナトリウム塩を食品に使用した場合，食品中のpHにより抗菌力が左右される，いわゆる酸型保存料であるので，pHが低くなるほどその抗菌力は増加する。すなわち溶液中の非解離分子が抗菌作用を発揮し，これは微生物の細胞膜の通過性に起因すると考えられている。本品は微生物に対して濃度によって殺菌作用と静菌作用を有するが，ここではpHと抗菌力の関係を表4-7に示した。

4.3.3.2　パラオキシ安息香酸エステル類

　現在使用できるエステル類はエチル，プロピル，イソプロピル，ブチルおよびイソブチルの5種である。いずれも無色の結晶性粉末であり，臭気はなく濃度が高い場合は舌をさすような味が残る。水にはほとんど溶けないが，アルコールにはよく溶ける。微生物に対する効力は，静菌作用および殺菌作用を示す。それらの作用はpHの影響を受けず，エステル部分のアルキ

表4-7　安息香酸（ナトリウム塩）のpHと抗菌力[3]
（酸またはナトリウム塩のいずれを使用しても，培養基のpHを調整すると抗菌力は同じとなる）

（発育阻止最小濃度：ppm）

被検微生物	pH3.0	pH4.5	pH5.5	pH6.0	pH6.5
Asp.niger（黒カビ）	125	1,000	>2,000	>2,000	
Asp.oryzae（麹カビ）	125	500		>2,000	
Pen.roqueforti（青カビ）	62.5	1,000	>2,000	>2,000	
Rhiz.nigricans（くものすカビ）	125	500	>2,000	>2,000	
Sac.cerevisiae（ビール酵母）	125	500	2,000	>2,000	>2,000
Hansenula anomala（産膜酵母）	125	500	>2,000	>2,000	
Ped.lindneri（乳酸球菌）		2,000	>2,000	>2,000	
B.subtilis（枯草菌）			500	1,000	4,000
B.coagulans（好気性芽胞形成菌）			1,000	2,000	>4,000
M.subflavus（グラム陽性球菌）				1,000	2,000
Staph.aureus（　〃　）			1,000		
E.coli（大腸菌）			2,000		
Cl.butyricum（嫌気性芽胞形成菌）				2,000	>2,000

表4-8 パラオキシ安息香酸エステル類の抗菌力[3]

(発育阻止最小濃度：ppm)

被検微生物	エチルエステル	プロピルエステル	ブチルエステル
Asp.niger（黒カビ）	500	250	125
Sac.cerevisiae（ビール酵母）	500	125	62.5
Pichia.membranaefaciens（産膜酵母）	500	250	125
Lact.acidophilus（乳酸桿菌）	1,000	500	250
B.subtilis（枯草菌）	500	125	62.5
M.subflavus（グラム陽性球菌）	250	125	62.5
E.coli（大腸菌）	500	500	500

ル基の炭素数の大きいほど，また同炭素数では親油性の大きいほど強い。これらのエステル類は水に溶けにくいので，一般にはあらかじめ少量のアルコールに溶かしておき，その後清涼飲料水に添加する方法をとっている。使用限度量の上限近くの濃度で使用すると，舌をさすような味を残すため安息香酸ナトリウムと併用するとよい。

4.3.3.3 ソルビン酸およびソルビン酸カリウム

ソルビン酸および同カリウム塩は，安息香酸類と同様に安全性が高いので世界的に広く使用されている。ソルビン酸は白色〜淡黄色の結晶性粉末であり，水には溶けにくい。一方カリウム塩は白色粉末であり，水にはよく溶けるので一般にカリウム塩が使用される。本品の抗菌力はそれほど強いものではないが，飲料の成分によってほとんど影響を受けず，腐敗・変敗菌の生育を抑制する。酸型保存料であり，pHが低いほど抗菌力は強くなり，その抗菌作用は，主に静菌作用によるものであり，殺菌作用は弱い。pHと抗菌力の関係を表4-9に示した。

表4-9 ソルビン酸（カリウム塩）のpH抗菌力[3]
(酸またはカリウム塩のいずれを使用しても，培養基のpHを調整すると抗菌力は同じとなる)

(発育阻止最小濃度：ppm)

被検微生物	pH3.0	pH4.5	pH5.5	pH6.0	pH6.5
Asp.niger（黒カビ）	250	500	2,000	>2,000	
Asp.oryzae（麹カビ）	125	250		>2,000	
Pen.roqueforti（青カビ）	125	500		>2,000	
Rhiz.nigricans（くものすカビ）	62.5	250	1,000	1,000	2,000
Sac.cerevisiae（ビール酵母）	125	250	500	2,000	>2,000
Hansenula anomala（産膜酵母）	125	250	500	1,000	1,000
Ped.lindneri（乳酸球菌）		>2,000	>2,000	>2,000	
B.subtilis（好気性芽胞形成菌）			1,000	1,000	2,000
B.coagulans（　〃　）			1,000	2,000	2,000
M.subflavus（グラム陽性球菌）				2,000	2,000
Staph.aureus（　〃　）			1,000		
E.coli（グラム陰性桿菌）			2,000		
Cl.butyricum（嫌気性芽胞形成菌）				>2,000	

表4-10 グリセリン脂肪酸エステル（C_6～C_{14}モノグリセリド）の抗菌力[4]

（発育阻止最小濃度：％）

被検微生物	C_6-MG	C_8-MG	C_{10}-MG	C_{12}-MG	C_{14}-MG
B.subtilis（好気性芽胞形成菌）	0.4	0.05	0.025	0.1	0.4

4.3.3.4　グリセリン脂肪酸エステル（中鎖脂肪酸に限る）

　グリセリン脂肪酸エステルは，安息香酸類，パラオキシ安息香酸エステル類，ソルビン酸類等の保存料とは異なり日持ち向上剤として使用される。保存料に比べると抗菌力は弱いが，特に使用基準がなく，どの清涼飲料水にも使用できる。しかし使用量が多いと，若干の異味が残るので注意が必要である。本品および乳化剤であるショ糖脂肪酸エステルの使用は，加熱殺菌において殺菌効果を高める作用があるといわれており，特に耐熱芽胞形成菌の汚染が懸念される中性飲料（低酸性飲料類）に使用される。これはエステルであるのでpHの影響は受けないが，固形分の影響を受ける。その抗菌力を表4-10に示した。

4.3.4　保存料等の使用と物理的殺菌技術の複合的な利用

　微生物制御は，加熱殺菌あるいは保存料添加のみというように一つの技術だけでは過酷な処理が必要となり，清涼飲料水の品質にとっては好ましくはなく，清涼飲料水が一定の処理条件や保管条件から外れたときに対処が困難となる。したがって複数の処理工程（物理的な殺菌・除菌方法，保存料等の使用等）を組み合わせて設定し，余裕をもった微生物制御方法をとることが望ましい。

　物理的な殺菌・除菌方法としては，原材料の洗浄，加熱，低温，ろ過，ガス置換等があげられる。一方化学的な方法としては，保存料，日持ち向上剤，pH調整剤の添加，水分活性の調整等が考えられる。しかし比較的長期間の保存を必要とする清涼飲料水においては，これらの方法のうちその効力の点から保存料または日持ち向上剤の使用が効果的である。すなわち，加熱による殺菌・除菌工程は単独で実施するよりも組み合わせて用いるほうが微生物制御には適している。例えば加熱工程によって残存する主な微生物は耐熱性芽胞形成菌と考えられるが，これらはいずれも保存料等の一定量の使用により，よりいっそう効率よい殺菌効果を示す。

参考文献

1) 河端俊治・春田三佐夫編『HACCP―これからの食品工場の自主衛生管理』中央法規出版,pp. 348-356, 1992年。
2) 日本食品添加物協会『食品添加物表示ポケットブック』日本食品添加物協会, 1998年。
3) 霜三雄・福住栄一『食品防腐剤の知識と使い方』信貴書院, 1965年。
4) 戸田義郎『月刊フードケミカル』(6) 食品化学新聞社, p. 46, 1985年。

4.4 現場における微生物制御

　食品衛生法の食品，添加物等の規格基準のなかで清涼飲料水の製造基準が，ミネラルウォーター類（殺菌または除菌あり／殺菌または除菌なし），冷凍果実飲料，原料用果汁およびそれ以外の清涼飲料水についてそれぞれ定められている。したがって，清涼飲料水の各品種に応じて，法の定める基準を最低限度として，加熱殺菌，二酸化炭素圧入，除菌等の処理を行うことによって，微生物危害の発生を防止するが，除菌，紫外線殺菌，オゾン殺菌，保存料については4.2および4.3で詳細に述べられているので，ここでは加熱殺菌と二酸化炭素圧入について述べる。

4.4.1　品種別の加熱殺菌と二酸化炭素圧入の条件の設定

4.4.1.1　加熱殺菌条件の設定

　一般的には，原材料，製造工程等で当該食品に混入し，発育しうる微生物を選定し，これを死滅させるのに必要な加熱殺菌の条件（温度と時間）を設定する。既知指標菌や接種試験等で分離された変敗原因菌の耐熱性特性と当該食品の熱伝導特性から加熱殺菌条件を計算するとともに，品質への影響をも評価して，適正加熱殺菌条件を決定する。

　前述したように，清涼飲料水については食品衛生法で製造基準が規定されており，ミネラルウォーター類（殺菌または除菌あり／殺菌または除菌なし），冷凍果実飲料，原料用果汁以外の清涼飲料水の殺菌条件は，

① pH 4.0 未満のものは中心温度を 65℃ で 10 分間加熱する方法またはこれと同等以上の効力を有する方法で殺菌する。
② pH 4.0 以上のもの（pH 4.6 以上で，かつ，水分活性が 0.94 を超えるものを除く）は中心温度を 85℃ で 30 分間加熱する方法またはこれと同等以上の効力を有する方法で殺菌する。
③ pH 4.6 以上で，かつ，水分活性が 0.94 を超えるものは，原材料等に由来して当該食品に存在し，かつ，発育しうる微生物を死滅させるのに十分な効力を有する方法または②に定める方法で殺菌する。

と定められている。なお，③については，ボツリヌス菌またはこれよりも耐熱性の高い菌を接種して殺菌効果を確認することとされているが，中心部の温度を 120℃ で 4 分間加熱する方法またはこれと同等以上の効力を有する方法で殺菌する場合は，その効果が明らかであるのでこのかぎりではないとされている（昭和 61 年 12 月 26 日衛食第 245 号）。

上記①，②，③で同等以上の効力を有する方法とあるが，これらと同等のほかの殺菌条件を算出する場合は，次式に従って計算する。

$$\log(t/F) = (基準温度 - T)/Z \longrightarrow t = F \times 10^{(基準温度 - T)/Z}$$

Z：特定の微生物の加熱死滅時間を 1/10 減少させるのに必要な温度。例えば基準温度が 65℃ で Z 値 = 5℃ の場合，70℃ での加熱死滅時間は 65℃ のときの 1/10 となり，60℃ での加熱死滅時間は 65℃ のときの 10 倍になる。Z 値は菌種によって異なるが，一般的に 5～10 の範囲が多い。上記①の清涼飲料水では増殖可能な微生物はカビ，酵母と耐熱性のない乳酸菌などの一部の細菌であり Z 値 5℃ を用い，②の清涼飲料水で，無芽胞細菌を対象とする場合は Z 値 8℃ を，③の清涼飲料水で芽胞細菌，特に *Clostridium botulinum* を対象とする場合は Z 値 10℃ を用いる。
T：任意の温度
t：任意の温度下での死滅時間
F：基準温度での死滅時間

すなわち，①の場合，基準温度 65℃，F 値 10 分，Z 値 5℃ とすれば，$t = 10 \times 10^{(65-T)/5}$

　　　80℃ で殺菌する場合（T = 80），$t = 10 \times 10^{(65-80)/5} = 10 \times 10^{(-3)} = 10/1000$
　　　　　　　　　　　　　　　　　　$= 0.01$（分）（0.6 秒）となる。

　　　90℃ で殺菌する場合，$t = 10 \times 10^{(65-90)/5} = 10 \times 10^{(-5)} = 0.0001$（分）

　　　60℃ で殺菌する場合，$t = 10 \times 10^{(65-60)/5} = 10 \times 10^1 = 100$（分）

②の場合，基準温度 85℃，F 値 30 分，Z 値 8℃ とすれば，$t = 30 \times 10^{(85-T)/8}$

　　　93℃ で殺菌する場合，$t = 30 \times 10^{(85-93)/8} = 30 \times 10^{(-1)} = 3$（分）

③の場合，基準温度 120℃，F 値 4 分，Z 値 10℃ とすれば，$t = 4 \times 10^{(120-T)/10}$

　　　100℃ で殺菌する場合，$t = 4 \times 10^{(120-100)/10} = 4 \times 10^2 = 400$（分）

　　　130℃ で殺菌する場合，$t = 4 \times 10^{(120-130)/10} = 4 \times 10^{(-1)} = 0.4$（分）

表 4-11 は上記①，②，③の各清涼飲料水の基準温度と同等の効力を有する温度および時間を基準温度前後の温度について上記の式から算出したものである。

現場で実際に殺菌温度と時間を設定するに際しては，上記基準を最低限度として，対象とす

表4-11 基準温度と同等な効力を有する温度および時間

65℃・10分間, Z値=5℃の場合		85℃・30分間, Z値=8℃の場合		120℃・4分間, Z値=10℃の場合			
殺菌温度 (℃)	殺菌時間 (分)	殺菌温度 (℃)	殺菌時間 (分)	殺菌温度 (℃)	殺菌時間 (分)	殺菌温度 (℃)	殺菌時間 (分)
60.0	100.0000	75.0	533.4838	100	400.0	126	1.005
61.0	64.0957	76.0	400.0564	101	317.7	127	0.7980
62.0	39.8107	77.0	300.0000	102	252.4	128	0.6340
63.0	25.1188	78.0	224.9682	103	200.5	129	0.5035
64.0	15.8489	79.0	168.7023	104	159.2	130	0.4000
65.0	10.0000	80.0	126.5089	105	126.5	131	0.3177
66.0	6.3095	81.0	94.8683	106	100.5	132	0.2524
67.0	3.9810	82.0	71.1412	107	79.81	133	0.2005
68.0	2.5118	83.0	53.3483	108	63.40	134	0.1592
69.0	1.5848	84.0	40.0056	109	50.36	135	0.1265
70.0	1.0000	85.0	30.0000	110	40.00	136	0.1005
71.0	0.6309	86.0	22.4968	111	31.77	137	0.0798
72.0	0.3981	87.0	16.8702	112	25.24	138	0.0634
73.0	0.2511	88.0	12.6508	113	20.05	139	0.0504
74.0	0.1584	89.0	9.4868	114	15.92	140	0.0400
75.0	0.1000	90.0	7.1141	115	12.65	141	0.0318
76.0	0.0630	91.0	5.3348	116	10.05	142	0.0252
77.0	0.0398	92.0	4.0005	117	7.981	143	0.0200
78.0	0.0251	93.0	3.0000	118	6.339	144	0.0159
79.0	0.0158	94.0	2.2496	119	5.035	145	0.0126
80.0	0.0100	95.0	1.6870	120	4.000	146	0.0100
81.0	0.0063	96.0	1.2650	121	3.177	147	0.0080
82.0	0.0039	97.0	0.9486	122	2.524	148	0.0063
83.0	0.0025	98.0	0.7114	123	2.005	149	0.0050
84.0	0.0015	99.0	0.5334	124	1.592	150	0.0040
85.0	0.0010	100.0	0.4000	125	1.265		

る微生物の種類,殺菌前の清涼飲料水中の微生物濃度,殺菌機の精度(温度制御のバラツキの幅等),製造場の微生物環境,後工程との関連(転倒殺菌等)などを勘案し,ある程度の余裕を見込んで設定する。

4.4.1.2 二酸化炭素圧力の設定

食品衛生法に基づく清涼飲料水の製造基準の規定により,容器包装内の二酸化炭素圧力が20℃で98 kPa以上であって,植物または動物の組織成分を含有しない製品にあっては,殺菌を要しないこととされている。

これに該当する清涼飲料水として,透明炭酸飲料,コーラ飲料,ジンジャーエール,トニックウォーター,炭酸水,無果汁着色炭酸飲料などがある。これらの炭酸飲料は微生物の発育に必要な栄養分に乏しく,かつ,微生物の発育を抑制する炭酸ガスの静菌効果があり,殺菌を要しないとされた。

液体への二酸化炭素の吸収は，通常のカーボネーションが行われれば，液体の温度と圧入する二酸化炭素の圧力でほぼ決まる。食品衛生法の無殺菌の基準では，必要な二酸化炭素圧力が20℃で98 kPa以上であるから，この条件を満たすカーボネーターでの温度，圧力が最低基準となる。例えば液温5℃であれば二酸化炭素圧力22 kPa，7℃で31 kPaが20℃で98 kPaに相当する（表4-14および表4-15参照）。したがって二酸化炭素の吸収効率100％とすればカーボネーターでの液温7℃以下，二酸化炭素圧力35 kPa以上で食品衛生法の基準を下回ることはないと考えられるが，それぞれのカーボネーターでの二酸化炭素吸収効率に左右され，また充填，密封時の二酸化炭素ロス等も考えられるので，実機で確認したうえで余裕をみて液温と二酸化炭素圧力を設定する。

4.4.2　加熱殺菌と二酸化炭素圧入の管理

殺菌温度，時間の記録は，食品衛生法により6か月保存することとされており，自記温度計，現場温度計の正確な記録，必要により殺菌時間を証明できるもの（流量計の記録等）を保存しておく。記録の保存期間は法律では6か月となっているが，1年以上（賞味期限が1年を超える場合は賞味期限プラスアルファーで必要な期間）保存するのが望ましいと思われる。記録の保存については第6章 **6.9** を参照されたい。また温度計や圧力計等の測定器具は定期的に校正しておく必要がある。

4.4.2.1　各加熱殺菌の管理

清涼飲料水の加熱殺菌には，包装容器に充填する前に加熱殺菌する方式と包装容器に充填した後加熱殺菌する方式がある。

いずれの方式でも加熱殺菌作業中，所定温度以下に温度が低下した場合等は異常警報を発信させることが望ましい。

(i) 充填前加熱殺菌

充填前加熱殺菌の方法としては，無炭酸の清涼飲料水の多くに使われている間接加熱殺菌方式と豆乳などに使用される熱媒（蒸気）を製品中に吹き込む直接加熱殺菌方式がある。間接加熱殺菌方式ではプレート式殺菌機を使用することが多いが，管式殺菌機や掻き取り式殺菌機も使われている。加熱殺菌後の製品液は熱間充填（ホットパック）されることが多いが，熱による品質劣化を少なくするために，加熱殺菌後急冷して常温無菌充填（アセプティック充填）する方式が増加している。

ホットパックでは容器包装（容器とキャップ）の殺菌ができ，また充填・密封時の二次汚染を防止できる効果が大きい。以下，プレート式殺菌機での殺菌管理について述べる。

第 4 章　清涼飲料水の微生物等の制御 ● 83

表 4-12　kgf/cm² と MPa との比較表

1kgf/m² ＝ 9.8Pa（計量法附則第 3 条）
1kgf/cm² ＝ 98,066Pa ＝ 0.098066MPa　　　　　　　　　　　　　（MPa：小数点第 4 位以下切捨て）

kgf/cm²	MPa	kgf/cm²	MPa	kgf/cm²	MPa
0.1	0.009	2.1	0.205	4.1	0.402
0.2	0.019	2.2	0.215	4.2	0.411
0.3	0.029	2.3	0.225	4.3	0.421
0.4	0.039	2.4	0.235	4.4	0.431
0.5	0.049	2.5	0.245	4.5	0.441
0.6	0.058	2.6	0.254	4.6	0.451
0.7	0.068	2.7	0.264	4.7	0.460
0.8	0.078	2.8	0.274	4.8	0.470
0.9	0.088	2.9	0.284	4.9	0.480
1.0	0.098	3.0	0.294	5.0	0.490
1.1	0.107	3.1	0.304	5.1	0.500
1.2	0.117	3.2	0.313	5.2	0.509
1.3	0.127	3.3	0.323	5.3	0.519
1.4	0.137	3.4	0.333	5.4	0.529
1.5	0.147	3.5	0.343	5.5	0.539
1.6	0.156	3.6	0.353	5.6	0.549
1.7	0.166	3.7	0.362	5.7	0.558
1.8	0.176	3.8	0.372	5.8	0.568
1.9	0.186	3.9	0.382	5.9	0.578
2.0	0.196	4.0	0.392	6.0	0.588

表 4-13　MPa と kgf/cm² との比較表

1kgf/m² ＝ 9.8Pa（計量法附則第 3 条）
0.1MPa ＝ 1.01972kgf/cm²　　　　　　　　　　　　　（kgf/cm²：小数点第 4 位四捨五入）

MPa	kgf/cm²	MPa	kgf/cm²	MPa	kgf/cm²
0.01	0.102	0.21	2.141	0.41	4.181
0.02	0.204	0.22	2.243	0.42	4.283
0.03	0.306	0.23	2.345	0.43	4.385
0.04	0.408	0.24	2.447	0.44	4.487
0.05	0.510	0.25	2.549	0.45	4.589
0.06	0.612	0.26	2.651	0.46	4.691
0.07	0.714	0.27	2.753	0.47	4.793
0.08	0.816	0.28	2.855	0.48	4.895
0.09	0.918	0.29	2.957	0.49	4.997
0.10	1.020	0.30	3.059	0.50	5.099
0.11	1.122	0.31	3.161	0.51	5.201
0.12	1.224	0.32	3.263	0.52	5.303
0.13	1.326	0.33	3.365	0.53	5.404
0.14	1.428	0.34	3.467	0.54	5.506
0.15	1.530	0.35	3.569	0.55	5.608
0.16	1.632	0.36	3.671	0.56	5.710
0.17	1.734	0.37	3.773	0.57	5.812
0.18	1.835	0.38	3.875	0.58	5.914
0.19	1.937	0.39	3.977	0.59	6.016
0.20	2.039	0.40	4.079	0.60	6.118

表 4-14　炭酸ガス吸収係数表-1 (0.00－0.25MPa)

MPa	0.00	0.01	0.02	0.03	0.04	0.05	0.06	0.07	0.08	0.09	0.10	0.11	0.12
kgf/cm²	0.000	0.102	0.204	0.306	0.408	0.510	0.612	0.714	0.816	0.918	1.020	1.122	1.224
℃													
0	1.713	1.882	2.051	2.220	2.389	2.559	2.728	2.897	3.066	3.235	3.404	3.573	3.742
1	1.646	1.808	1.971	2.133	2.296	2.458	2.621	2.783	2.946	3.108	3.271	3.433	3.596
2	1.584	1.740	1.897	2.053	2.209	2.366	2.522	2.679	2.835	2.991	3.148	3.304	3.460
3	1.527	1.678	1.828	1.979	2.130	2.281	2.431	2.582	2.733	2.884	3.034	3.185	3.336
4	1.473	1.618	1.764	1.909	2.055	2.200	2.345	2.491	2.636	2.782	2.927	3.073	3.218
5	1.424	1.565	1.705	1.846	1.986	2.127	2.267	2.408	2.549	2.689	2.830	2.970	3.111
6	1.377	1.513	1.649	1.785	1.921	2.057	2.193	2.329	2.464	2.600	2.736	2.872	3.008
7	1.331	1.462	1.594	1.725	1.857	1.988	2.119	2.251	2.382	2.514	2.645	2.776	2.908
8	1.282	1.409	1.535	1.662	1.788	1.915	2.041	2.168	2.294	2.421	2.548	2.674	2.801
9	1.237	1.359	1.481	1.603	1.725	1.848	1.970	2.092	2.214	2.336	2.458	2.580	2.702
10	1.194	1.312	1.430	1.548	1.665	1.783	1.901	2.019	2.137	2.255	2.373	2.491	2.608
11	1.154	1.268	1.382	1.496	1.610	1.724	1.838	1.951	2.065	2.179	2.293	2.407	2.521
12	1.117	1.227	1.338	1.448	1.558	1.668	1.779	1.889	1.999	2.109	2.220	2.330	2.440
13	1.083	1.190	1.297	1.404	1.511	1.618	1.724	1.831	1.938	2.045	2.152	2.259	2.366
14	1.050	1.154	1.257	1.361	1.465	1.568	1.672	1.776	1.879	1.983	2.087	2.190	2.294
15	1.019	1.120	1.220	1.321	1.421	1.522	1.623	1.723	1.824	1.924	2.025	2.126	2.226
16	0.985	1.082	1.179	1.277	1.374	1.471	1.568	1.666	1.763	1.860	1.957	2.055	2.152
17	0.956	1.050	1.145	1.239	1.334	1.428	1.522	1.617	1.711	1.805	1.900	1.994	2.089
18	0.928	1.020	1.111	1.203	1.294	1.386	1.478	1.569	1.661	1.753	1.844	1.936	2.027
19	0.902	0.991	1.080	1.169	1.258	1.347	1.436	1.525	1.614	1.703	1.792	1.881	1.971
20	0.878	0.965	1.051	1.138	1.225	1.311	1.398	1.485	1.571	1.658	1.745	1.831	1.918
21	0.854	0.938	1.023	1.107	1.191	1.276	1.360	1.444	1.528	1.613	1.697	1.781	1.866
22	0.829	0.911	0.993	1.075	1.156	1.238	1.320	1.402	1.484	1.566	1.647	1.729	1.811
23	0.804	0.883	0.963	1.042	1.121	1.201	1.280	1.360	1.439	1.518	1.598	1.677	1.756
24	0.781	0.858	0.935	1.012	1.089	1.167	1.244	1.321	1.398	1.475	1.552	1.629	1.706
25	0.759	0.834	0.909	0.984	1.059	1.134	1.209	1.283	1.358	1.433	1.508	1.583	1.658

(a) 殺菌作業中は自記温度計の温度と現場温度計の温度を一定時間ごとに記録し，ダブルチェックすることが望ましい。

(b) プレートへの焦げつきやプレートにピンホールやパッキング不良がないよう定期的に点検する。万一，プレートにピンホール等があった場合にも加熱媒体が製品側に混入しないよう，加熱媒体側に対し製品側の圧力を高めにしておく。

(c) 殺菌温度が設定温度より下がった場合，殺菌対象液を充填ラインから未殺菌ラインに自動的に戻すフロー切り替えバルブ (Flow Diversion Valve：FDV) が設置されていること。FDV 作動時の戻り先は未殺菌ラインであって，間違っても殺菌済ラインに混入させないこと。また殺菌温度が設定温度より下がった場合，確実に FDV が作動することをスタート時などに確認しておく。

(ii) 充填後加熱殺菌 1（パストライザー）

果汁入り炭酸飲料，乳類入り炭酸飲料などは充填・密封後パストライザーで殺菌される。

(a) 温度と時間（通過時間）の管理を厳密に行う。特に予熱槽，加熱槽，殺菌槽の自記温度

第4章　清涼飲料水の微生物等の制御 ● 85

財団法人日本炭酸飲料検査協会

0.13	0.14	0.15	0.16	0.17	0.18	0.19	0.20	0.21	0.22	0.23	0.24	0.25	MPa
1.326	1.428	1.530	1.632	1.734	1.835	1.937	2.039	2.141	2.243	2.345	2.447	2.549	kgf/cm²
													℃
3.911	4.080	4.250	4.419	4.588	4.755	4.924	5.093	5.263	5.432	5.601	5.770	5.939	0
3.758	3.921	4.083	4.246	4.408	4.569	4.732	4.894	5.057	5.219	5.382	5.544	5.707	1
3.617	3.773	3.930	4.086	4.242	4.397	4.554	4.710	4.866	5.023	5.179	5.335	5.492	2
3.487	3.637	3.788	3.939	4.090	4.239	4.390	4.540	4.691	4.842	4.993	5.143	5.294	3
3.363	3.509	3.654	3.800	3.945	4.089	4.234	4.380	4.525	4.671	4.816	4.962	5.107	4
3.252	3.392	3.533	3.673	3.814	3.953	4.094	4.234	4.375	4.515	4.656	4.796	4.937	5
3.144	3.280	3.416	3.552	3.688	3.823	3.958	4.094	4.230	4.366	4.502	4.638	4.774	6
3.039	3.171	3.302	3.433	3.565	3.695	3.826	3.958	4.089	4.220	4.352	4.483	4.615	7
2.927	3.054	3.180	3.307	3.434	3.559	3.685	3.812	3.938	4.065	4.192	4.318	4.445	8
2.825	2.947	3.069	3.191	3.313	3.434	3.556	3.678	3.800	3.922	4.044	4.167	4.289	9
2.726	2.844	2.962	3.080	3.198	3.315	3.432	3.550	3.668	3.786	3.904	4.022	4.140	10
2.635	2.749	2.863	2.977	3.091	3.203	3.317	3.431	3.545	3.659	3.773	3.887	4.001	11
2.551	2.661	2.771	2.881	2.992	3.101	3.211	3.321	3.432	3.542	3.652	3.762	3.873	12
2.473	2.580	2.687	2.794	2.901	3.006	3.113	3.220	3.327	3.434	3.541	3.648	3.755	13
2.398	2.501	2.605	2.708	2.812	2.915	3.018	3.122	3.226	3.329	3.433	3.537	3.640	14
2.327	2.427	2.528	2.629	2.729	2.829	2.929	3.030	3.131	3.231	3.332	3.432	3.533	15
2.249	2.346	2.444	2.541	2.638	2.734	2.832	2.929	3.026	3.123	3.221	3.318	3.415	16
2.183	2.277	2.372	2.466	2.560	2.654	2.748	2.843	2.937	3.031	3.126	3.220	3.314	17
2.119	2.211	2.302	2.394	2.485	2.576	2.668	2.759	2.851	2.943	3.034	3.126	3.217	18
2.060	2.149	2.238	2.327	2.416	2.504	2.593	2.682	2.771	2.860	2.949	3.038	3.127	19
2.005	2.091	2.178	2.265	2.351	2.437	2.524	2.611	2.697	2.784	2.871	2.957	3.044	20
1.950	2.034	2.119	2.203	2.287	2.371	2.455	2.539	2.624	2.708	2.792	2.877	2.961	21
1.893	1.975	2.057	2.138	2.220	2.301	2.383	2.465	2.547	2.629	2.710	2.792	2.874	22
1.836	1.915	1.995	2.074	2.153	2.232	2.311	2.391	2.470	2.549	2.629	2.708	2.787	23
1.783	1.860	1.938	2.015	2.092	2.168	2.245	2.322	2.399	2.476	2.554	2.631	2.708	24
1.733	1.808	1.883	1.958	2.033	2.107	2.182	2.257	2.332	2.407	2.482	2.557	2.631	25

　計の温度と現場温度計の温度を一定時間ごとに記録し，ダブルチェックすることが望ましい。各槽の温度と時間はパストライザー中で最も温度の上がりにくい場所（パストライザー内で温度が均一であることが望ましいが）を通過する容器中の，最も温度の上がりにくい位置で所定の殺菌強度が得られるよう設定する。

(b)　一定時間ごとにトラベリングサーモメーターをパストライザーに通し，殺菌強度をチェックする。この場合，感温部は容器中の最も温度の上がりにくい位置に装着し，パストライザー中を単独で通過させるのではなく，製造中と同様に製品が密集した中を通過させる。

(c)　作業開始前，または作業終了後等にシャワーノズルを点検し，ノズルの目詰まりのないことを確認し，作業中はノズルからのシャワーの出かた（圧力）に注意する。
　　また，ノズルの目詰まり防止用サクションストレーナーを定期的に点検・洗浄し，シャワー水をできるだけ清浄に保つ。

表4-15 炭酸ガス吸収係数表-2 (0.26-0.50MPa)

MPa	0.26	0.27	0.28	0.29	0.30	0.31	0.32	0.33	0.34	0.35	0.36	0.37	0.38
kgf/cm²	2.651	2.753	2.855	2.957	3.059	3.161	3.263	3.365	3.467	3.569	3.671	3.773	3.875
℃													
0	6.108	6.277	6.446	6.615	6.785	6.954	7.123	7.292	7.461	7.630	7.799	7.968	8.137
1	5.869	6.032	6.194	6.357	6.519	6.682	6.844	7.007	7.169	7.332	7.494	7.657	7.819
2	5.648	5.805	5.961	6.117	6.274	6.430	6.586	6.743	6.899	7.055	7.212	7.368	7.525
3	5.445	5.596	5.746	5.897	6.048	6.199	6.349	6.500	6.651	6.802	6.952	7.103	7.254
4	5.252	5.398	5.543	5.689	5.834	5.979	6.125	6.270	6.416	6.561	6.706	6.852	6.997
5	5.078	5.218	5.359	5.499	5.640	5.781	5.921	6.062	6.202	6.343	6.483	6.624	6.765
6	4.910	5.046	5.182	5.318	5.454	5.590	5.726	5.862	5.998	6.133	6.269	6.405	6.541
7	4.746	4.877	5.009	5.140	5.272	5.403	5.534	5.666	5.797	5.929	6.060	6.191	6.323
8	4.571	4.698	4.824	4.951	5.078	5.204	5.331	5.457	5.584	5.710	5.837	5.963	6.090
9	4.411	4.533	4.655	4.777	4.899	5.021	5.144	5.266	5.388	5.510	5.632	5.754	5.876
10	4.258	4.375	4.493	4.611	4.729	4.847	4.965	5.083	5.200	5.318	5.436	5.554	5.672
11	4.115	4.229	4.343	4.457	4.571	4.684	4.798	4.912	5.026	5.140	5.254	5.368	5.482
12	3.983	4.093	4.203	4.314	4.424	4.534	4.645	4.755	4.865	4.975	5.086	5.196	5.306
13	3.862	3.969	4.076	4.182	4.289	4.396	4.503	4.610	4.717	4.824	4.931	5.038	5.145
14	3.744	3.848	3.951	4.055	4.159	4.262	4.366	4.470	4.573	4.677	4.781	4.884	4.988
15	3.633	3.734	3.835	3.935	4.036	4.136	4.237	4.338	4.438	4.539	4.639	4.740	4.841
16	3.512	3.610	3.707	3.804	3.901	3.998	4.096	4.193	4.290	4.387	4.485	4.582	4.679
17	3.409	3.503	3.598	3.692	3.786	3.881	3.975	4.069	4.164	4.258	4.353	4.447	4.541
18	3.309	3.401	3.492	3.584	3.675	3.767	3.859	3.950	4.042	4.134	4.225	4.317	4.408
19	3.216	3.305	3.394	3.483	3.572	3.662	3.751	3.840	3.929	4.018	4.107	4.196	4.285
20	3.131	3.217	3.304	3.391	3.477	3.564	3.651	3.737	3.824	3.911	3.997	4.084	4.171
21	3.045	3.129	3.214	3.298	3.382	3.467	3.551	3.635	3.720	3.804	3.888	3.973	4.057
22	2.956	3.038	3.120	3.202	3.283	3.365	3.447	3.529	3.611	3.693	3.774	3.856	3.938
23	2.867	2.946	3.026	3.105	3.184	3.264	3.343	3.422	3.502	3.581	3.661	3.740	3.819
24	2.785	2.862	2.939	3.016	3.093	3.170	3.247	3.325	3.402	3.479	3.556	3.633	3.710
25	2.706	2.781	2.856	2.931	3.006	3.081	3.156	3.231	3.306	3.381	3.456	3.531	3.606

炭酸ガス吸収係数表の見方
(1) 炭酸ガス吸収係数とは，ガス容（gas volume）をいう。
(2) この表をガス内圧力温度補正表として使用するには，例えばガス内圧力が液温10℃で0.30MPaならば，縦の0.30MPaの線と横のと，4.691と4.778の中間に位置することが判る。ここで縦線でガス内圧力を求めると0.445MPaが得られる。

(ⅲ) 充填後加熱殺菌2（レトルト）

　レトルトは主として缶入り（ガラスびん詰の場合もある）の低酸性飲料を超高温加圧殺菌するのに用いられ，バッチ式殺菌機と連続式殺菌機がある。

(a) 殺菌中のレトルト内の温度分布と包装容器の部位ごとの温度上昇状況を調べておき，最も条件の悪い部分を基準に殺菌条件を決める。

(b) 殺菌作業中は設備の計器示度の監視を怠らず，また自記温度計による加熱殺菌装置内温度の確認と加熱殺菌時間（バッチ式殺菌機），または所定時間ごとにキャリアー速度（連続式殺菌機）の確認を行う。

(c) レトルトの出入り口等で，未殺菌製品が殺菌製品ラインに混入しないよう，ソフト面（作業手順書，教育訓練等），ハード面（両者を区別する隔壁，殺菌済み検証装置等）で対策を講じておく。特に故障時等の非定常作業時に問題が生じやすい。

0.39	0.40	0.41	0.42	0.43	0.44	0.45	0.46	0.47	0.48	0.49	0.50	MPa
3.977	4.079	4.181	4.283	4.385	4.487	4.589	4.691	4.793	4.895	4.997	5.099	kgf/cm²
												℃
8.307	8.476	8.645	8.814	8.983	9.152	9.321	9.490	9.659	9.828	9.998	10.167	0
7.982	8.144	8.307	8.469	8.632	8.794	8.957	9.119	9.282	9.444	9.607	9.769	1
7.681	7.837	7.994	8.150	8.306	8.463	8.619	8.776	8.932	9.088	9.245	9.401	2
7.405	7.555	7.706	7.857	8.008	8.158	8.309	8.460	8.611	8.761	8.912	9.063	3
7.143	7.288	7.434	7.579	7.724	7.870	8.015	8.161	8.306	8.451	8.597	8.742	4
6.905	7.046	7.186	7.327	7.467	7.608	7.749	7.889	8.030	8.170	8.311	8.451	5
6.677	6.813	6.949	7.085	7.221	7.357	7.493	7.629	7.765	7.901	8.037	8.173	6
6.454	6.586	6.717	6.848	6.980	7.111	7.243	7.374	7.505	7.637	7.768	7.900	7
6.217	6.343	6.470	6.596	6.723	6.849	6.976	7.102	7.229	7.356	7.482	7.609	8
5.998	6.120	6.243	6.365	6.487	6.609	6.731	6.853	6.975	7.097	7.220	7.342	9
5.790	5.908	6.026	6.143	6.261	6.379	6.497	6.615	6.733	6.851	6.969	7.086	10
5.596	5.710	5.824	5.938	6.052	6.165	6.279	6.393	6.507	6.621	6.735	6.849	11
5.416	5.527	5.637	5.747	5.858	5.968	6.078	6.188	6.299	6.409	6.519	6.629	12
5.252	5.358	5.465	5.572	5.679	5.786	5.893	6.000	6.107	6.214	6.321	6.428	13
5.092	5.195	5.299	5.403	5.506	5.610	5.713	5.817	5.921	6.024	6.128	6.232	14
4.941	5.042	5.142	5.243	5.344	5.444	5.545	5.645	5.746	5.847	5.947	6.048	15
4.776	4.874	4.971	5.068	5.165	5.263	5.360	5.457	5.554	5.652	5.749	5.846	16
4.636	4.730	4.824	4.919	5.013	5.108	5.202	5.296	5.391	5.485	5.580	5.674	17
4.500	4.592	4.683	4.775	4.866	4.958	5.050	5.141	5.233	5.324	5.416	5.508	18
4.374	4.463	4.552	4.641	4.730	4.819	4.908	4.997	5.086	5.175	5.264	5.353	19
4.258	4.344	4.431	4.518	4.604	4.691	4.778	4.864	4.951	5.038	5.124	5.211	20
4.141	4.225	4.310	4.394	4.478	4.563	4.647	4.731	4.816	4.900	4.984	5.069	21
4.020	4.102	4.184	4.265	4.347	4.429	4.511	4.593	4.675	4.756	4.838	4.920	22
3.899	3.978	4.057	4.137	4.216	4.296	4.375	4.454	4.534	4.613	4.692	4.772	23
3.787	3.864	3.941	4.018	4.096	4.173	4.250	4.327	4.404	4.481	4.558	4.635	24
3.680	3.755	3.830	3.905	3.980	4.055	4.130	4.205	4.280	4.355	4.430	4.505	25

10℃線の交点をみると4.729のガス容が得られ,これを標準温度20℃に直すには,20℃の横線上で,4.729に最も近い値を探す。

4.4.2.2 二酸化炭素圧入の管理

(i) 二酸化炭素圧力が20℃で98 kPa以上で植物または動物の組織成分を含有しない清涼飲料水については非殺菌とされており,二酸化炭素によって微生物危害の発生を防止していることから,製品中の二酸化炭素圧力は衛生管理上きわめて重要である。カーボネーターでの二酸化炭素圧力と温度を自記記録計(温度および圧力)と現場圧力計および現場温度計で一定時間ごとに確認し記録する。

カーボネーション作業中に所定圧力以下に圧力が低下した場合,および所定温度以上に液温が上昇した場合は異常警報を発信させることが望ましい。

充填密封した製品について一定時間ごとにガスボリュームを測定し,記録する。

(ii) カーボネーターでの二酸化炭素圧力と液体の温度の厳重な管理は当然として,タンク内に蓄積する空気の排除,冷却板のピンホール等による冷媒の漏れ等にも十分な注意が必要である。

4.4.3　加熱殺菌についての補足資料

(1) 生残曲線

　加熱殺菌による致死率は，殺菌温度と殺菌時間により対数的に影響される。

　殺菌温度と致死率の関係は4.4.1.1のZ値で説明した。図4-1はある微生物をある温度で殺菌した場合の微生物の生菌数（縦軸）と加熱時間（横軸）の関係をグラフにしたもので，縦軸は対数目盛，横軸は普通目盛の半対数方眼のグラフである。このグラフで生菌数が，例えば10^3個から10^2個のように1/10減少させるのに要する時間（与えられた微生物の90%を死滅

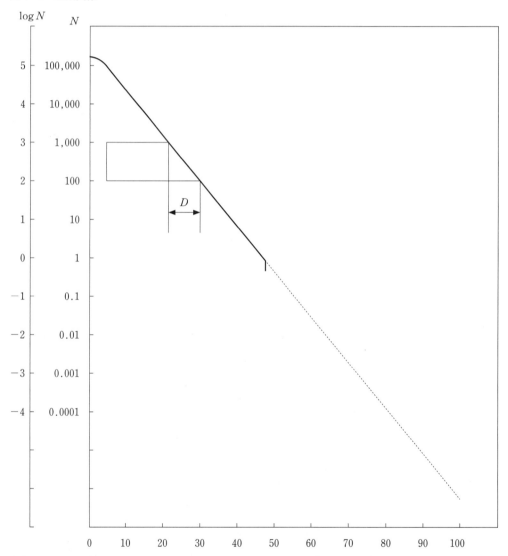

図4-1　生残曲線

注　$N=$生菌数　加熱時間（分）
出典　日本缶詰協会監『缶びん詰・レトルト食品事典』朝倉書店，1984年。

させるのに要する時間）をD値という。

(2) pHがバチルス属胞子の耐熱性に及ぼす影響

図4-2はpHがバチルス属胞子の耐熱性に及ぼす影響を示す。

調べられたバチルス属菌については，いずれもpH6〜8.5で耐熱性が高く，酸性側とアルカリ側（例外 *B. licheniformis*）では耐熱性は大きく低下する。

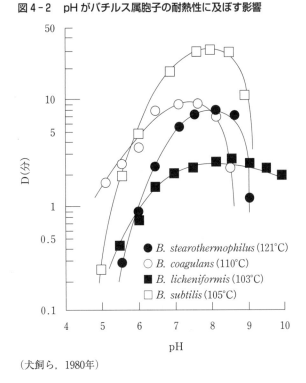

図4-2　pHがバチルス属胞子の耐熱性に及ぼす影響

（犬飼ら，1980年）

(3) 容器詰食品をレトルトで加熱殺菌したときの食品の冷点の温度変化

図4-3のとおりである。

図4-3　容器詰食品をレトルトで加熱殺菌したときの食品の冷点の温度変化

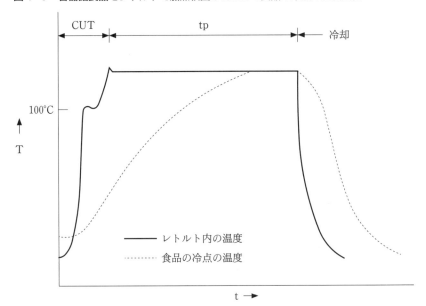

（4） F_0 値を算出するための致死率表

表 4-16 は F_0 値を算出するための致死率表で，121.1℃（250°F）の致死率（$L_{121.1}$）を 1 としたとき（Z 値 = 10），任意の温度（T_i）での致死率（L_i）を表したものである。すなわち，致死率が 121.1℃ のときの何倍になるかを表している。例えば，111.1℃ の致死率（$L_{111.1}$）は 0.100（同じ致死率を得るためには加熱死滅時間が 10 倍になる）で，130.3℃ で 8.32 である。

表 4-16 F_0 値を算出するための致死率表

$L_i = \log^{-1}((T_i - 121.1)/10)$

T(℃)	0	.1	.2	.3	.4	.5	.6	.7	.8	.9
100	.008	.008	.008	.008	.009	.009	.009	.009	.009	.010
101	.010	.010	.010	.011	.011	.011	.011	.012	.012	.012
102	.012	.013	.013	.013	.014	.014	.014	.015	.015	.015
103	.016	.016	.016	.017	.017	.017	.018	.018	.019	.019
104	.020	.020	.020	.021	.021	.022	.022	.023	.023	.024
105	.025	.025	.026	.026	.027	.027	.028	.029	.030	.030
106	.031	.032	.032	.033	.034	.035	.036	.036	.037	.038
107	.039	.040	.041	.042	.043	.044	.045	.046	.047	.048
108	.049	.050	.051	.053	.054	.055	.056	.058	.059	.060
109	.062	.063	.065	.066	.068	.069	.071	.072	.074	.076
110	.078	.079	.081	.083	.085	.087	.089	.091	.093	.095
111	.098	.100	.102	.105	.107	.110	.112	.115	.118	.120
112	.123	.126	.129	.132	.135	.138	.143	.145	.148	.151
113	.155	.159	.162	.166	.170	.174	.178	.182	.186	.191
114	.195	.200	.204	.209	.214	.219	.224	.229	.234	.240
115	.246	.251	.257	.263	.269	.275	.282	.288	.295	.302
116	.309	.313	.324	.331	.339	.347	.355	.363	.372	.380
117	.389	.398	.407	.417	.427	.437	.447	.457	.468	.479
118	.490	.501	.513	.525	.537	.550	.562	.575	.589	.603
119	.617	.631	.646	.661	.676	.692	.708	.724	.741	.759
120	.776	.794	.813	.832	.851	.871	.891	.912	.933	.955
121	.977	1.00	1.02	1.05	1.07	1.10	1.12	1.15	1.18	1.20
122	1.23	1.26	1.29	1.32	1.35	1.38	1.41	1.45	1.48	1.51
123	1.55	1.59	1.62	1.66	1.70	1.74	1.78	1.82	1.86	1.91
124	1.95	2.00	2.04	2.09	2.14	2.19	2.24	2.29	2.34	2.40
125	2.46	2.51	2.57	2.63	2.69	2.75	2.82	2.88	2.95	3.02
126	3.09	3.16	3.24	3.31	3.39	3.47	3.55	3.63	3.72	3.80
127	3.89	3.98	4.07	4.16	4.27	4.37	4.47	4.57	4.68	4.79
128	4.90	5.01	5.13	5.25	5.37	5.50	5.62	5.75	5.89	6.03
129	6.17	6.31	6.46	6.61	6.76	6.92	7.08	7.24	7.41	7.59
130	7.76	7.94	8.13	8.32	8.51	8.71	8.91	9.12	9.33	9.55

出典　日本缶詰協会『容器詰食品の加熱殺菌（理論及び応用）』，1993年。

（5） F_i 表（基準温度 65℃）

表 4-17 は基準温度 65℃（Z 値 = 3〜8℃）の加熱死滅時間を 1 としたとき，任意の温度（RT）での加熱死滅時間（致死率の逆数）を表したものである。Z = 5 の欄の数字を 10 倍すれば表 4-11 の 65℃・10 分間，Z 値 = 5℃の欄の数字と同じになる。

表 4-17　F_i 表（基準温度65℃）　　　　　　　　　　　　　　　　　　　　　　$F_i = \log^{-1}((65 - RT)/z)$

RT (℃)	z (℃) 3	4	5	6	7	8
51	−	3,162	631.0	215.4	100.0	56.23
52	−	1,778	398.1	146.8	71.97	42.17
53	−	1,000	251.1	100.0	51.79	31.62
54	4,642	562.3	158.4	68.12	37.28	23.71
55	2,154	316.2	100.0	46.41	26.83	17.78
56	1,000	177.8	63.10	31.62	19.31	13.33
57	464.2	100.0	39.81	21.54	13.89	10.00
58	215.4	56.23	25.11	14.68	10.00	7.499
59	100.0	31.62	15.84	10.00	7.197	5.623
60	46.42	17.78	10.00	6.812	5.179	4.217
61	21.54	10.00	6.310	4.641	3.728	3.162
62	10.00	5.623	3.981	3.162	2.683	2.371
63	4.642	3.162	2.511	2.154	1.931	1.778
64	2.154	1.778	1.584	1.468	1.389	1.333
65	1.000	1.000	1.000	1.000	1.000	1.000
66	.4642	.5623	.6310	.6812	.7197	.7499
67	.2154	.3162	.3981	.4641	.5179	.5623
68	.1000	.1778	.2511	.3162	.3728	.4217
69	.0464	.1000	.1584	.2154	.2683	.3162
70	.0215	.0562	.1000	.1468	.1931	.2371
71	.0100	.0316	.0631	.1000	.1389	.1778
72	.0046	.0178	.0398	.0681	.1000	.1333
73	.0022	.0100	.0251	.0464	.0720	.1000
74	.0010	.0056	.0158	.0316	.0518	.0750
75	.0005	.0032	.0100	.0215	.0373	.0562
76	.0002	.0018	.0063	.0147	.0268	.0422
77	.0001	.0010	.0040	.0100	.0193	.0316
78	−	.0006	.0025	.0068	.0139	.0237
79	−	.0003	.0016	.0046	.0100	.0178
80	−	.0002	.0010	.0032	.0072	.0133
81	−	.0001	.0006	.0022	.0052	.0100
82	−	−	.0004	.0015	.0037	.0075
83	−	−	.0003	.0010	.0027	.0056
84	−	−	.0002	.0007	.0019	.1333
85	−	−	.0001	.0005	.0014	.0562

出典　表 4-16 に同じ。

(6) F_i表（基準温度85℃）

表4-18は基準温度85℃（Z値＝5～10℃）の加熱死滅時間を1としたとき，任意の温度（RT）での加熱死滅時間（致死率の逆数）を表したものである。Z＝8の欄の数字を30倍すれば表4-11の85℃・30分間，Z値＝8℃の欄の数字と同じになる。

表4-18 F_i表（基準温度85℃）

$F_i = \log^{-1}((85-RT)/z)$

RT (℃)	z (℃)					
	5	6	7	8	9	10
66	6,310	1,468	517.9	237.1	129.2	79.43
67	3,981	1,000	372.8	177.8	100.0	63.10
68	2,512	681.3	268.3	133.4	77.43	50.12
69	1,585	464.2	193.1	100.0	59.95	39.81
70	1,000	316.2	138.9	74.99	46.42	31.62
71	631.0	215.4	100.0	56.23	35.94	25.12
72	398.1	146.8	71.97	42.17	27.83	19.95
73	251.2	100.0	51.79	31.62	21.54	15.85
74	158.5	68.13	37.28	23.71	16.68	12.59
75	100.0	46.42	26.83	17.78	12.92	10.00
76	63.10	31.62	19.31	13.34	10.00	7.943
77	39.81	21.54	13.90	10.00	7.743	6.310
78	29.12	14.68	10.00	7.499	5.995	5.012
79	15.85	10.00	7.198	5.623	4.642	3.981
80	10.00	6.813	5.180	4.217	3.594	3.162
81	6.310	4.642	3.728	3.162	2.783	2.512
82	3.981	3.162	2.683	2.371	2.154	1.995
83	2.512	2.154	1.931	1.778	1.668	1.585
84	1.585	1.468	1.390	1.334	1.292	1.259
85	1.000	1.000	1.000	1.000	1.000	1.000
86	.6310	.6813	.7197	.7499	.7743	.7943
87	.3981	.4642	.5179	.5623	.5995	.6310
88	.2512	.3162	.3728	.4217	.4642	.5012
89	.1585	.2154	.2683	.3162	.3594	.3981
90	.1000	.1468	.1931	.2371	.2783	.3162
91	.0631	.1000	.1390	.1778	.2154	.2512
92	.0398	.0681	.1000	.1334	.1668	.1995
93	.0251	.0464	.0720	.1000	.1292	.1585
94	.0159	.0316	.0373	.0750	.1000	.1259
95	.0100	.0251	.0268	.0562	.0774	.1000

出典　表4-16に同じ。

(7) F_i表（基準温度100℃）

表4-19は基準温度100℃（Z値＝5〜10℃）の加熱死滅時間を1としたとき，任意の温度（RT）での加熱死滅時間（致死率の逆数）を表したものである。

表4-19 F_i表（基準温度100℃）　　　　　　　　　　　　　　　　　　　$F_i = \log^{-1}((100-RT)/z)$

RT (℃)	z (℃)					
	5	6	7	8	9	10
81	6,310	1,468	517.9	237.1	129.2	79.43
82	3,981	1,000	372.8	177.8	100.0	63.10
83	2,512	681.3	268.3	133.4	77.43	50.12
84	1,585	464.2	193.1	100.0	59.95	39.81
85	1,000	316.2	138.9	74.99	46.42	31.62
86	631.0	215.4	100.0	56.23	35.94	25.12
87	398.1	146.8	71.97	42.17	27.83	19.95
88	251.2	100.0	51.79	31.62	21.54	15.85
89	158.5	68.13	37.28	23.71	16.68	12.59
90	100.0	46.42	26.83	17.78	12.92	10.00
91	63.10	31.62	19.31	13.34	10.00	7.943
92	39.81	21.54	13.90	10.00	7.743	6.310
93	29.12	14.68	10.00	7.499	5.995	5.012
94	15.85	10.00	7.198	5.623	4.642	3.981
95	10.00	6.813	5.180	4.217	3.594	3.162
96	6.310	4.642	3.728	3.162	2.783	2.512
97	3.981	3.162	2.683	2.371	2.154	1.995
98	2.512	2.154	1.931	1.778	1.668	1.585
99	1.585	1.468	1.390	1.334	1.292	1.259
100	1.000	1.000	1.000	1.000	1.000	1.000
101	.6310	.6813	.7197	.7499	.7743	.7943
102	.3981	.4642	.5179	.5623	.5995	.6310
103	.2512	.3162	.3728	.4217	.4642	.5012
104	.1585	.2154	.2683	.3162	.3594	.3981
105	.1000	.1468	.1931	.2371	.2783	.3162
106	.0631	.1000	.1390	.1778	.2154	.2512
107	.0398	.0681	.1000	.1334	.1668	.1995
108	.0251	.0464	.0720	.1000	.1292	.1585
109	.0159	.0316	.0373	.0750	.1000	.1259
110	.0100	.0251	.0268	.0562	.0774	.1000

出典　表4-16に同じ。

（8） F_i表（基準温度 121.1℃）

表4-20は基準温度121.1℃（Z値＝7～12℃）の加熱死滅時間を1としたとき，任意の温度（RT）での加熱死滅時間（致死率の逆数）を表したものである。

表4-20　F_i表（基準温度121.1℃）

$F_i = \log^{-1}((121.1-RT)/z)$

RT (℃)	z (℃)					
	7	8	9	10	11	12
100	1,033	434.0	221.0	128.8	82.83	57.32
101	743.8	325.5	171.1	102.3	67.19	47.32
102	535.3	244.1	132.5	81.28	54.50	39.50
103	385.2	183.0	102.6	64.57	44.20	32.24
104	277.2	137.2	79.43	51.29	35.85	26.61
105	199.5	102.9	61.50	40.74	29.08	21.96
106	143.6	77.18	47.62	32.36	23.59	18.13
107	103.3	57.88	36.87	25.70	19.13	14.96
108	74.38	45.40	28.55	20.42	15.52	12.35
109	53.53	32.55	22.10	16.22	12.59	10.19
110	38.52	24.41	17.11	12.88	10.21	8.414
111	27.72	18.30	13.25	10.23	8.283	6.945
112	19.95	13.72	10.26	8.128	6.719	5.732
113	14.36	10.29	7.943	6.457	5.450	4.732
114	10.33	7.718	6.150	5.129	4.420	3.905
115	7.438	5.788	4.762	4.074	3.586	3.224
116	5.353	4.340	3.687	3.236	2.909	2.611
117	3.852	3.255	2.855	2.570	2.359	2.196
118	2.772	2.441	2.210	2.042	1.914	1.813
119	1.995	1.830	1.711	1.622	1.552	1.496
120	1.436	1.373	1.325	1.288	1.259	1.235
121	1.033	1.029	1.026	1.023	1.021	1.019
122	.7438	.7718	.7943	.8128	.8283	.8414
123	.5353	.5788	.6150	.6457	.6719	.6945
124	.3852	.4340	.4762	.5129	.5450	.5732
125	.2772	.3255	.3687	.4074	.4420	.4732
126	.3995	.2441	.2855	.3236	.3585	.3905
127	.1039	.1436	.1830	.2570	.2908	.3224
128	.1033	.1372	.1711	.2042	.2359	.2661
129	.0744	.1029	.1325	.1622	.1913	.2193
130	.0535	.0772	.1026	.1288	.1552	.1813

出典　表4-16に同じ。

4.4.4 ミネラルウォーター類の殺菌

4.4.4.1 水由来の微生物の加熱殺菌

　食品衛生法の製造基準では，ミネラルウォーター類（殺菌または除菌あり）の加熱殺菌基準は85℃・30分間またはそれと同等以上で，Z値は8℃である。よってプレート式殺菌機で瞬間殺菌する場合，殺菌基準は101℃・18秒間，余裕をみて101℃・20秒間というようにする。

　この数値は食品衛生法の製造基準であるので，特に証拠を必要とはしないが，参考に水に関連する資料を記載する。

　1982年（昭和57年）10月29日付けの（株）日本水質研究所の報告書「ミネラルウォーターの微生物」によれば，この会社で創業以来発見された"ミネラルウォーターに混入し，かつ発育して変敗を起こす微生物"は *Dematiumu* と *Penicillium frequentans* の2種類のみで，前者は70℃・10分間または75℃・5分間，後者は80℃・2分間または70℃・10分間で死滅した。

　さらに"ミネラルウォーターに混入するが，発育・変敗を起こさない耐熱性菌"は以下のような性状であった。

　原生動物，特に水に関連して注目されているクリプトスポリジウムについては，加熱の影響に関する文献がある。"水中クリプトスポリジウム・パルヴムのオーシストの感染性に関する高温の影響"（Ronald Fayer；Effect of High Temperature on Infectivity of *Cryptosporidium*

表4-21　水由来細菌の耐熱性試験

温度(℃)	種類＼時間(分)	5	10	15	20	30	45	60
60	*Aeromonas* Sp.	−	−	−	−	−	−	−
	Pseudomonas aeruginosa 1009	−	−	−	−	−	−	−
	Pseudomonas aeruginosa N	−	−	−	−	−	−	−
	Pseudomonas fluorescens 5115	＋	＋	＋	＋	＋	＋	＋
	Pseudomonas Sp. 純水から分離	＋	＋	＋	＋	−	−	−
	E. Coli 026	＋	−	−	−	−	＋	＋
	E. Coli B	−	−	−	−	−	−	−
70	*Pseudomonas fluorescens* 5115	−	−	−	−	−	−	−
	E. Coli 026	−	−	−	−	−	−	−
80	*Pseudomonas* Sp. J	＋	＋	＋	＋	−	−	−
	Flavobacterium Sp.	＋	−	−	−	−	−	−
	Micrococcus Sp.	＋	＋	＋	＋	＋	＋	＋
85	*Pseudomonas* Sp. J	＋	＋	−	−	−	−	−
	Micrococcus Sp.	＋	＋	−	−	−	−	−

出典　竹内一豊『水の衛生管理』中央法規出版，p.146，1979年。

表 4-22 発育・変敗を起こさないミネラルウォーター混入耐熱性菌

菌種（社内記号）	S-1	B-1	B-2	B-3
菌形	桿菌	桿菌	球菌	桿菌
熱による死滅条件	90℃・5分	70℃・5分	70℃・5分	70℃・5分
塩素水による死滅条件	0.5ppm, 24hr. または 5ppm, 30min.	0.2ppm, 24hr.	0.2ppm, 24hr.	0.2ppm, 24hr.

出典　(株)日本水質研究所報告書「ミネラルウォーターの微生物」, 1982年。

parvum Oocysts in Water, Applied and Environmental Microbiology, pp. 2732-2735, Aug, 1994.) によると，マウスを使った実験で，72.4℃以上で1分間または64.2℃以上で5分間加熱すれば感染性はなくなっていた。またこの論文では，ほかの文献によると72.4℃以上で1分間，64.2℃以上で5分間の加熱で感染性のあるオーシストを15万個から0～25個に減少させ，59.7℃・1分間の加熱では同様に15万個から25～79個に減少させたと推定されると述べている。これらによれば，85℃・30分間の製造基準はクリプトスポリジウムに十分対応できる。

　米国の保健福祉省でも"クリプトスポリジウムがいたとしても，びん詰め前に水源のいかん（例えば井戸，泉，および水道水）に関係なく，蒸留または逆浸透ろ過で処理することが，オーシストの除去を確実にする"(U.S. Department of Health and Human Services, Public Health Service, Centers for Disease Control : Morbidity and Mortality Weekly Report (MMWR), June 16, 1995, Vol. 44, No. RR-6, p.12) と述べている。

　殺菌条件については，上のデータからも明らかなように，85℃・30分間を殺菌管理基準として設定すれば十分要件を満たしている。この基準は食品衛生法の規格基準（85℃・30分間またはそれと同等以上）と同様であるが，各工場で別の条件を必要とする場合にはその条件が殺菌管理基準として十分要件を満たしうることを実験等によって確実にする必要があるのはいうまでもない。

　なお，加熱殺菌で85℃・30分間と同等以上というのを温度と時間でみると（Z値を8℃として計算），以下のようになる。

　　85℃　　　30分間
　　93℃　　　3分間以上
　　101℃　　　0.3分（18秒）間以上
　　109℃　　　0.03分（1.8秒）間以上
　　117℃　　　0.003分（0.18秒）間以上

4.4.4.2　加熱殺菌以外の殺菌

　加熱殺菌以外の殺菌方法（紫外線殺菌，オゾン殺菌）についても参考資料を紹介しておく。

(i) 紫外線殺菌

表4-23　各種微生物の紫外線に対する感受性

微生物	D99.9*
グラム陰性細菌	
Proteus vulgaris	63
Shigella dysenteriae	71
S. paradysenteriae	72
Eberthella typhosa	74
Escherichia coli communis	90
グラム陽性細菌	
Streptcoccus hemolyticus A	124
Staphylococcus albus	151
S. aureus	155
Streptococcus hemolyticus D	176
Strept. faecalis	248
Bacillus mesentericus fuscus	299
〃　（芽胞）	468
B. subtilis	360
〃　（芽胞）	554
Mycobacterium tuberculosis	250
酵母	
Saccharomyces sake	326
Sacch. cerevisiae	314
Zygosaccharomyces barkeri	351
Willia anomala	630
Pichia miyagi	640
カビ	
Penicillium roqueforti	440
Pen. expansum	370
Pen. digitatum	1,470
Aspergillus niger	4,400
Asp. flavus	2,000
Asp. glaucus	1,470
Rhizopus nigricans	3,700
Mucor racemosus	570
Oospora lactis	170

*D99.9：培地上の微生物を99.9%死滅させるのに必要な殺菌線量（μW/min./cm^2）
出典　柴崎勲『食品殺菌工学』光琳書院, p.287, 1967年。

表 4-24　各種の菌を99.9%殺すのに必要な紫外線殺菌線量

菌種	菌を殺す必要殺菌線量($\mu W/sec/cm^2$)	菌種	菌を殺す必要殺菌線量($\mu W/sec/cm^2$)
大腸菌	5,400	酵母菌類	40,000
結核菌	15,000	カビ(黄緑色胞子)	351,000
枯草菌(胞子)	33,240	カビ(黒色胞子)	396,000

出典　千代田工販，紫外線流水殺菌装置 "ステリトロン" 説明書

(ii)　オゾン殺菌

表 4-25　各種微生物に対するオゾンの殺菌効果

微生物の種類	濃度 (ppm)	pH	温度 (℃)	持続時間 (分)	殺菌率 (%)
S. aureus	0.5		25	15秒	死滅
S. typhimurium	0.5		25	15秒	死滅
E. coli	0.5		25	15秒	死滅
S. flexneri	0.5		25	15秒	死滅
B. cereus	2.29		28	5	死滅
B. megaterium	2.29		28	5	死滅
B. macerans	2.0	6.5	25	1.7	99.9
B. stearothermohoilus	3.5	6.5	25	9	99.9
C. perfringens	0.25	6.0	24	15	死滅
PA 3679	5.0	3.5	25	9	99.9
C. botulinum 62A	6.0	6.5	25	2	99.9
C. botulinum 213B	5.0	6.5	25	2	99.0

Ito 及び Seeger : *J. Food Protection*, 43, 484-487 (1980)

表 4-26　10分間，5℃において，微生物の99%を殺すか，不活性化するに要する殺菌剤の濃度 (mg/*l*)

	腸内バクテリア	アメーバ	ウイルス	芽胞バクテリア
オゾン	0.001	1.0	0.01	0.20
HOCl　Cl_2 として	0.02	10	～0.40	10
OCl　Cl_2 として	2	1,000	>20	<1,000
NH_4Cl　Cl_2 として	5	20	100	400
遊離 Cl　pH 7.5	0.04	20	0.8	20
遊離 Cl　pH 8	0.1	50	2	50

出典　Lovndes, M.R.（石野紀元訳）"Ozone for water and effluent treatment",『水処理技術』33(9)，p.73，1972年。

第5章

清涼飲料水の一般的衛生管理

5.1 清涼飲料水工場の営業許可を対象とした衛生管理

5.1.1 「一般的衛生管理」という用語

「一般的衛生管理」という言葉は法規で定義された用語ではない。法規関連の文書にみられるのは，1996年（平成8年），当時の厚生省課長通知「総合衛生管理製造過程の承認とHACCPシステムについて」第6の「一般的な衛生管理事項」である。つまり，この趣旨からすると基本的に一般的衛生管理といった場合は，総合衛生管理製造過程あるいはHACCPシステムが対象であって，その前提条件として欠くことのできない一般的衛生管理プログラム（prerequisite program）を指すことになる。その詳細については，第3章 **3.2** を参照されたい。なお，本書で「PRP管理」あるいは「PRP」という場合は，このような管理を意味する。

しかし，総合衛生管理製造過程の承認制度は任意であって強制されるものではないから，清涼飲料水工場の多くがこの制度の承認申請をせずに衛生管理を行っている。この衛生管理も「一般的衛生管理」といわれることがあって，用語のうえで混乱を起こす。危害分析とCCPの管理というHACCPシステムの基本的な考え方を除けば，実際には，この2つの「一般的衛生管理」で行う衛生管理作業にそれほど差があるわけではない。どのようなプログラムであろうと，清涼飲料水の製品の安全性を確保するのは清涼飲料水工場の目的でもあり，また責務でもあるからである。

ただ，総合衛生管理製造過程の承認制度を利用していないからといって勝手に衛生管理を行っていいということではない。清涼飲料水製造業は食品衛生法によって都道府県による営業許可を受けることが義務づけられていて，その許可を受けるための衛生管理の基準が定められている。これが，いわば総合衛生管理製造過程を対象としない"通常の"一般的衛生管理とも

いえるだろう。

5.1.2 施設基準と当初の管理運営基準準則

　食品衛生法第51条は「公衆衛生に与える影響が著しい営業」について，都道府県が条例により，法規で規定する"施設"について公衆衛生の見地から業種別に必要な基準を定めなければならないと規定している。清涼飲料水製造業も政令によって指定されているので，各都道府県が定める施設基準を守らなければならない。これがいわゆる営業許可を受けるための「施設基準」であり，この基準を定めるのは都道府県の義務になっている。

　一方，食品衛生法第50条第2項では「営業の施設の内外の清潔保持，ねずみ，昆虫等の駆除その他公衆衛生上講ずべき措置に関し」都道府県が条例で必要な基準を定めることができる，と規定している。これが以前いわれていた「管理運営基準」を定めた条項であるが，この規定は任意となっている。しかし現実にはすべての都道府県が条例でこれを定めているうえ，第50条第3項では，この基準が定められれば，営業者はそれを遵守することが義務づけられているので，事実上管理運営基準は義務化されているのと同じである。ただ，都道府県で設定する管理運営基準がまちまちでも問題があるということで，これまでは"条例で定める場合の技術的助言"として統一的な指針である「管理運営基準準則」が示されていた。その準則は，昭和47年11月6日環食第516号厚生省環境衛生局長通知「食品衛生法の一部を改正する法律等の施行について」のなかの「別記(1)」にある。

　しかし，その後の食品安全行政の改変に伴い，いわゆる通常の一般的衛生管理についてもより厳しい基準が必要であるとして，管理運営基準準則にも大幅な改正が行われた。それを次項に解説する。

5.1.3 食品等事業者が実施すべき管理運営基準に関する指針（ガイドライン）の内容

　平成16年2月27日，厚生労働省食品安全部長は「食品等事業者が実施すべき管理運営基準に関する指針（ガイドライン）について」（以下，「指針」）（食安発第0227012号）という通知を出した。その内容は，平成15年の食品衛生法改正を契機として，それまでの管理運営基準準則を全面的に見直し，新たに標記の指針を策定したというものである。この見直しについて参考とされたのがコーデックス委員会の示している「食品衛生の一般原則 CAC/RCP 1-1969, Rev.3-1997, Amd.1999」（現在は CAC/RCP 1-1969, Rev.4-2003）である。

指針で強調している基準を簡単にまとめると，以下のとおりである．

(i) 食用に供する農林水産物の採取について衛生管理が規定されたこと．これはHACCPシステムにおける一次生産管理を規定するもので，受け入れる原材料の履歴および受入れ管理を規定したことになる．

(ii) 食品取扱い施設の衛生管理で「一般事項」が追加されたこと．このなかで機械器具等の清掃・洗浄および消毒についての手順書の作成を規定している．同時にそれらの方法の評価と適正な受注管理も規定している．

(iii) 「そ族及び昆虫対策」という項を設けて詳しく規定したこと．それまでは施設管理のなかの1項目であった．

(iv) 「廃棄物及び排水の取扱い」という項を設けて詳しく規定したこと．これまでは「給水と汚物処理」の規定であった．

(v) 受け入れてはならない原材料の条件を明示したこと

(vi) 「食品等の取扱い」のなかで，追加された規定は以下のとおりである：
  (a) 食品衛生に特に影響ある工程の管理を規定したこと
  (b) 食品間の相互汚染を防止する規定を設けたこと
  (c) 原材料の先入れ先出しを規定したこと
  (d) 器具，容器包装の規定を設けたこと
  (e) 製造・加工における詳細な注意事項を設けたこと

(vii) 「使用水等の管理」という項を設けて詳しく規定したこと．このなかには氷，水の再利用の規定もある．

(viii) 食品衛生責任者の規定が強化されたこと．特に営業者に対する意見具申の努力義務および営業者がその意見を尊重することが規定された．

(ix) 「記録の作成及び保存」という項が新たに設けられたこと．仕入れ，加工，出荷に関する記録と保存の努力義務，賞味期限等の設定，公的機関への記録の提出，製品検査の記録と保管の努力義務が規定されている．

(x) 「回収・廃棄」という項が新たに設けられたこと．体制・報告の整備，回収製品の措置，保管，情報公表の考慮などが規定されている．

(xi) 食品取扱者等の衛生管理がより明確に規定されたこと

(xii) 食品取扱者等の衛生教育の規定が強化されたこと

(xiii) 「運搬」「販売」について新たな項目が設けられたこと

これらはいずれもHACCPシステムの適用範囲である一次生産から消費者まで，いわゆる「農場から食卓まで」の範囲であり，このシステムの考え方が多く考慮されたことを示している．

このように指針はこれまでの準則からみると大幅にその内容を強化している．いうまでもな

くこの指針は各都道府県が条例を設ける場合の指針であるから，内容そのものが直接規制となるのではないが，おそらく多くの都道府県ではこれに沿った，あるいはむしろもう少し厳しい内容で現在の条例を改正すると思われる。清涼飲料水工場ではその地域の条例を十分知ったうえで衛生管理を行う必要がある。

　なお，2014年（平成26年）5月に本指針は大きく改正され，従来の基準に加え，HACCPを用いて衛生管理を行う場合の基準が盛り込まれた。これは，世界各国がHACCPを義務化している流れに沿ったものである。

　改正後の指針は，「Ⅰ　危害分析・重要管理点方式を用いる場合の基準」（新基準）と「Ⅱ　危害分析・重要管理点方式を用いずに衛生管理を行う場合の基準」（従来の基準）の2通りとなり，食品事業者は，どちらの基準を用いるかを選択できるようになった。(Ⅰ)の基準では，従来の(Ⅱ)の基準に加え，HACCPの12手順が具体的に盛り込まれている（巻末の「指針」参照）。

　これにより，食品衛生法の中に，従来の総合衛生管理製造過程以外に，普及型HACCPとして，HACCPが取り入れられたことになり，日本におけるHACCP普及にはずみがつくと考えられる。

5.2 一般的衛生管理の基礎

　第3章で一般的衛生管理はHACCPシステムによる衛生管理の前提として，欠くべからざる衛生管理であることを説明したが，その一般的衛生管理のベースとなり，一般的衛生管理を遂行するうえでの基本となるのが5S（整理，整頓など）とSSOP（衛生標準作業手順書）である。衛生管理を含めて，職場で職務を間違いなく確実に，かつ効率的に遂行するうえで重要な，この2つのことについて述べる。

5.2.1　5Sについて

5.2.1.1　5Sとは何か
　5Sとは整理(Seiri)，整頓(Seiton)，清掃(Seisou)，清潔(Seiketsu)，躾／習慣(Shitsuke／shūkan)の頭のSを取ったもので，それぞれ下記のように定義されている。
- 整理：基準に照らして要るものと要らないものとに分け，要らないものを捨てること。
- 整頓：必要なものが必要なときに必要なだけ，すぐ取りだせるようにしておくこと。
- 清掃：掃除をして埃，塵，ゴミ等を取り除き，その場や周囲をきれいな状態にすること。
- 清潔：整理，整頓，清掃を徹底し，汚れが無く，衛生的できれいな状態を維持すること。
- 躾／習慣：習慣化ともいわれるが，決められたルールを，決められたとおりに守ることを習慣づけること。

5.2.1.2 5Sの必要性

　食品工場に限らずどんな職場でも整理整頓はあたりまえのことであり，また清掃し清潔な状態を保つこともあたりまえのことである。職場の安全と品質の確保の決め手が5Sであり，職場で発生するトラブルやミスの原因のほとんどは5Sの不徹底に行き着くといわれている。5Sを徹底することによって，

① ケアレスミスや危険か所が少なくなることによるケガの防止
② 設備等の微欠陥が明らかになることによるトラブルの予防
③ ケアレスミスによる品質不良やヒトと設備の微欠陥による慢性的な品質不良の削減
④ 物を探すのに時間をかけたり，間違えたりすることがなくなり，動きに無駄がなくなって仕事が効率的になり，経費節減や納期確保に役立つ。
⑤ 職場のマネジメント効果がある。すなわち，基本的なことを大切にする風土，企業文化が醸成され，管理力の向上につながる。

といったことに加えて，食品工場では，

⑥ 食品への微生物汚染や異物混入の防止，そ族や昆虫類の防除等の食品衛生確保のベースになる。

という重要な意義がある。

5.2.1.3 5Sを徹底し，定着させるための留意点

　5Sの効果がわかっていながら，このあたりまえのことをあたりまえに実行することが，実は簡単なことではなく，かけ声だけの漫然とした職場環境のなかではなかなか徹底できず定着もしない。

　5Sを徹底し，定着させるためには，

① 5Sを実施する意義と目的を明確にし，具体的な目標を設定して従業員への啓蒙と意識づけをし，納得を得る。5S先進工場の見学も有効である。
② 作業が終わったら元のきれいな状態に戻すといった，まずは身の周りを片づけることから始める。
③ 職場に合った共通のルールや実施方法等を定めて標準化し，実行管理するしくみをつくる。
④ 管理監督者，リーダー，一般従業員等各層への教育訓練を実施する。
⑤ Plan・Do・Check・Actionのサイクルを回し，5Sのノウハウを蓄積しつつ，工夫改善を進め，ステップアップしていく。
⑥ 従業員の意識が変わり，5Sが定着したと思われても，引き続き実行管理するシステムを働かせ，機会をつくって教育・訓練を継続する。

　5Sすら徹底できない職場に，最新の管理手法を取り入れてもうまくいくはずがないといっても過言ではない。まずは基礎固めをしっかり行うことが大切である。

5.2.1.4　5S実施にあたっての具体的なポイント
(ⅰ)　整理
　(a)　整理の基準をつくり，必要なものと不要なものに分ける。
　(b)　ルールに従って不要なものは捨てる。
　　書類等で全く使用しないものや所定の保管期間を過ぎたもの，設備や治工具で，かつては使っていたが今はもう使う見込みのないもの，故障して使えず修理する予定もないもの，基準や規格以上に磨耗してしまったものなど。
- 整理するための場所を確保する。
- 要・不要に分け，捨てるための基準やルール，実行を助けるツールが必要である。
- 定期的に実施する。
- 余分なストックは削減し，兼用できるものは兼用し，個人的資料等を抱えず，できるだけ共有する。
- 仕事に必要な分量だけを常備する。
- 捨てるか否かを迷ったら捨てる。

(ⅱ)　整頓
　(a)　出し入れしやすいような置き場所を決めて置き場名を表示し，置き場責任者を決め，周知徹底する。
- よく使う場所の近くに置く。
- 壁の隙間，柱周り，設備の裏側，作業台の下などに物を置かない。
- 床に物をじか置きしない。
- 棚やキャビネットの上に物を置かない。
- 消火器は出入り口の近くに置き，消火器，消火栓，消火ホース等の前に物を置かない。
- ヒトが通るよりやや広めの安全通路を確保し，通路上には物を置かない。

　(b)　置き方を工夫する。
- 取り出しやすく，戻しやすい置き方を工夫する。
- 倒れやすいものに倒れ止め，転がりやすいものに歯止めを置く。
- 重いもの，大きいものは下におく。
- 危険なもの，有害なものは区分して明示する。
- 工具は種類，サイズ別に，品名を明示し，工具の影絵を書いておく。
- 消火器の握り手は壁に平行に置く。

　(c)　何が置いてあるか表示する。
- 「取る」「戻す」が楽にできるように，一目でわかるよう表示方法を工夫する。
- スイッチボックスやバルブには用途表示をし，通常使用しないスイッチボタンで，誤操作すると危険なものには，カバーをする。特に修理中に，表示を忘れないようにする。

●消火器は，遠くから見えるよう大きく表示する。
(d) 留意点
●間に合わせのチョイ置きは禁止。所定の場所に片づけ，修理または処分する。
●所定の場所に置いてないもの等に気づいたら，すぐに係に連絡するか，片づける。
●表示ラベル，看板，定位置マーク，区画線，色違いの識別テープなどのツールを工夫し活用する。

(iii) 清掃
(a) 「はたく」「拭く」「掃く」を細部まで根気よく繰り返す。
●清掃基準（場所，担当者，方法，清掃レベル，頻度と所要時間等）を明確にする。
●自分の持ち場に責任をもつ。
●チェックリストなどにより，清掃の実施を確認する。
●棚の上，設備の裏・内側，部屋の隅など目の届かない場所を特に丁寧に清掃する。
●清掃は上から下へ，裏から表へ。
●清掃困難な場所は改善する。
●ゴミや汚れの発生源を改善する。

(b) 清掃することの利点
●微生物の増殖や昆虫類の発生，そ族の営巣を防止できる。
　特に食品工場では製造部＝清掃部でなければならないといわれている。
●細部まで丁寧に清掃をすることは点検することにつながり，設備の不具合，微欠陥などを早く発見でき，補修することにより，故障や事故を未然に防止できる。
●見た目もきれいで気持ちよく働くことができ，かつ自分の使っているものをきめ細かく管理して，最高の状態に維持できる。

(iv) 清潔
　整理，整頓，清掃の3Sを維持し，清潔な状態を維持するためには，
●3S実施のためのルールをきちんとつくり，標準化する。
●だれもが簡単にチェックできる方法を工夫して管理できるようにし，3Sの乱れを早くキャッチして，歯止めがかかるようにする。
●自分自身を清潔にすることがまず第一。

(v) 躾／習慣
　躾は習慣づけることであり，整理，整頓，清掃，清潔の4S実行のベースになるもので，4Sのルールの実行に必要不可欠である。何度も繰り返し実行し，それをしないと落ち着かないとか，さらには無意識に実行するようになれば，習慣づいたといえる。
＜習慣づけるためのキーポイント＞
●5Sの意義や目的が明確で，従業員に理解と納得を得られていること。

- 目標（あるべき姿）が明示されていること。
- ルールが明確で，かつ守れるルールであり，従業員に理解され，納得されていること。
- 上司が率先垂範すること。
- 組織全体で例外なく取り組むこと。

5.2.2　SSOP について

5.2.2.1　SSOP とは何か

　SSOP（衛生標準作業手順書）とは Sanitation Standard Operating Procedure の頭文字をとったもので，日常的な施設設備の保守，食品の取扱い，製造・加工などで衛生管理に関する作業について，作業担当者，作業の内容，手順，頻度，点検や記録の方法などを定めたものである。食品営業者は一定水準の衛生管理を維持していくために，組織の役割や仕事のやり方をはっきりと決めておき，この取り決めに従えば，だれもがその役割を果たせるようにしておかなければならない。

5.2.2.2　SSOP の内容の要件

　SSOP では，それぞれの衛生活動について，いつ(When)，どこで(Where)，だれが(Who)，何を(What)，何のために(Why)，どのようにして(How) 行うのかといった，5W1Hを内容に織り込んで，無駄，むらや抜けがないように内容や手順などを定める。

(i) 目的にかなった作業内容であること

　例えば，配管のバルブの手洗いをする場合，その SSOP どおりに行えば完全に汚染が防げるようになっていること。

(ii) 具体的で，かつ誤解のないこと

　例えば，消毒剤を使う指示の場合，単に「塩素系消毒剤を○％になるようにバケツに溶かし」というような記述ではなく，「塩素系消毒剤（商品名）を備え付けのカップで○杯取り，消毒剤用と書いてある赤い色のバケツに入れ，中の線まで水を入れて溶かす」というように具体的に記述する。

(iii) 作業員が実際にできないことや判断を要することは記載しない。

　例えば，「（60 kg）の原料を棚に上げ」というように肉体的に無理な指定をしない。また「床が汚れたと思われたときは……」ではなく「床に原液をこぼしたときは直ちに清掃する」と条件を明確にする。

(iv) 科学的，技術的裏づけがあること

　例えば，上記(ii)の場合，その濃度で対象微生物の消毒を行えることが科学的に確かめられ

ていること。
(v) 見ればだれもが遵守できること

例えば，職場の違う作業員であっても，SSOPをみれば作業ができるような手順も含めて記述する。
(vi) 現場の意見を取り入れて，現場の実情にあっていること

机の上だけで作成するのではなく，実際に作業を行っている現場の意見を取り入れ，使いやすいように作成する。当然のことながら，衛生管理の目的を逸脱していないことが前提である。
(vii) 見やすくて，わかりやすく，使いやすいこと

箇条書き，表や図，写真等を活用して簡潔に記述する。

5.2.2.3 SSOPで決めておくこと
(i) そのSSOPの適用範囲
(ii) 洗浄・殺菌などに使う洗剤，殺菌剤の名称と使用濃度，温度の指定
(iii) 使用する設備，機械器具
(iv) 作業方法，条件，作業上の注意事項
(v) 作業する時刻，時間，頻度
(vi) 作業の管理項目と点検項目
(vii) 異常や問題があったときの措置方法，連絡先
(viii) 作業内容の記録方法
(ix) 点検結果および異常時等の措置の内容の記録方法
(x) 担当する一般的衛生管理に問題があった場合，報告や修正する方法の規定

5.2.2.4 SSOP実施にあたって
(i) 決められた手順で確実に作業を実施する。
(ii) 実施した作業は決められた方法で記録する。
(iii) 作業した結果を点検し，その結果を記録する。
(iv) 作業の手順などに問題がある場合は，管理責任者の合意のうえでこれを改め，文書を訂正し，訂正理由，訂正年月日を記録し，訂正者および管理責任者はサイン，または捺印する。

5.2.2.5 SSOPの例

表5-1および表5-2にSSOPの例として，「原材料受入れ作業」と「そ族昆虫類の防除」のSSOPの一部を示す。

5.2.2.6　一般的衛生管理プログラムでのSSOPの役割

　SSOPというのは，一般的衛生管理プログラム（PRP）を実施するそれぞれの作業の「指示書」といえる。これは簡潔に書かれ，誤解のないようにしてあるので，細かい作業はさらにそれぞれのSSOPに従わなければならない場合がある。表5-1および表5-2の例でいえば，官能検査が「官能検査手順書（検官12）」という別のSSOPに従うよう指定している。

　このように，1つの作業を行うときに作業員が迷うことのないように指示し，別の作業を行うときはどのSSOPを見ればよいかを示し，一般的衛生管理プログラム（PRP）の実施をいわばネットワークで軌道に乗せるための文書がSSOPであるといえる。

表5-1　SSOPの例：原材料受入れ作業

受入れ係	原材料受入れ検査作業標準	1A-1
衛生作業標準		標-002

1　適用

　　この標準は，○○○東京工場における原材料の受入れ・検査作業に適用する。

2　目的

　　異物が混入した原材料や微生物汚染のある原材料の受入れを防止するために，受入れ時に確認する項目を明確にすること

3　管理体制

　　原材料の受入れ検査作業責任者：中味製造課長
　　原材料の受入れ検査作業担当者：調合作業担当者
　　原材料の納入作業計画担当者：需給計画担当者

4　原材料納入計画の作成

　　原材料の検査作業は，需給計画担当者が作成する原材料受入計画表をもとに行う。
　　関連資料：原材料納入計画書

作成（　　　　）	関連部署（　　　　　　　　）	決定（　　　　　　）

改定年月日	実施	廃止	改定年月日	実施	廃止

関連文書	
配布先	

受入れ係	原材料受入れ検査作業標準	1A-2
衛生作業標準		標-002

5　作業内容と頻度・方法

　ア　検査項目

　　　外観検査・表示事項確認・製造ロット確認・官能検査

　イ　検査頻度

　　　原材料納入ごと

　ウ　検査方法

　　　A　外観検査　検査作業手順書（原検03に従う）

　　　B　官能検査　官能検査手順書（検官12に従う）

6　結果と異常時の処置

　ア　異常がないことが確認できた原材料は，指定保管場所に保管する。

　イ　異常があった場合には，中味班長および中味製造課長に連絡する。

　ウ　異常な原材料は，返品または廃棄とする。

　　　その後，原材料納入業者に対して適切な指導を実施する。

7　検査の記録

　　以下の記録を3年間保存すること

　ア　原材料受入検査表

　イ　異常時の処理記録

以上

表5-2　SSOPの例：そ族昆虫類の防除

	そ族昆虫類の防除		
原則	1．目的：・そ族昆虫類による食品の異物混入および微生物汚染を防止すること ・ねずみ，ゴキブリ等の衛生害虫の侵入・生息数ゼロを目標とした維持管理および改善活動を行うこと 2．実施事項： ①　防除設備の保守管理 ②　そ族昆虫類のモニタリングおよび駆除 ③　施設設備の改善活動	文書 No.	
		改訂版数	
		承認者	
		審査者	
		作成日	
		作成部門	
		作成者	
1．防除設備の保守管理 すべての防そ防虫設備が，その機能を維持するための保守管理活動を行う。			
1．1　責任者 　　　工場長 1．2　実施者 　　　工務課 1．3　実施対象 　　　工場内のすべての防そ防虫設備 1．4　実施内容 　　　a．保守管理の方法 　　　　・「施設設備の衛生管理」に含め実施する。 　　　　・害虫防除業者に委託することができる。 　　　　・保守管理は次の2つの方法で行う。 　　　　　①　定期点検および補修 　　　　　　・防除設備リストによるチェック・リストを作成する。 　　　　　　・チェック・リストに従い，年4回以上点検を行う。 　　　　　　・問題が発見された設備は速やかに補修を行う。 　　　　　②　定期メンテナンス 　　　　　　・定期的なメンテナンスが必要な設備のリストを作成する。 　　　　　　・設備メーカーの取扱説明書に準じてメンテナンスを行う。			

出典　イカリ消毒株式会社作成を便宜上一部変更。

そ族昆虫類の防除		
1．防除設備の維持管理	文書 No.	
	改訂版数	

　　　　b．防そ防虫設備

　　　　　防除設備とは，次の3種の設備を対象とする。

　　　　・侵入防止設備：前室の扉（自動ドア，シートシャッター），網戸，換気扇の防虫網，ほか

　　　　・誘引防止設備：防虫ランプ，誘引防止フィルム，ほか

　　　　・捕獲・忌避装置：クリンエコライン，オプトクリン，超音波防そ器，ほか

1．5　関連参照文書

　　・各設備の取扱説明書

　　・防除設備点検チェックリスト

　　・防除設備メンテナンス計画表

　　・防除設備補修依頼業者一覧

1．6　実施記録

　　・防除設備定期点検記録（防除設備点検チェックリスト）

　　・防除設備補修記録（同上）

　　・メンテナンス実施記録

5.3 一般的衛生管理の実際

5.3.1 施設設備の衛生管理

5.3.1.1 工場施設環境の衛生管理

工場施設・環境の衛生管理は周辺施設への環境配慮でもある。

① 敷地は水たまりが生じないように，また塵埃が発生しにくいように整地されている。
② 廃棄物集積場，排水処理施設から虫，悪臭，汚液の発生がないよう清掃管理されている。
③ 敷地内の排水溝および暗渠は，虫が発生しにくい構造である。
④ 緑地帯の除草，剪定を定期的に行っている。

5.3.1.2 施設設備の衛生管理

(i) 建物施設の衛生管理

　(a) 床面

　　● 汚れや破損がない。
　　● 水，油，粉体などで滑りやすいか所が放置されていない。
　　● 清掃は特に壁際，機器下部にも行き届いている。

　(b) 排水溝

　　● 汚物，ごみ，虫などの障害物がなく，水はけがよい。
　　● 蓋は取り外しができ，清潔である。
　　● 排水溝，排水枡，排水トラップ，目皿は清掃され，清潔である。

　(c) 壁・天井

●すす，くもの巣，カビ，埃，汚れが付着していない。
●塗装が剥がれていない。
●穴，ひび割れがない。
●保温帯，照明，ダクトなど天井部分に埃が積もっていない。

(d) 窓
●ガラス，防虫網の汚れ，破損がない。
●窓枠，桟の上が埃で汚れていない。
●普段開閉しない窓は，埃，虫が入らないようシールされている。

(e) 換気扇
●埃，くもの巣，油で汚れていない。
●シャッターの開閉が正常に作動する。
●防虫網，フードが汚れていない。

(f) 扉・ドア
●ガラスの汚れ，破損がない。
●ゆがみ，隙間がない。
●ドアチェッカー，止め金，シャッターが正常に作動している。

(g) エアシャワー室
●室内外が清掃され，汚れがない。
●フィルターが定期的に点検，交換されている。
●ドアの開閉が正常で，隙間がない。

(ⅱ) 施設のゾーニングによる衛生管理

(a) 二次汚染による異物混入，細菌汚染の主要な原因は，作業者の動き，原料・製品の流れ，資材の搬送，工程間の空気の流れ等が交錯して引き起こす「交差汚染」によるものが多い。二次汚染防止策の1つとして，工程に適した環境を定めて作業域を区画化（ゾーニング）することがある。一般的に清浄度別に作業区域（ゾーン）を構成する。

(b) 清涼飲料水製造工場を対象とした清浄度の規格はないが，飲料製造の工程と製品特性を勘案して企業独自の清浄度基準を定め，ゾーニングを行う必要がある。一般的な清浄度の規格としては，NASA，JISなどがあるが，食品衛生法で定める「弁当及びそうざいの衛生規範」（昭和54年6月29日環食第161号）による清浄度を参考までに下記に掲げる。

```
弁当及びそうざいの衛生規範に示す清浄度規格
 （ペトリザラ5分間解放後，培養したペトリザラ1枚あたりの菌数）
●汚染作業区域　　：落下細菌数　　100個以下
●準清潔作業区域：落下細菌数　　50個以下
●清潔作業区域　　：落下細菌数　　30個以下　　落下真菌数　　10個以下
```

(iii) 設備機器類の衛生管理
  (a) 配管
    ●配管の汚れ,埃の堆積,破損がない。
    ●配管から蒸気,水,ガス,エアの漏れがない。
    ●配管またはバルブに流体名,流れ方向の表示,識別がされている。
  (b) 配線
    ●配線用のパイプ,ダクト,ラック等に破損,汚れ,埃等がない。
    ●被覆に破損,劣化がない。
    ●水に濡れる可能性のあるか所は,防水処置がなされている。
  (c) 制御盤・操作盤
    ●制御盤・操作盤・スイッチ等の汚れ,埃等が堆積していない。
    ●制御盤・操作盤の上,中には物が置かれていない。
    ●用途名,スイッチ名が表示されている。
  (d) 機械装置
    ●油,埃等で汚れていない。
    ●錆やペンキの剥離がない。
    ●機器の給油口が汚れていない。
    ●計器類は正常値を示す範囲が表示されている。
    ●異常な振動,発音,発熱がない。
    ●保守点検管理が実施されている。
  (e) 空調装置(パッケージエアコン)
    ●機器,ダクト周りが汚れていない。
    ●清掃計画,フィルター交換が実施されている。
    ●周辺に物が接近して置かれていない。
    ●室内に温湿度計を設置し,記録されている。
  (f) 照明設備
    ●蛍光灯,非常灯が切れていない。
    ●照明器具が清掃され,汚れていない。
    ●使用していない灯具・配線は撤去され,整理されている。
    ●スイッチ名が表示され,スイッチ周辺が汚れていない。
    ●工場で定めた所定照明基準を満たしている。
  (g) 工具
    ●工具類は常に清潔である。
    ●工具は,工具整理板の所定位置に,あるいは工具箱に格納する。

●作業終了時に，工具数を確認し，記録する。
(iv) 従業員用施設の衛生管理
　(a) 手洗い設備
　　●給水栓は直接製品と接触する部署では手を用いず操作できる構造である。
　　●石鹸，ブラシ，温風乾燥機（またはペーパータオル）が備えられている。
　　●直接製品と接触する部署では，有効殺菌濃度が維持されている殺菌液を備える。
　(b) 便所
　　●水洗式で出入り口の扉は自開閉式である。
　　●専用の履物が備えられている。
　　●清掃しやすいよう整理，整頓されている。
　　●手洗い設備は前項と同じ。
　(c) 更衣室
　　●個人それぞれが作業時に使用する衣服，靴，帽子等が収納できる設備を有する。
　　●バイオクリーンルーム用更衣室は，近接した場所に設置する。
　　●清掃しやすいよう整理，整頓されている。
　　●乾燥状態に保持されている。
(v) 原材料，製品保管施設の衛生管理
　(a) 原材料は，臭いが付着しているあるいは臭いが発生するものと同一保管しない。
　(b) 庫内では排気ガス，臭気，ダスト等の発生を極力抑え，換気を十分に行う。
　(c) 庫内の防虫・防そ，清潔維持管理を徹底する。
　(d) 冷蔵・冷凍庫の温度は，所定温度に維持管理する。

5.3.2　従業員の衛生教育

5.3.2.1　基本教育

(i) 衛生意識

　安全な清涼飲料水を安定して製造していくためには，食品を扱う関係者全員がしっかりとした衛生意識をもち，食品の汚染と劣化を防ぐ役割と責務を知っていなければならない。自分が何をしなければならないか，何をしてはいけないかの知識と，それを実現できる技能，それを確実に実行する意思（やる気＝確固とした衛生意識）が必要であり，これを達成するための教育訓練が必要である。衛生教育は計画的に繰り返し行う集合教育のほか，日頃の作業のなかでOJT（職場内教育訓練）の1つとして繰り返し行う。5Sの励行や衛生ルールの遵守は指導を繰り返し，定着を図ることが肝要である。

(ii) 微生物教育の必要性

　清涼飲料水を汚染し劣化させる最も危険な危害原因物質の1つが微生物で，一般的衛生管理遂行上の主要なターゲットになる。微生物は土壌中，空気中，塵埃中，水中，人や動物の皮膚，植物の表皮，動物の消化管，清涼飲料水製造設備内に広く存在し，原材料や製造工程を通じて清涼飲料水を汚染する可能性がある。したがって，清涼飲料水の製造に従事する関係者は微生物について，その種類，微生物が及ぼす危害の内容，微生物の性状（増殖の方法や速度，温度・pH・空気・水分等が微生物に及ぼす影響等），微生物汚染防止策や制御等について職務に応じて必要な知識と技能をもたなければならず，そのための教育が不可欠である。清涼飲料水の微生物制御については第4章で詳細に述べられているので参照されたい。

5.3.2.2　教育訓練計画

　従業員の衛生意識を高め，必要な食品衛生の知識と技能を身につけさせるための教育訓練計画を作成する。

　教育訓練計画は，教育訓練の目的，内容，教材，講師（集合教育等の場合），指導担当者（OJTの場合），対象者，スケジュール等を文書化して実施し，実施結果を記録し保管しておく。また個々の従業員ごとに，これまでのキャリアと今後の育成計画を勘案した教育訓練計画を作成し，実施した内容と結果を記録し保管しておく。

(i) 教育訓練形式の例

　(a) 集合教育（Off-JT）：何人かを集めて会議室等で現場を離れて行う教育

　　● 全員が知っておくべき食品衛生についての一般的知識の習得，工場方針，考え方，ルールの周知徹底等全部門共通の教育訓練

　　　・対象者を階層に分けて，そのレベルに応じた内容について行う。

　　　・階層は，例えばパートタイマー，新入社員，初級，中級，上級，役職者等で実態に合わせ効果的なグループ分けを行う。目的や内容によっては階層に分けずに行うほうがよい場合もある。

　　● 部門別の専門的な教育訓練

　　● 集合教育実施にあたっての注意事項

　　　・テーマを限定し，何回かに分けて行う（一度に詰め込みすぎても頭に残らない）。

　　　・講習時間はせいぜい1時間程度とする。

　　　・身近な題材や実例を活用し興味をもたせる。例えば受講者たちの現場の事例や写真，有害昆虫の実物や写真，平板培地で培養した微生物等視聴覚教材の活用，他社を含めた食品の衛生事故の実例等である。

　(b) 現場教育（OJT）：現場での日常作業を通して行う教育訓練

　　● 現場での技能訓練や現場に密着した技術，知識の習得を目的として行う。

　　　　・5Sの徹底や衛生に関するルールの遵守についての指導も大切である。
　　●指導担当者に対する「仕事の教え方」の教育も有効である。
　(c)　朝礼や職場ミーティング，小集団活動，勉強会等を活用する。
　(d)　外部のセミナーや講習会の受講，通信教育の受講，教育ビデオ（市販またはリース）を活用する。
(ⅱ)　教育訓練の内容(例)
　(a)　食品衛生および清涼飲料水に関する一般的知識
　　●工場における衛生管理，安全性確保等に関する基本的考え方，方針
　　●清涼飲料水およびその製造についての概論
　　●食品衛生法規：食品衛生法，都道府県条例等の要点
　　●従業員の衛生に関する基本事項：健康管理，衛生的習慣，手洗いの励行，5S等
　　●微生物概論：微生物の種類，性状，汚染と増殖の防止方法等
　　●施設設備の衛生管理と保守点検
　　●そ族，昆虫類等の防除
　　●使用水，排水，廃棄物の衛生管理
　　●清涼飲料水の衛生的な取扱いの概要
　　●清涼飲料水の衛生・品質事故の概要と防止対策（自社の例，他社の例）
　　●HACCPに基づく衛生教育
　(b)　部門別の専門的な教育訓練
　　●各現場における清涼飲料水等の衛生的な取扱い，衛生慣行，記録方法，文書管理等についての実地訓練
　　●各現場における清涼飲料水の製造加工に使用する機械器具の原理理解と適正な操作技術，保守点検技術の実地訓練
　　●施設設備，機械器具の効果的な洗浄殺菌方法および洗浄剤や殺菌剤の原理と扱ううえでの留意点の理解，ならびに洗浄殺菌装置の操作，結果の確認等の技術の習得
　　●製品等の試験検査担当者の適切な分析技術の習得
　　●製品等の試験検査に用いる機械器具の維持管理技術の習得

5.3.2.3　教育訓練の管理と再教育

　教育訓練の手順が効果的に行われているかを日常的にチェックし，また教育訓練の効果を定期的に評価する必要がある。食品製造加工の監督者・管理者は潜在的な危険を判断し，欠陥を改善するのに必要な行動を常に取ることができるよう食品衛生の原則や実務に必要な知識をもっていなければならない。
　また教育訓練計画は日常的に見直しを行い，必要に応じて更新しなければならない。食品取

扱者が安全で消費者が受容可能な食品の供給を維持するために必要なすべての手順を知っていることを保証するような教育訓練計画でなければならない。

　教育訓練は一度の実施で完了というわけにはいかない。計画的に，継続的に行わなければならない。人間の緊張感の持続は3か月が限度といわれている。一度教えたことも3か月を過ぎれば印象や記憶は薄れる。特に衛生意識の高揚についてはテーマを変え，あるいは同じテーマでも最新情報を入れるなど内容を変えて，朝礼，職場ミーティング，OJT等機会をつくって，繰り返し行いたいものである。

5.3.2.4　微生物とは

　5.3.2.1の(ii)で微生物教育の必要性について述べた。微生物とその制御については第4章に詳しく述べられているが，微生物についてごく初歩的なことについて説明する。

(i)　微生物について

(a)　微生物は大きく，原虫，カビ，酵母，細菌，リケッチア，ウイルスに分けられる。

- 原虫（原生動物）：単細胞の下等動物の総称。分裂・出芽などで増殖。アメーバ，マラリア原虫，クリプトスポリジウムなど。清涼飲料水関連では，水道水によるクリプトスポリジウム感染症が発生している。
- カビ：真菌類の一種で多核の菌糸体をつくって増殖し，糸状菌ともいわれる。菌糸の先端が伸張し，同時に分岐して成長する。菌糸体から分岐した柄の先端に胞子をつくり，この胞子が空中に飛散し，栄養や水分などの適当な環境下で発芽し菌糸体をつくる。
コウジカビなど有用なものがあるが，清涼飲料水の腐敗微生物の1つである。
- 酵母：真菌類に属する単細胞の生物で，大部分は出芽により増殖する。環境が悪化すると子嚢胞子を形成し，好転すると発芽し，栄養型の細胞になって増殖するものもある。酵母の形は，パン酵母やビール酵母などのサッカロミセス属は卵形（5～10μm程度の大きさ）であるが，ほかに長円形，球形，レモン形，ソーセージ形，糸状形などがある。パン酵母，ビール酵母など食品工業に有用なものが多いが，清涼飲料水の腐敗微生物の1つでもある。
- 細菌：分裂によって増殖する単細胞の生物である。

　　細菌は細胞の形で球菌，桿菌，らせん菌に大別される。球菌は配列や集合状態によって，単球菌，双球菌，四連球菌，八連球菌，連鎖状球菌，ブドウ球菌などに分けられる。

　　球菌の大きさは普通直径0.5～1.0μmである。桿菌には短桿菌，長桿菌がある。

　　桿菌の大きさは種類により異なり，1μm以下のものから10μm以上のものもあるが，0.5～1.0×2.0～4.0μm程度のものが多い。らせん菌にも大小，長短がある。

　　細菌のなかにはバチルス属やクロストリジウム属のような桿菌で，細胞中に芽胞をつくるものがある。芽胞は熱やその他の悪条件に強い抵抗性をもつ。

また，細菌類はグラム染色によって，陽性と陰性に分けられる。
　細菌の種類によっては，病原微生物と腐敗微生物の両面で，清涼飲料水に深くかかわっており，カビや酵母とともに，制御すべき主要なターゲットである。
- リケッチア：$0.3～0.6\mu m$ の小桿菌状か球形で，短い連鎖状または繊維状の菌で，特定の節足動物（ノミ，ダニなど）の偏性細胞内寄生菌である。一般に生きた細胞内でしか生育しない。発疹チフスやつつがむし病，Q熱などを引き起こす。
- ウイルス：大きさは $0.020～0.300\mu m$ 程度できわめて小さく，電子顕微鏡でしか見ることができない。細胞に寄生して増殖する病原体で，細胞構造をもたず細菌より小さい。ウイルスは一応原生生物に含められるが，生物と無生物の中間に位置するものである。インフルエンザ，痘そう，小児麻痺，エイズなど広範な病気の原因になっている。食品の関連では，生かきなどの2枚貝等が媒介するノロウイルス（小型球形ウイルス（SRSV）），水が媒介するロタウイルス，魚介類や水等が媒介するA型肝炎ウイルスがある。近年，冬季のノロウイルスによる食中毒が多い。

(b) 清涼飲料水にかかわる危害原因微生物を危害の性質により，食中毒を起こす病原微生物と腐敗微生物に分けることができる。
- 食中毒を起こす病原微生物
    - 感染型病原菌：ヒトの体内で細菌が増殖し，これによって嘔吐，下痢，腹痛などの胃腸炎症状などを引き起こす。
      病原大腸菌，サルモネラ属菌，リステリア，カンピロバクター等
    - 毒素型病原菌：食品中で細菌が増殖中に産生した毒素が体内に摂取されて発病する。
      黄色ブドウ球菌，ボツリヌス菌（クロストリジウム属菌の一種），セレウス菌など
- 腐敗微生物：腐敗細菌（クロストリジウム属菌を含む），酵母，カビ

(c) 細菌の増殖と環境条件
- 細菌の増殖方法と速度
　細菌は環境がよければ2分裂を繰り返して増殖する。1個の細菌が2個に，2個が4個に，4個が8個にといったように倍々で増える。一度分裂した細菌が成長して次に分裂するまでの時間を世代時間とか分裂時間という。分裂時間は細菌の種類や環境条件で変わってくるが，大腸菌などでは約20分で，1時間に3回分裂することになる。すなわち初発菌数が1個であれば20分後に2個，1時間後に8個，5時間後には約3万個（$1\times2^{3\times5}$），その20分後には約6万個，10時間後には約10億7000万個になる。初発菌数が1000個であれば，5時間後に約3000万個，その20分後に約6000万個になる。
　腸炎ビブリオの分裂時間は約10分のこともあるから，大腸菌の2倍の速さで増殖する（初発1個が1時間後に64個，5時間後に10億7000万個（$1\times2^{6\times5}$））。
- 増殖の経過：細菌を液体培地に接種した場合，誘導期，対数期，定常期，死滅期という

経過をたどる。
- 誘導期：接種した直後から盛んな増殖を始めるのではなく，しばらく増殖はみられず準備の期間に当てられる。この期間を誘導期という。
- 対数期：誘導期の後，徐々に分裂が始まり，次いで一斉にすべての細胞が分裂時間で対数的に分裂し，直線的に細菌数が増加する。この時期を対数期という。
- 定常期：対数的に分裂し，細菌数が飛躍的に増加するなかで，栄養分の不足，多数の細菌の代謝産物の蓄積やそれによるpHの変化，細菌相互の生存競争等で増殖環境が悪化して新生菌と死滅していく菌が均衡し生菌数が一定になる。
- 死滅期：さらに生存環境が悪化し，生存細胞は減少していく。

● 栄養

微生物が環境から栄養素を取り込む方法（栄養要求性）は種類によって大きく異なる。炭素の同化方法では，空気中の炭酸ガスを利用し，エネルギー源として光のエネルギーを利用するもの（光合成菌），化学エネルギーを利用するもの（化学合成菌）がある。これらを独立栄養菌，または無機栄養菌という。

炭素源として炭酸ガスを利用できず，有機物を利用するものを従属栄養菌，または有機栄養菌という。窒素源として無機のアンモニアでよいもの，アミノ酸が必要なものがある。その他少量の無機塩類が増殖に不可欠であり，ビタミン類が必要なものもある。

● 水分

動植物と同様，微生物にもまず必要なものは水で，栄養素を細胞に取り入れたり，排泄物を細胞外に出したりするのは水に溶けた状態で行われる。微生物の菌体には80％前後の水分を含んでいる。

食品中の水分には，タンパク質や炭水化物などと結びついた結合水と，自由水がある。微生物が利用できるのは自由水である。全水分中の自由水の割合を表すのに水分活性（a_w）が用いられる。一般的にグラム陰性菌はa_wが0.95以下で，多くのグラム陽性菌は0.91以下で，大部分の酵母は0.87以下で，大部分のカビは0.80以下で増殖は阻止される。すなわち，細菌の増殖には大量の自由水が必要であり，カビはかなり少ない条件でも増殖できる。

● 酸素（空気）

微生物の種類によって，酸素に対する挙動は異なる。
- 好気性菌：増殖に酸素が必要である（カビ，枯草菌（*Bacillus subtilis*）など）。
- 通性嫌気性菌：酸素があってもなくても増殖する（多くの病原菌，乳酸菌，大腸菌など）。
- 偏性嫌気性菌：酸素がないか，あってもごく微量のときだけ増殖できる（ウェルシュ菌，ボツリヌス菌などの多くのクロストリジウム属菌など）。

・微好気性菌：酸素が少し存在するときだけ増殖する（カンピロバクター）。

● pH（水素イオン濃度）

環境のpHは微生物の増殖に大きく影響する。それぞれの微生物には増殖するのに最適なpH（至適pH）がある。一般的に細菌類の至適pHは7.0～8.0付近で，乳酸菌など一部を除き，多くの細菌（特に病原菌）はpH4.0未満では増殖しない。カビ，酵母の至適pHは5.0～6.0で，かなり酸性でも増殖できる。

ミネラルウォーター類，冷凍果実飲料および原料用果汁以外の清涼飲料水は，そのpHによって制御すべき危害原因物質となる微生物の種類が異なるため，食品衛生法による加熱殺菌に対する基準は清涼飲料水のpHによって異なっている（表5-3参照）。

● 温度

環境の温度も微生物の増殖に大きく影響する。それぞれの微生物には増殖するのに最適な温度（至適温度）がある。冷蔵魚の腐敗細菌等の冷温細菌，一般の病原菌等の中温細菌，缶詰の腐敗細菌（いわゆるフラットサワー菌）等の高温細菌に大別される。病原菌は37℃（ヒトの体温）が至適温度である。食中毒菌の多くは10℃以下では増殖しない。酵母の至適温度は25℃前後である。微生物は低温には強く，0℃以下で凍結しても，増殖はしないが（例外はある），死滅せず生き残っている。微生物は高温には弱く，栄養型の細菌では一般に湿熱で50～70℃，10～30分間の加熱で死滅する。細菌の芽胞は耐熱性が高く，100℃で数分の湿熱でも死滅しないものが多く，ボツリヌス菌など種類によっては120℃以上の加圧加熱殺菌が必要である。乾熱での殺菌効果は低く，芽胞を殺菌するには160℃程度が必要である。

主たる病原微生物の性状については，第4章 **4.2.1** 表4-1に表示されているので参照されたい。

(ii) 微生物の制御

「汚染させない」「増殖させない」「殺す・除く」が3原則。

● 汚染させない。

・原材料，容器包装，ヒトに付随して微生物を製造場に極力持ち込まない。具体的な方法は第4章 **4.1.3** および **5.3.7**，**5.3.8** を参照されたい。

・5Sを徹底し，SSOPを遵守し，建物や機械設備を清潔に保つ。具体的には **5.2**，**5.3.1**，**5.3.3** を参照されたい。

● 増殖させない。

・5Sを徹底し，SSOPを遵守し，微生物が増殖する環境を与えない。

・栄養源を除去する。

手指や器具，床や壁，設備を清潔に保つ。清涼飲料水のかすなどの蓄積は微生物の栄養源になる。殺菌は洗浄した後に行う。CIP方式（Cleaning in Place：製造ユニットを

移動や分解することなく，そのままの状態で行う洗浄方式）ではブラインド（盲点）や，空気だまりのないように注意する。複雑な設備は分解手洗浄が必要（**5.3.3**参照）。

・水分を除く。

洗浄後の器具や設備，床等は速やかに乾燥させ，ドライな状態を維持する。水を使用する室内は適切な床の勾配と平滑さを維持して，水たまりがないようにしておく。

・微生物にとっての好適温度を避ける。

原材料や中間製品は適切な温度で保管する。冷蔵庫や冷凍庫の温度管理を徹底し，扉の開閉頻度や時間をできるだけ少なくし，物品を詰め込みすぎない。

● 殺菌・除菌する。

清涼飲料水の殺菌，除菌については第4章**4.2**，**4.3**，**4.4**および**5.3.8**に記載されているので参照されたい。

・食品衛生法におけるミネラルウォーター類。冷凍果実飲料および原料用果汁以外の清涼飲料水の製造基準に規定された殺菌と除菌の方法を次ページに表示しておく。

・加熱殺菌条件についての説明

加熱殺菌条件については，第4章4.4.1.1で説明されているが，表4-11の見方を，念のため説明しておく。

左欄の65℃・10分間，Z値＝5℃の場合というのはpH 4.0未満の清涼飲料水を対象とした加熱殺菌で，基準である65℃・10分間に相当する各温度における必要な殺菌時間を表している。Z値＝5℃とは，温度が5℃上がれば殺菌時間は1／10になり，5℃下がれば殺菌時間は10倍になることを示す。具体的には70℃で1分間，75℃で0.1分間，85℃で0.001分間，90℃で0.0001分（0.006秒）間，92℃で0.000039分（0.0023秒）間，95℃で0.00001分（0.0006秒）間となる。果実飲料等をホットパックし転倒殺菌する場合，温度低下によって，殺菌所要時間が飛躍的に増加することを念頭においておく必要がある。

中欄の85℃・30分間，Z値＝8℃の場合は，pH 4.0以上（pH 4.6以上で，a_wが0.94を超えるものを除く）の清涼飲料水で無芽胞菌を対象とした場合の殺菌温度と時間の関係を示している。この場合，温度が8℃上がれば必要な殺菌時間は1／10になる。

右欄の120℃・4分間，Z値＝10℃の場合は，pH 4.6以上でa_wが0.94を超える清涼飲料水（コーヒー類，茶系飲料など）の殺菌温度と時間の関係を示している。

この場合，温度が10℃上がれば必要な殺菌時間は1／10になる。

表 5-3 食品衛生法に基づくミネラルウォーター類，冷凍果実飲料および原料用果汁以外の清涼飲料水の製造基準に規定された殺菌・除菌の方法

区分	殺菌・除菌の方法	対象微生物	該当清涼飲料水	備考
① pH4.0未満のものの殺菌	中心部の温度を65℃で10分間加熱する方法またはこれと同等以上の効力を有する方法（＊1）	カビ，酵母，乳酸菌等耐熱性をもたない一部の細菌	果実飲料，果汁入り炭酸飲料，レモンティー等の高酸性飲料	＊2
② pH4.0以上のもの（下記③を除く）の殺菌	中心部の温度を85℃で30分間加熱する方法またはこれと同等以上の効力を有する方法（＊3）	pH4.0の飲料で発育可能な一部の耐熱性細菌等	トマトジュース等の中等度酸性飲料	
③ pH4.6以上で，かつ水分活性0.94を超えるものの殺菌	原材料等に由来して当該食品に存在し，かつ発育しうる微生物を除去するのに十分な効力のある方法（＊4）または②で定める方法	ボツリヌス菌等耐熱性芽胞を形成する細菌	コーヒー類や茶系飲料等の低酸性飲料	
④ 除菌	原材料等に由来して当該食品に存在し，かつ発育しうる微生物を除去するのに十分な効力のある方法	清涼飲料水に危害を与えるすべての微生物	ろ過除菌が可能な清涼飲料水	
⑤ 無殺菌・無除菌	—	—	透明炭酸飲料，コーラ飲料等	＊5

注 ＊1：通常無炭酸の果実飲料等はプレート式殺菌機により93～95℃で短時間殺菌。
　　＊2：この殺菌条件で死滅せず，透明りんご果汁（pH4.0未満）を混濁させた，耐熱性好酸性菌が1984年ドイツで発見され，日本でも確認されている。この菌は製品を混濁させるほかに，強い異臭成分を産生することがあるので，果汁その他原料の受入れ検査等で，この菌に対する管理が必要である。この菌は絶対好気性菌である。
　　＊3：トマトジュース等は通常UHT（超高温短時間殺菌機）により121℃で加圧加熱短時間殺菌。
　　＊4：120℃で4分間の加熱殺菌は有効である。
　　＊5：容器包装内の二酸化炭素圧力が20℃で98kPa以上であって，かつ，植物または動物の組織成分を含有しないもの。

5.3.3　施設設備および機械器具の保守点検

　コーデックスの「食品衛生の一般原則」では，衛生管理を容易に遂行でき，食品危害も十分管理でき，かつ金属片や埃，塗装片あるいは化学物質などの汚染を防止するために設備機器は適切に整備されていなければならないとしている。また清掃洗浄には食品の特性に応じた方法を採用しなければならないし，使用する洗浄剤等の化学薬品の取扱いには十分注意すべきことも述べている。保守管理，洗浄管理を十分に実施することで設備機器の稼働状況を常に最良の状態に保つことは不可欠である。

5.3.3.1 設備機器の保守管理

(i) 全員参画による設備保全

　(a) 明確な設備保守管理方針を打ちだす。
　　● 工場全部門あげての予防保全（PM：Preventive Maintenance）を推進する。
　　● 設備の有効性を図り，生産性の向上とコスト低減を実現する。
　　● 設備管理を充実し，品質の安定化を図る。
　　● 設備の教育訓練を充実させる。

　(b) 予防保全目標をつくる。
　　　設備稼働率，故障度数率，修繕費など具体的な目標値を掲げ，達成期限も明示する。また生産に関連する品質，歩留りや生産性原価などの目標と関連づけ工場全部門でバランスのとれた目標とすることも大切である。

　(c) 「PMは5Sから」
　　　予防保全活動の原点は5Sの実践である。

(ii) 保守点検管理の実際

　(a) 保全標準，保全台帳の作成
　　　設備機器ごとに次の内容を網羅した標準または保全台帳を作成する。
　　● 設備機器の図面または写真と各部位名称
　　● 分解組立ての手順
　　● 点検か所と判定の方法
　　● 修理・調整の方法

　(b) 保守点検管理基準の作成
　　　設備は使用するに従って，磨耗，変形，漏れ，腐食などの現象で劣化が進むので，定期的に点検をする必要がある。
　　　基準には，点検を行う検査部位，点検する項目，頻度，方法，点検に必要な用具・工具，何が異常で何が正常かを明確にした良否判定基準，不良時の処置方法や停電などの突発事態への対応等を具体的に示す。また，基準に基づいて実施することによって，個々の項目の保全に個人差のばらつきをなくすことができる。

　(c) チェックリストの活用
　　　日常点検する項目をチェックリストとして整理すると，点検が容易で管理がしやすくなる。チェックリストによる点検の重要なことは，ちょっとした異常を早期に発見し，処置することが可能である。また簡単な調節で正常に戻った場合でも，リストの特記事項欄に状況を記入しておくと簡単な調節でも頻繁に発生するか所は，改善を必要としているか所でもあることがよくわかる。

　(d) 点検と修理・調整の実施と記録

点検の結果，修理・調整を要するものは保全標準等に基づいて処置を実施する。処置の内容は所定記録表に確実に記録として残す。

(e) 教育訓練の実施

確実な保守点検管理業務を実行するには，担当者への教育訓練が重要である。

(iii) 保全の有効性の評価

評価を行う目的は，活動目標を明らかにし，目標に対する遂行度合いを測定することによって，より効果的に改善に結びつけることにある。これは測定結果や過程で得られる諸数値が担当部門のモラルを高め，保全効果を高めるからである。

5.3.3.2 設備機器の洗浄

清涼飲料水工場で洗浄の対象となるのは，施設・設備，製造機器，容器，従業員の着衣・手指などであるが，ここでは製造機器の洗浄・殺菌を対象とする。

洗浄・殺菌をシステムとして効果的かつ適切に行うには，洗浄・殺菌に直接影響を及ぼす使用洗浄・殺菌剤と，使用する水や排水処理，経済性，要求される清浄度，安全性など総合的に検討し，洗浄・殺菌の方法を設定する必要がある。

(i) 洗浄・殺菌の手順

手洗い方式，CIP方式を問わず次の5段階が基本的な洗浄パターンである。

(a) 成分の排出：成分を排出または剝離除去する。汚れは付着後の時間が短いほど洗浄が容易で，経過とともに付着物の固化や，各種変性が起こり，しだいに除去困難となっていく。

(b) 温湯洗浄：温度は洗浄の方法，汚れ成分を考慮して設定する。

(c) 洗浄剤洗浄：温度は手洗いでは40～45℃，CIP等で50～80℃

(d) 温湯すすぎ：十分な水洗で洗浄剤を流す。

(e) 殺菌：煮沸，蒸気，熱湯などによる殺菌（90℃・5分間以上），酸性電解水を含む化学的殺菌（アルコール：60～80％，次亜塩素酸ソーダ：有効塩素100～200 ppm），紫外線殺菌など

(ii) 洗浄剤の用途別種類と特徴

表5-4に示した。

(iii) 洗浄にあたっての留意点

(a) 汚れの性質をまず把握して洗浄計画を作成する。表5-5は汚垢成分の特性を示す。

(b) 洗浄剤濃度：洗浄効果は洗浄剤濃度の増加に比例してある濃度までは洗浄効果は上がるがそれ以上は横這いとなるので，適正濃度で実施することが経済性や排水処理上好ましい。CIPでは普通の汚れで酸，アルカリ洗剤とも1～2％，頑固な汚れで2～3％

(c) 洗浄時間：時間が長いほど効果は増大するが，作業効率を考えると短時間で済むよう熱，撹拌，超音波などを利用する。なお，CIP洗浄では配管を流れる洗浄水はレイノルズ

表5-4 洗浄剤の用途別種類と特徴

用途	洗浄剤種類	特徴
機械器具用	中性洗浄剤	野菜や果物の洗浄が可能。機器および床洗浄に適している。
	弱アルカリ洗浄剤 アルカリ洗浄剤	中性洗浄剤で除去困難な機器および床洗浄用 手作業によるブラッシング洗浄や浸漬洗浄用
機械器具用 (複雑構造)	フォーミング用洗浄剤	ブラッシングや浸漬が困難な複雑な構造機器・床用として洗浄液を泡状にして、機器、床に吹きつける。
CIP用	強アルカリ洗浄剤	配管やタンクの循環洗浄用 有機系付着物の洗浄に適している。
	酸性洗浄剤	配管やタンクの循環洗浄用 無機系付着物の洗浄に適している。

表5-5 汚垢成分の特性

汚垢成分	溶解特性	除去の難易性	加熱による変化
糖類	水に溶解	容易	カラメル化、洗浄が困難に
脂肪	水に不溶、アルカリに溶解	困難	重合、洗浄がより困難に
タンパク質	水に不溶、アルカリに溶解 酸にわずかに溶解	きわめて困難	変性、きわめて洗浄困難に
塩類 　一価の塩 　多価の塩	 水に溶解、酸に溶解 水に不溶、酸に溶解	 容易から困難までさまざま	 一般に無関係 他成分との相互作用、洗浄が困難に

　　　数 Re(配管内の流体の流れの状況を数値化したもの。流体は速度が速くなると管壁に平行した流れ(層流)から渦が生じ(乱流)、洗浄効果が増す)が2万5000以上の乱流で、流速は0.6〜1.5 m/sが望ましい。

　(d) 洗浄温度:温度が高いほど効果は増大する。油膜の汚れは対象となる油脂の融点以上の洗浄は不可欠だが、タンパク質の場合は熱変性をさせないよう高温は避ける。一般的に80℃前後までである。

　(e) 洗浄剤のpH:汚れによっては洗浄剤のpHに大きく影響される。

　(f) 水質:カルシウムイオン等の多い水の場合は、キレート剤配合の洗浄剤を使用する。

(iv) 洗浄の有効性の評価

　　目標とする洗浄効果の達成を確認するうえで重要である。官能的方法、物理的方法、化学的方法などが用いられているほか、ATPなどを測定する方法も使用されている。現場で実施、確認できること、判定が容易でばらつきが少ないことなどが要求される。

(v) 洗浄計画書、洗浄剤、記録の管理

　(a) 洗浄計画書には、対象とする装置、頻度、必要な洗浄・殺菌剤や使用基準(濃度、温度、時間、レイノルズ数等の諸因子を含む)、必要用具について記述する。

(b) 洗浄記録を完備し，所定期間保管する。
(c) 洗浄剤等は食品衛生法に準拠したものを使用し，その保管には安全面を十分に配慮し，管理責任者を定め，所定の条件，場所に格納する。
(d) 洗浄施設（CIP設備など）は周辺を含めてよい衛生状態を維持する。また洗浄用具類は使用後よく洗い，乾燥状態で所定位置に格納する。
(e) 停電等突発事態の対応方法をあらかじめ定めておく。

5.3.4 そ族昆虫類の防除

5.3.4.1 有害生物

　食品の安全性に重大な脅威をもたらす動物すべて（鳥類，犬，猫なども含む）が有害生物であるが，そのなかでも特に危害をもたらすことの多いのがそ族と昆虫類である。異物混入対策と食中毒防止の両面からそ族（ねずみ類）や昆虫類を，その死骸を含めて食品から遮断しなければならない。そ族や昆虫類の侵入予防対策や駆除を専門業者に委託していたとしても，防そ防虫の主体はその工場自身であり，工場内の昆虫相やそ族の状況を十分に把握し，その結果に基づいて効果的な防除対策を組み立て，実行しなければならない。

5.3.4.2 清涼飲料水製造工場に侵入，生息するそ族昆虫類

　製造工場に侵入する昆虫類には，飛翔して侵入するもの，歩行して侵入するもの，原料やダンボール・パレット・容器などの資材あるいはヒトに付着して持ち込まれるものがある。

　飛翔侵入する昆虫類と歩行侵入する昆虫類は，単に偶発的に侵入するだけではなく，光（特に近紫外線），臭気，気流，暖気などに誘引されて建物に接近し，ドアの開閉時や開口部，隙間から侵入する。

　屋内で発生を繰り返す昆虫類は最初上記のようななんらかの方法で侵入し，捕殺されずに生き残り，世代を繰り返すのに都合のよい状況，すなわち汚れ，ごみ，食品やその残渣，カビなどの餌となるものがあり，長期間稼働していない機械類の内部や下部，不要物の陰，すのこや紙袋の床面，カビの生えた天井面や壁面，排水溝等の隠れ家となる場所があり，適当な温度と湿気があるといった状況のなかで繁殖する。この場合には同一の昆虫が，しかも各生育段階でみられる。これらは特に製品への混入の可能性が高い。また緑地は昆虫の増加をもたらすので，それに見合った防虫対策が必要である。

　食品工場に侵入し活動するそ族は主としてドブネズミ，クマネズミ，ハツカネズミで，ドブネズミは主に排水溝等から侵入して平面的に活動し，クマネズミとハツカネズミは建物のわずかな隙間等から侵入して2階以上を含め立体的に活動する。

5.3.4.3　昆虫相調査，モニタリング等による防そ防虫計画の立案

（ⅰ）　そ族の状況および昆虫相の調査

　　工場の面積に応じ，一定量のトラップ（昆虫を捕らえる罠）やラットセンサーを一定期間設置し，昆虫相やそ族の存在の有無を調査し，防そ防虫の基本設計を行う。多くの場合，専門業者によって行われているが，次のような情報が得られる。

（a）　内部発生昆虫類の種類
（b）　侵入・生息するそ族昆虫類の数のレベル
（c）　侵入か所はどこが多いか
（d）　防そ防虫上の建物の欠点
（e）　現状の防そ防虫対策の問題点
（f）　防そ防虫管理レベルの設定
（g）　社員への啓蒙の材料

（ⅱ）　モニタリング

　　防そ防虫状態は一定ではなく，季節，気象条件，原材料や建物構造の改変，加害物の搬入などによって常に変動している。この変化を早く知り，対策を立てられるようモニタリングする必要がある。モニタリングの手段として次のような捕虫トラップを使用する。

（a）　誘虫灯と電撃吸引捕虫器を組み合わせたもの（飛翔性昆虫用）
（b）　誘虫灯と粘着捕虫器を組み合わせたもの（飛翔性昆虫用）
（c）　粘着捕虫器（飛翔性昆虫用，歩行性昆虫用）
（d）　フェロモンと粘着捕虫器を組み合わせたもの（タバコシバン虫，メイガ類など）

　　トラップを置くほかに次のようなことも併せて行うのがよい。

（a）　空容器の洗浄水の排水をろ過し，その残渣を観察して昆虫類の有無を確認する。
（b）　空容器運搬に使用されているセパレートシートの表面を掃除機で吸引し，昆虫類の有無を観察する。
（c）　充填後の缶やボトルコンベヤーのドレンパンの残渣を観察し，水生昆虫の有無を観察する。

（ⅲ）　防そ防虫計画の立案と管理

　　昆虫相やそ族の生息状況の調査，モニタリングをもとに防そ防虫計画を立案し，実行，管理する。そ族昆虫類防除の管理には，次の事項を規定した管理計画を文書化して実行する。

（a）　そ族昆虫類防除の管理責任者
（b）　そ族昆虫類防除の管理を専門業者に委託する場合はその法人名または個人名
（c）　使用する薬剤，その濃度，使用場所，使用方法と頻度
（d）　トラップの配置図
（e）　本計画の有効性を検証するためのモニタリングの方法と頻度

なお，管理記録には，少なくともモニタリング結果と問題判明時の改善措置の内容，そ族昆虫類の管理措置の記録，日付と担当者名を記載する。

5.3.4.4 有害生物の侵入防止と生息予防
(i) 侵入の防止

有害生物の侵入経路に合わせた侵入防止策を講ずる。

(a) 建物へ接近させないための誘引源除去
- 臭気を発するものの管理（有蓋容器に収納する，冷蔵保管する，清掃・洗浄の徹底等）を厳格に行い，臭気を外へ漏らさないようにし，廃棄物等は速やかに製造場から搬出する。
- 建物内の灯火が外に漏れないようにし，扉などの出入り口や前室，建物の外周には黄色系の照明を使用する。
- 建物周囲の管理
  - 廃棄物集積場等の管理：密閉状態で清潔維持，臭気の漏出防止
  - 周辺緑地管理：雑草を刈り，定期的な殺虫剤散布などによる害虫駆除，建物と芝生の間に舗装した空間（犬走り）の設置など。

(b) 建物への侵入部分を最小にする。
- 外壁隙間の封鎖と開口部の遮断
  - 開放窓には網戸を，換気扇や換気ダクトには防虫網を設置し，網の破れや網戸のずれ等で隙間ができることのないようにしておく。
  - 建物の隙間，ドアのひずみ等でできた隙間，シャッターの鉄扉の下などの隙間を塞ぐ。晩秋季の外気温が下がる時期，イエバエ等が越冬場所を求めて，工場の排熱部や西日の当たる陽だまり等に集まるので，特にこれらの部分に隙間がないように注意する。
  - 壁を配管が通過する部分の壁と配管の隙間を塞ぐ。
  - 排水溝には，そ族侵入防止用の金網やトラップを設置する。
- 出入り口からの侵入防止
  - ドアは開けっ放しにしない。開けている時間はできるだけ短く，決められた出入り口を使用し，非常用扉は非常時しか使わないなど，あたりまえのことを厳守する。
  - 出入り口は前室，二重扉，エアカーテン，ビニールカーテン等を使い分ける。
  - 原材料資材の搬入口，廃棄物の搬出口は開放状態が長く続くことを避けるため，高速シャッターを設置することが望ましい。また巨大開口部は前室を設置し，内部に捕虫トラップを設置することが望ましい。誘虫灯を使用する場合は室外に光が漏れないこと。二重扉を使用する場合は，扉が同時に開かないようインターロックをとる。
  - 小型で飛翔力の弱い昆虫類が気流に乗って侵入しないよう製造室は外部に対し陽圧に

しておく。
(c) 原材料資材のチェックと納入業者への協力依頼

工場に持ち込まれる原材料，ダンボール，紙袋，空容器，パレットやヒト等に付着して侵入する昆虫類に対しては，受入れチェックや納入業者，運搬業者ならびに従業員の協力が必要である。

(ii) 建物内で発生するそ族や昆虫類の予防

餌となるもの，水，棲家になる場所をなくす。

(a) 原材料倉庫や製造場での5Sの徹底
(b) 積荷は壁面に密着して置かない。原材料などを床にじか置きしない。一度開封したものについては蓋付きの容器に入れる等の汚染防止対策を講じたうえで保管する。
(c) 不要物や長期使用しない機械類を置かない。またはカバーで全体を完全に覆う。
(d) 床面や壁面が平滑であること，傷（破損，ひび割れ，凹凸）は早急に補修する。
内装壁は内部が中空になっていることが多く，破れていると絶好の棲家になる。
(e) 機械類の内部，底部の定期的清掃，配電盤や資材棚・部品棚も要注意である。
(f) 排水溝や排水トラップの清掃。排水溝をまたいで機械類を設置しない。
(g) 床面，壁面の洗浄殺菌（カビや塵埃の除去）
(h) 塵埃のたまりやすいか所の定期的チェックと清掃

5.3.4.5 そ族昆虫類の駆除

侵入してきた昆虫類やそ族はできるだけ早く入り口で駆除し拡散を防ぐ。

駆除の方法は，①ライトトラップ，②粘着捕虫器，③壁面殺虫剤残留噴霧，④空間殺虫剤処理（蒸散型，噴霧型など），⑤喫食剤処理（ねずみ，ゴキブリ），⑥排水路への殺虫剤投入等を，対象とする有害生物の種類や建物の構造，使用場所を勘案して使い分ける。殺虫・殺そ剤処理では，薬剤の用量や用法を厳守し，間違っても食品や食品が触れるところへの汚染があってはならない。殺虫剤噴霧より，熱水や蒸気の噴霧が有効な場合も多い。昆虫やそ族の死骸の処理にも十分な配慮が必要である。

年2回以上，そ族昆虫類の駆除作業を実施し，その実施記録を1年間保存する。

5.3.5　使用水の衛生管理

5.3.5.1　製品の原料になる水

(i) 原料として用いる水の管理

(a) 清涼飲料水（ミネラルウォーター類（殺菌または除菌なし）を除く）の原料となる水（清

涼飲料水原料水および清涼飲料水原料の希釈，溶解等に用いる水）の基準は，食品衛生法の清涼飲料水の製造基準により「原料として用いる水」として規定されている。「原料として用いる水」とは，水道法で規定された水道水，「ミネラルウォーター類（殺菌・除菌有）」または「ミネラルウォーター類（殺菌・除菌無）」の成分規格等を満たす水をいう。

(b) ミネラルウォーター類については，2014年（平成26年）12月の改正により区分が見直され，「ミネラルウォーター類（殺菌・除菌有）」と「ミネラルウォーター類（殺菌・除菌無）」の成分規格がそれぞれ設定された。なお，詳細については，巻末の法令を参照されたい。

(c) 水道水は受入口（水道末端）で遊離残留塩素 0.1 mg/l 以上（結合残留塩素の場合 0.4 mg/l）が確保されていることが必要である。

(d) 水道水以外の水（井戸水など）を使用する場合，「原料として用いる水」は，年1回以上公的機関の水質検査を受け，水質を確認し，成績書を1年間以上（取り扱う食品等の賞味期限を考慮した流通期間が1年以上の場合は当該期間）保存しておく。また井戸水等は季節などによる水質変動の有無，その程度や傾向を把握しておく。浅井戸では大雨の数日後微生物の増加や濁度の増加が見られる場合があり注意が必要である。不慮の災害等により水源等が汚染されたおそれがある場合には，その都度水質検査を行う。

(e) 水質検査の結果，不適となったときは，直ちに使用を中止し，保健所長の指示を受け，適切な措置を講ずること。

(ii) 使用水の処理設備の管理

(a) 採水設備（井戸水等の汲み上げポンプ，塩素注入設備，貯水槽までの配管等），貯水槽，急速ろ過機，活性炭ろ過機，純水装置，精密ろ過機等は水質維持と，設備の機能維持のため，日常保守点検管理を行い，結果を記録し保存する。

(b) 貯水槽／貯水タンクは汚水，そ族昆虫類，木の葉，塵埃等が混入しないよう密閉されており，担当者以外は立ち入りできないよう施錠するなど設備されていることが必要である。

(c) 貯水槽／貯水タンクは少なくとも年に1回は槽の清掃と補修を実施し，結果を記録し保存する。専門業者に依頼する場合は，点検項目等を指定し，貯水槽清掃報告書を提出させて確認し，保存する。

(d) 脱塩素処理後の水経路は微生物が繁殖しやすい環境にあるので，定期的にCIP等による洗浄殺菌が必要である。特に活性炭ろ過機の脱塩素後の部分は微生物の巣窟になりやすいので，定期的に熱水等により殺菌する必要がある。

(e) 脱塩素後の処理水の殺菌用に紫外線殺菌機を使用している場合は，紫外線ランプの寿命（紫外線出力低下，不点灯の発生）を勘案し，ランプの交換時期を外さないよう照射延べ時間を管理する。

(f) 水処理後の水質検査を定期的に行い，結果を記録し保存する。

5.3.5.2 作業用水

(i) 製品の接触面に触れる作業用水

　製品や半製品を通す配管，タンク類，充填機，包装容器等の洗浄水など，製品に接触する面に触れる作業用水として使用する水，湯は，「原料として用いる水」でなければならない。

　また，熱間充填（ホットパック）する製品では冷却時に容器内は減圧状態となり，万一密封が不完全な場合，冷却水を吸引するおそれがあるので，冷却水も，「原料として用いる水」であることが望ましい。

(ii) その他の作業用水

　暖房用蒸気発生用，消火用，冷凍機用，その他同様の目的で使用し，清涼飲料水とはいっしょにならない水は，必ずしも「原料として用いる水」を使用する必要はない。ただし，配管は完全に別系統とし，間違っても清涼飲料水の原料水や製品の接触面に触れる作業用水に混入しないようにしておく。なお，配管は色を変えるなど明確に区別できるようにしておくことが望ましい。

5.3.5.3 氷および蒸気

(i) 氷

　氷は適切に管理された給水設備によって供給された「原料として用いる水」からつくることが望ましい。また氷は衛生的に取り扱い，貯蔵すること。

(ii) 蒸気

　直接清涼飲料水に触れるか，清涼飲料水が触れる面に触れる蒸気（配管，タンクあるいは包装容器の内面を蒸気殺菌する場合等の蒸気）は配管中の錆等が清涼飲料水に混入しないよう，スチームフィルターを設置する。スチームフィルターは定期的に点検し，正常に機能していることの確認と，配管の汚れ状態を点検し，必要があれば補修する。

　蒸気製造用に清缶剤や防錆剤を使用する際は食品添加物仕様のものを使用する。

5.3.5.4 作業用水の再利用

　使用した水を再利用する場合にあっては，食品の安全性に影響しないよう必要な処理を行うこととし，処理工程は適切に管理すること。

5.3.6　排水および廃棄物の衛生管理

5.3.6.1　排水管理
(i)　排水設備管理
　(a)　製造の各担当部門（調合部門，洗びん部門，充填部門等）は排水溝等の清潔維持のため，その清掃管理について各整備作業等のSSOPに入れて管理し，結果を記録し保存する。
　(b)　排水溝は十分な排水能力があり，洗浄できない部分やトラップ以外の水たまりがあってはならない。
　(c)　排水溝等に汚物や汚水が残らないよう毎日点検し，清掃する。
　(d)　排水溝，マンホール，金網やトラップを点検し，補修が必要な場合は速やかに実施する。
　(e)　排水溝をまたいで設備を設置しない。排水溝の完全な洗浄が難しくなる。また排水溝を起点に設備下部から昆虫類に汚染される危険が増える。
　(f)　配水管内部は定期的に高圧洗浄や殺虫剤の投入により昆虫類の発生を防止する。
　(g)　水を使用する作業場においては，床を定期的に洗浄殺菌する。床に水が滞留する部分がないよう適切な床の勾配を取り，床の傷，剥離等があれば速やかに補修する。

(ii)　排水処理管理
　(a)　排水処理にあたって，排水処理設備の保守管理と作業管理について，SSOPを作成しその基準に従って管理し，結果を記録し保存する。
　(b)　処理後場外に排出する排水は，放流先（河川，湖沼，海域，下水道）により，その水質についての国の一律基準や都道府県の基準を満たしていること。
　(c)　排水処理施設とその周辺は，衛生管理が悪い場合昆虫類の発生の温床になりがちであるので，清潔を維持すること。例えば固液分離装置で分離された固形物の処理は速やかに実施しため込まない。昆虫類の発生が認められた場合は徹底的に清掃し，殺虫剤を散布するなどにより駆除する。

5.3.6.2　廃棄物管理
(i)　廃棄物管理についてのSSOPを作成し，その基準に従って管理し結果を記録し保存する。
(ii)　廃棄物はほかの容器と明確に区別できる専用の有蓋容器に収納し，汚液や臭気が漏れないよう管理し，適宜集積所に搬出して放置しないようにする。廃棄物は，作業に支障がないかぎり，食品の取扱いまたは保管の区域に保管しないこと。
(iii)　廃棄物処理に使用した容器等は使用後直ちに洗浄消毒する。
(iv)　集積場に搬出した廃棄物は処分するまで，周囲の環境に悪影響を及ぼさないよう適切に保管し，場外に搬出後は集積場を洗浄消毒し，清潔に保つ。集積場での保管もできるだけ短期間になるようにする。

(v) 排水処理で発生した余剰汚泥，コーヒーや茶類の抽出残留物はできるだけ脱水して含水率を下げて保管し，速やかに場外に搬出する。汚泥の上に水が少し停滞しているような所から，チョウバエやノミバエが発生する。なお，搬出する汚泥の水分は85％以下が望ましいとされている。

(vi) 廃棄物の処理は，最終処分まで排出事業者の責任とされており，産業廃棄物管理票（マニフェスト）を通じ，また現地処分場で処分の実態をみて，適正処分を確認する。

5.3.7　従業員の衛生管理

　直接または間接に食品と接触する者は，個々人が清潔さを保ち，適切に行動し，働くことによって食品を汚染することのないようにしなければならない。

　個人の清潔度を適正に保っていないもの，なんらかの病気をもっているもの，あるいは適切でない行動をとる者は食品を汚染し，また消費者へ病気をうつす可能性がある。すなわち，衛生意識と衛生知識の欠如したヒトは昆虫類やそ族と同じか，それ以上に危険な有害生物になりうる。

5.3.7.1　健康状態の管理

(i) 清涼飲料水の製造に携わる従業員に対し，採用時および年1回以上健康診断を実施する。また日頃から従業員の健康状態を注視し，必要により健康指導を行う。もし病気が発見された場合はすぐに治療して治す。保健所から指示があった場合等，必要に応じ検便を実施する。

(ii) 製造工場では充実した応急処置用薬品類を備え，応急時の対応ができる体制を整えておく。たとえ軽いけがでも，治療を怠らず，しっかりと治癒させる。

5.3.7.2　病気と負傷

(i) 次の症状を呈している従業員は，その旨を上司または食品衛生責任者等に報告させ，食品の取扱い作業に従事させないようにするとともに，医師の診断を受けさせる。

  (a) 黄疸
  (b) 下痢
  (c) 腹痛
  (d) 発熱
  (e) 発熱を伴う喉の痛み
  (f) 皮膚の外傷のうち感染が疑われるもの（やけど，切り傷等）
  (g) 耳，目または鼻からの分泌（病的なものに限る）

(h)　吐き気，嘔吐

　　皮膚に外傷があって上記(f)に該当しない者を従事させる際には，当該部位を耐水性のある被覆材で覆う。

　　直ちにその疾患，症状について上司または食品衛生責任者等に報告するよう製造作業従業員に徹底する。

(ii)　従業員が一類感染症の患者，二類もしくは三類感染症の患者または無症状病原体保有者であることが判明した場合は，保菌していないことが判明するまで食品に直接接触する作業に従事させない。

　　注　一類感染症：エボラ出血熱，クリミア・コンゴ出血熱，痘そう，南米出血熱，ペスト，マールブルグ病，ラッサ熱
　　　　二類感染症：急性灰白髄炎，結核，ジフテリア，重症急性呼吸器症候群（病原体がベータコロナウイルス属 SARS コロナウイルスであるものに限る），中東呼吸器症候群（病原体がベータコロナウイルス属 MERS コロナウイルスであるものに限る），鳥インフルエンザ（H5N1），鳥インフルエンザ（H7N9）
　　　　三類感染症：コレラ，細菌性赤痢，腸管出血性大腸菌感染症，腸チフス，パラチフス
　　　　（2015 年（平成 27 年）7 月現在）

(iii)　化膿性疾患について

　　化膿傷には大量の黄色ブドウ球菌が生息している。手指に化膿傷をもつ従業員が食品に触れ，旺盛に活動している黄色ブドウ球菌が食品中に混入し，食品中で増殖して毒素のエンテロトキシンを大量に産生し，食中毒を起こす可能性がある。黄色ブドウ球菌には耐熱性はなく，清涼飲料水の加熱殺菌基準で十分殺菌できるが，毒素のエンテロトキシンは食品中で強い耐熱性をもち，通常のレトルト殺菌でも破壊されない。したがって化膿傷のある者や化膿しているかもしれない切り傷等のある者は，食品と接触する作業から外すべきである。

5.3.7.3　従業員の清潔維持

　食品の取扱いにあたって，従業員はクリーニングされた正規の作業着を着用し，身だしなみを整えて，常に清潔でなければならない。そのためのルールを決める。また，それを守らせるための強制も必要であろう。

(i)　定期的にクリーニングされた清潔な作業着を着用する。作業着は白色または明るく汚れの目立つ色で，洗濯しやすく，丈夫な材質で安全への配慮がなされたデザインであること。作業着のポケットは，異物混入の機会を減らすためにないのが望ましい。

(ii)　製造作業区域では，清潔な帽子，ヘアネット，安全帽等を着用し，頭髪やフケ等の落下混入を防止する。また必要に応じ清潔な手袋，マスク等を着用する。

(iii)　清潔で安全な靴の着用。清浄区域等では専用の履物に履き替える。

(iv)　体を清潔に保つ。伸びたり汚れた爪，長髪，あごひげ，マニキュアなどは好ましくない。

(v)　手洗いを励行し手指の清潔を維持する。

食品の取扱い区域に入ったとき，便所を使用した直後，生鮮の原材料や汚染された材料を扱った後，休憩の後などには必ず手指の洗浄および消毒を行う。

なお，生鮮の原材料や汚染された材料等を扱った後は，非加熱で摂取する食品を取扱うことは避けること。

5.3.7.4　従業員の行動

食品を取扱う者は，5Sを励行するとともに，下記のような食品の汚染となるような行動をとってはならない。

(ⅰ)　指輪等の装飾品，腕時計，ヘアピン，安全ピン等を食品取扱い施設内に持ち込むこと
(ⅱ)　手または食品を取扱う器具で髪，鼻または耳に触れること
(ⅲ)　作業中たん，つばを吐くこと
(ⅳ)　喫煙
(ⅴ)　食品取扱い区域での飲食
(ⅵ)　防護されていない食品上でくしゃみ，せきをすること
(ⅶ)　従業員は，製品に交差汚染が起こらないように移動すること。また，従業員は所定の場所以外では着替え，喫煙，飲食等を行わないこと

5.3.7.5　外来者に対する対応

見学者などの外来者はできるだけ製造区域に入れないようにする。やむをえず入場させる場合は，適切な場所で清潔な専用衣に着替えさせ，専用のヘアネットや帽子，専用の履物などを着用させ，上記従業員と同じルールに従わせること。

5.3.8　食品等の衛生的な取扱い

5.3.8.1　工程全般

(ⅰ)　原材料の受入れから製品の保管・出荷までのそれぞれの工程について，作業の方法，手順，頻度，作業担当者等を規定したSSOPを文書化し，実行する。また，実行した結果を記録し保存する。

非定型作業および停電等の突発事故発生時の対応方法についても，作業ごとに手順書を作成しておき，慌てふためくことなく適切に対応できるようにしておく。

(ⅱ)　製造中の半製品や半製品と接触する機械器具に，従業員の手指や服装・装身具などによる汚染，異物混入，潤滑剤や洗浄剤による汚染，結露水や床の跳ね返り水による汚染などの防止策を講じ，必要に応じて検査する。

(iii) 微生物危害防止の観点から，原材料や製品の保管，半製品の滞留，加熱殺菌やカーボネーションなど，工程を通じて温度と時間の管理に十分配慮する。
(iv) 原材料，製品，容器包装をロット管理し記録する。
(v) 原材料として使用していないアレルギー物質が製造工程において混入しないよう措置を講ずる。

5.3.8.2 原材料の受入れおよび保管管理

(i) 受入れ検査

(a) 納入規格：原材料等の受入れにあたっては，食品衛生関連法規の基準を最低限の規格基準として企業独自の原材料規格基準を定め，納入規格として納入者に提示し契約する。食品衛生関連法規に合致しない原材料はいっさい使用しないのが大原則である。

注 食品衛生関連法規：食品衛生法に基づく食品及び添加物の規格基準，器具及び容器包装の規格基準（材質別基格，用途別基格など），残留農薬基準など

(b) 検査成績書（品質保証書）：納入ロットごとに検査成績書を提出させ，納入規格に合致していることを確認する。特に残留農薬等受入れ時に自社で試験して確認することが困難なものについては，納入者に品質保証させる必要がある。

● 一次生産履歴：その原材料が生産されてから納入されるまでの間，どのような扱いを受けてきたかの履歴を知っておく必要のある場合がある。例えば殺菌乳を原材料の一部として使用する場合，黄色ブドウ球菌が産生した菌体外毒素・エンテロトキシンが混入していれば，その後の製造工程で不活性化することは困難である。この場合，搾乳から納入まで10℃以下で維持されていれば黄色ブドウ球菌が増殖して菌体外毒素を産生することはないので，搾乳から納入までの温度履歴を確認する必要がある。

(c) 受入れ検査：上記(b)と並行して，受入れごとに外観検査により，容器包装の状態，品質，表示，鮮度等を検査する。また，必要に応じ，抜取り検査により，納入規格に合致していることを確認する。それぞれの検査結果は記録し保存する。特に新原材料，新クロップ，新容器や容器の規格変更時等や新規納入者に対しては当初は厳重に検査を行い，品質が安定し変動が少ないなどの検査履歴と重要度を勘案して，その後の検査頻度等を決める。

(ii) 保管および出庫管理

(a) 冷凍濃縮果汁等の冷凍保管温度，殺菌乳等の冷蔵保管温度，香料等添加物の保管温度，プラスチック容器やキャップの保管温度等について規準を遵守する。また湿気，臭気，ダストの発生を抑えるため，原材料倉庫の換気に留意する。

(b) 原材料，容器包装は壁から離し，床にじか置きしない。

(c) 油類，タイヤ，洗剤など強い臭いを発するもの，臭いの付着したものを同じ保管倉庫内に置かない。原材料，容器包装への異臭移行の可能性がある。

- ●木製パレットの使用はアニソール臭が原材料や包装容器・キャップ等に移行することがあり望ましくない。
- ●倉庫内では室内専用のバッテリー式フォークリフトを使用し，タイヤの材質にも留意する。

(d) 先入れ先出しを守り，保管期間に注意し，賞味期限を超えたものは使用しない。

(e) 開封した後使い残した原材料や包装容器は密閉容器に収納するか，フィルムで巻いて密封するなどし，衛生的に保管して微生物や異物の混入を防止する。

(f) 防そ防虫，5Sの励行

5.3.8.3 主な工程の衛生管理上の要点

(i) 調合

(a) 調合作業にあたっては規定の服装と身だしなみを整え，調合液への異物や微生物の混入を防止する（5.3.7.3参照）。また調合タンク上の照明等は飛散防止型にし，ガラス片混入のないようにしておく。

(b) 原材料や食品添加物は使用前に種類や品質に間違いがないことを，表示や官能（色調，臭いなど）によって確認する。

(c) 粉末等固形の食品添加物を溶解して添加する場合は十分に溶解させ，ろ布等でろ過して調合タンクに投入し，不溶解物や異物の混入を防止することが望ましい。

(d) 原材料や食品添加物は適切な秤を使用し，正確に秤量し適正に使用する。特に保存料の安息香酸など使用基準の決められている食品添加物は，決められた量を間違いなく秤量し，使用する。

(e) 添加順序が決められているものについては，間違いなく決められた順序で添加する。

(f) 調合液は均一になるよう適正に攪拌する。完成した調合液について糖度，酸度など製品の種類に応じた必要な事項の測定と官能検査によって，品質をチェックする。

(g) 原材料投入にあたっては，ミス防止策（フールプルーフ）としてチェックリストや表示板，事前計量，プリンター付き計量器等を活用する。また万一間違えても最悪の事態を回避する対策（フェイルセーフ）を講じておく。

(h) 果汁入り製品など，原材料由来のパルプ等の不溶解物の入っている製品については，充填ラインへの送液中適宜攪拌して均質を維持し，タンク底部に沈降した不溶解物が最後にまとまって送液されるようなことを防止する。

(ii) 殺菌

(a) 殺菌工程全般

- ●食品衛生法においてミネラルウォーター類，冷凍果実飲料および原料用果汁以外の清涼飲料水の加熱殺菌に対し，製品のpHと水分活性によって，基準が決められている（表

5-3参照)。したがって，加熱殺菌では食品衛生法による基準を最低限として，対象とする微生物の種類や殺菌前の製品中の微生物濃度などを勘案し，ある程度の余裕を見込んで殺菌温度と殺菌時間を決める（一般的に加熱は製品の香味等の品質には悪影響を及ぼすので，必要な殺菌強度を確保したうえで，できるだけ低い温度で短時間の殺菌が望ましい）。

- 総合衛生管理製造過程の承認を得れば，上記食品衛生法の製造基準以外の方法（例えば超高圧殺菌等）も認められる。

(b) 加熱殺菌

加熱殺菌には充填前加熱殺菌と充填後加熱殺菌する方法がある。

充填前殺菌の方法として間接加熱殺菌方式と熱媒（蒸気）を製品中に吹き込む直接加熱殺菌方式がある。殺菌温度が高く，糖やタンパク質含量が多くて焦げやすい豆乳の殺菌には直接加熱殺菌方式が多く使われるが，その他のほとんどの飲料では間接加熱殺菌方式が使われている。間接加熱殺菌方式ではプレート式殺菌機を使用することが多いが，パルプ量の多い果実飲料や固形物の入ったもの，粘度の高い飲料に管式殺菌機や掻き取り式殺菌機も使われている。

充填後加熱殺菌の方法としては，果汁入り炭酸飲料，乳類入り炭酸飲料などの殺菌に用いられるパストライザーと，主として缶入り（ガラスびん詰の場合もある）の低酸性飲料を超高温加圧殺菌するのに用いられるレトルトがある。

いずれの殺菌機もその製品の殺菌に必要な温度と時間を保持できる構造で，殺菌温度を連続的に記録できる自記温度計が設置されていることが必要である。

温度センサーと自記温度計が正常に機能していることを，その精度を含め定期的に確認しておく。殺菌作業中は自記温度計の温度と現場温度計の温度を一定時間ごとに記録し，ダブルチェックすることが望ましい。

加熱殺菌の理論の詳細は第4章4.2, 4.4.1.1, 加熱殺菌の管理についての詳細は4.4.2.1を参照されたい。

(c) 紫外線殺菌

約250 nm前後の波長の紫外線によって殺菌する方法である。紫外線の殺菌効果は水温，紫外線ランプの消耗率，被照射体の紫外線透過率，製品流量によって変動するので，日常の管理が重要である。特にランプの消耗（紫外線出力の低下，不点灯の発生）を勘案し，照射延べ時間を管理して，ランプの交換時期を遅れないようにする。

この殺菌法は紫外線を透過しない液体には適さず，製品で実際に使用できるのは水だけと思われる。なお，キャップの殺菌，糖液や糖液タンクの空寸部と液面の殺菌，室内空気の殺菌等に使われている。紫外線殺菌の詳細については第4章4.2.3.2を参照されたい。

(d) オゾン殺菌

酸化作用の強いオゾンで殺菌する方法である。水に対して水温 20℃ で 0.4〜0.6 ppm，15 分程度暴露すれば十分な殺菌効果が得られるようであるが，酸化性物質量，溶解固形分量，pH，水温等の変動要因で効果が左右される。オゾンは人体に有害なガスで，その取扱いには注意が必要である。また製品中に残留した場合，ごくわずかな量でも官能的に感知できる。オゾン殺菌の詳細については第 4 章 4.2.3.3 を参照されたい。

(e) 保存料

食品衛生法において，清涼飲料水に使用できる保存料とその使用基準が決められている。清涼飲料水に使用できる保存料は安息香酸，安息香酸ナトリウム（使用基準は安息香酸として，0.60 g／kg 以下）とパラオキシ安息香酸エステル類 5 種（使用基準はパラオキシ安息香酸として 0.10 g／kg 以下）である。また 3 倍以上に希釈して飲用する甘酒，未殺菌の乳酸菌飲料等にはソルビン酸，ソルビン酸カリウムおよびソルビン酸カルシウム（使用基準は，甘酒に対しソルビン酸として 0.30 g／kg 以下，未殺菌乳酸菌飲料に対し 0.050 g／kg 以下）が使用できる。保存料を使用する場合，使用基準以内であっても，味等に影響する場合があり注意が必要である。保存料についての詳細は第 4 章 **4.3** を参照されたい。

(iii) カーボネーション

(a) カーボネーションを効率よく行うために，定量混合された液体を氷結しない程度に冷却するが，カーボネーションの直前に平板熱交換機等で冷却する方式，冷却とカーボネーションを同時に行う一体方式がある。最近は冷却せず常温でカーボネーションする場合もある。

(b) 配管中のオリフィスやベンチュリーから炭酸ガスを液中に注入混合する方法もあるが，この方法はプレカーボネーションとして，下記(c)と併用して使用される場合が多い。

(c) カーボネーションは空気を除去し，炭酸ガスで加圧されたタンク中に液体を霧状，または薄膜状に流して，液体中に炭酸ガスを吸収させる。

一定温度において一定量の液体に溶解する気体の量は，液体と平衡にある気体の圧力に比例する（ヘンリーの法則）。すなわち，1 気圧の気体が 1 容量の液体に溶け込む場合，2 気圧の気体は同じ 1 容量の液体に，1 気圧の時の 2 倍の気体が溶け込む。清涼飲料業界では慣用的に標準状態（1 気圧，15.6℃）において飲料に溶け込んでいる炭酸ガスの体積を飲料の体積の倍数で表したものをガスボリューム（ガス容）と呼び，飲料中の炭酸ガス含有量の単位としている。

(d) カーボネーションを効率よく行うには，炭酸ガス圧力が高く（製品のガス含量を一定にするために常時一定圧力の炭酸ガスを供給する），氷結しない程度にできるだけ液体の温度が低いこと（第 4 章 **4.4.2** 表 4-14 および表 4-15 参照），液体と炭酸ガスの接触面積が大きいこと（すなわち，液体の粒ができるだけ小さいか，できるだけ薄い膜になっていること，必要最小限の液体の流量），液体とタンク内の炭酸ガス中の空気が少ないことが重

要である。二酸化炭素圧入の条件設定と管理については，第4章4.4.1.2および4.4.2.2を参照されたい。

(iv) 充填

(a) 充填工程全般
- 充填・密封工程は調合の後，製品液や製品液が接触する機械部品の表面が外気と接触する唯一の工程であり，充填室内や設備等を特に清浄に維持する必要がある。
  充填バルブ等は構造が複雑で，完全なCIPが困難な場合があり，分解手洗浄が必要な場合がある。配管中の自動バルブ等も定期的な点検と手洗浄が必要である。
- 衛生確保と品質確保のキーポイントが充填機の順調運転である。故障停止やチョコ停は衛生と品質の確保を阻害する。したがって機械設備の保守点検管理は重要である。
- 充填では所定の充填量を安定して確保する。
- 充填後容器からの液こぼれを防止するため，充填機から密封機までの移送が振動なくスムーズに行われるよう各ガイドや転送コンベヤー等を調整し，コンベヤー潤滑剤を適切に供給する。

(b) 炭酸飲料の充填
- 炭酸飲料の充填は，製品液からのガス分離を防ぎ泡立たせないために，充填前に容器内をフィラーボールの圧力と同圧に加圧し（カウンタープレッシャーをかける），加圧下で，空気を巻き込まないよう容器の側壁に沿って，膜状に静かに低温充填する。
- 非殺菌の炭酸飲料では加熱殺菌工程がないため，確実なサニテーションが重要である。特に外気と接触しているセンタリングカップ，スプレッダ等は腐敗微生物の発生源になる可能性がある。
- 炭酸飲料の充填・密封工程では特に泡立ち（フォーミング）しやすいので，これを抑制して炭酸ガスの損出や内容量不足を起こさないようにするとともに，糖類の入った内容液の噴きこぼれによる充填機周辺の汚れが微生物汚染につながらないよう管理する。
- ガラスびんやPET容器では噴きこぼれ液がびん口部に付着し，カビの発生を招くおそれがある。この対策としてびん口部を水洗する場合，水洗水の微生物対策ならびに撥ね返り水の混入による二次汚染に注意が必要である。

(c) 非炭酸飲料の充填
- 非炭酸飲料の充填には，定水位式と定量式がある。
  定水位式充填機にはいくつかの方式がある。例えば重力式では製品液はフィラーボールと容器のヘッド差（重力差）で容器内に流入し，液面がベントチューブの高さまで達すると容器内の空気の逃げ場がなくなり，液がベントチューブを通って，フィラーボールの液面の高さに達すると充填は終了する。充填後の液面が一定であることが狙いである。

定量式充填機はロードセルにより充填重量を測定しながら一定量を充填する重量式，電磁流量計等の流量計により一定量を充填する流量計式などがある。
- 非炭酸飲料のほとんどは熱間充填（ホットパック）され，重力式の使用が多いが，最近は熱による品質劣化を少なくするために，常温無菌充填（アセプティック充填）されるものが増加している。常温無菌充填では微生物汚染防止の観点から，充填時に容器口のシールが不要で容器口とノズルが非接触の定量式充填機が使用される。
- 熱間充填し密封後転倒殺菌する場合は，転倒殺菌で所定の殺菌温度と殺菌時間が確保できる充填温度を維持する。ただし，プラスチックキャップやPET容器（耐熱ボトル）では耐熱性に限度があり（通常85℃以下で充填される），注意が必要である。
- 製品液のこぼれ等による充填機とその周辺の汚れが微生物の汚染につながらないよう管理する。熱間充填品，特に果実飲料等ではフィラーボール内やフィリングバルブ等にパルプ等の固形成分が固くこびりつき，汚れがちであり，丁寧な洗浄殺菌が肝要である。機器の洗浄殺菌に洗浄殺菌剤を使用した場合はそれが残留していないことを確認する。
- 常温無菌充填ではいくつかの方式がある。

    PET容器への常温無菌充填の一例：オキソニア等の殺菌剤で殺菌し，殺菌した純水ですすぎ洗いしたPET容器とキャップを使用し，非接触型の定量式充填機で無菌的に充填し，密封する。

    ボトルとキャップの殺菌，充填，密封はクラス100程度の無菌チャンバーで行われる。ボトルとキャップの殺菌が完全に行われ，殺菌剤の残留がないこと，無菌チャンバーが無菌に維持されていることが必須である。

    常温無菌充填については第7章**7.6**を参照されたい。

(v) 密封

  (a) 密封工程全般
- 密封が完全でなければ微生物等に汚染される可能性がある。しかも後工程で修正することは不可能であり，また密封不完全品を工程で確実に除去するのも困難である。

    したがって，密封工程は衛生確保上きわめて重要であり，密封機と密封資材（容器と蓋）が密封機能を100％発揮できるよう，日常の確実な設備の保守点検管理，資材管理と密封管理（巻締め管理，打栓管理等）が求められる。
- 王冠やアルミキャップのライナー，プラスチックキャップは保管中，ほかのものの臭いを吸着することがあるので，オイル，洗剤，タイヤ，ペンキなど臭いの強いものを同室内や隣り合わせに置かない。
- 密封機とその周辺は，こぼれた製品液や機種によってはグリースなどの潤滑剤が飛び散り，汚れることが多く，かつ洗浄殺菌がしにくい。しかも製品液と直接接する可能性もある。したがって，液こぼれや潤滑材の漏れを防止するとともに密封機とその周辺に対

する日常のこまめで確実な洗浄殺菌による清潔維持が大切である。

(b) 金属缶の密封
- 金属缶は巻締め機（シーマー）による二重巻締め法によって密封される。
  缶胴のフランジ部と缶蓋のカール部は巻締める際に重要な働きをするが、わずかな衝撃によっても変形しやすく、変形によって不良巻締めの原因となる。したがって缶胴や缶蓋の輸送、取扱いには細心の注意が求められる。
- 巻締め機（シーマー）の調整技術と巻締め管理は重要で、訓練を受けたものが担当すべきである。
  巻締め状態は刻々と変化し、時に機械不調で巻締め不良が出ることがあるので、製造開始時と一定時間ごとに、各巻締めヘッドについて外観検査と外部測定および切断検査による巻締め寸法測定を行い、結果を記録し保存する。近年、切断を要しない、X線を利用した非破壊の巻締め検査機が開発されている。
- 巻締め機（シーマー）への入排出のタイミングや各ガイドのクリアランスの不適切、巻締め工具とガイド類の表面状態の不良は、缶体のへこみ、挫屈、外面スクラッチなどの原因となり、巻締め強さが過剰な場合は缶内面塗装の損傷や巻締め部の破断を生じるので十分な注意が必要である。
- 同じ巻締め機（シーマー）で多品種製造を行っている場合、缶メーカーや製品の性状（pH、酸や塩類の種類と含有量等）によって缶胴、缶蓋の仕様が異なることがあり、缶胴と缶蓋の組み合わせを間違えるミスの防止策を講じておく。
- 巻締め機（シーマー）で巻締めされる直前に、炭酸飲料では缶内のヘッドスペースの空気を炭酸ガスに置換するため、炭酸ガスフローが行われる。また、熱間充填製品について常温でも内圧を持たせて薄肉缶の使用を可能にするために、液体窒素充填が行われている。
  これらに使用する炭酸ガスや液体窒素は食品添加物仕様のものを使う。

(c) 王冠による密封
- 打栓機（クラウナー）でガラスびんに王冠を打栓して密封する。
  王冠受入れ後の保管や取扱い不良で王冠が変形することがあり、打栓不良の原因になるため、受入れ後の王冠の取扱いに注意する。また、高温多湿のところでの保管は避ける。
- 打栓状態のチェックは、製造開始時と一定時間ごとに各打栓ヘッドごとに、外観検査と打栓後外径（クリンプ径）をクリンプゲージで測定し、結果を記録し保存する。
  クリンプ径が大きい場合は王冠スカート部のびん口ロッキングリングへの絞りが弱く、密閉不十分でガス漏れ（炭酸飲料）や、外気の吸入（熱間充填製品）、ひどい場合は液漏れにつながる。クリンプ径が小さすぎる場合は、スカート部の絞りが強すぎて、

打栓時や開栓時のガラスびんの口欠け発生の原因になる。
- 打栓機のプランジャーの異常や打栓スロートのごくわずかな傷や汚れが打栓不良や打栓機での首吊り（打栓終了してもびんが打栓ヘッドからスムーズに離れず吊り下げ状態になる）を起こすので，プランジャーや打栓スロートの管理に注意が必要である。

また，王冠がびん天面に正しく置かれないうちに打栓されると，斜め打栓され，ひどい場合は密封不良につながり，わずかでも開栓時の口欠けの原因になる。

少なくとも年に1回はトッププレッシャーの測定を行う。

(d) アルミROPP (Roll On Pilfer Proof) キャップによる密封
- 巻締め機（キャッパー）でワンウェイガラスびんやボトル缶にアルミROPPキャップを巻締めて密封する。王冠打栓に比較し，キャップや巻締め機の構造が複雑で，より慎重な管理が必要である。
- 変形しないよう受入れ後のキャップの取扱いに注意する。また高温多湿のところでの保管は避ける。
- 巻締め検査は，製造開始時と一定時間ごとに各キャッピングヘッドについて，巻締め状態の外観検査，開栓トルク値，ねじきり開始位置，ねじ深さなどを測定し，結果を記録し保存する。

(e) プラスチックPPキャップによる密封
- 巻締め機（キャッパー）でPET容器にプラスチックPPキャップを巻締めて密封する。
- 変形しないよう受入れ後のキャップの取扱いに注意する。

プラスチックキャップは10℃以下になると硬くなって弾性がなくなり，外部衝撃により，割れ，バンド切れ，ブリッジ切れを起こし，40℃以上ではプラスチックの劣化が進むため，10〜40℃で保管する。

キャッピング時のキャップの温度は20〜35℃の範囲で行う。
- 巻締め検査は，製造開始時と一定時間ごとに各キャッピングヘッドについて，巻締め状態の外観検査（斜めかぶり，キャップの変形，ブリッジ切れの有無など），開栓トルク値，巻締め角度，L角度（製品を開栓して密封性がなくなる開栓角度）とB角度（ブリッジが切れるまでの開栓角度）などを測定して，結果を記録し保存する。

(vi) 転倒殺菌
(a) 熱間充填（ホットパック）し，密封後殺菌しない製品は，転倒殺菌装置により王冠またはキャップ内側と空寸中の微生物を高温の製品液で殺菌する。
(b) 転倒殺菌では殺菌温度が所定時間確保されなければならないが，容器に充填し小分けされた製品液は，温度低下が早いため密封後できるだけ早く転倒殺菌を開始することが望ましい。
(c) またびん口部は容積に比べ表面積が大きく，特に製品液が王冠やキャップ内側とびん内

壁と接触する部分では温度低下が早いので内溶液を流動させ，また王冠やキャップ内側とびん内壁に付着している小気泡を壊し，さらに容器の空寸中に浮遊する微生物を捕捉して高温の製品液に接触させるため，転倒中の容器を揺動させなければならない。

(d) 転倒殺菌工程後の下流でトラブルがあった場合に，下流のびんが満杯で転倒コンベヤーが緊急停止しないよう，充填機入り口から転倒殺菌出口までの製品が収容できるクッションを転倒殺菌工程後に設けておくのが望ましい。

(e) 作業中の注意点としては，充填温度の確保と下流でのトラブル等により転倒殺菌装置が緊急停止した場合，充填中のものから転倒殺菌終了までの製品で，転倒殺菌中の揺動を含め完全な殺菌が終了しない状態で温度が所定の殺菌温度より低下したと思われる製品は工程から除去することが必要である。

(f) 王冠およびアルミROPPキャップに比べ，プラスチックキャップは熱伝導度が低いため，転倒殺菌での温度が上がりにくい。したがってプラスチックキャップ製品の転倒殺菌については殺菌温度と時間と揺動の方法を十分検討し，必要によってはキャップ部分への熱水スプレー（85℃以下）等による追加の加温を行う。

(g) 缶では密封後反転させて，缶蓋内面と空寸部分を殺菌する。

(vii) 冷却

(a) 熱間充填品で密封後殺菌しない製品については，熱による製品の品質劣化を防ぐため，転倒殺菌終了後冷却機（クーラー）で速やかに製品を40℃以下に冷却する。ガラスびんではヒートショックによる破損を防ぐために，冷却機では2～4段階の温度差のあるシャワーをかけて冷却する。冷却後製品容器内は陰圧（真空状態）になる。

(b) 万一密封不良があった場合，減圧状態の製品中に冷却水が吸引される可能性があるので，冷却水は「原料として用いる水」を使用し，清浄に保つことが必要である。

(c) 冷却以後の各工程および搬送中には密封部に衝撃を与えないこと。特に王冠打栓品では落下させたり，コンベヤー上で倒したりした場合，王冠打栓部に衝撃が加わり，ウォーターハンマー現象などで一瞬王冠が浮き上がり密封不良となって，外気とともにカビなどを吸引し製品中で増殖し異物混入となることがあるので，製品の取扱いには十分注意する。

5.3.9　製品の回収方法

　HACCPシステムが要求する回収についてのプログラムは，自社の規格あるいは食品衛生法規格を逸脱した可能性のある製品を正確に割りだし，事前に定めた社内規定に基づいて速やかにかつ正確に回収し，消費者の安全をより確実にし，事故による被害を最小限にとどめることにある。

5.3.9.1 製品回収プログラムのシステム化

次の7項目のプログラムをシステム化することによって,製品の回収方法を確実なものにする。

(i) 製品の識別
  (a) ロットの特定:製品にはロットを特定できる賞味期限,バッチ等を刻印する。
  (b) 販売先の特定:保管場所,流通経路,出荷販売先を明確にする。
   製品には上記のトレースは必須であるが,製品に使用した原材料,再生品,包材等すべてが最終製品に至るまで確実に追跡可能なトレーサビリティシステムも必須である。

(ii) 製品回収プログラムの発動
  (a) 製品回収の判断と発動:保健所から回収指導を受けたケースを除き,健康危害のレベルと事故の発生状況から回収の是非を判断するが,精度の高い,客観的な情報に基づく事実確認を行うことが最も重要である。
   社内組織上,だれの責任と権限で回収を決め発動するかは,企業,社会への影響が大きいだけに平素から心がけておく。
  (b) 対策本部の編成:責任体制を明確にし,組織総力で対応する。必要により専門家を入れる。
  (c) 連絡指示体制:情報と指示を一元化する。
  (d) 回収費用:必要費用を明記する。
  (e) シミュレーション:年間研修訓練計画で実施する。回収手順の適正,有効性について定期的にテストし,常に是正措置が記録されている状態にする。

(iii) 回収内容の報告
  (a) 回収プログラム発動の際,必要に応じて危害にあった消費者へ速やかな報告を行う。
  (b) 回収プログラム発動の報告を管轄保健所へ報告し,指導を受ける。
  (c) 回収担当者による対策本部への報告は正確に行う。

(iv) 回収後の製品処理
  (a) 廃棄処分については,安全性,法的要素,社会的常識,保健所指示などによる。

(v) 保健所への報告義務
  (a) 回収の原因,回収製品状況,回収製品の流通地域などを正確に報告する。
  (b) 所轄保健所への報告は,報告責任者が行う。

(vi) 回収後の処置
  (a) 回収作業の検証:回収結果の評価を行い改善が必要なときは,関連する規定を修正する。
  (b) 補償:補償内容と実施手順を決定する。

(vii) 記録

(a)　回収プログラムの発動から解決までの記録等を保管管理する。

5.3.9.2　情報の伝達
　事故の影響を迅速に解消するため，あるいは最小限にするための対策（クライシスマネージメント）として重要なのは，情報を的確に伝達することである。報道機関，一般消費者，得意先，取引先，業界，さらに従業員対応として社内などへの情報の伝達，特に広報・報道対応は消費者とのコミュニケーションとして位置づけて，製品にかかわる措置，事故の被害者，取引先，行政当局などへの対応状況などの最新情報をできるだけ迅速に公表することが鉄則である。

5.3.10　製品等の試験検査に用いる機械器具の保守点検

5.3.10.1　試験検査項目・方法
（ⅰ）　一般的な評価
　（a）　化学分析評価
　（b）　物理的評価
　（c）　微生物評価
　（d）　官能評価
（ⅱ）　工程微生物検査
　　工程微生物検査は工場の衛生管理プログラムに重要な役割を果たしている。

5.3.10.2　試験検査設備の構造および機能上の要件
　（a）　試験検査室（あるいは品質管理室）全体が清潔で，整理整頓された状態に維持されている。
　（b）　微生物検査専用の清潔な検査室が用意されている。
　（c）　試験検査室の設置場所は，汚染，異臭，騒音，振動がない。
　（d）　設置場所は機能的である。

5.3.10.3　試験検査設備の保守点検
（ⅰ）　対象検査機器・設備を表示する。
　（a）　検査機器の名称，型式，メーカー，使用目的を記載する。
　（b）　工程で使用する検査機器も含める。

(ii) 保守点検
  (a) 保守点検は，対象検査機器の保守点検管理基準に基づいて行う。
  (b) 試験検査係あるいはメーカーによる保守点検の結果を所定記録表に記録する。
(iii) 校正（温度計，圧力計など）
  (a) 定期的な校正を必要とする検査機器は，保守点検時に併せて実施し，所定記録表にその結果を記録する。
  (b) 次回校正時期を当該装置またはその周辺の目立つところに明示する。
(iv) 使用前調整（糖度計，pH 計など）
  使用前または 1 回／日のゼロ点調整を必要とする検査機器については，所定記録表にその結果を記録する。

5.3.10.4　その他の管理

(i) 試薬等の管理
  (a) 試薬，培地は名称や受領・調合・開封日が明示され，保管されている。
  (b) 試薬類を保管しているキャビネット，保管庫は施錠する。
  (c) 試薬，培地類は使用期限内のみを使用する。
(ii) 検体の取扱い
  (a) 危険な間に合わせ仕事は避ける。
  (b) 器具の洗浄やサンプルの廃棄に適した設備，備品がある。
(iii) 結果の処理
  (a) 内容をよく確認して捺印する。
  (b) 試験データを統計的にまとめて有効活用する。
(iv) 精度管理
  修得技術レベルに応じて，個別教育訓練計画を作成し，検査技術の維持向上を図る。

第6章

HACCPプラン作成の手順

6.1 トップの決断

　清涼飲料水工場の衛生管理をどのように高めていくかは企業自身の責任である。高度な衛生管理であるHACCPシステムを導入するかどうか，あるいは食品衛生法で定められたHACCPシステムを中核とする総合衛生管理製造過程承認制度を申請するかどうかも，企業が自ら決定すべきことでほかから強制されることではない。

　企業の行動方針は経営トップが決定し，その意思によって行動が維持される。したがって，清涼飲料水工場の衛生管理を高めるためのHACCPシステムの導入も，経営トップの決断があって初めて成り立つ。この点については国際的に認められていることで，コーデックスの「危害分析と重要管理点（HACCP）とその適用に関するガイドライン」にも，「HACCPの適用を成功させるには，経営者と要員の完全な態度表明（コミットメント）と関与が必要である」と述べているとおりである。なぜトップの決断が必要かを，もう少し具体的に考えてみよう。

6.1.1　トップの自覚と知識の吸収

　なんらかの意思決定には，当然判断に必要な知識がいる。普段漠然と工場の衛生管理を向上させる必要があると考えていても，なかなか具体的な方法を見いだせないこともあるだろう。どのようにしたらよいのかを具体的に探らせ，あるいは自ら探ればHACCPシステムに行き当たると思われる。細かい知識でなくともそのシステムのもつ意義と効果を知れば決断には十分であろう。もちろん周囲のサポートも必要である。それによって漠然と考えていた衛生管理の向上にはっきりとした目標ができることになる。

6.1.2 トップの意思による社内統一

ひとたび決断すれば，強烈な意思で社内を統一し，引っ張っていくのはトップだけがもつ特権であり，責任でもある。逆にトップでない一部門長だけが必要性を認識し，推進しようとしても全社を挙げて進むのはきわめて困難といえるだろう。長い目で見れば経営に重要な寄与をする衛生管理であっても，すぐ目に見える収益を上げることはなく，むしろ経費のみが目立つ。長期的観点に立って経営の方向を決めるのはトップの意思しかない。

6.1.3 抵抗排除の後ろ盾

新しいシステムの推進は必ず抵抗を呼ぶ。人は本来保守的であり，自らが確立している方法に固執するのが常といえる。HACCP システムは，例えばそれまで口頭で伝承されていた方法に記録と文書化を要求する。HACCP チームがそれを説得によって十分理解してもらえればいいが，抵抗を排除する最後の決め手はやはり会社の意思，つまりトップの決断である。特に反対する部門長を説得するにはこれしかない場合が多い。

6.1.4 適材適所の配置

人事権は最終的にトップにある。新設の，しかもあまり理解されないうちは邪魔ものと考えられがちな HACCP チームの編成には人事上困難を伴うことも考えられる。もちろん HACCP チームだけが社内で重要ではないにしても，もし各部門から引き抜いて編成するチームのメンバーが，各部門でいわば「要らない」人たちばかりであったならばチームは成り立たない。これを調整できるのはトップの意思を受けた人事部門の長であろう。その意味でトップの意思は HACCP システムの成否を分けるといえる。

6.1.5 継続のレール

企業は常に人が入れ替わる。それは企業のトップといえども例外ではない。しかし，企業の衛生管理は HACCP チームの責任者の異動によって衰退させてはならないし，最大の責任者であるトップの異動で方向が変われば衛生管理にとって致命的となるだろう。衛生管理はそのシステムを構築するよりも，それを継続するほうがより困難を伴うものだからである。自らの

引退という条件も含め，衛生管理の維持，向上のレールを敷けるのはトップだけである。

6.1.6　地道な努力の継続

　衛生管理の維持，向上に華々しさはない。監視し，記録をつけ，検査をし，より良い方法はないかと考えるなど日々の地道な努力だけが高度な衛生管理を保つ方法である。ややもすると習慣に堕し，意欲が衰え，やがて危害の見逃しから大きな事故を招きかねない。工場の従業員を励まし，意欲を新たに掻き立て，より向上を目指すためには，企業の管理者の後ろに常に経営トップの「目」がなければならない。

6.2 HACCPプラン作成の初期作業

6.2.1 HACCPチームの編成（手順1）

　HACCPシステムによる衛生管理は，HACCPプラン作成を担うHACCPチームを編成することから始まる。

　総合衛生管理製造過程承認制度の実施要領には，営業者または，施設の長，食品衛生管理者（食品衛生法第48条の規定に基づく施設を対象），原料，製品等の試験検査等品質管理にかかる部門の責任者，製造または加工の管理にかかる部門の責任者等による企画管理体制（HACCPチーム）を確立させ，この体制が中心となってHACCPプランを作成する，またメンバーにはHACCPシステムについて相当程度の知識をもつと認められる者を含めるなどが明記されている。

　HACCPシステムの導入は，**6.1**で記述したように企業の経営トップによる決断からスタートするが，HACCPプラン作成は次のステップに従って進める。

(i) HACCPチームの構成決定およびメンバーの任命
　(a) HACCPチームリーダーは製造施設の最高責任者（企業の社長または工場長等）
　(b) 製造管理（製造または加工にかかる部門）の責任者（製造部長等）
　(c) 品質管理（原材料，製品等の試験検査にかかる部門）の責任者（品質管理部長等）
　(d) 施設設備および製造に用いる機械器具の工務（エンジニアリング）関係の保守管理の責任者（工務部長等）
　(e) その他

　また内部に適切な人材がいなければ，外部機関に依頼することも可能である。さらに，新

規の製造方法を採用するような場合（実施要領「別表第2(3)のク」に該当），微生物や化学物質に関する専門知識を有する者の参加も必要になる。

(ii) HACCPチームの中核メンバーに対するHACCPシステム理解のための教育訓練（講習会の受講など）

(iii) HACCPチームの活動
　(a) HACCPプランの作成
　(b) 一般的衛生管理プログラム（標準作業手順書等を含む）の見直し，修正または変更
　(c) HACCPプランの実施のための担当者に対する教育訓練
　(d) 検証の実施
　(e) 外部検証への対応
　(f) 原材料，製品の組成，製造工程等の変更の把握およびそれに伴うHACCPプランの見直し，修正または変更
　(g) 検証の結果に基づき，必要に応じてHACCPプランの見直し，修正または変更
　(h) 食品衛生に関する新たな情報に基づき，必要に応じてHACCPプランの見直し，修正または変更

6.2.2　製品の記述（手順2）と意図される使用法および対象消費者の特定（手順3）

　コーデックスのHACCPシステムとその適用のガイドラインでは，製品の記述には組成，物理学的／化学的特性（a_w，pHなどを含む），微生物殺菌／静菌処理（加熱処理，冷凍，塩漬，燻煙など），包装，保存性と貯蔵条件および流通方法のような安全性に関する情報を含めて作成し（手順2），意図する用途の確認には，最終使用者または消費者による製品の予想される使用法と，特殊なケースとして公共施設内の給食のような用途についても考慮する必要がある（手順3）としている。

　HACCPプランの作成にあたって原材料および製品に関する固有の情報は，危害分析の基礎資料としても必要不可欠であり，手順2および手順3に関連する情報をまとめて「製品説明書」を作成する。表6-1は「製品説明書」に記載する項目と記載する際の留意事項を示す。

　なお承認申請に添付する資料には，原則としてすべての製品の製品説明書を提出するが，代表的な製品を選択し，その他の製品の相違点を記載した別表を添付してもよい。

表6-1 「製品説明書」記載項目と留意事項

製品説明書項目	留意事項
1．製品の名称および種類	製品の種類，包装容器，特記すべき製品の特徴を簡潔に製品名の後に（　）を付し記載する。 　例：ミネラルウォーター（PET容器，加熱殺菌） 　一般に容量記載は必要ないが，大型容器の場合は「10 L BIB 容器」等を記載するとわかりやすい。
2．原材料の名称	危害分析の対象となる，製品に使用するすべての原材料（水を含む），食品添加物を列挙する。食品添加物は特に危害が変わらない場合は，用途名や一括名で記載してもよい。
3．使用基準のある添加物の名称およびその使用量	2．で記載した添加物のうち，食品衛生法で使用量（または残存量）が規制されている添加物についてその名称を記載し，最終製品での目標とする使用量（または残存量）またはその範囲を記載する。ない場合は，該当がない旨を記載する。
4．容器包装の形態および材質	容器の形態（金属缶，ガラスびん，PET容器，紙容器など）と直接製品と接触する材質を記載する。 　金属缶内面が塗装されている場合は，塗料の種類を記載する。紙容器など複数の層状構造を有するものはその層の材質を記載する。また紙容器などでプラスチック栓やシール用テープを有する場合はその材質も記載する。
5．性状および特性	製品の衛生や品質にかかわる重要な項目を記載する。性状は，基本的なことを簡潔に記載する。特性については，食品衛生法に基づく規格基準に定める清涼飲料水の殺菌条件がpHにより異なるため，それぞれ該当する条件を記載する。
6．製品の規格	自社で設定した社内規格を記載する。食品衛生法の成分規格を採用している場合は，それを記載する。
7．賞味期限および保存方法	自社の責任により定めた賞味期限および保存方法を記載する。保存方法は，「常温保存」「10℃以下」等を記載する。
8．喫食または利用の方法	直接飲用する場合は「そのまま飲用」，希釈して飲用する場合は「希釈して飲用」と記載する。その他食品衛生法上記載しておかなければならない事項があれば記載する。
9．販売等の対象とする消費者層	通常は「一般消費者」である。ただし業務用，特殊仕向け先が限られる場合は，その旨を記載する。

総合衛生管理製造過程承認制度実施要領（参考資料450ページ参照）では，表6-1の「製品説明書項目」のうち，4，5，7，8および9項の記載は「危害発生防止のため，CCP（重要管理点）において定めるCL（管理基準）設定の際に特に留意しなければならない場合に限る」と定められているが，危害分析を行ううえで，必要な情報であるので，手順2および手順3の段階ではすべての項目について記載する。

6.2.3　製造または加工の工程に関する文書および施設の図面の作成（手順4）

危害分析を容易にかつ正確に行うために，担当者から作業についての説明を受け，実際の現場作業の状況を確認したうえで，原材料の受入れから最終製品の出荷に至る一連の工程につい

て，その製造工程の流れ，各々の工程における作業内容，あるいは施設内の製造機器の種類，配置状況等をまとめ，製造工程一覧図（フローダイヤグラム），施設の図面等を作成する。

(i) 製造または加工の工程に関する文書に記載すべき事項
  (a) 製造または加工の工程
      製造工程一覧図（フローダイヤグラム）を作成する。原則としてすべての製品を対象にする。再生，戻し工程も考慮する。
  (b) 機械器具の性能に関する事項
      工程順に一覧表により，名称，使用目的，最大能力，仕様を記載する。一覧表の機械器具（機械器具には施設・設備も含まれる）には通し番号を付し，平面図の施設・設備の配置番号と一致させる。
  (c) 工程ごとの作業内容および作業時間ならびに作業担当者の職名
      作業内容は概略的に説明したものを，作業時間は通常の状態でのおおよその時間（滞留時間を含む。時間の幅が大きい場合には，範囲で示すことも可），および作業担当者の職名（例：殺菌担当者）を記載する。
  (d) 機械器具の仕様（危害の発生を防止するための措置に係る事項に限る）
      殺菌／除菌，ガス圧入を行う機械器具が最も重要な機械設備であることから，機械の名称・型式，センサーの位置，表示パネルの内容（特にモニタリング表示位置を明示する），警報システムの内容，自記記録計の有無を含め記録の形式（チャート紙での自記記録），能力等を記載する。

(ii) 施設図面に記載すべき事項
  (a) 施設設備の構造
      製造および衛生に関係するすべての設備を施設の平面図に記載する。
  (b) 製品等の移動の経路
      施設の平面図を用いて，原材料の受入れから製品の出荷に至る経路が明らかになるように矢印で記載する。廃棄物の経路についても記載する。
  (c) 機械器具の配置
      施設の平面図に正確に配置を記載する。記載した機械器具には，上記(i)の(b)で示した番号を付す。
  (d) 従業員の配置および動線
      施設の平面図を用いて，従業員の動きを矢印で記載する。特に清浄度の区分が異なる部分を通過するときに，通路が限定されている場合にはそれがわかるように記載する。またトイレへの動線については漏れなく記載する。
  (e) 作業場内の清浄度に応じた区分（高度清浄区域を設けている場合は，その区域内の空気の清浄度および圧力）

施設の平面図に，清浄区域別に色分けし記載する。

高度清浄区域を設けているときは，この区域およびその周辺区域への空気の流れを示すとともに，当区域内の清浄度（JIS または NASA 規格など），圧力も併せて記載する。

また必要に応じ充填区域では，充填機と空調機の位置関係と空気の流れがわかる資料を添付する。

実施要領ではこれらの図面に加えて，施設設備の設計図の原本の写しまたはそれと同等の内容が含まれる図面の作成を要求している。これは施設内の申請対象範囲の施設設備がすべて網羅されている図面のことで，井戸，電気室，液糖タンク，薬品庫，ほかすべてを記載する。原本が存在しない場合には，コンピューター等で作成され，施設設備のすべてが網羅されている図面で差し支えないが，実寸尺であることが必要である。

6.2.4　製造または加工の工程に関する文書および施設の図面の現場確認（手順5）

現場確認の主目的は，作成した製造工程一覧図，施設の図面等に示された事項に誤りや不足がないか否かを十分に確認することにある。もし食品衛生上の重要な工程，作業等が見落とされていた場合，重要な問題点が論議されなくなるからで，これらの書類が正確であることは危害分析を実施するうえで不可欠である。

HACCP チームは，作業のすべての段階で作成した資料と対比させて工程作業を確認し，必要な場合は作成資料を修正しなければならない。

6.3 危害分析（手順6,原則1）

6.3.1 危害分析とは何か

　危害分析は，ハザード（危害要因），すなわち食品の喫食により健康危害を発生させるおそれのある物質，あるいはその危害が発生しうる要因に関する情報を収集評価して，当該物質または要因が食品の安全性確保に重要か否かを判断していく，次のような一連の作業である。

(i) 原材料および製造工程すべてにおける潜在的なハザード（危害要因）について，危害の起こりやすさや起こった場合の危害の程度等を含めて明らかにし，各々の危害に対するコントロール（制御または管理）の方法を明らかにする。

　危害分析を行うことにより，健康に悪影響を及ぼす可能性のある危害について，その起こりやすさや発生した場合の危害の程度に応じた危害発生防止システムを構築することが可能になるため，危害分析はHACCPプラン作成の根幹を成すものといえる。

　コーデックス委員会によるHACCPガイドラインでは，危害分析を次のように定義している。

　　「ハザード（危害要因）およびそれらが存在する条件に関する情報を集めて，いずれのハザード（危害要因）が食品の安全性にとって重要であり，HACCPプランに盛り込むべきかを決定するために評価するプロセス」

(ii) 具体的には原材料およびその受入れから最終製品の出荷に至るまでの全作業工程について作業フローに沿って順に，各原材料や工程ごとに最終製品を喫食したときに食品衛生上の危害の発生する可能性のあるハザード（危害要因）を列挙し，重要度を評価し，評価の根拠（発生する要因など）およびその危害を制御するための管理手段（防止措置）を記載した一覧表

（危害リスト）を作成する。最終的に危害リストには，手順7（原則2）でHACCPプランに盛り込み重点管理するハザード（危害要因）と重要管理点（CCP）を決めて明示する。

6.3.2　危害分析がなぜ必要か

危害分析を行うのは次の2つの理由による。
(i) 製造工程管理上の重要なハザード（危害要因）を見逃さない。仮に危害分析を行わずに製造工程管理を行った場合，重要なハザード（危害要因）を見落とす可能性が大きくなり，そのハザード（危害要因）が製造工程において制御されずに，問題のある食品が製造されるおそれが発生する。
(ii) CCPを決定し，適切なCL，モニタリング方法，改善措置を設定するための情報を収集する。

6.3.3　危害分析の要件

危害分析の目標は，最終製品を食べたときに食品衛生上の危害が発生する可能性のあるハザード（危害要因）を原材料と工程ごとに列挙し，危害の重要度に応じてハザード（危害要因）を制御するための管理手段を明らかにすることである。
(i) ハザード（危害要因）：健康に悪影響をもたらす原因となる可能性のある食品中の物質（危害原因物質），または食品の状態で，潜在的な危害ともいえる。生物学的，化学的，物理的な要因がある。

危害原因物質の例
- 生物学的な（Biological）危害原因物質：病原微生物（サルモネラ属菌，黄色ブドウ球菌，病原大腸菌他），原虫（クリプトスポリジウム他）などの人の健康危害（下痢，嘔吐，発熱，発疹など）を生じさせるものおよびカビ，酵母など食品を腐敗変敗させる微生物が対象。
- 化学的な（Chemical）危害原因物質：天然に存在し原材料を汚染しているもの，添加物のように意図的に添加されるもの，洗浄剤，殺菌剤，基準を超える放射線等非意図的または事故で混入するもの，農薬等原料中に付随的に混入するものがある。
- 物理的な（Physical）危害原因物質：喫食時の物理的な作用などによって健康危害を生じさせる異物が対象。金属片，包材の破片，ガラス片，石，毛髪，昆虫の死骸など。

食品衛生法第6条および第11条，第18条の違反となるものが対象。

食品衛生法施行規則「別表第2」に，食品ごとの「食品衛生上の危害の原因となる物質」

が掲げられており，清涼飲料水については次のものが掲げられている。
- 生物学的物質：①エルシニア・エンテロコリチカ②黄色ブドウ球菌③カンピロバクター・ジェジュニ④カンピロバクター・コリ⑤クロストリジウム属菌⑥サルモネラ属菌⑦セレウス菌⑧病原大腸菌⑨腐敗微生物⑩リステリア・モノサイトゲネス
- 化学的物質：①抗菌性物質②抗生物質③殺菌剤④重金属およびその化合物⑤洗浄剤⑥添加物⑦内寄生虫用剤の成分である物質⑧農薬の成分である物質
- 物理的物質：異物

(ii) 重要度の評価：食品から健康に悪影響のない範囲にまで低減，あるいは排除することが必要なほど重要なハザード（危害要因）か否かを評価し，その根拠を明示する。なお，低減／排除には微生物の増殖防止を含む。

(iii) 管理手段（防止措置）：危害の発生要因を制御するための行動や措置のことで，製造標準の遵守による殺菌温度の制御管理，保守点検管理の徹底によるCIP設定時間の確保，作業標準に基づくストレーナーの組立てなど。

6.3.4　どのように危害分析を行うのか（危害リストの作成方法）

HACCPチームによる危害リストの作成は，HACCPシステムを導入するにあたって最も重要な手続きの1つである。

危害リスト作成に際して使用する原材料の種類，工場のレイアウト，製造または加工に用いる製造機器の種類，製造または加工の方法，作業者の知識経験などは工場施設ごとに条件が異なるので，施設条件に応じた危害分析に必要な情報やデータの収集と手続きに従った取組みを行うことがHACCPシステムによる衛生管理の成否を決定付ける鍵である。

6.3.4.1　危害分析に必要な情報，データの収集

危害分析を行うためにあらかじめ次のような方法により，必要に応じて情報の収集，試験検査，作業の状況を調べる。これらの情報等は検証を行うときに参考になるので危害分析後も保管しておく。

(i) 疫学情報等の収集

疫学とは，どのような集団が疾病にかかるのかの分布を分析することを通じて，その疾病発生の原因を追究し，それにより疾病発生の予防を図ろうとする学問である。

具体的には過去の食中毒，腐敗，変敗などの資料や消費者からの苦情などの情報を収集する。

(ⅱ) 試験検査等
 (a) 原材料,施設設備等の汚染実態調査
 (b) 保存試験
 (c) 微生物接種試験
　　実際の製造あるいは保存条件に限りなく近い条件設定の下で,接種した試験菌の挙動を観察する。実際の現場では,菌の挙動は極めて多様なのであくまでも参考例とする。
 (d) 微生物挙動モデル(Predictive Model)
　　食品中の微生物の増殖,死滅などの挙動を数学モデルを用いて予測しようとする研究。食品中の有害微生物の挙動を推定することによって,微生物による食中毒を抑制する予防的手段を講ずることができると考えられている。
(ⅲ) 作業実態の調査等
 (a) 製造または加工条件の測定
 (b) 従業員からの聞き取り調査
 (c) 従業員の作業実態の目視確認

6.3.4.2　危害リストの作成

6.3.4.1で収集したデータを解析し,当該製品に係る原材料から製造,保管,出荷に至るまでのすべての過程における危害分析を実施し危害リストを作成する。危害リスト作成の際に検討した事項は,HACCPプラン見直し時に役立てるため,記録し保存しておく。

(ⅰ) 危害分析の基本的な考え方

　　HACCPシステムにおいては,危害分析(HA)によって原材料とその受入れから最終製品の搬出までの全工程において,各原材料や各工程のハザード(危害要因)を洗い出し,その重要性を評価して重要度に応じた危害発生防止措置を明らかにし,HACCPプランに盛り込み重点管理すべきハザード(危害要因)とCCPを決定する。

　　危害分析はCCPを決定するプロセスとの観点から,食品中のハザード(危害要因)が評価の対象であり,ここでいう重要とは,食品自体の取扱い(殺菌,ろ過,冷却,pH調整,炭酸ガス圧入など)によって食品から低減／排除(微生物増殖防止を含む)しなければ,最終製品の安全性を保証できない重要なハザード(危害要因)だということである。重要と評価されたハザード(危害要因)の中で特に重要で重点的に管理すべきハザード(危害要因)とそれを管理する工程をCCPと決めるのである。

　　したがって,その工程で食品に汚染あるいは混入するハザード(危害要因)は,設備や器具の保守点検や洗浄殺菌,従業員の衛生管理など事前に一般的衛生管理プログラム(PRP)に基づくSSOP(第5章 **5.2.2**参照)やSOP(Standard Operating Procedure)で管理すべきものであり,重要と評価する対象とはしない。この危害分析の基本的な考え方を表したの

図6-1 危害分析の基本的な考え方

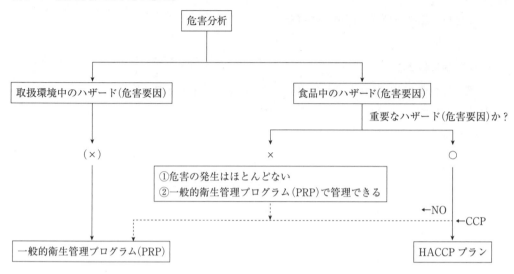

が図6-1である。

(ⅱ) 危害リストの作成

危害リストのフォーマットにより5つの手続きに従って危害リストを作成する。

危害リストのフォーマット

(1)	(2)	(3)	(4)	(5)	(6)
原材料／工程	発生が予想されるハザード（危害要因）は何か？	食品から低減／排除が必要な重要なハザード（危害要因）か？	(3)欄の判断をした根拠は何か？	(3)欄で重要と認められたハザード（危害要因）の管理手段は何か？	この工程はCCPか？

<u>手続1：原材料および工程に由来するハザード（危害要因）を列挙する</u>

(a) 製造工程一覧図（フローダイヤグラム）に沿って原材料と工程を列挙し（(1)欄に原材料と工程の番号を併記して記入），手順4で作成した製造工程に関する文書や施設の図面，および疫学情報，原材料等の汚染実態調査，作業実態調査等を参考に製品説明書に記載した原材料や包装資材，工程に起因するハザード（危害要因）を，起こりやすさ（発生確率＝発生頻度）や起こった場合の健康危害の程度（重篤性）に関係なくすべてを生物学的（B），化学的（C），物理的（P）に分けて列挙し(2)欄に記入する。

列挙に際しては，ハザード（危害要因）の名前とその挙動（原材料由来では「存在」，製造工程由来では，食品中での「増殖」「増大」，食品中での「生残」「残存」，取扱環境からの「汚染」「混入」）を記載する。

なお，ハザード（危害要因）がない場合は「なし」と記入する。（例えば密閉容器中に封入されている原料の保管工程での異物の混入が考えられなければ，P：なし　と記入する）

　ブレーンストーミングや特性要因図などを活用し，また現場の状況を最も把握している現場の作業者を入れてのディスカッションは列挙作業に有効であろう。

(b)　総合衛生管理製造過程承認制度実施要領では，食品衛生法施行規則「別表第2」に掲げる清涼飲料水の危害の原因となる物質すべてを危害分析の評価対象としている。仮に原材料の汚染実態調査など危害に関するデータ等から，「別表第2」に掲げられた危害の原因物質を含まないことが明らかな場合は，判断の根拠となる科学的，合理的な理由を示した資料を準備しておく。なお，「別表第2」に掲げられていない危害原因物質についても検討する。

<u>手続2：ハザード（危害要因）の重要度の評価（リスクアセスメント）を行う</u>

(a)　手続1で原材料や工程ごとに列挙されたハザード（危害要因）について，リスクの大きさ（危害の発生確率と重篤性）の観点から管理することの重要度について評価を行うが，そのハザード（危害要因）がこの工程で食品から低減／排除（微生物増殖防止を含む）する必要があるほど重要か否かを判断することになる。この際，6.3.4.1で収集した疫学情報（過去の食中毒，食品事故の発生要因など），製造現場における作業実態調査結果などを参考にする。

(b)　食品自体の取扱いにより，その食品中のハザード（危害要因）をこの工程で食品から許容できる範囲まで，低減／排除（微生物増殖防止を含む）しないと，最終製品の安全性を保証できないと判断した場合は○を，そうでない場合は×を(3)欄に記入する。ただし×は，危害が全くないという意味ではなく，ごく短時間で処理する工程での微生物の増殖のように，ほとんど起こらない場合やリスクがあまり大きくなく一般的衛生管理プログラム（PRP）のSSOPなどで十分管理できる場合である。

　取扱環境から食品中に汚染／混入する可能性のあるハザード（危害要因）は，事前に一般的衛生管理プログラム（PRP）のSSOPなどを遵守することで対処できているとの前提で，○と評価する対象とはせず，×を記入する。

(c)　(2)欄で「なし」とした場合は，(3)欄以下に記述する必要はない。

<u>手続3：重要度評価の根拠を記述する</u>

　手続2で評価した(3)欄の根拠を(4)欄に記載する。

(a)　○とした場合はその理由（危害発生要因など）を記載する。

　1つのハザード（危害要因）に対し複数の発生要因が考えられる場合は，当該危害の発生を確実に防ぐ管理手段に抜けがでないよう，可能な限り考えられる要因を列挙する。

(b)　×とした場合はその根拠を記載する。

- 危害の発生がほとんどない場合は，なぜなのかその理由を記載する。
- 一般的衛生管理プログラム（PRP）のSSOPなどで管理できる場合はその旨と使用するSSOP，例えば「調合作業標準」などと記載する。

<u>手続4：重要と判断したハザード（危害要因）の管理手段を記述する</u>

(a) (3)欄で○としたハザード（危害要因）について採るべきすべての管理手段を(5)欄に記述する。

- 管理手段とは，手続2で○と判断したハザード（危害要因）を，予防，排除，または許容範囲まで低減させるための措置および行為をいう。つまり危害発生の防止措置である。
- ハザード（危害要因）の低減／排除が必要と判断しても，後の工程に管理手段がある場合は該当する工程を明示する。

(b) (3)欄で×とした場合は，(5)欄と(6)欄に記述する必要はない。

　危害リスト作成の最後に手続5でCCPとなる工程を決定するが，これが手順7（原則2）である。CCPとした工程の(6)欄に「CCP」と記入し，(3)欄で○とした重要な工程であってもSSOPなどで管理できる，または後の工程で管理できるなどでCCPとしないと判断した場合は(6)欄に「NO」と記入する。

参考文献

1）小久保彌太郎「食品の微生物管理法としてHACCPシステムの考え方がなぜ必要か」『日本食品微生物学会雑誌』30(2)，pp.67-74，2013年。

6.4 CCPの決定（手順7, 原則2）

6.4.1 CCPとは何か

　危害分析で確認された危害について, 特に厳重かつ連続的に（または相当の頻度で）管理する必要があり, さらに危害発生を防止するために制御可能な手順, 操作, 段階のことを Critical Control Point, 頭文字をとって CCP（重要管理点）という。原材料の生産と受入れ・製造加工・貯蔵等の食品製造の全過程における適切な箇所に設定されなければならない。

　Critical とは, 「（局面を左右するほど, 決定的に）重大な」とか「臨界の」といった意味で, 単に重要というよりもっと重い意味をもつ。例えば1気圧0℃で水が氷に変わるとか100℃で水が蒸気に変わるように, 様相がガラッと変わるほど重大なといった意味である。

　制御可能とは, 原則として食品を直接制御できることを意味する。

6.4.2 なぜCCPを決定する必要があるのか

(i) 危害の発生防止上きわめて重要な工程, ポイント等をCCPに決定しなかった場合, つまりHACCPプラン中にそのCCPが含まれていなかった場合には, HACCPプランに従って行動しても危害発生防止の要点を見逃すことになってしまうため, 実際は問題のある製品を製造するおそれがある。

　また, 衛生確保上その危害の発生を防止するために食品を直接制御する必要がありながら, 実際には制御可能な工程, ポイントがない場合, つまりCCPを決定すべき工程がない

場合は製造方法や工程を変える必要がある．変更が不可能であれば，その製品の商品化ができなくなる可能性が高い．

(ii) 逆に危害の発生防止上不必要な CCP を決定した場合，無駄な労力をそれらのモニタリング等に費やすことになり，仕事が分散化され，真の意味での CCP の管理がおろそかになるおそれがある．

6.4.3　CCPの要件

CCP は，あらかじめ設定したモニタリング方法で連続的にまたは相当の頻度で監視し，そのパラメーターが CL を逸脱した場合に短時間のうちに改善措置を行うことによって危害の制御が可能となる管理点をいう．

つまり，CCP となるのは衛生管理の局面を左右するほど重大であると同時に，次のような管理点である．

(i) 連続的，または相当の頻度でモニタリングができる．

(ii) 速やかに対応が可能である．すなわち，あらかじめ決められた基準を外れた場合に，外れたことが直ちにわかり，速やかに工程や製品に対する改善措置をとることができなければならない．

(iii) パラメーターが数値化できる．

例えば加熱殺菌工程について加熱温度と加熱時間で管理した場合，この温度や時間をパラメーターという．パラメーターにはこのほかに，pH，圧力，流量などがある．また色，臭いなどの官能指標もパラメーターになりうるが，温度や時間など計測機器で測定して客観的に数値化できるものが扱いやすく，確実である．

(iv) 直接食品を制御する．すなわち，食品を加熱する，冷却する，炭酸ガスで加圧する，ろ過する，pH を調整するなどである．

製造環境の保持などによって間接的に食品の衛生確保を図る過程は製品の安全確保に欠かすことができないものであるが，通常 CCP とはならない．

したがって，下記の場合は通常 CCP にはならない．

❶　危害があるけれども，この段階ではそれを制御する必要がない工程．

❷　モニタリング，CL，改善措置という一連の作業を行わなくとも，十分に危害を管理できる工程．

❸　製造工程そのものの制御ではなく，製造環境の整備，洗浄殺菌，保守管理にかかわる事項．

❹　製造環境からの危害の原因物質による汚染，混入を防止するための措置．

6.4.4 どのようにCCPを決定するか

CCPの決定方法

(i) 危害分析によってリストアップした各工程における危害が，一般的衛生管理プログラム（PRP）によって防止できる場合はCCPの対象から外す。

(ii) 対象となる危害原因物質のうち，いずれかを除去，または許容範囲まで低減させるため特に製造工程に導入し，それ以降の工程では修正できない工程（例えば清涼飲料水製造工程中の加熱殺菌工程）をまずCCPとする。

(iii) さらに原材料を含め(ii)以外の工程についても，工程ごとに確認を行う。つまり，ある工程で生じる危害が，その工程での工程水準を超える可能性があって（つまり最終製品において危害原因物質の目標基準を達成できない可能性があって），しかもその工程以降の工程でもクリアされず，その結果として最終製品において目標を達成できない可能性のある場合には，その工程をCCPとする。

(iv) CCPの数はできるかぎり絞り込む。

HACCPによる衛生管理はCCPを常に管理することが特徴であり，CCPは工程において必ず管理が必要となる箇所に限定し，管理を集中する必要がある。

特に厳重に管理する必要があり，かつ，危害の発生を防止するための制御できる手順，操作，段階をCCPとして管理することになる。ただし，危害があるけれども，この段階ではそれを制御する必要がない場合，あるいはモニタリングから改善措置までの一連の作業を行わなくとも，十分に危害を管理できる手順，操作，段階は原則的にCCPとはならない。

これらの原則を踏まえると，その決定は，例えば上記の順序で行うことができる。

コーデックスではディシジョンツリー（CCP決定のための決定樹）を用いる判断方法を例示している。ただし，ディシジョンツリーはすべての食品に対応しているわけではなく，絶対的なものではない。また連続的モニタリングや速やかに対応可能といった考え方が入っていないので，CCPの教育訓練用として，またCCPを特定する作業の終盤で参考として用いるのが望ましい。

6.4.5 CCPの候補例

CCPは防止措置を講ずることにより，危害の発生を効果的に制御できる製造工程中の特定のポイントである。その例を示す。ただし，実際にCCPとするかどうかは，CCPの要件（**6.4.3**）に照らして妥当であるか否か十分に検討する必要がある。

6.4.5.1 危害の発生を予防する CCP の候補例

(ⅰ) 腐敗微生物や病原微生物により汚染された原材料や抗菌性物質の残留といった危害は，原材料受入れ時の制御で予防できる（例：納入業者から提出される試験成績書の確認）。

(ⅱ) 化学的危害（添加物の過剰使用）は，添加物の計量または添加段階の制御で予防できる。

(ⅲ) 最終製品中の微生物は添加物の計量または添加段階の制御で予防できる（例：pHの調整［酸性化］，保存料の添加）。

(ⅳ) 腐敗微生物や病原微生物の増殖は，冷却または冷蔵保管工程での温度管理によって制御できる。

6.4.5.2 危害の原因物質を排除する CCP の候補例

(ⅰ) 腐敗微生物や病原微生物は，加熱工程で死滅させることができる。

(ⅱ) 金属片は，金属検出器によって検出し，金属片が混入している製品を製造ラインから排除することができる。

(ⅲ) 寄生虫は適切な温度と期間の冷凍で死滅させることができる。

6.4.5.3 危害を許容範囲まで低減させる CCP の候補例

金属以外の異物は，原材料の成型段階での作業員による目視検査で許容範囲まで低減させることができる。

危害を許容範囲まで低減させるとは，必ずしも0ではなくても，その危害原因物質が食品衛生上悪さをしない範囲まで低減させることである。

なお，製造工程中に加熱殺菌のように微生物にとって致命的な工程が存在しない場合，または危害を検出し，防止するための技術が確立されていない場合，食品衛生上の危害を許容範囲まで低減させる工程が CCP となることもある。

6.4.5.4 清涼飲料水の CCP の候補例

(ⅰ) 果実飲料，果汁入り炭酸飲料，コーヒー飲料，茶系飲料等の加熱殺菌工程は，危害原因物質である微生物を死滅させるために特別に設けた工程であり，それ以降の工程で修正することはできない。そして食品を直接制御し，厳重に管理するための連続モニタリングや改善措置の必要な工程である。また，温度（と時間）をパラメーターとして連続的にモニタリングでき，結果に対して速やかに効果的な対応ができることから，CCP になりうる。

(ⅱ) 炭酸飲料で容器包装内の二酸化炭素圧力が 20℃ で 98 kPa 以上で，植物または動物の組織成分を含有しないものは，殺菌や除菌を要しない。したがってこの条件に適合する無殺菌・無除菌の透明炭酸飲料等は微生物に対する殺菌または静菌を，20℃ で 98 kPa 以上の二酸化炭素に依存している。したがって二酸化炭素圧入工程（カーボネーション工程）は，殺菌の

ために特別に設けた工程ではないが，結果的に加熱殺菌工程と類似の効果があり，CCPになりうる。

密封は CCP になりうるか

密封が完全でなければ汚染の可能性があり，しかもこの工程の後で汚染を除去，低減する工程はない。その意味では CCP として管理すべきであるという見解がある。

一方，直接食品を制御するのではなく機械の整備の問題であり，また CCP とした場合に密封不良をどのようなパラメーターで確実かつ連続的にモニタリングするか，難しい場合もあることから，PRP で管理すべきものとの考え方もある。

参考資料　CCPを決定するためのディシジョンツリーの例（順次質問に答えること）

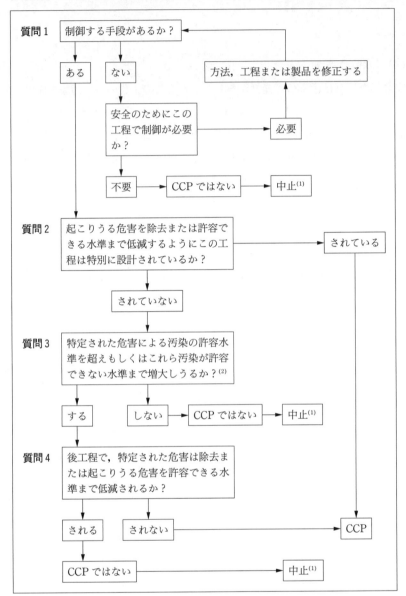

（1）書き出してある工程の，次の特定された危害に進む。
（2）許容できる水準および許容できない水準は，HACCPプランのCCP特定作業のなかの全般的な目標の範囲内で決定する必要がある。

出典　Recommended International Code of Practice-General Principles of Food Hygiene（CAC/RCP1-1969, Rev. 3-1997）: Hazard Analysis and Critical Control Point（HACCP）System and Guidelines for its Application

6.5 CL の設定（手順 8, 原則 3）

6.5.1 CL とは何か

CL（管理基準）とは Critical Limit の略で，CCP に対する管理の限度値を意味しており，危害を管理するうえで許容できるか否かを区別するモニタリングパラメーターの基準で，この基準を逸脱した製品の安全性は保証できないという境目の 1 つの線である。幅はない。

一般的な工程管理や品質管理で通常使われる管理基準（Operating Limit, 略して OPL）とは区別し，CCP に対してのみ CL が使われる。

6.5.2 なぜ CL を設定する必要があるのか

CL は，確認された危害が CCP において適切に制御されているか否かを判定するために設定される。CCP が管理されているかいないかを明瞭に判断するため，すべての CCP に対し，それぞれ 1 つ以上の CL を設定しなければならない。

6.5.3 CL の要件

(ⅰ) 要件 1

標的微生物等，危害の原因物質が確実に死滅，除去または許容範囲まで低減されているこ

とを確認するうえで最適なパラメーターで，かつ科学的根拠で立証された数値。
その理由：

　モニタリングでCLに適合していると判断した場合，適切な管理が行われ，危害の原因物質は死滅，除去または許容範囲まで低減されていると見なされ，出荷・流通される。このため，CLの設定根拠が誤っていたり，適切でなかったりした場合，モニタリングでは管理状態が適切であると判断されても，実際は危害の原因物質は死滅，除去または許容範囲にまで低減されていないことになり，最終製品の摂取による危害の原因となりうる。

(ii) 要件2

　可能なかぎり，リアルタイムで判断できるパラメーターを用いた基準，例えば水分活性（a_w），pH等の化学的検査値，温度，時間，圧力等の物理学的測定値，または官能指標（色調，光沢，臭気，味，粘度，物性，泡，音など）等が用いられる。
その理由：

　管理状態が適切でないことが判明した場合，速やかに改善措置を講じなければならないため。

　例えば，加熱殺菌工程をCCPとした場合，"加熱殺菌の目的は対象微生物の生残をなくすことである"ということでCLを"微生物の生残0"としたとする。これを立証するには微生物検査が必要であるが，微生物検査では結果が出るまで時間がかかり，また連続的にモニタリングできないので，リアルタイムでの判断はできない。

　したがってこの場合は，あらかじめ危害原因物質である微生物に対して有効な防護措置となりうる殺菌温度と時間を科学的に立証された事実に基づいて設定し，その温度と時間をCLとして管理することで，リアルタイムな管理が可能となり，基準値を逸脱したときの改善措置を速やかに講ずることができる。

　なお，色，臭気，音等の官能指標はリアルタイムで判断できる点で有用なパラメーターであり，適用すべき事例も多いが，科学的裏づけや条件設定が困難であったり，正確な判断に熟練が必要であったり，人の主観が入って判断基準がぶれる可能性がある。したがって，CLとしては客観的に数値化できる温度やpHなどの理化学的なパラメーターのほうが扱いやすくて確実である。

　官能指標を用いる場合は，その指標を保証する科学的資料，データ等が必要であり，また主観による判断のブレ防止策を講じておかなければならない。

6.5.4　どのようにCLを設定するか

(i) 食品衛生法の製造基準で具体的数値等が規定されている場合は，法の基準値，または危害

をコントロールするうえでより厳しい数値を採用する。

　清涼飲料水については，参考資料 437 ページにあるように食品衛生法の食品，添加物等の規格基準のなかで成分規格とともに製造基準が決められており，これらの工程を CCP とし，CL を設定する場合は，法定の基準値またはそれより厳しい数値を採用する。

(ii) その他の値を CL とする場合は，文献データ，実験データから最終製品の危害の発生防止の目標を達成するために必要な工程水準を定め，それをクリアする CL を設定する。この場合，合理的に納得できる証明データが必要である。

(iii) 実際の製造・加工では安全を見越して CL よりも厳しい基準（工程管理基準（OPL））を設定して管理することが多い。

(iv) 具体例

(a) pH 4.0 未満の果汁入り炭酸飲料のパストライザーでの加熱殺菌工程を CCP とする場合，法の基準では中心部を 65℃ で 10 分間加熱する方法またはこれと同等以上の効力を有する方法で殺菌することとされている。したがって容器中の最も温度の上がりにくい部分の温度が 65℃ で 10 分間，またはそれと同等以上になるようなパストライザーの予熱ゾーン，加熱ゾーン，殺菌ゾーンの温度と通過時間（コンベヤー速度）を CL とする。

　この場合，パストライザーに，製品容器中の最も温度の上がりにくい部分に感温部を装着したトラベリングサーモメーターを通過させて，温度と時間のグラフから殺菌効力を積算し，パストライザーの各槽の温度と通過時間（コンベヤー速度）を決める。

(b) pH 4.0 未満の果実飲料のプレート式殺菌機（瞬間殺菌機）での加熱殺菌工程を CCP とした場合，法の基準は上記(a)と同じである。殺菌機出口温度 90℃ 達温を CL とした場合，65℃ で 10 分間は Z 値 = 5℃ の場合 90℃ で 0.0001 分（0.006 秒）間に相当し（第 4 章 4.4.1 表 4-11 参照），実質的に法定基準を上回る。ただし，高温充填し密封後に転倒殺菌する場合には，転倒殺菌での殺菌温度と時間を確保できなければならないので，転倒殺菌での殺菌温度と時間をとれる充填温度になるような殺菌温度にしなければならない。また上記(a)でも同じであるが，殺菌前の当該飲料の微生物濃度，殺菌機の精度（温度制御の振れ幅等），製造環境も勘案して CL を決める。

(c) 容器包装内の二酸化炭素圧力が 20℃ で 98 kPa 以上であって，かつ，植物または動物の組織成分を含有しない，非殺菌の透明炭酸飲料のカーボネーション工程を CCP とした場合，容器包装内で 20℃，98 kPa 以上の二酸化炭素圧力を確保できるカーボネーターでの温度と炭酸ガス圧力が CL となりうる。

(d) 食肉の蒸煮工程で，食肉をその中心温度 63℃・30 分間加熱殺菌する場合，中心温度を連続的にモニタリングすることは難しい。この場合，水の温度，食肉の厚さ，一度に投入する食肉量，水中での加熱時間が最終的に製品の中心温度に影響する条件であり，製品の中心温度を 63℃ で 30 分間維持するようにこれらの条件を定めなければならない。例え

ば，蒸煮水槽の水の温度を80℃，食肉の厚さを3mm以下，一度に投入する食肉量を500kg，水中での加熱時間を最低60分確保すると，必ず63℃の中心温度を30分間確保できることがわかっていれば，これらを示す水温，加熱時間，食肉の厚さ，一度に投入する食肉量の値をCLとする。

((d)は，承認を得て，『よくわかるHACCP』（公益社団法人日本食品衛生協会発行）より転載)

6.6 モニタリング方法の設定（手順9,原則4）

6.6.1 モニタリングとは何か

　CCPが正しく制御されていることを確認するとともに，後に実施する検証時に使用できる正確な記録をつけるために観察，測定，または試験検査を行うことをモニタリングという。

6.6.2 なぜモニタリングを行う必要があるのか

(i) CCPにおいて危害原因物質が正しく制御されているかどうかを明らかにする。
(ii) CCPにおいて管理状態が不適切になったことをCLからの逸脱として認識する。
　　CLからの逸脱が起きたことを認識することにより，改善措置を講ずることができる。またCLから逸脱した場合，モニタリングの記録により改善措置が必要な製品の範囲を知ることができる。
(iii) 工程管理システムの文書による証明を提供する。
　　モニタリングにより正確な記録をつけることによって，製品がHACCPプランに従って製造されていたことの証拠となる。またこの記録は検証時にも役立つものである。

6.6.3 モニタリングの要件

(i) 連続的,または相当の頻度で

その理由：

　　危害の発生を防止するための措置がロットのなかのすべての製品に対し漏れなく適切にとられていることを監視し,確認するため。つまり,最初の1個から最後の1個まで,すべての製品がCLを満たしていることを監視するためである。

　　"相当の頻度"とはどれぐらいかということが問題であるが,CCPの対象となる機器の信頼性,警報（ブザー,パトライトなど）の有無などを考慮した一定時間ごとと考えるべきである。当然モニタリングの間隔（時間幅,ロットの大きさ）によって,CLからの逸脱があった場合の影響の量的な大きさが変わってくる。

　　また,例えば除菌ろ過の場合のように,その場で連続的なモニタリングができない場合には完全性試験などで代えることも可能である。

(ii) 速やかに結果が得られる方法で

その理由：

　　CLからの逸脱を発見することにより,CCPの管理状態が不適切であることを認識した際に,できるだけ影響を最小限に,かつ,容易に改善措置を講ずるためである。

6.6.4 どのようにモニタリングシステムを構築するか

(i) 何を（What）

　　何をモニタリングするか,すなわちCCPがCLの範囲内で管理されていることを確認するために行う観察,測定または試験検査を行う対象。

　　実際には速やかに結果が得られ,客観的な判断ができる数値を得られる温度や時間,圧力などが多い。

(ii) どうやって（How）

　　迅速で正確な結果が得られる物理的,化学的または官能的な観察,測定,検査。CLからの逸脱があった場合に速やかに結果を得るためには,製造ラインの装置に取り付けられた機器による測定等で連続的にモニタリングすることが望ましく,また,CLからの逸脱を素早く知らせる警報装置を設置することが望ましい。

(iii) いつ（When）

　　連続的,または相当の頻度

(iv) だれが（Who）

特定のモニタリング方法について教育訓練を受けた従業員が担当する。

普段から製品や機械器具を観察し，現場の状況を最もよく知っており，通常の状態から少しでもおかしくなった場合に容易に気づくことができるということから，製造現場の従業員がモニタリングを担当するのが望ましい。

実際にモニタリング方法を設定するにあたっては，前記(i)〜(iv)について具体的に決めて文書化しておく。

6.6.5 モニタリングの具体例

(i) 非殺菌の炭酸飲料でカーボネーション工程をCCPとし，カーボネーター内の炭酸ガス圧力と液温をパラメーターとしてCLを設定し，モニタリングする場合の例
  (a) 製造係員は殺菌開始時および開始後は，所定時間ごとにカーボネーター内の炭酸ガス圧力と液温を確認し記録する。重要な管理点であり，自記連続測定・記録計の設置が望ましい。
  (b) CLを逸脱した場合，逸脱したことを知らせる警報装置の設置が望ましい。
  （なお，製造係員が殺菌開始時および開始後は，所定時間ごとに密封後の製品をサンプリングし，容器内ガス圧と温度を測定してガスボリュームを算出することは，検証にあたる。）

(ii) 果汁入り炭酸飲料等でパストライザーによる加熱殺菌工程をCCPとし，パストライザーの予熱槽，加熱槽と殺菌槽の温度と通過時間をパラメーターとしてCLを設定し，モニタリングする場合の例
  (a) 予熱槽，加熱槽と殺菌槽の温度を自記温度計により連続モニタリングし自記温度記録する。
  (b) 製造係員は殺菌開始時および開始後は，所定時間ごとに自記温度計の温度と予熱槽，殺菌槽の現場温度計の温度を確認し記録する。
  (c) CLを逸脱した場合，逸脱したことを知らせる警報装置の設置が望ましい。
  (d) 製造係員は殺菌開始時，パストライザー内コンベヤー速度を測定する。
  （なお，製造係員が殺菌開始時および開始後は，所定時間ごとにパストライザーにトラベリングサーモメーターを通し殺菌温度と時間を自記記録させ，温度，時間および殺菌強度を確認することは，検証にあたる。）

(iii) 果実飲料等でプレート式殺菌機による加熱殺菌工程をCCPとし，殺菌温度をパラメーターとしてCLを設定し，モニタリングする場合の例
  (a) プレート式殺菌機の出口に感温部のある自記温度計により連続モニタリングし自記温度

　　　　記録をする。
　(b) 製造係員は殺菌開始時および開始後は，所定時間ごとに自記温度計の温度と殺菌機出口に設置された現場温度計の温度を確認し記録する。
　(c) CL を逸脱した場合，逸脱したことを知らせる警報装置の設置が望ましい。
　（なお，製造係員が殺菌開始前等に FDV（84 ページ参照）の作動確認を行い記録することは，検証にあたる。）
(iv) 缶入り紅茶飲料等でバッチ式レトルトによる加熱殺菌工程を CCP とし，殺菌温度と殺菌時間をパラメーターとして CL を設定し，モニタリングする場合の例
　(a) レトルト内の殺菌経過の自記記録計（温度，時間）により連続モニタリングし自記記録する。
　(b) 製造係員は殺菌開始時および開始後は，所定時間ごとに自記記録計とレトルトの現場温度計の温度を確認し記録する。
　(c) CL を逸脱した場合，逸脱したことを知らせる警報装置の設置が望ましい。

6.6.6　モニタリング結果の記録

　モニタリング結果を記載する記録様式には，少なくとも以下の事項が含まれていること。
(i) 記録様式の名称
(ii) 営業者の氏名または法人の名称
(iii) 記録した日時
(iv) 製品を特定できる名称，記号（ロット名）
(v) 実際の測定，観察，検査結果
(vi) CL
(vii) 測定，観察，検査者のサインまたはイニシャル
(viii) 記録の点検者のサインまたはイニシャル

6.7 改善措置の設定（手順10, 原則5）

6.7.1 改善措置とは何か

　CCPでモニタリングを行い，その結果，温度の数値などが設定されたCLを逸脱した場合に講じなければならない措置を改善措置という。CLを逸脱するということはCCPにおける制御ができていないことを意味するから，当然それを改善しなければならない。

6.7.2 なぜ改善措置を行う必要があるのか

　CCPにおける制御ができていないということは，CCPという最も重要な工程で，そこを流れる製品が設定どおりの衛生条件を満たしていないということである。そのような状況の間に製品が流通段階に入るのを防ぎ，同時に制御ができていない時間をなるべく短くするために，速やかに管理状態を正常に復帰させる必要があるからである。

6.7.3 なぜ改善措置を文書化する必要があるのか

　正常に流れているCCPの工程で突然異常な状態，つまりCLを逸脱して警報が鳴るとベテランの従業員でも慌てることがある。まして経験を積んでいない従業員であれば，改善措置を

とらなければならないことがわかっていても，その手順を思い出すのに時間がかかったり，あるいは手順の一部を忘れたりする可能性がある。その結果，市場に出すことのできない製品が予想外に多くなったりする。

　CCPにおける工程が特定されれば，これまでの経験も踏まえて逸脱する場合の状態をいくつか予測することができる。それらの予測によって，だれが対応するのか，正常に戻す手順はどうすればよいか，衛生条件を満たしていない製品をどのように特定するのか，などをあらかじめ文書にして規定しておけば，従業員はそれによって速やかに対応することができる。こうして，

(ⅰ)　衛生条件を満たしていない製品を特定する。
(ⅱ)　安全性を保証できない製品を製造工程，あるいは特殊な場合流通過程から除去する。
(ⅲ)　CLを逸脱した原因を探り，それを改善して元の正常な管理状態に戻す作業を速やかに行う。

ことができる。このように改善措置を文書化して徹底させておけば，経験の浅い従業員であっても十分に対応することが可能になる。

6.7.4　改善措置の内容

　前述したことから分かるように，改善措置には2つの構成要素がある。
(ⅰ)　逸脱原因を修正または排除し，工程の管理状態を元の正常な状態に戻す。
(ⅱ)　CCPの工程で制御ができなかった間に製造された製品，つまり衛生条件を満たしておらず，市場に出すことのできない製品を特定し，その処分方法を決定する。

　具体的に考えると，(ⅰ)の場合，例えば加熱殺菌で温度の低下を来したら直ちに作業を停止し，殺菌機の蒸気圧が下がっていないか，どこかの蒸気バルブがきちんと開いていないか，ボイラーの具合が悪くないかなど原因を探ってそれを改善する。もちろん作業停止によるほかの工程への影響を考慮して必要な部署に連絡することなども重要である。

　(ⅱ)で必要なのは，まず制御ができていなかった間の製品の範囲を特定することである。加熱殺菌の例でいえば，充填機のフィラーボールはすべて対象になるのか，充填済みの製品のどこまでが対象であるのかを，十分な安全度をみて特定する。

　次にそれら特定した製品を処置しなければならない。例えば，フィラーボールの液はすべてバルブを開いて廃棄，あるいは容器に入れて再殺菌，充填済みの製品はキャップを開いて内容液を回収，再殺菌，キャップと容器は廃棄，などあらかじめどのように処置するかを文書で規定し，それに基づいて処置する。

　このように製品の処置方法は規定に基づいて行う必要があるが，それは従業員の判断に任せ

るとその都度処置方法が異なることも考えられ，場合によっては危害を見逃すことがあるからである．衛生的な処置は常に同一の条件で行わなければならず，そのためにだれが行っても同じになるよう，文書による規定と，それを遵守する習慣（教育による）が必要である．その意味で，この改善措置を決して「適宜処置」してはならない．

6.7.5　改善措置の実施結果の記録

　改善措置を行ったというのは，製造工程中最も重要と見なしている工程で衛生管理に失敗したという意味である．したがって，必然的に現在のCCPの管理方法がこれでいいのか，よりよい方法があるのか，といった検証作業にそれが反映（フィードバック）されなければならない．そのためには改善措置の正確な記録が必要で，それなくして検証作業はできない．改善措置の記録はほかの記録と同様，単に記録することが重要ではなく，それを検証につなげることが重要なのである．

　このため，CL逸脱時の改善措置結果の記録には，少なくとも以下の事項が必要である．

(i)　記録担当者氏名または係名
(ii)　記録点検者氏名または役職名
(iii)　措置対象となった製品の名称，ロット番号，数量等
(iv)　逸脱の内容，発生した製造工程または場所，発生日時
(v)　逸脱の原因を調査した結果
(vi)　製造工程を回復させるために実施した措置の内容
(vii)　逸脱している間に製造された製品等の処分（安全性確認のために製品等の検査を実施した場合は，その結果を含む）
(viii)　以上の事項の実施者および記録の担当者ならびに点検者のサイン
(ix)　HACCPプランの見直しまたは改定作業が必要か否かの評価

　なお，これらの記録を行う記録用紙，記録保管場所，記録保存期間等について規定しておく必要がある．

6.8 検証方法の設定（手順11，原則6）

6.8.1 検証とは何か

　検証とはHACCPシステムが，HACCPプランに従って行われているかどうか，HACCPプランに修正が必要かどうかを判定するために行われる方法，手続き，試験検査をいう。

6.8.2 なぜ検証を行う必要があるのか

(i) HACCPプランの有効性を評価し，システムが適切に機能していることを確認するため。
(ii) 定期的な検証の結果から，自社のHACCPシステムの弱点を認識することにより，HACCPプランを修正し，より優れたものにするため。

　注意深く設計され，またすべての必要な事項が記載されたHACCPプランであったとしても，それだけでプランの有効性は保証されない。検証は，HACCPプランの有効性を評価し（validationという），システムが適切に機能していることを確認（verificationという）するための手段である。

　HACCPプランは経験および新しい情報をもとに進化，発展しなければならない。定期的な検証の結果から，企業としては自社のシステムのなかの弱点を認識することにより，HACCPプランを修正し，より優れたものにすることができる。また，それにより企業は不必要であったり，非効率的であったりする制御方法を避けることができる。

　なお，検証はモニタリングとは違う。モニタリングはCCPの管理状態のチェックを目的と

しているのに対し，検証はシステムをチェックするためのものである。つまり，モニタリングは個々の製品の許容性を判断するためのものであるのに対し，検証は作成された HACCP プランの許容性を判断するためのものである。

6.8.3　検証の内容

検証の内容には以下のような事項が含まれる。
(i)　記録の確認（モニタリング結果，改善措置結果など）
(ii)　実際のモニタリング作業の適正度の現場確認
(iii)　原材料，中間製品および最終製品の試験検査
(iv)　モニタリングに用いる測定装置（計器）の校正（キャリブレーション）
(v)　消費者からの苦情，違反等のファイルの確認
(vi)　HACCP プラン全体の見直し
　　　プラン見直しは次のような場合に行う。
　(a)　検証の結果，HACCP プランの欠陥またはその可能性が示唆された場合
　(b)　同一食品または同一食品群で，新たな危害の発生が起きた場合
　(c)　製造ライン，製造方法または原材料等の変更等により，危害分析を新たにやり直さなければならない場合
　(d)　製品の安全性に関する新たな情報が得られた場合
　(e)　最低年 1 回の定期的な見直し
　(f)　外部検証で指摘を受けた場合

6.8.4　検証作業として HACCP プランに規定すべき事項

6.8.3 で示した検証内容の検証作業として HACCP プランに規定すべき事項は以下のとおりである。
(i)　実施頻度
(ii)　実施担当者
(iii)　検証結果に基づく措置
(iv)　検証結果の記録方法
　なお，頻度については，HACCP プランを実施している過程で，実績を評価したうえで変更

することもありうる。例えば，納入業者の保証文書の内容を最初は月1回試験検査で検証していたが，検査結果または納入業者の衛生管理システムの査察結果に基づき検査頻度が増したり（例えばロットごとに），逆に間隔が延びること（例えば四半期に1回）もありうる。HACCPプランを作成する際には，HACCPチーム内で信頼性のレベルに応じて決めなければならない。

> **内部検証と外部検証**
> - 検証には，企業独自に行う内部検証と外部機関（地方厚生局，都道府県等）による外部検証がある。
> - 内部検証は，HACCPの実施状況，工程管理記録等の確認，HACCPプランの適切性の確認等がある。総合衛生管理製造過程の承認を受けた施設は，年1回以上地方厚生局による監視指導が義務化され，また都道府県が随時行う監視に併せて実施状況の確認が外部検証となる。

> **検証（verification）と妥当性の確認（validation）**
> - 似た意味合いであるがコーデックスでは，厳密に定義されている。
> - validationはHACCPプランの構成内容が効果的であることの証拠を得ることで，製品が安全であることをプランが保証することを確認する（例：危害分析の妥当性，CCP決定の妥当性，CLの妥当性などの確認）ことで，verificationはHACCPプランが実際に決められたとおりに稼働をしているかを確認する（例：殺菌記録のチェック，測定機器の校正の確認）ことである。
> - verificationにあたっては，適切なvalidationがなされていることが前提となる。

6.9 HACCPプランの実施記録および各種文書の保存（手順12, 原則7）

6.9.1 なぜ記録をつけ，保存する必要があるのか

　なぜ正確かつ厳密な記録をとり，またこれらを含む各種文書を保存するのかというと，こういった記録は，

(i) 工程管理がHACCPプランで規定されたとおりに実施されたことの証拠になる
(ii) 規定どおり実施されたという情報は，自主管理の貴重な証拠である
(iii) 内部監査および外部監査（保健所，地方厚生局の）において，工場の衛生管理，工程管理の状態を調査するうえでの有用な資料となる

からであり，また万一，内部における検査，あるいは外部からの苦情等で製品などの安全性にかかる問題が発生した場合であっても，製造または衛生管理の状況を逆にたどって原因追及を容易にするとともに，製品の回収が必要な場合は，原材料，包装材料，最終製品のロット特定の助けとなる。

　このように，記録をとり文書を保存していなかったならば，自分の工場のHACCPシステムがどのように動いているか，あるいはどのように運営されていたかを知ることが全くできないだけでなく，せっかく行った作業が後になって正しかったかどうかの判定すらできない。これではシステムを管理しているとはいえず，記録と文書の保存がHACCPシステムの「本質（エッセンシャル）」といわれるゆえんである。

6.9.2　記録および保存文書の内容

6.9.2.1　記録
HACCP プランの実施に関する記録としては次のようなものがあげられる。
(i)　モニタリングの結果
(ii)　改善措置の実施結果
(iii)　一般的衛生管理プログラム（PRP）の実施結果
(iv)　検証の実施結果

　上記のうち，(i)(ii)(iv)は HACCP システムそのもので必要な記録である。(iii)は HACCP システムを実施するうえで前提となる一般的衛生管理プログラム（PRP）の記録なので，原材料の受入れ記録から製品の保管までの，すべての PRP 管理をする工程の記録を意味する。

6.9.2.2　保存文書
HACCP プランの実施に関する文書としては次のようなものがあげられる。
(i)　HACCP チームの構成と役割分担
(ii)　原材料などの記述
(iii)　製品の記述
(iv)　製造工程一覧図（フローダイヤグラム）
(v)　標準作業手順書（SOP＝標準作業手順書，SSOP＝衛生標準作業手順書）
(vi)　施設内見取り図
(vii)　危害分析に使用した各種資料
(viii)　危害リストおよびリスト作成時の議論の経過
(ix)　一般的衛生管理プログラム（PRP）
(x)　CCP および CL 決定時の議論の経過と根拠になった資料
(xi)　CCP における措置の効果に関する資料
(xii)　原材料または工程別に，危害，その発生の原因および防止措置，CCP の明示，CL，モニタリング方法，改善措置および検証の方法の要旨ならびに CCP および一般的衛生管理プログラム（PRP）の記録文書名を記載した HACCP プラン総括表
(xiii)　CCP ごとにその措置の具体的な内容を記載した CCP 整理表
(xiv)　製品等の試験成績
(xv)　文書保存規定

　これらはいずれも総合衛生管理製造過程の承認申請に必要な書類であるが，注意しなければならないのは，(viii)(x)などで「議論の経過」に関する書類が要求されていることである。つまり，どのような経過を経て危害分析が行われたか，あるいは CCP および CL が決定されたかが非

常に重要だということであり，単に結果だけを記録に残せばいいということではない。これは，チーム内の議論の経過を知ると同時に，1人でこの項目が決定されたのではなく，チーム内で同意されたという証拠にもなる。

6.9.2.3　各記録の要件

CCPにおけるモニタリング，改善措置，一般的衛生管理プログラム（PRP）および検証の記録方法を記載した文書には，以下の事項を規定しておく必要がある。ただし，これは最低限の要件で，各工場の条件によって必要なものを記載するように注意する。

(i) モニタリング結果の記録

モニタリング結果を記載する記録様式には，少なくとも以下の事項が含まれていること。
- (a) 記録様式の名称
- (b) 営業者の氏名または法人の名称
- (c) 記録した日時
- (d) 製品を特定できる名称，記号（ロット名）
- (e) 実際の測定，観察，検査者のサインまたはイニシャル
- (f) CL
- (g) 測定，観察，検査結果
- (h) 記録点検者のサインまたはイニシャル

CCPにおけるモニタリング結果の記録方法を記載した文書には，記録担当者の氏名または係名，記録点検者氏名または役職名，少なくとも上記の事項を含む記録用紙，記録保管場所，記録保存期間等について規定しておくこと。

(ii) 改善措置の実施結果の記録

改善措置の実施結果を記載する記録様式には，少なくとも以下の事項が含まれていること。
- (a) 措置対象となった製品の名称，ロット番号，数量等
- (b) 逸脱の内容，発生した製造工程または場所，発生日時
- (c) 逸脱の原因を調査した結果
- (d) 製造工程を回復させるために実施した措置の内容
- (e) 逸脱している間に製造された製品等の処分（安全性確認のために製品等の検査を実施した場合は，その結果を含む）
- (f) 以上の事項の実施および記録の担当者ならびに点検者のサイン
- (g) HACCPプランの見直しまたは改訂作業が必要か否かの評価

また，逸脱時の改善措置結果の記録方法を記載した文書には，記録担当者の氏名または係名，記録点検者氏名または役職名，少なくとも上記の事項を含む記録用紙，記録保管場所，記録保存期間等について規定しておくこと。

前記(e)でいう「製品等の処分」については，ある程度予測される逸脱状態について，あらかじめどのように処分するかを規定しておく必要がある。また，必ずしも処分の対象となった製品等がすべて廃棄されるわけではなく，安全であることが確認されれば再充填，あるいは軽度の再処理で製品にすることもありうる。このための検査が「安全性確認のための製品等の検査」である。当然その措置の根拠として，検査結果を記録保存する必要がある。

(iii) 一般的衛生管理プログラム（PRP）の記録

一般的衛生管理プログラム（PRP）の記録方法を記載した文書には，少なくとも次の事項に関する作業内容について，記入の様式および方法ならびに記録担当者および点検者のサインを規定しておく必要がある。

(a) 施設設備の衛生管理
(b) 従業員の衛生教育
(c) 施設設備，機械器具の保守点検
(d) そ族昆虫等の防除
(e) 使用水の衛生管理
(f) 排水および廃棄物の衛生管理
(g) 従業員の衛生管理
(h) 原材料，製品等の衛生的な取扱い
(i) 製品の回収方法
(j) 製品等の試験検査に用いる機械器具の保守点検

上記の各項目は総合衛生管理製造過程承認制度実施要領にある承認基準の「(7) 衛生管理の方法（10項目）」に規定されている項目に相当する。承認基準では「記録の方法を定めていること」が要求されているが，その詳細が上記の項目である。

(iv) 検証結果の記録

検証結果を記載する記録様式には，少なくとも以下の事項が含まれていること。

(a) 検証の結果および実施者のサイン
(b) 検証の結果に基づきなんらかの措置を講じた場合は，その内容と実施者のサイン

検証結果の記録方法を記載した文書には，記録担当者の氏名または係名，少なくとも上記の事項の記録場所，または様式名，記録保管場所，記録保管期間等について規定しておくこと。

ここでいう検証は内部検証を指す。また，「なんらかの措置」とは，検証に基づいて現在実施されているHACCPシステムをより良いシステムに変更する場合などがそれに当たる。

6.9.3 どのように記録をつけ，保存するか

6.9.3.1 記入時の注意
　記録担当者が作業の現場で記入する際は，次の事項について留意する必要がある。

(i) 記入しなければならない結果がわかったとき（例えば冷蔵庫の温度を確認したとき），あるいは一般的衛生管理プログラム（PRP）の作業（例えば清掃のような）が終了したときに，すぐその場で，所定の記録用紙に，容易に修正することができないような手段（例えば鉛筆のようにすぐ消すことのできるものではなく，ボールペンまたはサインペンのようなもの）で，必要な事項を記入しなければならない。

　これがいわゆる「生のデータ」であり，きちんと記入することで作業の証拠となる。なお，現場での記入を修正してはいけないということではなく，修正する場合は下記の(iv)を参照のこと。

(ii) 結果を記録しなければならない作業の終了前に，予測して記入してはならない。常に同じような結果を示す場合は，つい予測して同じであると事前に記入したくなるが，これは記録の証拠としての信頼性をまったく失わせることになるので絶対にしてはならない。

(iii) 記入する時期を後回しにしたり，記憶により記入してはならない。記録は「その場で記入」が大原則であり，確認してから覚えておいて，別の仕事をした後で記入したりすることは，やはり記録の証拠としての信頼性をまったく失わせることになるので，上記と同様絶対にしてはならないことである。

(iv) 見間違えなどにより記入した記録を現場で修正する場合は，修正液や消しゴムを用いず，前の記入に二本線を引いて消し，新しい記入をする。つまり，現場で修正したことが明確になるようにし，またその修正に責任をもつ者のサインをつけなければならない。

6.9.3.2 記録の点検
　記録の点検者が行う記録の確認は，検証の方法で規定された事項に沿って実施しなければならない。つまり点検者は任意に点検を行うのではなく，何を点検するのか規定に則って行う必要がある。それでなければ一定の点検ができないからである。また，記録の不備を発見した場合は，その内容に応じ必要な措置を速やかに講じて，どのような措置をとったかその内容を記録しておく必要がある。

6.9.3.3 記録の担当者および点検者の指定
　記録方法を記載した文書には，記録しなければならない事項ごとに，
(i) 記録の担当者（通常は該当する作業を実施する者）
(ii) 記録の点検者（通常は作業を実施する者の上司）

の所属と氏名を記載しなければならない。記録は証拠としての価値をもつので，記載した者がだれであるかを常に明確にする必要がある。したがって所属（例えば充填係）だけにとどまらず，何人かいる係のだれが記録したかという氏名が必要なのである。

6.9.3.4　記録の保存の方法および期間

(ⅰ) HACCPプランの実施に関する記録は，1年以上（ただし，製品の賞味期限が1年を超える場合は，賞味期限プラスアルファで必要な期間）を定め，求めに応じてすぐ確認できる所に，保存の責任者を指定して保存しなければならない。記録はいつでも必要なときに，直ちに見ることができなければならず，どこかにあるという状態であってはならない。特に外部検証のときに必要な記録がすぐ出てこないと，記録の管理はもちろん，管理全体に不信感を抱かせることになる。また保存の責任をあいまいにしないように，責任者を明確にすることも重要である。

(ⅱ) HACCPプランに関する文書についても，一定の場所に，保存の責任者を指定して保存し，その内容に変更があった場合は，その都度改訂（バージョンアップ）し，変更の年月日および実施した者を明記しておく必要がある。文書の改訂はシステムの改訂と並行して行うことが重要で，工場で行っている衛生管理の状況を常に文書でも確認することができなければならない。

6.9.4　電子記録について

製造工程の自動制御記録，あるいは諸資料のコンピュータによる整理など，電子記録は多くの工場で取り扱われている。このような電子記録をこれまで検討してきた「記録」として取り扱うことができるのか，これは大きな問題である。膨大な資料をもつ大工場ばかりでなく，工場で作業を行い，また管理する者が実質的に社長一人というきわめて小規模な工場においては，機器制御の電子記録だけが実際上の記録で，手書きの記録をとるほど時間的余裕がない，ということも十分に考えられる。

電子記録は，通常の作業では管理状態の監視あるいは種々の統計に大きな力を発揮し，日常管理に欠かせない手段である。いわゆる「善意の作業者」が行った作業という前提であれば，電子記録で工程を管理し，またそれを検証することも十分に可能といえるだろう。しかし，いったん衛生上の事故が起こった場合，あるいは悪意ではないにしても従業員が自分の失敗を記録のうえで糊塗したような場合，電子記録はその証拠立証能力を問われることになる。

記録の本質的な部分は，作業などの状況をありのままの状態で証拠として残すことにある。そうでなければ，後になってその時の状態を記録のうえで再現し，検討することができないか

らである。改ざんをできないように記録をとれ，という意味はそこにあり，それが明確でなければ証拠としての価値を失う。電子記録は改ざんできないことを完全に証明するのがきわめて難しいといえるだろう。その意味では，特に厳密に証拠としての価値を求められる裁判の場合などは問題である。

　現在，工場などの電子記録の取扱いについて，公的に明確な基準を示されてはいないが，税務帳簿でも電子記録は認められており，一般的にその有用性が評価されつつあることは間違いない。前述したことを十分に配慮したうえで，電子記録を有効に利用することが必要であろう。

第7章

清涼飲料水のモデル品種別HACCP導入事例

7.1 ミネラルウォーター（PET容器詰・加熱殺菌）

7.1.1 ミネラルウォーター類について

　ミネラルウォーター類は食品衛生法に基づく清涼飲料水の成分規格で「水のみを原料とする清涼飲料水をいう」とされており，法規上は炭酸ガスとミネラル分の添加は認められているが，それ以外の原材料はないという特徴がある。したがって，例えば香料を添加したフレーバード・ミネラルウォーターは，一般の清涼飲料水であってミネラルウォーター類ではない。

　また，農林水産省の通知による「ミネラルウォーター類（容器入り飲用水）の品質表示ガイドライン」では，ナチュラルウォーター，ナチュラルミネラルウォーター，ミネラルウォーターおよびボトルドウォーターの分類があって，要約すると次のようになる。

- ナチュラルウォーター，ナチュラルミネラルウォーター：特定の水源から採水された地下水を原水とし，沈殿，ろ過，加熱殺菌以外の物理的・化学的処理を行わないものをナチュラルウォーターという。ナチュラルウォーターのうち地表から浸透し，地下を移動中または地下に滞留中に地層中の無機塩類が溶解した地下水（天然の二酸化炭素含む）をナチュラルミネラルウォーターという。
- ミネラルウォーター：ナチュラルミネラルウォーターを原水とし，微量のミネラル分の調整，曝気，複数の原水の混合等を行ったもの。
- ボトルドウォーター：上記以外のもの。

　なお，「特定の水源」とは，「水質，水量において安定した地下水の供給が可能な単独水源」をいう。

　このように，分類によって処理の条件が違うことに注意する必要がある。本モデルでは，上

記分類のナチュラルミネラルウォーターに相当する処理を行うが，便宜上ミネラルウォーターと呼ぶことにする。ただし，総体的な説明を行う場合はミネラルウォーター類という。

通常の清涼飲料水は多くの場合，原材料は工場の受入れから始まるが，ミネラルウォーター類は水道水などを原料とするきわめて少数の場合を除き，大部分は「採水」という原材料の生産，つまり一次生産から始めなければならないという特徴をもつ。

衛生管理という観点からは，一次生産管理である採水地の管理にも及ばなければならない。泉源の衛生管理について，各都道府県・各政令市・各特別区衛生主管部（局）長宛に課長通知（平成6年12月26日衛食第214号厚生省生活衛生局食品保健課長通知）が出されている。

〔泉源の衛生管理〕
原水は，汚染を防止するため，泉源地および採水地点の環境保全を含め，その衛生確保には十分配慮するよう必要に応じ指導されたい。環境汚染の指標として，界面活性剤，フェノール類，農薬，PCB類，鉱油，多核芳香族炭化水素が挙げられる。これらが検出された場合には，汚染の原因を解明し，検出されないもののみをミネラルウォーター類の原水として使用するよう指導されたい。なお，指導に当たり疑義が生じた場合は，当課と協議されたいこと。

水源の環境は千差万別であり漠然と「衛生的に管理すること」といってもあまり意味がない。したがって水質の管理を除き，一般論としては水源地について少なくとも次の事項に留意しなければならないというに止める。

1）水源地は周囲から汚染を受けることのない環境にあること
2）水源地は故意または偶然にかかわらず，関係者以外の人間あるいは動物などが侵入できないように建物，塀などによって防護されていること
3）採水装置および送水施設などは，ステンレスなどの抗腐食性の材質で作られていること
4）採水装置にサンプリングコックを設ける際，外部からの汚染を受けないような仕様のものを衛生的に設置すること
5）水源地の貯水槽は抗腐食性の材質で作られたものであり，また作業に支障のないかぎり少量の貯水をするものであること
6）採水施設および貯水施設は，洗浄剤を使用せず水洗のみに止めること。やむをえず一部洗浄剤を使用する場合は，排水を直接水源地に排出せず，水源に影響のないところまで運搬して廃棄すること
7）水源地は通常無人運転を行うものであるので，その場合は定期的に衛生状態を監視し，記録を保存すること

ミネラルウォーター類には殺菌または除菌なしのミネラルウォーターがあるが，透明炭酸飲料と違って炭酸ガスによる静菌効果を期待することはできない。これはヨーロッパ産，あるい

は国際規格のナチュラルミネラルウォーターの規格からきていて，もともと重炭酸イオンの割合がきわめて多いために加熱によって沈殿するというヨーロッパ地域の水質特性を基本とした規格である。

　この製品は性質上，採水工程以降で積極的に微生物汚染を制御（除去または低減）する工程はなく，その意味でCCPを決定するところがない。製品の積極的な衛生担保は源泉の管理にのみ頼っており，それ以降の工程はすべて汚染の防止を目的とした管理である。

7.1.2　製品説明書

　製品の内容に基づき，第6章 **6.2.2** に従って製品説明書の項目ごとに，下記留意事項を参考にして記載する。

- 「使用基準のある添加物の名称及びその使用量」の欄
  添加物がないことを明確に記述する。
- 「容器包装の形態及び材質」の欄
  容器の形態と直接製品が接触する材質を記述する。
- 「性状及び特性」の欄
  食品衛生法の製造基準にある条件で殺菌する場合は，その条件を具体的に明記する。
- 「製品の規格」の欄
  食品衛生法の成分規格を採用している場合は，それを記述する。自社で設定した社内規格を記述する。
- 「賞味期限及び保存方法」の欄
  ミネラルウォーターの場合，開栓前に品質が著しく悪くなることは認識しにくい。したがって容器，保存環境あるいは外観等の予測状態まで総合的に判断して決定する必要がある。その決定は企業の判断によるが，1～2年という例が多く，また非常用の保存を目的とした場合5年という例もある。

7.1.3　製造工程一覧図（フローダイヤグラム）

　各項目の後の（No.）は，製造工程一覧図の工程No.を示す。

7.1.3.1　地下水（工程No.1）とポンプ揚水（工程No.5）

　ここでの地下水は深井戸を想定している。一般的に深井戸は深さ30メートル以上とされて

いて，第一不透水層（粘土層など）の下にある水源から採水する。したがって地上ポンプではなく，水中ポンプとなる。水中ポンプは円筒状の数段に重なったポンプで，揚水管に沿ってモーター用の電気配線が地上から下ろされている（微生物汚染に注意する）。

揚水する地下水は揚水時のサンプルを採る必要があるので，サンプリングコックを設けなければならない。少なくとも1年に1回は水質検査を行う（法および地方条例に従って検査を実施する）。ただし，このコックは衛生的に汚染されやすいので，十分な配慮が必要である。

7.1.3.2 水源地受水（工程 No.6）

生産量調整の必要があるので，水源地には受水タンクを置く。タンクは通常密閉型で，タンク最下部およびその少し上にバルブを設ける。最下部バルブは洗浄時の排出用であり，通常の送水はその上のバルブから行う。多くの場合，水源地は工場より離れており無人運転を行うので，調整用の受水タンクは衛生面から必要最小限度の小さな容量および数を選ぶ。

7.1.3.3 配管送水（工程 No.7）

水源地から工場への送水には，タンクローリーによるバルク輸送および配管送水があるが，本モデルでは配管送水を想定した。したがって水源地にタンクローリー用の施設は必要ない。また，配管送水は落差による送水を想定しているので，圧送用のポンプは必要ない。送水管の大きな破損は送水量と受水量の差で見つけることができるが，その箇所の特定には夜間の音による探査が普通である。多くの場合は地中埋設なので，埋設時に送水管の材質，継手，埋設深度等を十分管理する必要がある。

7.1.3.4 びん詰工場受水（工程 No.8）

通常のモデルではここが「原料の受入れ」に相当する。したがって受入れ検査に相当する検査を行う。工場受水タンクは生産調整に必要ではあるが，衛生管理上はあまり大容量でないこと，複数のタンクを設ける場合は滞溜時間が長くならないよう優先順位管理を必要とする。

水源地タンクと同様，タンク最下部の少し上に排水用のバルブを設け，水源に由来する異物，特に細かな砂などをタンク底部に沈殿させて「デカンテーション」の役割も持たせる。なお，このデカンテーションを以前は「傾瀉」と訳しており，異物を沈殿させて容器を傾け，その上澄み液を流し取ることを言う。**7.1.1** でいう農林水産省の品質表示ガイドラインではこの作業を「**沈殿**」といっている。

7.1.3.5 ろ過（デプスフィルター）（工程 No.9）

ここでのろ過はかなり細かい異物まで除去することを想定している。通常 2～3 μm ほどのポアサイズで，細かいゴミまでとることができるが，微生物は通過する大きさである。ろ材は

いろいろあるが膜ろ過ではなく，層ろ過（デプスフィルトレーション）である。

7.1.3.6　加熱殺菌（工程 No.10）

ここの加熱殺菌はプレート式瞬間殺菌（UHT装置）を想定している。殺菌後充填温度を85～90℃に設定すると，転倒殺菌温度85℃程度を確保できる。なお衛生管理に直接関係はないが，ミネラルウォーターの場合は，ミネラルの成分組成の恒常性が商品の本質的な部分であり，日本の水の場合，加熱による成分への影響がほとんどないとはいえ，開放系の加熱で蒸気の散逸による成分変動を避けるためにも閉鎖系のプレート式殺菌機などが必要である。

7.1.3.7　ろ過（ストレーナー）（工程 No.11）

ここでのろ過は殺菌機などのパッキング等の一部が剥落して充填機のフィラーボールに入ることを防ぐのが目的である。配管に組み込まれた比較的簡易な形式で，200メッシュ以上あれば目に見える異物の混入を防止することができる。

7.1.3.8　容器の受入れ（工程 No.2）

本モデルではPET容器を想定している。

7.1.3.9　水洗（工程 No.13）

容器はリンサーによる吹き上げ水洗を想定している。通常は洗浄水に水道水または消毒用の塩素を（次亜塩素酸Na）添加した地下水などを使用するが，ミネラルウォーターの場合直接衛生管理に関係がないとしても，製品に消毒用塩素の臭いがすると商品として致命的である（水道水を充填していると疑われる）。したがって，洗浄水の塩素添加量を殺菌効力の範囲内で管理し，製品水で洗浄するとか，水切り時間を長く取るなどの配慮が必要である。

7.1.3.10　充填（工程 No.14）

通常のPET容器熱間充填方式と変わらない。第5章5.3.8.3(iv)を参照されたい。

7.1.3.11　キャップの受入れ（工程 No.3）

キャップはプラスチックキャップを想定している。

7.1.3.12　密封（工程 No.16）

通常のプラスチックキャップの密封と変わらない。第5章5.3.8.3(v)を参照されたい。

7.1.3.13 転倒殺菌（工程 No.17）

　ミネラルウォーターの場合，栄養素が少ないので多くの菌が増殖する可能性は少ない。ここでは主として腐敗微生物（主に容器，キャップの洗浄，不良および充填環境から混入するカビ類，細菌類）を対象に念のために転倒殺菌することを目的としており，コンベアー上での脈動による加熱で十分として転倒殺菌をしないという例もある。

7.1.4　危害分析（HACCP 原則1）

　製造工程一覧図に示した原材料，工程ごとに，第6章に記載された内容および手順に従って危害分析を行い，危害リストを作成する。

7.1.4.1　地下水

　本モデルの危害リストにある B，C は源泉周辺の汚染源，あるいは採水することによって導入される汚染などが対象となる。ただし，物理的危害である異物は，多くの場合，水中ポンプなどの作動によって井戸の底にある砂などが巻き上げられて混入することが考えられる。その意味でこの段階では不可避的な危害であり，貯水タンクによるデカンテーション，後処理工程のろ過などで除去する必要がある。

　ミネラルウォーターの場合は，水源の汚染を防ぐことがきわめて大切であり，したがって水源地では洗浄剤での洗浄を原則として行わない。多くの場合，排水処理を行うことができないので，やむを得ず洗浄剤を使用しても，その排水は処理のできる場所まで運ぶ必要がある。

7.1.4.2　配管送水

　配管送水の場合，長距離の配管では配管の亀裂，あるいは接合部の緩みなどによる微生物汚染，異物混入などについて十分考慮する必要がある。通常は送水による内圧で外からの侵入はないと思われるが，送水停止時に注意する必要がある。

7.1.4.3　加熱殺菌

　基本的には製造基準の85℃・30分間が基準になる。ミネラルウォーター類の場合 Z 値は8℃として計算するので，93℃であれば3分間，101℃で0.3分間＝18秒間，109℃で1.8秒間となる。

　加熱殺菌以外の殺菌（例えば紫外線殺菌，オゾン殺菌）でも法規上は許されているが，この場合は腸球菌を指標菌として5Dの殺菌（例えば，1,000,000個/ml の菌が10個/ml 以下になること）を証明する必要がある。

7.1.4.4 冷却

　PET容器を長時間高温に置くと口部が変形して密封不良になるおそれがあるので転倒殺菌後速やかに冷却する。PET容器は温度差で破損することはないので，すぐに冷却が可能であるが，冷却水は汚染されないように塩素水などの殺菌剤で管理しなければならない。しかし，7.1.3.9で説明したように，わずかな塩素水の吸込みによって商品価値を完全に損なうことがあるので，殺菌効力の最低限の添加濃度管理を行うなどの注意が必要である。

　本モデルのミネラルウォーターの危害リストを208～212ページに示した。

7.1.5　CCPの決定（HACCP原則2）

　本モデルで想定した工程を見ると，微生物を積極的に制御する工程は加熱殺菌しかない。また，加熱殺菌工程以前に入り込む可能性のある危害原因物質で，それ以前に処理できないものであって加熱殺菌で制御できないものもないと考えられる。具体的に言えば，原料水に由来する異物などはろ過で除去できるし，ろ過で通過した微生物は加熱殺菌で制御できるということである。衛生的な充填施設と冷却施設があれば，密栓密封後の工程で微生物汚染される危険はほとんどない。また，加熱殺菌以外の工程は，一般的衛生管理で十分に行うことが可能である。さらに，加熱工程は本来設定すべき「微生物が受入れ可能な程度にまで減少していること」というCLを殺菌温度と殺菌時間という代用特性のパラメーターで代替できるうえ，連続監視が可能である。これらの点から，加熱工程をCCPに選んだ。参考として，「CCP決定のためのディシジョンツリー」（174ページ参照）に照らしても，この決定に矛盾はない。

　さらに念のため，危害リストをもとにして加熱殺菌工程以外にCCPに相当する工程がないかどうかを検討する。もしCCPにすべき工程があれば，同様の手順で決定する。

7.1.6　CLの設定（HACCP原則3）

　基準となるのは，食品衛生法に定められた製造基準に規定されている85℃・30分間の加熱殺菌である。ミネラルウォーターの場合のZ値は8℃として計算するので，109℃・1.8秒間が計算値となる。もちろん，101℃・18秒間などという決定でも差し支えない。

　前述したように法規上加熱殺菌以外のオゾン殺菌，紫外線殺菌も許されているし，総合衛生管理製造過程承認制度の承認を得ることで製造基準以外の条件（つまり加熱殺菌の場合であれば85℃・30分間以下の殺菌）で製造することも可能である。水棲菌の殺菌に関する説明資料を第4章4.4.4に示してあるので参考にされたい。

7.1.7 モニタリング方法の設定（HACCP原則4）

第6章 **6.6** の内容，手順に従い設定する。

7.1.8 改善措置の設定（HACCP原則5）

ミネラルウォーター類は内容が水だけという特徴から，内容物の廃棄が排水処理に負担を掛けることはない。それ以外は第6章 **6.7** の内容，手順に従い設定する。

7.1.9 検証方法の設定（HACCP原則6）

第6章 **6.8** の内容，手順に従い設定する。

7.1.10 記録文書の作成と保存（HACCP原則7）

第6章 **6.9** の内容，手順に従い設定する。

7.1.11 総括表の作成

次に，総合衛生管理製造過程では，CCP以外のPRPで管理する工程についても，危害リストに基づき管理基準（この場合は「CL」ではない），確認方法，改善措置方法，検証方法，記録文書を検討または確認し，総括表を作成する。

総括表の例は，一括してミルク入りコーヒー飲料（缶入り・レトルト殺菌）総括表を274～319ページに示した。

製品説明書

1．	製品の名称及び種類	ミネラルウォーター（PET 容器詰・加熱殺菌）
2．	原材料の名称	水（鉱水）
3．	使用基準のある添加物の名称及びその使用量	使用基準が定められた添加物は無い
4．	容器包装の形態及び材質	・PET 容器 ・キャップはポリプロピレン（ライナー材はポリエチレン）
5．	性状及び特性	・地下水を85℃・30分間加熱する方法またはそれと同等以上の効力を有する方法で殺菌した無色透明の水 ・その他食品衛生法上特記すべき事項なし
6．	製品の規格	・混濁の無いこと，沈殿物または固形の異物の無いこと ・大腸菌群が陰性であること ・食品衛生法に基づく成分規格（参考資料438ページ参照）に適合すること ・官能検査による異味・異臭のないこと ・カビ，酵母，一般細菌が製品規格内であること
7．	賞味期限及び保存方法	2年（常温保存）
8．	喫食または利用の方法	そのまま飲用
9．	販売等の対象となる消費者層	一般消費者

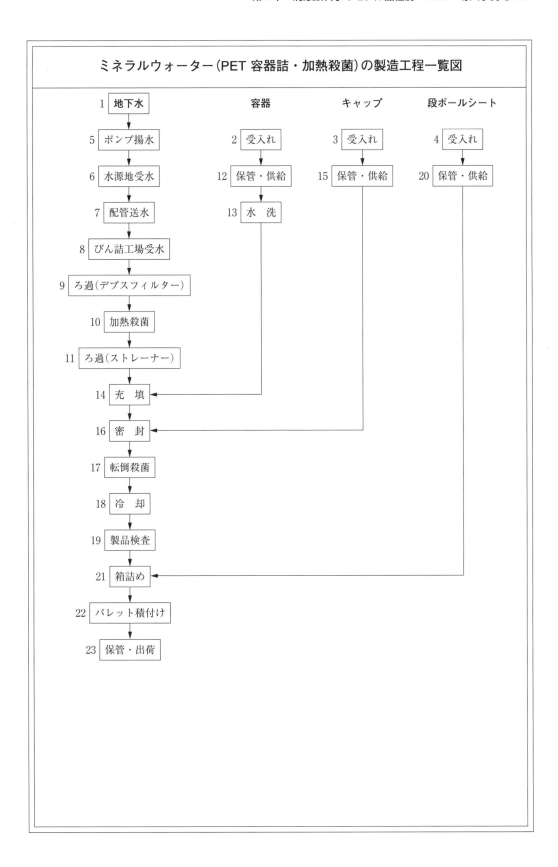

危害リスト

製品の名称：ミネラルウォーター（PET容器詰・加熱殺菌） ［No. 1／5］

(1) 原材料／工程	(2) 発生が予想されるハザード（危害要因）は何か？ B：生物学的 C：化学的 P：物理的	(3) 食品から低減／排除が必要な重要なハザード（危害要因）か？	(4) (3)欄の判断をした根拠は何か？	(5) (3)欄で重要と認められたハザード（危害要因）の管理手段は何か？	(6) この工程はCCPか？
【原材料由来】					
1．地下水	B：微生物汚染（採水量変動で地層から混入）	○	汲み上げ水量の変動で帯水層の層乱による微生物叢変化	SSOPで管理（水源保全管理標準），後工程で管理可能	NO
	C：地下水の化学物質汚染	○	揚水管隙等を通じて地表からの化学物質浸透による地下水汚染	SSOPで管理（水源保全管理標準）	NO
	P：濁り物質	○	汲み上げ水量の変動で帯水層の層乱による砂・細粒物等の発生	SSOPで管理（水源保全管理標準），後工程で管理可能	NO
2．容器（受入れ）	B：微生物汚染（付着・混入）	○	容器製造〜納入までの段階での汚染等	生産者の品質保証，SSOPで管理（原材料受入管理標準），後工程で管理可能	NO
	C：器具・容器包装規格基準不適格品	○	生産者の管理不良	生産者の品質保証，SSOPで管理（原材料受入管理標準）	NO
	C：化学物質の収着・吸着	○	容器製造〜納入までの段階での汚染等	生産者の品質保証，SSOPで管理（原材料受入管理標準）	NO
	P：異物の付着・混入	○	容器製造〜納入までの段階での汚染等	生産者の品質保証，SSOPで管理（原材料受入管理標準），後工程で管理可能	NO
3．キャップ（受入れ）	B：微生物汚染（付着・混入）	○	容器製造〜納入までの段階での汚染等	生産者の品質保証，SSOPで管理（原材料受入管理標準），後工程で管理可能	NO
	C：器具・容器包装規格基準不適格品	○	生産者の管理不良	生産者の品質保証，SSOPで管理（原材料受入管理標準）	NO
	C：化学物質の収着・吸着	○	容器製造〜納入までの段階での汚染等	生産者の品質保証，SSOPで管理（原材料受入管理標準）	NO
	P：異物の付着・混入	○	容器製造〜納入までの段階での汚染等	生産者の品質保証，SSOPで管理（原材料受入管理標準），後工程で管理可能	NO

製品の名称：ミネラルウォーター（PET容器詰・加熱殺菌）						[No. 2／5]
(1)	(2)	(3)	(4)	(5)	(6)	
原材料／工程	発生が予想されるハザード（危害要因）は何か？ B：生物学的 C：化学的 P：物理的	食品から低減／排除が必要な重要なハザード（危害要因）か？	(3)欄の判断をした根拠は何か？	(3)欄で重要と認められたハザード（危害要因）の管理手段は何か？	この工程はCCPか？	
【原材料由来】						
4．段ボールシート（受入れ）	B：なし					
	C：なし					
	P：なし					
【製造工程由来】						
5．ポンプ揚水	B：バイオフィルム形成等による微生物汚染	×	SSOPで管理（揚水管理標準）			
	C：設備由来の化学物質溶出	×	SSOPで管理（揚水管理標準）			
	P：砂，細粒物等の異物混入	×	SSOPで管理（揚水管理標準）			
6．水源地受水	B：バイオフィルム形成等による微生物汚染	×	SSOPで管理（水源地受水作業標準），定期的水質検査			
	C：洗浄不良による洗浄剤・殺菌剤等の混入	×	SSOPで管理（水源地受水作業標準），定期的水質検査			
	P：沈殿物等の異物混入	×	SSOPで管理（水源地受水作業標準），定期的水質検査			
7．配管送水	B：バイオフィルム形成等による微生物汚染	×	SSOPで管理（送水管理標準）			
	C：洗浄不良による洗浄剤・殺菌剤等の混入	×	SSOPで管理（送水管理標準）			
	P：スケール等の付着物の剥離で異物混入	×	SSOPで管理（送水管理標準）			
	P：パッキン類の劣化剥離等による異物混入	×	SSOPで管理（送水管理標準）			
8．容器詰工場受水	B：貯留による微生物増殖	×	SSOPで管理（場内受水水質管理標準）			
	C：洗浄不良による洗浄剤・殺菌剤等の残留	×	SSOPで管理（場内受水水質管理標準）			
	P：タンクの密閉不良で異物混入	×	SSOPで管理（場内受水水質管理標準）			

製品の名称：ミネラルウォーター（PET容器詰・加熱殺菌）					[No. 3／5]
(1)	(2)	(3)	(4)	(5)	(6)
原材料／工程	発生が予想されるハザード（危害要因）は何か？ B：生物学的 C：化学的 P：物理的	食品から低減／排除が必要な重要なハザード（危害要因）か？	(3)欄の判断をした根拠は何か？	(3)欄で重要と認められたハザード（危害要因）の管理手段は何か？	この工程はCCPか？
【製造工程由来】					
9．ろ過 （デプスフィルター）	B：ろ過材中での微生物汚染・増殖	×	SSOPで管理（ろ過作業標準）		
	C：洗浄不良による洗浄剤・殺菌剤等の残留	×	SSOPで管理（ろ過作業標準）		
	P：ろ過不良で異物の通過	×	SSOPで管理（ろ過作業標準）		
10．加熱殺菌	B：微生物の生残	○	殺菌温度・時間の不足	殺菌温度と殺菌液流量の確実な管理	CCP
	C：洗浄不良で洗浄剤・殺菌剤等の残留	×	SSOPで管理（工程洗浄殺菌作業標準）		
	P：スケール，パッキン片の混入	×	SSOPで管理（工程洗浄殺菌作業標準）		
11．ろ過 （ストレーナー）	B：ろ過物中にバイオフィルム等の微生物生残	×	SSOPで管理（工程洗浄殺菌作業標準）		
	C：洗浄不良で洗浄剤・殺菌剤等の残留	×	SSOPで管理（工程洗浄殺菌作業標準）		
	P：ろ過不良で異物の通過	×	SSOPで管理（工程洗浄殺菌作業標準）		
12．容器の保管・供給	B：微生物の混入	×	SSOPで管理（包材受入管理標準）		
	C：化学物質の収着・吸着	×	SSOPで管理（包材受入管理標準）		
	P：ほこり等の異物混入	×	SSOPで管理（包材受入管理標準）		
13．容器の水洗	B：微生物の除去不良	×	SSOPで管理（容器水洗作業標準）		
	C：化学物質の除去不良	×	SSOPで管理（容器水洗作業標準）		
	P：異物の除去不良	×	SSOPで管理（容器水洗作業標準）		

製品の名称：ミネラルウォーター（PET容器詰・加熱殺菌）					[No. 4／5]
(1)	(2)	(3)	(4)	(5)	(6)
原材料／工程	発生が予想されるハザード（危害要因）は何か？ B：生物学的 C：化学的 P：物理的	食品から低減／排除が必要な重要なハザード（危害要因）か？	(3)欄の判断をした根拠は何か？	(3)欄で重要と認められたハザード（危害要因）の管理手段は何か？	この工程はCCPか？
【製造工程由来】					
14. 充填	B：充填環境からの微生物混入	×		SSOPで管理（充填工程衛生管理標準）	
	C：洗浄不良で洗浄剤・殺菌剤等の残留	×		SSOPで管理（充填工程衛生管理標準）	
	P：ノズルパッキン片の混入，毛髪等の混入	×		SSOPで管理（充填工程衛生管理標準）	
15. キャップの保管・供給	B：微生物の混入	×		SSOPで管理（包材受入管理標準）	
	C：化学物質の収着・吸着	×		SSOPで管理（包材受入管理標準）	
	P：ほこり等の異物混入	×		SSOPで管理（包材受入管理標準）	
16. 密封	B：密封環境からの微生物混入	×		SSOPで管理（充填工程衛生管理標準）	
	C：潤滑油等の化学物質の混入	×		SSOPで管理（充填工程衛生管理標準）	
	P：毛髪等密封環境からの異物混入	×		SSOPで管理（充填工程衛生管理標準）	
17. 転倒殺菌	B：微生物の生残	○	殺菌温度・時間の不足	SSOPで管理（製造工程管理標準）	NO
	C：なし				
	P：なし				
18. 冷却	B：冷却環境からの微生物吸入	×		SSOPで管理（製造工程管理標準）	
	C：冷却環境からの化学物質吸入	×		SSOPで管理（製造工程管理標準）	
	P：冷却環境からの異物吸入	×		SSOPで管理（製造工程管理標準）	

製品の名称：ミネラルウォーター（PET容器詰・加熱殺菌）					[No. 5／5]
(1) 原材料／工程	(2) 発生が予想されるハザード（危害要因）は何か？ B：生物学的 C：化学的 P：物理的	(3) 食品から低減／排除が必要な重要なハザード（危害要因）か？	(4) (3)欄の判断をした根拠は何か？	(5) (3)欄で重要と認められたハザード（危害要因）の管理手段は何か？	(6) この工程はCCPか？
【製造工程由来】					
19. 製品検査	B：検査不良で見逃し	×	SSOPで管理（製品検査作業標準）		
	C：なし				
	P：検査不良で見逃し	×	SSOPで管理（製品検査作業標準）		
20. 段ボールシートの保管・供給 21. 箱詰め 22. パレット積付け 23. 保管・出荷	B：なし				
	C：揮発性化学物質の収着で中身に移行	×	SSOPで管理（製造工程管理標準）		
	P：なし				

	CCP 整理表
製品の名称：ミネラルウォーター（PET 容器詰・加熱殺菌）	
CCP 番号	CCP 1
危害発生の工程	・加熱殺菌
危害の原因物質	・微生物の生残
危害の発生要因	・殺菌温度の低下 ・殺菌時間の不足
発生防止措置	・殺菌条件の遵守 ・殺菌設備の保守点検管理
管理基準（CL）	・殺菌機出口温度（　）℃・（　）秒
確認方法 　頻度 　担当者	・自記温度計および自記温度計とは独立した現場温度計による殺菌温度の確認 　　　頻度：・自記温度計　連続 　　　　　　・現場温度計　殺菌開始時および所定時間ごと 　　　担当者：製造係 ・殺菌時間の確認（流量計による流量の確認） 　　　頻度：殺菌開始時および所定時間ごと 　　　担当者：製造係
改善措置方法	・殺菌温度が管理基準を逸脱した場合は，製造を停止し，工程を修復して正常な状態に復帰したことを確認し殺菌を再開する。 　　　担当者：製造係 ・所定の殺菌時間（流量）を逸脱した場合は，製造を停止し，工程を修復して正常な状態に復帰したことを確認し殺菌を再開する。 　　　担当者：製造係 ・管理基準逸脱時に殺菌されたと考えられる半製品は基準逸脱製品処理規定により処理する。基準逸脱原因の究明と工程改善を実施する。 　　　担当者：製造係
検証方法	・殺菌温度，殺菌時間（流量）記録の確認 　　　頻度：毎日　　担当者：製造課長 ・FDV の作動状況の確認 　　　頻度：殺菌開始時　　担当者：製造係 ・FDV の作動確認記録の確認 　　　頻度：毎日　　担当者：製造課長 ・測定器の校正（自記温度計，現場温度計，流量計） 　　　頻度：年1回　　担当者：製造係 ・測定器の校正（自記温度計，現場温度計，流量計）記録の確認 　　　頻度：年1回　　担当者：製造課長 ・管理基準逸脱時の逸脱内容および改善措置内容の確認 　　　頻度：毎日　　担当者：製造課長 ・最終製品の微生物検査 　　　頻度：○回／日　　担当者：品質管理係 ・最終製品微生物検査記録の確認 　　　頻度：毎日　　担当者：品質管理課長
記録文書名および記録内容	・殺菌管理記録：・製品名・殺菌日時・殺菌温度／時間（流量）・担当者氏名 　　　　　　　　・FDV の作動確認日時，設定／作動温度・担当者氏名 ・測定器校正記録（自記温度計，現場温度計，流量計）： 　　　　　　　　　・校正年月日・校正内容・担当者氏名 ・異常時処理記録：・日時・異常内容・措置内容・担当者氏名等 ・微生物検査記録：・製品名・規格・日時・検査結果・担当者氏名等

7.2 透明炭酸飲料（缶入り・非殺菌）

7.2.1 透明炭酸飲料について

炭酸飲料の HACCP プラン導入について，透明炭酸飲料をモデルとして説明する。

透明炭酸飲料は，混濁や沈殿物，浮遊物がなく異味異臭のない無色透明の炭酸飲料であり，水に砂糖，異性化液糖などの糖類を主とした甘味料（本モデルでは異性化液糖を使用）とクエン酸などの酸味料（本モデルではクエン酸とクエン酸ナトリウムを使用）をバランスよく加え，さらにレモンおよびライムなどの柑橘系を主とした香料を加えて，これに二酸化炭素（炭酸ガス）を圧入して出来上がる。一部の製品では保存料が使用されているものがあり，本モデルでは保存料として安息香酸ナトリウム（食品衛生法で使用基準の決められた添加物）を使用している。

炭酸飲料の製造法には，糖類などの原料を調合したシロップと炭酸水を別々に容器に充填・密封した後，シロップと炭酸水を容器内で混合するポストミックス法と，シロップと水を連続的に定量混合した製品液に炭酸ガスを圧入した後，容器に充填するプレミックス法があるが，本モデルはプレミックス法である。

透明炭酸飲料のガス圧は，196 kPa（0.196 MPa）〜343 kPa（0.343 MPa），Brix 8.5〜12.0% の範囲にあるものが多い。

食品衛生法に基づく清涼飲料水の製造基準の規定により，炭酸飲料の容器包装内の二酸化炭素圧力が 20℃ で 98 kPa 以上であって，植物または動物の組織成分（野菜および果実ならびにこれらの搾汁，乳，乳製品など）を含有しない製品にあっては，殺菌および除菌を要しないこととされているので，この条件に適合する透明炭酸飲料は殺菌工程が製造基準上不要であり，

本モデルも非殺菌とする。なお，これに該当するほかの非殺菌の炭酸飲料として，コーラ飲料，ジンジャーエール，トニックウォーター，炭酸水，クラブソーダなどがある。

容器として使用されているのは，金属缶（アルミニウム缶，スチール缶）のほか，ガラスびん（リターナブルびん，ワンウェイびん）およびPET容器である。本モデルでは金属缶を使用する。びん，キャップ等容器包装についても食品衛生法に基づく，器具および容器包装の基準（材質別規格および用途別規格）に適合していなくてはならない。

なお，この項では，HACCPプラン作成にあたって，手順1から手順12までの内，主として炭酸飲料に特有の事項について説明する。清涼飲料水に共通する事項は，第6章に記載されている。

7.2.2　製品説明書

製品の内容について，第6章 **6.2.2** に従って製品説明書の項目ごとに記載しなくてはならないが，炭酸飲料特有事項をこの項で説明する。

(i)　「使用基準のある添加物の名称及びその使用量」の欄

本モデルでは，使用基準のある添加物として保存料（安息香酸ナトリウム）を使用しているので記載する（使用基準は安息香酸として 0.60 g/kg 以下である）。

一般的に透明炭酸飲料に保存料が添加されることはほとんどないが，このモデルでは演習用として保存料添加モデルとした。

(ii)　「賞味期限」の欄

缶入りやガラスびん詰では保存中のガスロスの心配はないが，PET容器の場合はガスバリア性の問題で賞味期限は6か月が多い。

本モデルである透明炭酸飲料（缶入り，非殺菌）の製品説明書の記載例を224ページに示した。

7.2.3　製造工程一覧図（フローダイヤグラム）

本モデルの透明炭酸飲料の製造工程一覧図を225ページに示す。

各工程で留意すべきことと，透明炭酸飲料製造工程での各特徴を説明する。なお，括弧内の工程No.は，本モデルの製造工程一覧図の各工程に記載した数字である。

7.2.3.1　使用水（工程 No. 1）

　使用水の水源としては水道水，井戸水，地表水などがある。炭酸飲料の組成の主体は水であり，水の良否が製品の品質に大きな影響を与えるために，水処理装置でさらに精製処理して使用されている。本モデルでは使用水を市水（水道水）とする。

　使用水については，第5章 **5.3.5** に詳しく記載されているので参考にされたい。

7.2.3.2　炭酸ガス（工程 No. 5）

　炭酸飲料にとって，炭酸ガスは飲用時に爽快感や味覚に大きな影響を与える重要な原料であり，食品衛生法の食品添加物規格基準に合致したものを使用する。

7.2.3.3　水処理（工程 No. 9, 17, 25, 31）

　炭酸飲料の製造では，一般に使用水（水道水はそのまま，井戸水等は取水直後に塩素（通常次亜塩素酸ソーダ）を添加）を貯水タンク／槽に受水したあと，砂ろ過，活性炭ろ過（主として脱塩素），精密ろ過して精製する。水質によっては，前述の方法の他に，除鉄，除マンガンの薬剤添加，凝集沈澱，イオン交換樹脂やRO膜による純水処理，紫外線殺菌等のいくつかを組み合わせた多段階処理システムが使われる。

　本モデルでは水道水を使用し，砂ろ過，活性炭ろ過，精密ろ過の組み合わせを想定している。

7.2.3.4　保存料の計量（工程 No. 19）

　本モデルでは保存料として，安息香酸ナトリウムを使用している。安息香酸ナトリウムは前述のとおり食品衛生法で使用基準が決められており，保存料の計量・添加は正確に間違いなく行わなければならない。

　なお，保存料については第4章に詳しく解説されているので参照されたい。

7.2.3.5　脱気（デアレーション）（工程 No. 38）

　カーボネーション（液体への炭酸ガスの圧入）に先立って，カーボネーションを効率的に行い，また充填・密封時等の泡立ち（フォーミング）を抑制するために，減圧したタンク中に水を霧状，または薄膜状に流して，水中に溶存している空気を分離・除去する。

　脱気効率はタンク内の真空度と気液の接触面積によって決まるので，水の流量を必要最小限とし接触面積をできるだけ大きくなるようにする。

7.2.3.6　定量混合（プロポーショニング）（工程 No. 41）

　プレミックス法では調合したシロップと脱気した水を連続的に一定比率（例えば1：5）で混合する。混合はシンクロブレンダー，パラミックス，GOブレンダー等の装置で行われる。

7.2.3.7　冷却および炭酸ガス圧入（カーボネーション）（工程 No.42）

カーボネーションを効率よく行うために，定量混合された液体を氷結しない程度（0.5～2℃程度）に冷却する。カーボネーションの直前にプレート式熱交換機等で冷却する方式，冷却とカーボネーションを同時に行う一体方式がある。

本モデルでは，冷却とカーボネーションを一体化した方式（カーボクーラー，クールカーボネーターなどという）とする。

カーボネーションは空気を除去し，炭酸ガスで加圧されたタンク中に液体を霧状または薄膜状に流して，液体中に炭酸ガスを吸収させる。

カーボネーションを効率よく行うには，炭酸ガス圧力が高く（製品の炭酸ガス含量を一定にするために常時一定圧力の炭酸ガスを供給する），氷結しない程度に出来るだけ液体の温度が低いこと（第4章 **4.4.2** 表4-14 および表4-15参照），液体と炭酸ガスの接触面積が大きいこと（すなわち，液体の粒が出来るだけ小さいか，出来るだけ薄い膜になっていること，必要最小限の水の流量），液体とタンク内の炭酸ガス中の空気が少ないことが重要である。

7.2.3.8　容器の洗浄（工程 No.29）

容器（金属缶）は充填前に清水または塩素水（1～3 ppm）で洗浄（リンス）したのち，清水で洗浄し塩素分を除去する。

7.2.3.9　充填（工程 No.44）

炭酸飲料の充填は，充填前に容器（本モデルでは金属缶）内を充填機のフィラーボールの圧力と同圧に加圧し（カウンタープレッシャーをかける），同圧下でフィラーボール内の製品液の水頭によって，容器の側壁に沿って膜状に静かに低温充填される。また充填後密封（本モデルでは缶の巻締め）する直前に容器内ヘッドスペースの空気を炭酸ガスに置換するためにヘッドスペースへの炭酸ガスフローを行う。

7.2.3.10　密封（巻締め）（工程 No.45）

内容液を充填し，ヘッドスペースに炭酸ガスフローした後，巻締め機（シーマー）で2重巻締めにより密封する。巻締め機（シーマー）での2重巻締めの密封性は，巻締めロール，巻締めチャック，リフター，入排出のタイミングによって決まる。

7.2.3.11　加温（工程 No.46）

充填・密封された製品は結露防止のため，ウォーマーで常温程度にまで加温する。密封不良（巻締め不良）による漏れをウォーマー後の入身検査機（レベルチェッカー）で検出するために，ウォーマーでは巻締め蓋を下（倒立）にして通過させることが多い。

7.2.4 危害分析（HACCP原則1）

製造工程一覧図で示した原材料，工程ごとに，第6章 **6.3** に記載された内容および手順に従って危害分析を行い，危害リストを作成する。

7.2.4.1 使用水（工程 No.1）

食品衛生法に基づく清涼飲料水の製造基準に規定された基準に合致していること。本モデルでの使用水は水道水であるので，受入れ口での遊離残留塩素 0.1 mg/L（結合残留塩素の場合は 0.4 mg/L）以上が保持されていること。

受水槽以降は製造工程由来の危害となり使用水とは分けて分析すべきである。受水槽が，地下にある場合は，コンクリート壁の亀裂による汚水の浸入に注意を要する。屋上にある場合は換気フィルターの管理不良による危害発生が考えられる。

7.2.4.2 異性化液糖，原材料（工程 No.2, 3, 4, 5）

原材料は，生産者で発生する危害と運送業者で発生する危害の両方を想定しなければならない。生産者で特に注意すべき危害は成分であり，等級や種類が各種あるので注意しながら確認することが肝要である。運送業者で注意すべき危害は運送・保管中における第三者によるいたずら防止管理であり，また，ローリーであれば換気フィルターの微生物汚染の管理などにも気をつけて確認すべきである。

ローリーと接触する受入れ設備以降は製造工程由来となる。受入れ設備の接続口が一時開放状態になるので微生物および異物混入による危害を忘れてはならない。

7.2.4.3 原材料，缶胴，缶蓋の保管（工程 No.10, 11, 12, 13, 14, 15）

原材料，包装資材の保管中にも危害が発生するので十分管理が必要である。特に端数の保管管理は慎重に取り扱う必要がある。また，一般的に食品衛生上の危害ではないが，容器への着香（移香）にも気をつけなければならない。

7.2.4.4 水処理（工程 No.9, 17, 25, 31）

砂ろ過（急速ろ過），活性炭ろ過等水処理のそれぞれの工程を一覧図に書き，別々に危害分析することが重要であるが，危害が完全に同一であれば水処理として一括して記載することもできる。

水処理の危害では，特に活性炭ろ過機後半以降の脱塩された部分が微生物の巣窟にならないよう注意しなければならない。

7.2.4.5　保存料の計量（工程 No. 19）

本モデルでは保存料として，安息香酸ナトリウムを使用している。安息香酸ナトリウムは前述のとおり食品衛生法で使用基準が決められており，基準を超えて添加すれば，食品衛生法違反となり，添加量が少なすぎれば期待する殺菌または静菌効果が得られない。したがって，保存料の計量・添加は正確に間違いなく行わなければならない。

また，計量時や計量後の投入時にタンクの蓋（マンホール）の開閉等で，落下菌および異種物質の混入のおそれがあるため注意を要する。

7.2.4.6　脱気（デアレーション）（工程 No. 38）

脱気タンク中は減圧状態であるため，シール不良等があれば外気吸引と共にカビ，酵母，一般細菌により汚染されるおそれがある。また，脱気効率を維持するための真空ポンプの保守管理ならびに運転停止時に真空ポンプの油や吸引装置の循環水がタンク中に浸入しないよう，逆止弁，トラップ，真空開放弁等の安全装置の保守管理，作動確認が大切である。

7.2.4.7　定量混合（プロポーショニング）（工程 No. 41）

定量混合機の機種によっては，CIP で洗浄殺菌が完全にはできないものがあり，装置内の場所によって微生物の巣窟になる場合があるので注意が必要である。例えば，配管や装置で溜まりやブラインド部分がある場合は，CIP だけでなく一定期間ごとに分解洗浄が必要となる。特に果実飲料等と共用する場合等は注意を要する。

7.2.4.8　冷却および炭酸ガス圧入（カーボネーション）（工程 No. 42）

本モデルの透明炭酸飲料は，炭酸ガス圧力が 20℃ で 98 kPa 以上の製品であることから非殺菌としており，炭酸ガスの静菌効果によって微生物危害の発生を防止していることから，製品中の炭酸ガス圧力は衛生管理上きわめて重要な要素である。

カーボクーラーでの炭酸ガス圧力と液体の温度の厳重な管理は当然として，タンク内に蓄積する空気の排除，冷却板のピンホール等による冷媒の漏れ等にも十分な注意が必要である。

7.2.4.9　容器の洗浄（工程 No. 29）

リンス用水に塩素を使用している場合はその濃度管理とすすぎによる塩素除去の管理が重要である。

ノズル詰まり等による洗浄不足が起こらないように洗浄設備の保守点検管理も大切である。

7.2.4.10　充填（工程 No. 44）

透明炭酸飲料では加熱殺菌工程がないため，確実なサニテーションが重要である。特に外気

と接触しているセンタリングカップ，スプレッダ等は腐敗微生物の発生源になりうる。

また炭酸飲料の充填・密封工程では特に泡立ち（フォーミング）しやすいので，これを抑制して炭酸ガスの損失や内容量不足を起こさないようにするとともに，糖類の入った内容液の噴きこぼれによる充填機周辺の汚れが微生物汚染につながらないよう管理する。

ガラスびんや PET 容器の場合では，噴きこぼれ液がびん口部に付着し，カビの発生を招くおそれがある。この対策としてびん口部を水洗する場合，水洗水の微生物対策ならびに撥ね返り水の混入による二次汚染に注意が必要である。

7.2.4.11　密封（工程 No. 45）

密封不良は包装容器内の炭酸ガス圧の維持を困難にし，微生物危害の発生を防止できなくするので，缶胴のフランジ部，缶蓋のカール部の傷や変形を注意するとともに，巻締め機（シーマー）の保守点検管理と巻締め管理はきわめて重要である。

また，巻締め機（シーマー）とその周囲は内容液の噴きこぼれや機種によってはグリースの飛散等で汚れがちで，かつ洗浄殺菌がしにくく，微生物の温床になることがあるので，噴きこぼれや飛散防止と共に，常に洗浄，殺菌に留意し清潔に保つようにする必要がある。

また，内容液の噴きこぼれ防止のため，フィラーから巻締め機（シーマー）までの缶転送コンベヤで缶が振れることなくスムースに移動するようにしておく。

ガラスびんや PET 容器の場合では，クラウンダストやプラスチック片の容器内混入を防ぐ必要がある。また，噴きこぼれ液がびん口部に付着し，カビの発生を招くおそれがある。この対策としてびん口部を水洗する場合，水洗水の微生物対策ならびに撥ね返り水の混入による二次汚染に注意が必要である。

7.2.4.12　加温から保管・出荷まで（工程 No. 46, 47, 48, 49, 50, 51）

密封後の各工程および搬送中に，落下・衝撃などによって発生する巻締め部のシール不良や座屈による微生物汚染にも注意が必要である。

また，ラインアウトした半製品の取扱いミスでの危害発生が意外に多く，死角となっている。このような非定常業務での危害発生防止が特に重要である。その他の非定常業務の具体例としては，長時間機械故障後の作業，停電によるライン停止後の作業，回収再利用作業，トラブル発生後の作業等があり，これらはまれな作業ゆえに危害発生防止に特に留意することが重要である。また，繁忙期，渇水期，新入社員，交代勤務の引継ぎ等の応急対応業務でも危害発生防止管理はきわめて重要である。

本モデルの透明炭酸飲料の危害リストの例を 226〜232 ページに示した。

各工場における危害分析は，工程ごとに具体的に検討しなければならない（例えば，「タンクマンホールの真上にあった蛍光灯が破損してタンク内に混入」「温度計の測定値に誤差が生

じて殺菌不足」等々）。検討漏れの危害は管理されない状態となるため，具体的に列挙することがきわめて重要である。

また，危害発生要因は，各工場の原材料，製造工程，設備，機械の使用年数，作業環境等々によってそれぞれ異なるため，危害分析は各工場のオリジナリティが重要である。

7.2.5　CCPの決定（HACCP原則2）

危害リストに基づき，第6章 6.4 に記載された内容および手順に従ってCCPの決定を行う。

炭酸飲料の危害原因物質のなかで最も警戒すべきものの1つが腐敗微生物であるが，前述したように，この透明炭酸飲料モデルは非殺菌で，微生物危害発生の防止は所定量（20℃で98 kPa以上）の炭酸ガスの静菌効果に依存しており，その意味で炭酸ガス圧入（カーボネーション）工程は重要である。炭酸ガス圧入工程は，微生物制御のために特に設けた工程ではないが，結果的に他飲料の加熱殺菌工程と同様の効果を持っている。直接製品を制御し，しかもCLを設定し，連続モニタリングし，改善措置を講じることも容易で，CCPの最有力候補であろう。

その他の工程でも微生物や化学品，異物等の危害発生防止上重要な工程があるが，第6章で述べられた基準に照らして，CCPとしての管理ではなく，PRP管理が妥当であろうと思われるが，それぞれの工場の状況に合わせて検討すべきである。

保存料の計量・添加工程は微生物危害発生防止のために特に設けた工程であり，CCPになるとも考えられるが，PRPで十分管理できるということで，このモデルではPRP管理とした。必要であれば，連続的に，または相当の頻度でモニタリングする方法を考えて，CCPとすることもあろう。

以下本モデルでは，CCPを冷却炭酸ガス圧入工程として作業を進める。

7.2.6　CLの設定（HACCP原則3）

製品液中に微生物危害の発生を防止するに足る炭酸ガスが吸収されたことを，連続的に確認するためのパラメーターを決め，その基準（CL）を設定する。第6章 6.5 を参照されたい。

液体への炭酸ガスの吸収は，通常のカーボネーションが行われれば，液体の温度と圧入する炭酸ガスの圧力でほぼ決まる。したがってこのモデルでは冷却温度（液温）と炭酸ガスの圧力をパラメーターとする。食品衛生法の非殺菌の基準では，必要な炭酸ガス圧力が20℃で98 kPa以上であるから，この条件を満たすカーボクーラーでの温度，圧力が最低基準となる。例えば，液温5℃であれば炭酸ガス圧22 kPa，7℃で31 kPaが20℃で98 kPaに相当する。し

がって，炭酸ガスの吸収効率100%とすればカーボクーラーでの液温7℃以下，炭酸ガス圧31 kPa以上で食品衛生法の基準を下回ることはないと考えられるが，それぞれのカーボクーラーでの炭酸ガス吸収効率，カーボクーラー～充填機～巻締め機（シーマー）までの炭酸ガスのロスならびに計測器の公差等々をそれぞれ実機で確認したうえでカーボクーラーのCLとしての炭酸ガス圧力，冷却温度を決める。

本モデルのCCP整理表のCLは，かかる理由により，（　）kPa，（　）℃とした。

透明炭酸飲料では20℃で196 kpa以上の製品がほとんどであり，実際の工程管理では20℃で196 kPa以上（7℃で約95 kPa以上に相当）になるようなOPLを設定していると思われる。OPLの上限，下限を超えた場合は，当然工程改善や品質管理上の処置がとられるが，衛生管理上の改善措置はCLを外れた場合にとられる。

7.2.7　モニタリング方法の設定（HACCP原則4）

第6章6.6の内容，手順に従い設定する。

7.2.8　改善措置の設定（HACCP原則5）

第6章6.7の内容，手順に従い設定する。

7.2.9　検証方法の設定（HACCP原則6）

第6章6.8の内容，手順に従い設定する。

7.2.10　記録文書の作成と保存（HACCP原則7）

第6章6.9の内容，手順に従い設定，作成し，CCP整理表を完成させる。

本モデルの透明炭酸飲料のCCP整理表の例を233ページに示した。

7.2.11 総括表の作成

HACCP 原則 1 から 7 までを一覧表にまとめたのが総合衛生管理製造過程総括表である。

総括表の例は一括してミルク入りコーヒー飲料（缶入り・レトルト殺菌）総括表を 274～319 ページに示した。

	製品説明書	
1．製品の名称および種類	透明炭酸飲料（缶入り・非殺菌）	
2．原材料の名称	水，異性化液糖，香料，クエン酸，クエン酸ナトリウム，炭酸ガス，安息香酸ナトリウム	
3．使用基準のある添加物の名称およびその使用量	安息香酸ナトリウム（保存料） 使用量：安息香酸として0.60g/kg	
4．容器包装の形態および材質	金属缶（缶胴はスティール，缶蓋はアルミ） 内面：エポキシアクリル系塗料	
5．性状および特性	・二酸化炭素圧力が20℃で98kPa以上であること ・pH4.0未満であること ・無色透明で清涼感のある香味を有すること ・その他食品衛生法上特記すべき事項なし	
6．製品の規格	・原材料由来以外の異物（混濁・沈殿）のないこと ・ヒ素，鉛が検出されないこと ・スズの含有量は150.0ppmを超えないこと ・大腸菌群が陰性であること ・官能検査による異味・異臭のないこと ・カビ，酵母，一般細菌が製品規格内であること	
7．賞味期限および保存方法	1年（常温保存）	
8．喫食または利用の方法	そのまま飲用	
9．販売等の対象となる消費者層	一般消費者	

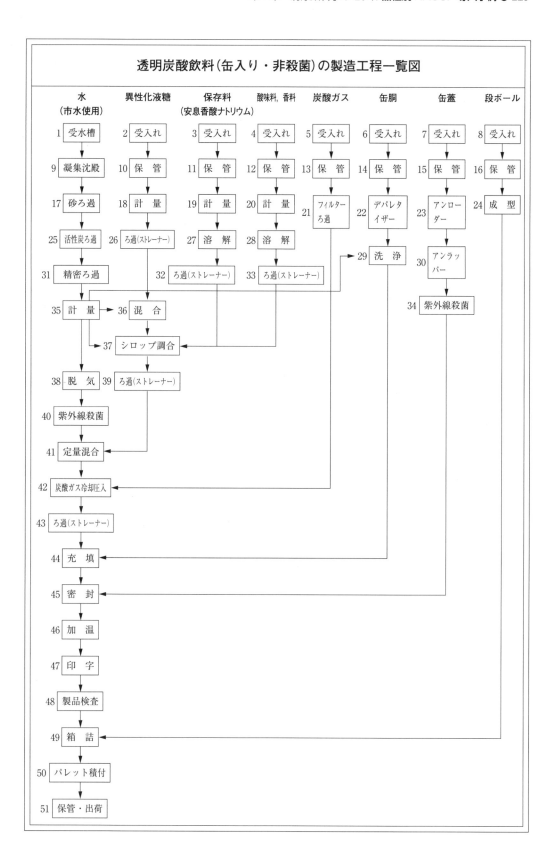

危害リスト

製品の名称:透明炭酸飲料(缶入り,非殺菌)　　　[No. 1／7]

(1) 原材料／工程	(2) 発生が予想されるハザード(危害要因)は何か？ B:生物学的 C:化学的 P:物理的	(3) 食品から低減／排除が必要な重要なハザード(危害要因)か？	(4) (3)欄の判断をした根拠は何か？	(5) (3)欄で重要と認められたハザード(危害要因)の管理手段は何か？	(6) この工程はCCPか？
【原材料由来】					
1. 水:市水 (受水槽)	B: C: 水道水水質基準に不適合 P:	○	水道水本管亀裂による汚染	水質検査の実施 製造設備保守点検管理標準	NO
2. 異性化液糖 (受入れ)	B:微生物の存在	○	生産段階での混入の可能性	生産者の品質保証	NO
	C:化学物質の存在	○	生産段階での混入の可能性	生産者の品質保証	NO
	P:異物の存在	○	生産者の管理不良	生産者の品質保証 受入れ時の外観検査 後工程(39)で除去できる	NO
3. 保存料:安息香酸ナトリウム (受入れ) 4. 酸味料,香料 (受入れ)	B:微生物の存在	○	生産者の管理不良	生産者の品質保証 生産者への衛生管理指導	NO
	C:食品衛生法に不適合	○	生産者の管理不良	生産者の品質保証 生産者への衛生管理指導	NO
	P:異物の存在	○	生産段階での混入の可能性	生産者の品質保証 生産者への衛生管理指導 後工程(32,33,39)で除去できる	NO
5. 炭酸ガス (受入れ)	B:なし				
	C:食品衛生法に不適合	○	生産者の管理不良	生産者の品質保証,生産者への衛生管理指導	NO
	P:異物の存在	○	生産者の管理不良	生産者への衛生管理指導,後工程(21)で除去できる	NO
6. 缶胴(受入れ) 7. 缶蓋(受入れ)	B:微生物の存在	○	生産者の管理不良	生産者の品質保証,生産者への衛生管理指導	NO
	C:食品衛生法に不適合	○	生産者の管理不良	生産者の品質保証,生産者への衛生管理指導	NO
	P:異物の存在	○	生産段階での混入の可能性	生産者の品質保証,生産者への衛生管理指導	NO
8. 段ボール (受入れ)	B,C,P:なし				

製品の名称：透明炭酸飲料（缶入り，非殺菌）					[No. 2／7]	
(1)	(2)	(3)	(4)	(5)	(6)	
原材料／工程	発生が予想されるハザード（危害要因）は何か？ B：生物学的 C：化学的 P：物理的	食品から低減／排除が必要な重要なハザード（危害要因）か？	(3)欄の判断をした根拠は何か？	(3)欄で重要と認められたハザード（危害要因）の管理手段は何か？	この工程はCCPか？	
【製造工程由来】						
1．受水槽	B：微生物の汚染	×	SSOP（製造設備保守点検管理基準）で管理できる			
	微生物の増殖	×	残留塩素濃度で管理できる			
	C：洗浄剤，殺菌剤の混入	×	SSOP（製造設備保守点検管理基準）で管理できる			
	P：異物の混入	×	SSOP（製造設備保守点検管理基準）で管理できる			
9．凝集沈殿 17．砂ろ過 25．活性炭ろ過 31．精密ろ過 35．計量（水）	B：微生物の汚染	×	SSOP（製造設備保守点検管理基準）で管理できる			
	微生物の増殖	×	滞留時間が短く起こりづらい			
	C：洗浄剤，殺菌剤の混入	×	SSOP（製造設備洗浄殺菌基準）で管理できる			
	P：異物の混入	×	SSOP（製造設備保守点検管理基準）で管理できる			
10．保管 （異性化液糖）	B：微生物の汚染	×	SSOP（原料保管取り扱い基準）で管理できる			
	微生物の増殖	×	水分活性が低いので起こりづらい			
	C：洗浄剤，殺菌剤の混入	×	SSOP（製造設備洗浄殺菌基準）で管理できる			
	P：異物の混入	×	SSOP（原料保管取り扱い基準）で管理できる			
11．保管（保存料） 12．保管 （酸味料，香料）	B：微生物の汚染	×	SSOP（原料保管取り扱い基準）で管理できる			
	微生物の増殖	×	SSOP（原料保管取り扱い基準）で管理できる			
	C：化学物質の混入	×	SSOP（原料保管取り扱い基準）で管理できる			
	P：異物の混入	×	SSOP（原料保管取り扱い基準）で管理できる			
13．保管 （炭酸ガス）	B，C：なし					
	P：異物の混入	×	SSOP（製造設備保守点検管理基準）で管理できる			

製品の名称：透明炭酸飲料（缶入り，非殺菌）					[No. 3／7]	
(1) 原材料／工程	(2) 発生が予想されるハザード（危害要因）は何か？ B：生物学的 C：化学的 P：物理的		(3) 食品から低減／排除が必要な重要なハザード（危害要因）か？	(4) (3)欄の判断をした根拠は何か？	(5) (3)欄で重要と認められたハザード（危害要因）の管理手段は何か？	(6) この工程はCCPか？
【製造工程由来】						
14. 保管（缶胴） 15. 保管（缶蓋）	B：微生物の汚染		×	SSOP（原料保管取り扱い基準）で管理できる		
	微生物の増殖		×	SSOP（原料保管取り扱い基準）で管理できる		
	C：化学物質の混入		×	SSOP（原料保管取り扱い基準）で管理できる		
	P：異物の混入		×	SSOP（原料保管取り扱い基準）で管理できる		
	残缶への異物混入		×	SSOP（原料保管取り扱い基準）で管理できる		
16. 保管（段ボール） 24. 成型	B, C, P：なし					
18. 計量（異性化液糖）	B：微生物の汚染		×	SSOP（計量作業基準）で管理できる		
	微生物の増殖		×	滞留時間が短く起こりづらい		
	C：洗浄剤，殺菌剤の混入		×	SSOP（計量作業基準）で管理できる		
	P：異物の混入		×	SSOP（計量作業基準）で管理できる		
19. 計量（保存料）	B：微生物の汚染		×	SSOP（計量作業基準）で管理できる		
	微生物の増殖		×	滞留時間が短く起こりづらい		
	微生物の生残		○	計量過小により微生物制御が弱くなる	計量作業基準の遵守により管理できる	NO
	C：洗浄剤，殺菌剤の混入		×	SSOP（計量作業基準）で管理できる		
	化学物質の混入		○	計量過多により化学物質が多く残る	計量作業基準の遵守により管理できる	NO
	P：異物の混入		×	SSOP（計量作業基準）で管理できる		

製品の名称：透明炭酸飲料（缶入り，非殺菌）						[No. 4／7]
(1)	(2)		(3)	(4)	(5)	(6)
原材料／工程	発生が予想されるハザード（危害要因）は何か？ B：生物学的 C：化学的 P：物理的		食品から低減／排除が必要な重要なハザード（危害要因）か？	(3)欄の判断をした根拠は何か？	(3)欄で重要と認められたハザード（危害要因）の管理手段は何か？	この工程はCCPか？
【製造工程由来】						
20. 計量 （酸味料，香料）	B：微生物の汚染		×	SSOP（計量作業基準）で管理できる		
	微生物の増殖		×	滞留時間が短く起こりづらい		
	C：洗浄剤，殺菌剤の混入		×	SSOP（計量作業基準）で管理できる		
	P：異物の混入		×	SSOP（計量作業基準）で管理できる		
21. フィルターろ過（炭酸ガス）	B：なし					
	C：化学物質の混入		×	SSOP（製造設備洗浄殺菌基準）で管理できる		
	P：異物の混入		×	SSOP（製造設備保守点検管理基準）で管理できる		
22. デパレタイザー 23. アンローダー 30. アンラッパー	B：微生物の汚染		×	SSOP（製造設備保守点検管理基準）で管理できる		
	微生物の増殖　なし					
	C：なし					
	P：異物の混入		×	SSOP（製造設備保守点検管理基準）で管理できる		
26, 32, 33, 39. ろ過：ストレーナー （26, 39. 異性化液糖, 32. 保存料, 33. 酸味料・香料）	B：微生物の汚染		×	SSOP（製造設備保守点検管理基準）で管理できる		
	微生物の増殖		×	滞留時間が短く起こりづらい		
	C：洗浄剤，殺菌剤の混入		×	SSOP（製造設備洗浄殺菌基準）で管理できる		
	P：異物の混入		×	SSOP（製造設備保守点検管理基準）で管理できる		
27. 溶解（保存料） 28. 溶解（酸味料，香料）	B：微生物の汚染		×	SSOP（製造設備保守点検管理基準）で管理できる		
	微生物の増殖		×	滞留時間が短く起こりづらい		
	C：洗浄剤，殺菌剤の混入		×	SSOP（製造設備洗浄殺菌基準）で管理できる		
	P：異物の混入		×	SSOP（製造設備保守点検管理基準）で管理できる		

製品の名称：透明炭酸飲料（缶入り，非殺菌）					[No. 5／7]	
(1) 原材料／工程	(2) 発生が予想されるハザード（危害要因）は何か？ B：生物学的 C：化学的 P：物理的	(3) 食品から低減／排除が必要な重要なハザード（危害要因）か？	(4) (3)欄の判断をした根拠は何か？	(5) (3)欄で重要と認められたハザード（危害要因）の管理手段は何か？	(6) この工程はCCPか？	
【製造工程由来】						
36. 混合 37. シロップ調合	B：微生物の汚染	×	SSOP（製造作業基準）で管理できる			
	微生物の増殖	×	pHが低い，滞留時間が短く起こりづらい			
	C：洗浄剤，殺菌剤の混入	×	SSOP（製造設備洗浄殺菌基準）で管理できる			
	P：異物の混入	×	SSOP（製造作業基準）で管理できる			
29. 洗浄（缶胴）	B：微生物の生残	×	SSOP（製造設備保守点検管理基準）で管理できる			
	微生物の汚染	×	SSOP（製造設備保守点検管理基準）で管理できる			
	C：殺菌剤の混入	×	SSOP（製造設備保守点検管理基準）で管理できる			
	P：異物の残存	×	SSOP（製造設備保守点検管理基準）で管理できる			
	異物の混入	×	SSOP（製造設備保守点検管理基準）で管理できる			
34. 紫外線殺菌（缶蓋）	B：微生物の生残	○	紫外線殺菌灯劣化による紫外線効果減少	製造設備保守点検管理を遵守することにより管理できる	NO	
	C：なし					
	P：異物の混入	×	SSOP（製造設備保守点検管理基準）で管理できる			
38. 脱気	B：微生物の汚染	×	SSOP（製造設備保守点検管理基準）で管理できる			
	微生物の増殖	×	滞留時間が短く起こりづらい			
	C：洗浄剤，殺菌剤の混入	×	SSOP（製造設備洗浄殺菌基準）で管理できる			
	P：異物の混入	×	SSOP（製造設備保守点検管理基準）で管理できる			

製品の名称：透明炭酸飲料（缶入り，非殺菌）					[No. 6／7]
(1)	(2)	(3)	(4)	(5)	(6)
原材料／工程	発生が予想されるハザード（危害要因）は何か？ B：生物学的 C：化学的 P：物理的	食品から低減／排除が必要な重要なハザード（危害要因）か？	(3)欄の判断をした根拠は何か？	(3)欄で重要と認められたハザード（危害要因）の管理手段は何か？	この工程はCCPか？
【製造工程由来】					
40. 紫外線殺菌（処理水）	B：微生物の生残	○	紫外線殺菌灯劣化による紫外線効果減少	製造設備保守点検管理を遵守することにより管理できる	NO
			流量過多による紫外線効果減少	作業標準により管理できる	
	C：なし				
	P：異物の混入	○	装置の破損	後工程(43)で除去できる	NO
41. 定量混合	B：微生物の汚染	×	SSOP（製造設備保守点検管理基準）で管理できる		
	微生物の増殖	×	滞留時間が短く起こりづらい		
	C：洗浄剤，殺菌剤の混入	×	SSOP（製造設備洗浄殺菌基準）で管理できる		
	P：異物の混入	×	SSOP（製造設備保守点検管理基準）で管理できる		
42. 炭酸ガス冷却圧入	B：微生物への静菌効果不足	○	炭酸ガス圧力，冷却温度の管理不良によるガスボリューム不足により静菌効果の減少	製造設備保守点検管理基準カーボネーター作業標準	CCP
	微生物の汚染	×	SSOP（製造設備保守点検管理基準）で管理できる		
	微生物の増殖	×	滞留時間が短く起こりづらい		
	C：洗浄剤，殺菌剤の混入	×	SSOP（製造設備洗浄殺菌基準）で管理できる		
	P：異物の混入	×	SSOP（製造設備保守点検管理基準）で管理できる		

製品の名称：透明炭酸飲料（缶入り，非殺菌）						[No. 7／7]
(1) 原材料／工程	(2) 発生が予想されるハザード（危害要因）は何か？ B：生物学的 C：化学的 P：物理的		(3) 食品から低減／排除が必要な重要なハザード（危害要因）か？	(4) (3)欄の判断をした根拠は何か？	(5) (3)欄で重要と認められたハザード（危害要因）の管理手段は何か？	(6) この工程はCCPか？
【製造工程由来】						
43. ろ過：ストレーナー（水）	B：微生物の汚染		×	SSOP（製造設備保守点検管理基準）で管理できる		
	微生物の増殖		×	滞留時間が短く起こりづらい		
	C：洗浄剤，殺菌剤の混入		×	SSOP（製造設備洗浄殺菌基準）で管理できる		
	P：異物の残存		○	ろ過機のセット不良による異物の残存が起こりえる	製造作業基準を遵守することにより管理できる	NO
	異物の混入		×	SSOP（製造設備保守点検管理基準）で管理できる		
44. 充填	B：微生物の汚染		×	SSOP（製造設備保守点検管理基準）で管理できる		
	微生物の増殖		×	滞留時間が短く起こりづらい		
	C：洗浄剤，殺菌剤の混入		×	SSOP（製造設備洗浄殺菌基準）で管理できる		
	P：異物の混入		×	SSOP（製造設備保守点検管理基準）で管理できる		
45. 密封	B：微生物の汚染		×	SSOP（製造設備保守点検管理基準）で管理できる		
	微生物の増殖		×	滞留時間が短く起こりづらい		
	C：化学物質の混入		○	シーマー潤滑油の混入	製造作業基準により管理できる	NO
	P：異物の混入		×	SSOP（製造設備保守点検管理基準）で管理できる		
46. 加温 47. 印字 48. 製品検査 49. 箱詰め 50. パレット積付け 51. 保管・出荷	B：微生物の汚染		×	SSOP（製造作業基準）で管理できる		
	微生物の増殖		×	通常起こりづらい		
	C，P：なし					

CCP 整理表

製品の名称	透明炭酸飲料（缶入り・非殺菌）
CCP 番号	CCP 1
危害発生の工程	・炭酸ガス冷却圧入（工程 No.42）
危害の原因物質	・微生物の制御不良
危害の発生要因	・炭酸ガス圧力の不足 ・冷却温度の上昇
発生防止措置	・製造標準の遵守 ・製造設備の保守点検管理
管理基準（CL）	・炭酸ガス圧入機（カーボクーラー）内の炭酸ガス圧力が（　）kPa 以上でかつ，温度が（　）℃以下であること
確認方法 　頻度 　担当者	・炭酸ガス圧入機圧力計の炭酸ガス圧力の確認 　　　頻度：スタート時および所定時間ごと 　　　担当者：製造係 ・炭酸ガス圧入機の自記記録チャート紙の圧力および温度の確認 　　　頻度：連続 　　　担当者：製造係
改善措置方法	・炭酸ガス圧力が管理基準を逸脱した場合は，製造を停止し，工程を修復して正常な状態に復帰したことを確認したうえ，運転を再開する。 　　　担当者：製造係 ・冷却温度が管理基準を逸脱した場合は，製造を停止し，工程を修復して正常な状態に復帰したことを確認したうえ，運転を再開する。 　　　担当者：製造係 ・管理基準逸脱時に製造した半製品，製品はすべて廃棄する。 　　　担当者：製造係
検証方法	・炭酸ガス圧力記録の確認 　　　頻度：製造日ごと　　担当者：製造課長 ・自記記録チャート紙の圧力と温度の確認 　　　頻度：製造日ごと　　担当者：製造課長 ・密封後の製品の炭酸ガス圧力と温度検査 　　　頻度：1 回／時間　担当者：製造係 ・最終製品の微生物検査 　　　頻度：3 本／日　　担当者：品質管理係 ・微生物検査記録の確認 　　　頻度：毎日　　　担当者：品質管理課長 ・測定器の校正（圧力計，自記圧力計，自記温度計） 　　　頻度：年 1 回　　担当者：品質管理係 ・管理基準逸脱時の逸脱内容および改善措置内容の確認 　　　頻度：発生日ごと　担当者：製造課長
記録文書名および記録内容	・炭酸ガス圧入機日報：・日時・炭酸ガス圧力・担当者氏名 ・自記記録チャート紙：・日時・炭酸ガス圧力・冷却温度・担当者氏名 ・運転管理日報：・日時・製品炭酸ガス圧力・製品温度・担当者氏名 ・微生物検査日報：・日時・検査結果・担当者氏名 ・測定器校正記録：・日時・校正機器名・校正内容・担当者氏名 ・改善措置記録：・日時・異常内容・措置内容・改善内容・担当者氏名

7.3 ミルク入りコーヒー飲料（缶入り・レトルト殺菌）

7.3.1 ミルク入りコーヒー飲料について

　コーヒー飲料は，「コーヒー飲料等の表示に関する公正競争規約」により表示の定義が定められており，製品100 g中の生豆使用量が5 g以上のものを「コーヒー」，2.5 g以上5.0 g未満のものを「コーヒー飲料」，1 g以上2.5 g未満のものを「コーヒー入り清涼飲料」，というように5種類に区分けされている。

　ただし，ミルク入りコーヒー飲料に関しては，「飲用乳の表示に関する公正競争規約」によって，製品に乳固形分が3.0%以上含まれると「乳飲料」となる。

　ミルク入りコーヒー飲料は，焙煎コーヒー豆から抽出された抽出液に殺菌乳，液糖などの糖類を主とした甘味料，乳化剤，香料等を添加したものである。

　ここでは，ミルク入りコーヒー飲料（缶入り・レトルト殺菌）をモデルとして，HACCPプラン導入について記述する。

　低酸性飲料（pH 4.6以上で水分活性0.94を超えるもの）に分類されるミルク入りコーヒー飲料は，食品衛生法の主旨に沿い，120℃・4分間またはこれと同等以上の加熱殺菌を行う必要がある。このため，ミルク入りコーヒー飲料缶入りではボツリヌス菌等の病原性芽胞形成細菌の芽胞の殺滅を目的として，金属缶に充填・密封後，レトルト殺菌機を使用した加熱殺菌処理が一般的に行われる。また，最近ではUHT殺菌用のプレートやチューブラーによる超高温短時間殺菌後に常温まで冷却した後，PET容器やガラスびん等に無菌充填することも行われてきている。本モデルにおける殺菌工程は，金属缶に充填・密封後，レトルト殺菌機を使用して加熱殺菌処理する工程としている。

ミルク入りコーヒー飲料用の容器包装（金属缶，缶蓋）は，食品衛生法に基づく「器具若しくは容器包装又はこれらの原材料の材質別規格」，「器具又は容器包装の用途別規格」に適合していなければならない。

この項では，HACCP プラン作成にあたって，手順 1 から手順 12 までのうち，主としてミルク入りコーヒー飲料（缶入り・レトルト殺菌）に特有の事項について記述する。なお，清涼飲料水に共通する事項は，第 6 章に記載されているのでそちらも参照されたい。

7.3.2　製品説明書

製品説明書は，原材料および製品に関する固有の情報を記載する。これらの情報は危害分析の基礎資料としても重要であり，HACCP の手順 2（食品の記述）と手順 3（意図される使用法および対象消費者の特定）に関連するものである。

ここでは，本モデルのミルク入りコーヒー飲料（缶入り・レトルト殺菌）製品の特徴的な内容について，第 6 章 **6.2.2** に従って，項目ごとに記載する。

(i)　（食品衛生法の）使用基準のある添加物の名称およびその使用量の欄

　　使用基準のある添加物を使用した場合は，名称および使用量を記載する。なお，名称は商品名ではなく，正式名（物質名）を記載しなければならない。

　　ミルク入りコーヒー飲料では，近年健康志向から砂糖の代わりとして高甘味度甘味料が使用されるようになり，この甘味料の中には使用基準が決められているもの（スクラロース等）もある。これらを使用した場合は使用量を記載しなければならないため，注意が必要である。

　　本モデルでは該当する添加物は使用していないので，その旨を記載する。

(ii)　製品の規格の欄

　　食品衛生上の観点から自社で設定した製品規格を記載する。食品衛生法の清涼飲料水の成分規格を採用している場合はその旨を記載する。ここでは食品衛生法の清涼飲料水の成分規格に加え，自社で設定した製品規格として官能検査による異味異臭のない旨と微生物（カビ・酵母・一般細菌）が製品規格内である旨を追加記載する。

(iii)　賞味期限の欄

　　ここでは本モデル（缶入り・レトルト殺菌）の賞味期限の例，例えば，1 年間等と記載する。なお，PET 容器充填品の賞味期限は，ボトルのガスバリア性を考慮すると金属缶充填品よりも短くなる。

(iv)　製品説明書の記載例

　　本モデルの製品説明書の記載例を，253 ページに示す。

7.3.3 製造工程一覧図（フローダイヤグラム）

　原材料の受入れから最終製品の出荷までの一連の工程について，その工程の流れ，それぞれの工程における作業内容および/あるいは製造機械・機器の種類や配置状態等を流れ図として表したものがフローダイヤグラムである。

　本モデルのミルク入りコーヒー飲料（缶入り・レトルト殺菌）の製造工程一覧図（フローダイヤグラム）を，254ページに示す。

　この工程のなかから，ミルク入りコーヒー飲料（缶入り・レトルト殺菌）に特有の内容を中心に記述する。なお，各項目の括弧内の工程No.の数字はモデルの製造工程一覧図の各工程に記した数字である。

7.3.3.1　使用水（工程 No.6）

　いうまでもなく使用水の水質の良否が製品の品質に大きな影響を与える。水源としては水道水，井戸水，地表水等があるが，使用する水は食品衛生法に基づく清涼飲料水の製造基準に規定された水でなければならない。適合しない場合は適合するよう処理（水道水はそのまま，井戸水等は取水直後に次亜塩素酸ソーダ等で塩素を添加し，井戸水の水質によっては除鉄・除マンガン処理や凝集沈殿処理，イオン交換処理等を行う）した後，貯水タンクに受水する。

　使用水については第5章 **5.3.5** に詳しく記載されているので，参考にされたい。

7.3.3.2　コーヒー豆（工程 No.1）

　コーヒー飲料に使用するコーヒー原料は，コーヒー生豆を焙煎した焙煎コーヒー豆を使用する。コーヒー豆はその産地により香味等の特徴が異なり，商品設計によって多くの選択肢がある。また，コーヒー飲料の特徴や品質は，原料豆の種類・焙煎度，配合割合等に左右されるので，ミルク入りコーヒー飲料の製造には多くの検討課題がある。

　食品衛生法にはコーヒー豆の残留農薬基準があり，飲料製造に使用するコーヒー豆はこの基準に適合していなければならない。

7.3.3.3　殺菌乳（工程 No.2）

　牛乳を含む乳原材料は，商品設計に基づいて様々なバリエーションから選択し，使用されるが，いずれの乳原材料も乳及び乳製品の成分規格等に関する省令（以下，「乳等省令」）の規格基準に適合していなければならない。

　本モデルでは，乳業工場で処理をされた殺菌乳を使用する。殺菌乳は10℃以下での輸送，保管等が義務づけられており，牛乳と同等の管理が必要になる。

7.3.3.4 糖類（工程 No. 3）

清涼飲料の製造には，その商品設計に合わせて様々な甘味料が使用される。ショ糖などの天然糖やスクラロースなどの高甘味度甘味料など，その甘味料の選択肢もいろいろあるが，本モデルではショ糖型液糖を使用する。

7.3.3.5 乳化剤（工程 No. 4）

多種多様の乳化剤がミルク入り清涼飲料中の乳の乳化を目的として使用されるが，乳化剤として使用されるショ糖脂肪酸エステルは，好熱性細菌に対する静菌効果を目的としても使用される（好熱性細菌の中には，一般に実施されているレトルト殺菌では殺滅（不活性化）されない耐熱性の高い胞子（芽胞）を形成するものが存在する。ショ糖脂肪酸エステルはこれらの好熱性細菌の発育を阻害する効果を有することが認められている）。

有芽胞細菌の耐熱性とその制御に関しては，第4章 **4.2.3** 表4-3に詳しく記述されているので，参考にされたい。

7.3.3.6 添加物（工程 No. 5）

本モデルでは，炭酸ナトリウムを抽出工程で使用する。炭酸ナトリウムは抽出液のpHや酸度を調整し，乳成分の凝固・沈殿を防止する目的等で使用する。

7.3.3.7 水処理（工程 No. 33）

ミルク入りコーヒー飲料製造に使用する水は，飲料の香味安定の確保と濁り・沈殿防止のために，さらに精製処理をして使用することが多い。

原料水（飲料製造に使用する水）を貯水タンクに受水した後，活性炭ろ過（主に脱塩素処理），イオン交換処理（純水化処理），精密ろ過処理して精製するという連続的なライン工程が一般的な水処理ラインの構成である。なお，イオン交換樹脂による純水化設備が配置される場合は，イオン交換樹脂が加熱殺菌できないこともあり，ライン設備のサニテーションに留意しなければならない。水の送液ラインに紫外線殺菌灯を設置する場合も多い。

本モデルで使用する水は，砂ろ過，活性炭ろ過後にイオン交換処理を行い，脱イオン化した水（純水）を想定している。

7.3.3.8 粉砕（工程 No. 12）

コーヒー豆は焙煎した状態で受入れ，工場内で豆を粉砕処理した後に抽出に使用される場合もある。粉砕された豆の粒度は抽出液の品質を左右する重要な要因であるので，粉砕条件には留意する必要がある。

本モデルでは，焙煎コーヒー豆を受入れた後，工場内で豆を粉砕し，抽出工程に送ることを

想定している。

7.3.3.9　コーヒーの抽出（工程 No. 13）

コーヒーの抽出は，多機能抽出機（コーヒー抽出機，家庭のドリップ方式でコーヒーを入れるのと同様の原理）を使用する方法が一般的である。

コーヒー抽出機内のメッシュ上に粉砕したコーヒー豆を投入し均一にならした後，上部から温水シャワーを均一に散水し抽出する。この抽出液をコーヒー抽出機下部より引き抜き，受けタンク（抽出液タンク）に送液する。なお，抽出終了後にコーヒー抽出機下部を開いて，メッシュ上に残ったコーヒー粕を搬出する。

抽出工程は，飲料の品質を左右する重要な工程であり，コーヒー豆の粒度分布，抽出温度，抽出時間，抽出に使用する温水量，抽出率，抽出倍率等に留意する必要がある。抽出の指標として抽出液の可溶性固形分を使用することが一般的である。

7.3.3.10　冷却・遠心分離（工程 No. 15, 16）

コーヒー豆の抽出液は，直ちにプレートクーラーで常温以下に冷却した後，遠心分離機で固形物を分離・除去する。なお，抽出液の冷却は香気の熱劣化と拡散を防止するうえで，重要な工程である。

7.3.3.11　液糖の紫外線殺菌・ろ過（工程 No. 21, 23）

調合工程で使用するショ糖型液糖は，紫外線殺菌機で殺菌，メッシュフィルターでろ過した後，調合タンクに送る。

7.3.3.12　乳化剤の溶解・ろ過（工程 No. 26, 27）

調合工程で使用する乳化剤は温水中で攪拌，溶解する。この溶解液をメッシュフィルターでろ過した後，調合タンクに送液する。

7.3.3.13　調合（工程 No. 37）

冷却，遠心分離処理したコーヒー抽出液を調合タンクに受け，所定濃度に希釈した後，液糖，殺菌乳，乳化剤，その他添加物を攪拌しながら添加，混合し，調合液とする。

この調合液は栄養豊富であるので，微生物の増殖防止に留意する必要がある。調合タンク内における調合液の保持温度や滞留時間は，重要な管理対象である。

7.3.3.14　均質化（ホモジナイズ）（工程 No. 40）

均質化処理は，調合液を 70℃ 前後に昇温した後に行う。

ミルク入りコーヒー飲料の調合液は，抽出液粒子や乳成分の微粒子が分散したコロイド状態にあるので，保存状態や温度変化によって乳成分の分離等が生じる場合がある。均質化処理は，これらコロイド状態の調合液を機械的に破砕，細分化し，均一で安定した分散状態に保持させることが目的であり，飲料の安定性の維持に必須の工程である。

　飲料用の調合液の均質化処理には，高圧ホモジナイザーの使用が一般的である。高圧ホモジナイザーは，3連または5連のプランジャータイプの高圧ポンプとその吐出口に流路間隙調整可能な均質部を組み合わせた構造を有している。

7.3.3.15　容器の洗浄（工程 No.47）

　容器（金属缶）は，充填前に無菌水または塩素水（含む：1～3 ppm）で洗浄（リンス）する。このリンス工程では，容器（金属缶）に付着した異物を完全に除去するに十分な水圧と水量を確保する必要があり，その管理が重要となる。また，リンス後の容器内に残存するリンス水の量を管理することも大切である。

7.3.3.16　充填（工程 No.48）

　均質化処理後の調合液をプレートヒーターで加熱し，メッシュフィルターでろ過する。そして，高温のまま金属缶に充填する。充填時における調合液の高温保持は殺菌を目的としているのではなく，加熱殺菌（レトルト殺菌）工程（工程 No.51）における殺菌開始時の内容液温度（初温）の管理と製造終了時の適正な缶内圧（陰圧）の管理を目的としており，重要な管理対象である。

7.3.3.17　密封（巻締め）（工程 No.50）

　調合液が充填された金属缶は，直ちに巻締め機（シーマー）を用いて缶蓋と2重巻締めし，密封する。

　なお，缶蓋を被せる前に缶内のヘッドスペース部に蒸気と窒素ガスの混合気体を吹き込みヘッドスペース部の空気を除去する工程は，酸化反応による調合液香味の劣化防止と巻締め（密封）後の適正な缶内圧（陰圧）保持に有効な方法として，一般的に採用されている。

7.3.3.18　加熱殺菌（レトルト殺菌）・冷却（工程 No.51, 52）

　レトルト加熱殺菌機にはバッチ式と連続式がある。また，バッチ式には熱媒体の違いにより蒸気式と熱水式がある。加熱殺菌後の冷却工程は，レトルト釜に水を満水にして行うことが多いが，最近ではシャワー冷却を装備したレトルト加熱殺菌機も採用されている。このタイプの殺菌機は，シャワー機能を備えたことで，パストライザー（100℃以下の低温殺菌機）としての使用も可能で広範な加熱殺菌工程に対応可能である。

本モデルでは，国内の飲料缶詰製造の加熱殺菌処理に広く普及しているバッチ式蒸気静置式レトルトを想定する。この方式のレトルト加熱殺菌機を満足な条件下で適正に運転するためには，蒸気と冷却水が十分に供給できることが前提となる。

レトルト釜内の温度分布は必ずしも均一ではないため，あらかじめ釜内の温度分布を測定しておく必要がある。製造時の殺菌条件の設定に際しては，釜内の最も温度が上がりにくい部分においても目的とする殺菌効果が保証できる適正な殺菌条件であることを確認しておく必要がある。加熱殺菌時間の測定開始は，排気工程終了後に指示温度計が所定の殺菌温度を示した時点（達温状態）からとしなければならない。また，加熱殺菌（昇温・殺菌）工程および冷却工程における温度経過は，校正済みの正確な温度記録計により適正に管理し，その管理データは記録，保存しておかなければならない。

加熱殺菌工程後の冷却工程は，一般的には加圧冷却下で行われる。冷却工程における圧力コントロールは，加熱後の冷却および大気圧に暴露した状態における金属缶のバックリングや巻締め部の破損を防止するうえで重要な管理対象である

加熱殺菌後の冷却工程で使用される冷却水は，食品衛生法に基づく容器包装詰加圧加熱殺菌食品の製造基準により，流水（食品製造用水に限る）または遊離残留塩素 1.0 ppm 以上の水と規定されているので，重要な管理対象である。また，冷却水の再生循環装置は微生物汚染を防止できるサニタリーな構造にし，その水路は塩素等で殺菌することが可能な構造でなければならない。

7.3.3.19 入り味量検査（工程 No.53）

入り味量検査対応の X 線検査機は，加熱殺菌・冷却工程中の巻締め不良や加圧制御不良に起因するレトルト釜内での熱水・冷却水の混入や内容物の流出に伴う内容量の基準値逸脱品の検出・排除という内容量の担保を主目的に導入されているが，結果としてはその機能性より密封性の検査も副次的に行っている。

7.3.3.20 内圧検査（工程 No.54）

打缶検査機は，ライン上で打缶したときの音響状況により内圧状況を検査し，異常音響品を排除する装置である。しかし，打缶検査時点ですでに内圧異常を生じている缶は排除できるが，検査時点では内圧が正常でもその後徐々に内圧異常を起こす缶（スローリーク缶）があればそれは見逃すことになる。したがって，打缶検査は検査機の機能を考慮すると密封性確保の十分条件とはならないが，入り味量検査機と同様に，巻締め工程の安定性管理に重要な密封性検査機能の役割を果たしていると言える。

7.3.4 危害分析（HACCP原則1）

　危害分析は，食品・飲料の喫食により健康危害を発生させる恐れのある物質，あるいはそのハザード（危害要因）に関する情報を収集・評価して，当該物質または要因が食品・飲料の安全性確保に重要か否かを判断していく一連の作業である。

　危害分析には，食品衛生法施行規則「別表第2」中の清涼飲料水のハザード（危害要因）となる物質も必ず検討項目に含めなければならず，その混入防止と最終製品への残留防止を検討し，その対応処置を導入することが必要となる。

　ここでは，製造工程一覧図で示した原材料および製造工程について，第6章 **6.3** に記載された内容および手順に従って危害分析を行い，危害リストを作成する。

　以下に，本モデルのミルク入りコーヒー飲料（缶入り・レトルト殺菌）の製造に関わるハザード（危害要因）と防止対策に関する考え方を記述する。

7.3.4.1　生物学的ハザード（危害要因）

　生物学的危害は，潜在的なものも含めればあらゆる所に多数存在している。微生物は環境中や原材料中に存在しており，また製造工程等で汚染する可能性もある。これらの環境由来，原材料由来および製造工程に由来する生物学的ハザード（危害要因）は，一般的衛生管理で適切に対処することが危害防止対策の前提となることは言うまでもない。

(i) 環境由来ハザード（危害要因）

　　原材料の受入れから最終製品の出荷までの全工程において，微生物の汚染源は非常に多い。空気中に浮遊し製品に混入，また，水（原料用水，洗浄水，排水等）の異常な導線に起因して建物の床・壁・天井に付着・増殖し，半製品，製品に混入する危険性も数多く潜在している。したがって，製造工場内は，水はけを良くし，水たまりの発生や湿潤状態が長く続かないようなドライ化を図ることが重要になる。

　　また，飲料製造作業に関わる作業者の衣服や履物，持ち込まれる作業用具等も微生物の汚染源になりうる。これらの危害防止対策には，作業者の作業標準や工場内への入退出標準を設定，遵守させることが必要となる。さらに，原材料や製品の保管場所および製造工場内から微生物，そ族昆虫類や小動物等の排除方策を講じ，これらの侵入を防止する必要がある。

　　これらの環境由来のハザード（危害要因）は一般的衛生管理標準を設定して制御する必要があるが，それには日常的な環境整備作業の継続が前提となる。

(ii) 原材料由来ハザード（危害要因）

　　本モデルのミルク入りコーヒー飲料（缶入り・レトルト殺菌）の製造に使用する原材料としては，コーヒー豆，殺菌乳，甘味料（ショ糖型液糖），乳化剤，添加物，水，包装容器等が挙げられる。これらの原材料に由来するハザード（危害要因）に関しては，個々の特性を

事前に調査し，さらにハザード（危害要因）を洗いだし，危害分析する必要がある。

コーヒー豆等の天然原料は通常微生物汚染されているので，納入業者と打ち合せて規格基準を設定しておく必要がある。ハザード（危害要因）となる指標物質とその検出・分析方法を確認し，原材料の安全性をどのように担保するかを梱包や輸送条件も含めて具体的に取り決めることが重要になる。特に最終製品まで生残してハザード（危害要因）になる可能性のある微生物（細菌，真菌類）に関しては，カビ毒も含めて事前の確認とともに受入れ条件を定めておく必要がある。

使用原材料となる殺菌乳は，乳等省令で定める規格基準に適合していることおよび乳等省令「別表三の㈡の(1)」に掲げる「危害の原因となる物質」を含まないことが受入れの必要条件となる。また，殺菌乳の輸送および保管温度も規定どおりの温度以下で納入されたか否かの確認も必要となる。

個々の原材料に関し規格基準を設け，納入業者に規格品である旨を品質保証書で保証させることも必要であるが，自主検査で確認することも忘れてはならない。

使用水は，食品衛生法に基づく清涼飲料水の製造基準に規定された水であることは言うまでもない。なお，使用水には遊離残留塩素 $0.1\,mg/l$（結合残留塩素の場合は $0.4\,mg/l$）以上が保持されていなければならない。

(iii) 製造工程でのハザード（危害要因）

清涼飲料水の適正な製造は，定常状態での製造工程条件（温度，時間，湿度，微生物状況等）を把握し，定常状態を保つためのしくみを定め，それらを遵守することが基本である。

調合工程以降の製造ラインは密閉系で構成されているが，ライン上のすべての設備・機器類は設備設計の段階からサニタリー優先で構成・導入されなければならない。特に，配管，継ぎ手，バルブ類等は，液溜まりやブラインドのないものにすることが必要である。

製造前後の設備・機器類の整備作業では，ブラインドになる部分が発生しないような作業標準を設定しておく必要がある。特に，複雑な構造の装置に関してはCIP洗浄だけでなく一定期間ごとの分解洗浄が，またパッキン類やろ過膜・ストレーナー類の定期的な点検や部品交換等の作業標準の設定も必要である。製造開始前には，ライン全体の設備・装置・配管の洗浄・殺菌が基準どおり行われ，汚染のない状態にあることの確認が必要であることは言うまでもない。

以下に，主な工程の留意すべき事項を列挙する。

(a) 原材料の保管（工程 No.10, 17, 20, 24, 28）
- 殺菌乳は，不適切な取扱いや劣悪な保管環境下に保管されると，微生物の汚染や増殖が起こり易いので注意が必要である。規格基準を超えないための作業標準と保管標準の設定とその遵守が必要となる。
- その他の原材料，添加物についても保管環境に留意し，一般的な環境に開放することの

ない保管管理が必要となる。
- 特に開封した使いかけの原材料の保管管理には注意を要する。

(b) 抽出（工程 No. 13）
- 抽出工程は，飲料の品質を左右する重要な工程であり，コーヒー豆の抽出は製造基準に準拠して行う必要がある。
- この抽出液は厳密に管理する必要がある。調合タンクへ輸送するまでの滞留温度・時間が不適正になると有害微生物が増殖するおそれが生じるので，抽出液の管理条件は明確に定めておく必要がある。

(c) 調合（工程 No. 37）
- 調合作業および調合タンクの管理では，原材料の計量・投入・混合・撹拌等の作業に留意しなければならず，以下の点に注意が必要である。
  - 調合室の清浄度保持に対する対策を作業者の作業内容や入退室も含めて標準化しておく。
  - 原材料の計量用の容器の管理および保管条件（場所，方法等）を標準化しておく。
  - 調合室における落下菌の混入防止対策（マンホールの開閉方法，マンホールの上部環境）
  - 調合液品質の確認：化学分析や官能検査により調合作業の合否を判断する。官能検査による判断は有力な手段となるが，管理者，作業者の官能的判断力の向上を図るための継続的な官能訓練が重要である。
  - 抽出液の管理と同様に，調合液の保管温度，滞留時間等の管理は，重要な管理対象である。調合液中には殺菌乳が混合されているので微生物制御に留意する必要があり，廃棄処理を含めて標準化し，それを遵守しなければならない。

(d) 容器（缶胴）の受入れから充填ラインへの供給（工程 No. 7, 44, 45, 47）
- パレット外装のフィルム剥がし作業やデパレタイジング工程，ライン搬送工程等での缶胴の傷つきや変形が発生しないような設備・機械の調整，運転に配慮した作業標準の設定とその遵守が必要である。特に，缶胴フランジ部の傷・変形は巻締め不良の原因となり，液漏れやスローリーク現象を引き起こす。
- 缶胴の洗浄は，直接飲料と接触する缶内面が主要な対象であり，洗浄効果を満足させる洗浄水の管理（水質，水圧）が重要となる。特に，水源から配管系を含めた洗浄水の送水システムの管理では，洗浄水の水質を適正に維持するための管理項目を設定するとともに運転中の監視と連続的な管理体系が必要である。

(e) 充填（工程 No. 48）
- 金属缶への充填は通常高速で行われるため，充填機（フィラー）の日々の点検整備は欠かせない。特に外気と接触しているセンタリングカップ，スプレッダ等は腐敗微生物の

発生源になりうるので，充填前の洗浄・殺菌が重要となる。
- ミルク入りコーヒー飲料は充填時に発泡を伴うことがある。この現象を防止することは，充填量管理とともに充填機周囲の汚れに起因する微生物汚染の防止対策として重要である。

(f) 缶蓋の受入れから充填ラインへの供給（工程 No. 8, 49）
- 缶蓋も内容液に直接接触するので，微生物制御に留意しなければならない。缶蓋の梱包解体から巻締め機（シーマー）への供給までの作業標準を設定しておく必要がある。梱包に汚損のあるものや変形のあるものは使用せず，系外に落下，散乱したものは使用しないことは言うまでもない。また，端数の保管管理は特に注意する必要がある。

(g) 密封（巻締め）（工程 No. 50）
- 密封（巻締め）工程は，ある意味で製品製造の最終工程であり，微生物制御における最重要ポイントの1つでもある。良品の内容液を充填し殺菌しても，巻締めが不完全であれば外部からの微生物・空気等の混入により内容液の変敗が起こる。
- 巻締め工程における密封性の保証には多くの要因が関与しているが，最も重要なことは，巻締め機（シーマー）がその機能を安定して発揮していることを確認することである。巻締め機（シーマー）は通常，充填機と同様に高速運転であり，その条件下でどのような指標で確認するかがポイントとなる。現状では巻締め状態が適正であるか否かを連続的に自動モニタリングで確認することは困難であり，人手による巻締め状態の確認が必須となっている。また，種々の補助的指標による管理で対応する等の工夫がなされている。
- 巻締め機（シーマー）の調整においては，まず作業開始時に巻締め特性値が基準値を満足していることを確認する。このための作業標準を設定しておき，それを遵守することが大切である。巻締め機（シーマー）のヘッドごとに巻締め特性値を計測して確認するには数時間を要するため，高速ラインでは補助的指標で巻締め異常を検出するなどの工夫をする必要がある。例えば，巻締め特性値のなかで変動をとらえやすいT値を代表させてチェックする方法や真空度を測定して確認する方法が有効である。また，後工程のライン打缶検査機による異常缶の検出・排出も密封性確認の有効な方法となりうる。この方法では，ライン打缶検査機の巻締め異常を示すチェックデータを巻締め管理にフィードバックすることにより，密封性確認と巻締め機（シーマー）の再調整の基準化が可能となる。なお，オフラインとなるが最近自動巻締め測定機が開発され，これを利用すれば短時間（12ヘッド対応で約30分）でチェック可能となる。
- また，巻締め機（シーマー）とその周囲の環境は，内容液の噴きこぼれや機種によってはグリースの飛散等で汚れ易く，かつ洗浄・殺菌が困難であるために，微生物生育の温床になり易い。巻締め時の噴きこぼれや飛散防止を図るとともに，常に洗浄・殺菌に留

意し，巻締め機（シーマー）と周辺環境の清浄度を維持する必要がある。
(h) 加熱殺菌（レトルト殺菌）（工程 No. 51）
- ミルク入りコーヒー飲料は，通常 pH 4.6 以上の低酸性飲料であり，病原性芽胞形成細菌の汚染，増殖の可能性が懸念される。代表的な病原菌であるボツリヌス菌芽胞の殺滅（不活性化）には 120℃・4 分間またはこれと同等以上の加熱殺菌が必要であり，食品衛生法での微生物制御の科学的根拠となっている。
- ボツリヌス菌芽胞の殺滅は F_0 値（$Z=10$）$\geqq 4$ の殺菌効果で管理すれば十分であるが，ミルク入りコーヒー飲料缶詰の加熱殺菌条件は品質劣化を引き起こすその他の病原性芽胞形成細菌等（クロストリジウム属等）の殺滅を考慮して，これよりも高い F_0 値を設定するのが一般的である。
- レトルト加熱殺菌機のレトルト釜内部は必ずしも均一な温度になっていないので，釜内部の温度分布を把握し，実際の加熱殺菌工程では最も温度の上がりにくい場所での殺菌効果を考慮した温度管理を徹底する必要がある。
- 加熱殺菌工程は微生物の生育を防止するための最終関門となる工程であり，加熱殺菌基準（加熱温度，保持時間）は厳守されなければならない。したがって，本工程は CCP で管理しなければならない。
- レトルト加熱殺菌工程を経ない未殺菌品が次工程に流れることを防止するために，製造工場内における製品の流れ（導線）を管理するシステムも確立しておかなければならない。

(i) 保管・出荷（工程 No. 58，59）
- 製品の移動や積み込み作業における落下，衝撃等による製品の変形を招くことのないよう，保管・出荷作業を標準化することも大切である。製品の変形は漏洩や微生物汚染につながり，大きな消費者クレームとなる。

7.3.4.2 化学的ハザード（危害要因）

ミルク入りコーヒー飲料の化学的ハザード（危害要因）としては，原材料や容器に由来する農薬，重金属類，洗浄・殺菌工程で使用する洗浄剤，殺菌剤の残存，また，製造工程やシステム保持の加熱・冷却に使用される熱媒・冷媒の混入等が挙げられる。場合によっては，健康危害ではないが当該飲料とは異なる移り香成分の混入もありうる。これらの危害に対処するためには，原材料や容器包材だけでなく，製造工程や工場環境に関する管理項目を設定，標準化し，それらの制御手段を整備しておく必要がある。

以下に，原材料・容器包材由来，製造工程由来および環境由来の化学的ハザード（危害要因）に関して記述する。

(i) 原材料・容器包材由来ハザード（危害要因）

コーヒー豆には食品衛生法に基づく「食品の規格基準（残留農薬基準）」があり，これに適合していることが前提である。これらの規格基準を受入れ時ごとに試験して確認することは困難であり現実的ではない。納入業者の品質保証書による品質保証が一般的な対応策である。

　殺菌乳は，乳等省令で定める規格基準に適合していることが前提である。また乳等省令「別表三の㈡の(1)」の「危害の原因となる物質」を含まないことは前述のとおりである。

　添加物は食品衛生法に基づく「添加物の規格基準」に適合していることが前提である。

　容器包材は食品衛生法に基づく「器具若しくは容器包装又はこれらの原材料の材質別規格」，「器具又は容器包装の用途別規格」に適合していることが前提である。

　すべての原材料および包材に対し規格基準を設け，納入業者に規格品である旨を品質保証書で保証させることも必要であるが，納入業者に任せるだけでなく時には自主検査で確認することも忘れてはならない。

(ⅱ) 工程由来ハザード（危害要因）

　飲料製造工程における化学的ハザード（危害要因）の大部分は，設備・装置の洗浄・殺菌作業に起因する洗浄剤と殺菌剤の混入と残存である。したがって，設備・装置の保守点検や作業内容を標準化し，それらを遵守することで未然防止を図ることが重要となる。塩素使用のリンス用水の管理では，その濃度管理が，またすすぎ用水の管理では，塩素除去の管理が重要である。熱交換器の熱媒・冷媒の選択とその混入防止策としては，媒質そのものの管理，熱交換機の保守点検，差圧管理等を標準化し，それらを遵守することも忘れてはならない。

(ⅲ) 環境由来ハザード（危害要因）

　製造工場内の環境に由来する危害の防止には，清浄度の向上とその維持管理が欠かせない。それには，５Ｓ活動を徹底し，使用薬剤や機器の部品・工具類が散乱しないように管理することが前提となる。工場内の空気も直接飲料に接触すると考え，調合から充填，巻締めまでの作業室内環境を高度な清浄度に維持するための管理，標準化が必要である。また，清涼飲料水にとって香りは重要な特性要因である。健康危害とはならなくとも製品への異臭の着香を排除しなければならない。作業環境中のカビ臭や給排気臭の対策だけでなく，前日の残り香や近隣のラインで製造する飲料の移り香の影響を防止することも肝要である。

7.3.4.3 物理的ハザード（危害要因）

　物理的ハザード（危害要因）の大部分は異物の混入であるが，金属缶の傷付きや外面への異物付着等も考慮しなければならない。なお，清涼飲料水の成分規格では異物の存在は許されず，健康危害にならないような異物でも製品への混入は食品衛生法規格違反となるので注意しなければならない。

　異物の混入は原材料受入れから調合液充填に至る各工程で起こりうる。原材料からは，金属

片，包材の断片，砂塵，植物の組織片等の混入が考えられ，この防止にはそれぞれの工程の各ポイントに適合する分離手段や設備・機器類が必要となる。これらの異物の分離に対しては，篩別機，金属探知機，ろ過機，遠心分離機等のライン上への設置，利用が有効な制御手段となる。また，作業者に由来する毛髪等の異物に対しては，作業者の服装管理や工場内への入退場管理の標準化を進め異物混入の未然防止を図ることが必要である。さらに，工場内環境の清浄度の向上と維持を図るだけでなく，作業内容による作業区域のゾーニング対応や防虫・防そ対策を行い，未然防止を図ることも重要である。

本モデルのミルク入りコーヒー飲料（缶入り，レトルト加熱殺菌）の製造工程一覧図で示した原材料および製造工程に関わる危害分析より得た危害リストの例を255〜271ページに示した。

7.3.5　CCPの決定（HACCP原則2）

食品・飲料の安全性を確保するためには，危害分析で確認された危害について，特に厳重かつ連続的に（または相当の頻度で）管理する必要がある。このために必要な制御可能な手順，捜査，段階がCCPであり，原材料の受入れから最終製品の出荷に至る全工程における適切な工程にCCPを決定しなければならない。

ここでは，本モデルのミルク入りコーヒー飲料（缶入り，レトルト加熱殺菌）の製造に関わる危害リストに基づき，CCPの決定を行う。なお，CCPの決定は第6章**6.4**に記載された内容および手順に従う。

7.3.5.1　原材料の受入れ・保管

個々の原材料には品質規格や法的規格があり，その取扱い方法も標準化されていなければならない。しかし，これらの原材料に関わる品質保証を受入れ時に当該工程（原材料の受入れ・保管）で直接制御できるわけではない。

原材料の残留農薬や金属缶内面からの溶出物質等は，飲料製造工場レベルで分析し制御できるものではない。したがって，原材料の受入れ・保管工程はCCPにはなりえない。

現在，飲料の製造工場で受入れる原材料の品質は，前もって納入メーカーと十分打合わせ（どの程度のロットを定め，どのようなスペックで安全性を担保するかのすり合わせを行い，受入れ時に品質保証書の提示をすることの協定を結ぶ）したうえで，受入れ時に品質保証書の確認をすることで担保されている。

7.3.5.2 密封

密封工程は食品衛生法でも規定されている微生物制御に関わる重要な工程であり，また，後工程での修正は不可能であるので，CCP管理の候補として考えても問題はない。しかし，本モデルでは次の観点から，密封工程はPRP管理とする。

(i) 現状では，巻締め機（シーマー）の機能が100%発揮されていることを連続的にモニタリングすることは困難である。巻締め機（シーマー）による巻締めの適正な管理のための巻締め特性値の基準値があるとはいえ，通常はマニュアル測定による管理であり，せいぜい数時間ごとのチェックが精いっぱいである。最近開発されている自動巻締め測定器を導入すれば，チェック時間は短縮されるが連続的なモニタリングは困難である。なお，抜取り試験での真空度の測定は巻締め状態の有力な確認方法となるが，連続モニタリング法になりえない。

(ii) 飲料缶入りの密封性は巻締め工程だけで保証されるというわけではなく，納入された缶胴や缶蓋が正常に管理されていることが前提となる。

巻締め工程をPRP管理にするとはいえ，巻締め工程が重要な工程であることに変わりはない。この巻締め工程の制御は重要であり，作業の前後と作業中の巻締め機（シーマー）の調整および密封性の確認だけでなく，後工程の内容量測定（X線検査機，ウエイトチェッカー）や缶の音響状況の全数チェック（ライン打缶検査機）に関する管理標準を規定しておくことが必要である。また，通常の整備状態での機械調整後のラインの安定時間のデータを確認したうえで，各設備・機械の機能のチェック間隔を設定することや生産終了時点で巻締め機（シーマー）の全ヘッド相当の製品に関する密封性の確認（巻締め特性値の測定）も必要である。

なお，二重巻締めによる密封性保証に関わる指標の決定とこの指標の連続的モニタリングが可能となるならば，密封工程をCCPとして管理することに問題はない。

7.3.5.3 加熱殺菌工程（レトルト殺菌）

加熱殺菌工程はすべての微生物危害の発生防止を目的とする工程であり，以後の工程で微生物危害防止を修正する手段はない。したがって，加熱殺菌工程はCCPとして管理しなければならない。

加熱殺菌工程では，加熱殺菌の制御条件を設定し，それを遵守し，さらに確認する作業が必ず必要となる。この工程の担当者は十分に訓練されていなければならず，当該装置の機能および加熱殺菌操作に関わる各段階をよく理解しているとともに微生物学的な教育を受けていることも必要である。なお，加熱殺菌工程では殺菌温度と殺菌時間に連動する殺菌効果の確保が重要な管理対象であり，F値モニターによる確認が有効手段となる。

本モデルでは，充填・密封工程後の加熱殺菌工程をCCPに決定する。

7.3.6 CLの設定（HACCP原則3）

CLとは，CCPに対する管理限度値を意味するものであり，危害を管理するうえで許容できるか否かを区別するモニタリングパラメーターの基準である。この基準を逸脱した場合には製品の安全性は保証できないという境界の1つの線であり，幅はない。

ここでは，すべての微生物危害の発生防止を満足させる殺菌条件を，連続的に確認するためのパラメーターを決め，そのCLを設定する。

CLとして，最低120℃・4分間加熱またはこれと同等以上を確保する殺菌条件（昭和61年12月26日衛食第245号にて殺菌条件が定められた）が一般的に採用される。この条件は，代表的な病原性細菌であるボツリヌス菌芽胞の殺滅に有効な殺菌条件であり，殺菌効果F_0値（$Z=10$）≥ 4を確保できれば，ボツリヌス菌芽胞の殺滅に十分な殺菌効果が得られる。なお，本モデルのミルク入りコーヒー飲料缶入りの加熱殺菌ではボツリヌス菌等の病原性細菌だけでなく，当該飲料の品質の劣化・変質を誘発させる耐熱性の有害菌（クロストリディウム属細菌等）も含めての殺滅が必要となるために，この条件よりも厳しい殺菌条件を設定する必要がある。

CLは危害が発生する恐れのある限界値であり，OPL（工程管理のための基準）とは異なることは言うまでもない。また，CCPにおけるCLの設定は，一般的な工程がQCでいう管理状態にあることが前提となる。

実際の生産工程におけるOPL設定にあたっては，工程の変動等を考慮して，CLに対し余裕をもった基準（OPL）を設定するのが望ましい。なお，OPLの上限値，下限値を超えた場合には，当然工程改善や品質管理上の処置がとられるが，HACCPシステムでの衛生管理上の改善措置はCLを外れた場合にとられる。

CCPで管理する工程が正常に機能するには，前工程が正常に管理された状態であることが前提である。また，HACCPシステムにおけるCCP管理を有効に運用するためには，CCP工程以外の各工程がそれぞれの定められた基準内に管理されていることも必要となる。

7.3.7 モニタリング方法の設定（HACCP原則4）

モニタリングとは，CCPが正確に制御されていることを確認するとともに，後に実施する検証時に使用可能な正確な記録を録るために観察，測定または試験検査を行うことである。

ここでは，第6章 **6.6** の内容，手順に従い，モニタリング方法を設定する。

本モデルでのレトルト加熱殺菌の場合は，次のようなモニタリング内容が想定される。
- 自記記録計による殺菌温度，殺菌時間の確認（バッチごと，連続モニタリング）
- レトルト釜の現場温度計による殺菌温度の確認，時計による殺菌時間の確認（バッチごと）

殺菌温度のモニタリングで注意することは，温度計センサーの設置場所である。レトルト釜内部の温度分布を精度既知の標準温度計で測定，確認し，最も温度の低い場所にセンサーを設置しなければならない。

また，殺菌時間の測定は腕時計等による測定ではなく，精度確認済みの十分に正確で指定された時計を使用した測定でなければならない。

7.3.8　改善措置の設定（HACCP原則5）

改善措置とは，CCPでモニタリングを行い，その結果温度などの数値等が設定されたCLを逸脱した場合に講じなければならない措置を言う。CLの逸脱はCCPにおける制御ができていないことを意味するので，それを改善しなければならない。

ここでは，CCPを逸脱した場合の改善措置を，第6章 **6.7** の内容，手順に従い設定する。

本モデルでのレトルト加熱殺菌の場合は，次のような改善事項が想定される。

- 初温（加熱殺菌前のこれから殺菌される缶内の最も品温の低い温度）が管理基準未満の場合は，加熱時間をそれに応じて延長する必要がある。
- 加熱殺菌中に加熱温度が低下した場合は，加熱殺菌処理を中断し，選別処理する。選別処理したものは，生残している微生物の増殖が進まないように速やかに別の装置で再殺菌することも考えられるが，安全性を考慮して廃棄することが望ましい。
- 殺菌終了後に，加熱殺菌温度の未達および殺菌時間の不足が判明した場合は廃棄する。
- 加熱殺菌中に温度低下が発生した場合，発生原因を究明し，再発防止の処置をとらねばならない。

この加熱殺菌工程はCCP管理であることから，殺菌温度低下の真の原因の究明と再発防止処置の妥当性に関する確認を慎重に行う必要がある。

7.3.9　検証方法の設定（HACCP原則6）

検証はモニタリングとは異なりシステムをチェックするものであり，HACCPプランの許容性を判断するためのものである。

ここでは，第6章 **6.8** の内容，手順に従い，検証方法を設定する。

レトルト加熱殺菌の場合は，次のような検証事項が想定される。

- 感熱インジケーターの確認（頻度：バッチごと，担当者：製造課長）
- 自記温度記録計と殺菌運転記録の照合確認（頻度：毎日，担当者：製造課長）

- 製品微生物検査と記録の確認（頻度：バッチごと，担当者：品質管理課長）
- 現場温度計，自記温度計，時計等の校正結果の確認（頻度：月1回，担当者：製造課長）
- 計測記録装置の校正結果の確認（頻度1年1回，外部指定機関で実施，製造課長）
- 設備保守点検記録の確認（頻度：月1回，担当者：製造課長）
- 加熱殺菌装置の温度分布測定と確認（頻度：殺菌機設置時・仕様変更時，製品開発時・スペック変更時，担当者：商品設計部）
- 製品中心部の温度履歴測定と殺菌値算出結果の確認（頻度：殺菌機設置時・仕様変更時，製品開発時・スペック変更時，担当者：商品設計部）
- 管理基準逸脱時の逸脱内容および改善措置内容の確認（頻度：毎日，担当者：製造課長）

7.3.10　記録文書の作成と保存（HACCP原則7）

　CCPにおけるモニタリング，改善措置，一般的衛生管理プログラム（PRP）および検証の記録方法を記録した文書には，モニタリング結果の記録，改善措置の実施結果の記録，一般的衛生管理プログラム（PRP）の記録，検証結果の記録を規定しておく必要がある。

　ここでは，第6章6.9の内容，手順に従い，HACCPプランの実施記録文書を作成する。

　レトルト加熱殺菌工程に関する必要な記録としては，次のようなものが想定される。

- 加熱殺菌運転記録（製品コード，ロット番号，殺菌装置番号，加熱時刻（開始，達温，終了時），現場温度計・自記温度計温度（加熱開始時，殺菌終了直前），感熱インジケーター確認有を確認，担当者：製造課）
- 計測機器の管理台帳（社内校正結果と是正措置，外部指定機関校正報告）
- 製品微生物検査記録（検査結果，製品コード，ロット，日時，担当者：品質管理課）
- 殺菌装置温度分布測定結果（測定結果，製品コード，ロット，日時，担当者：品質管理課）
- 製品中心部の温度履歴測定結果と殺菌値算出結果（担当者：商品設計部）
- 工程異常報告書（管理基準逸脱時のトラブル内容，原因，是正措置，担当者：製造課）
- 設備保守点検記録（担当者：製造課）
- 消費者クレーム報告書（クレーム内容原因と是正措置，担当者：品質管理課）

　本モデルのCCP整理表の例を273ページに示した。

　CCP整理表における検証や記録は，現場（ライン）で行う事項を中心に整理した。

7.3.11 総括表の作成

　HACCPの原則第1～第7までを一覧表にまとめたものが総合衛生管理製造過程総括表である。

　総合衛生管理製造過程では，CCP以外のPRPで管理する工程についても，危害リストに基づき，管理基準，確認方法，改善措置方法，検証方法，記録文書を検討または確認したうえで総括表を作成することが望ましい。

　本モデルの総括表の例を274～319ページに示した。

	製品説明書	
1．製品の名称及び種類	ミルク入りコーヒー飲料（缶入り・レトルト殺菌）	
2．原材料の名称	コーヒー，牛乳，乳製品（加糖練乳），水，糖類（ショ糖型液糖），香料，ビタミンC，乳化剤（ショ糖脂肪酸エステル），pH調整剤（炭酸水素ナトリウム）	
3．使用基準のある添加物の名称及びその使用量	使用基準が定められた添加物は無い	
4．容器包装の形態及び材質	金属缶（缶胴はスティール，缶蓋はアルミ） 内面：エポキシアクリル系塗料	
5．性状及び特性	・コーヒーの抽出液に乳製品を混合し，ミルクコーヒー特有の香味を引きだしたもの ・pH4.6以上で，120℃・4分間加熱と同等以上の効力を有する方法で殺菌されたもの ・その他食品衛生法上特記すべき事項なし	
6．製品の規格	・原材料由来以外の混濁の無いこと ・原材料由来以外の沈殿物または固形の異物のないこと ・ヒ素，鉛が検出されないこと ・スズの含有量は150.0ppmを超えないこと ・大腸菌群が陰性であること ・官能検査による異味・異臭のないこと ・カビ，酵母，一般細菌が製品規格内であること	
7．賞味期限及び保存方法	1年（常温保存）	
8．喫食または利用の方法	そのまま飲用	
9．販売等の対象となる消費者層	一般消費者	

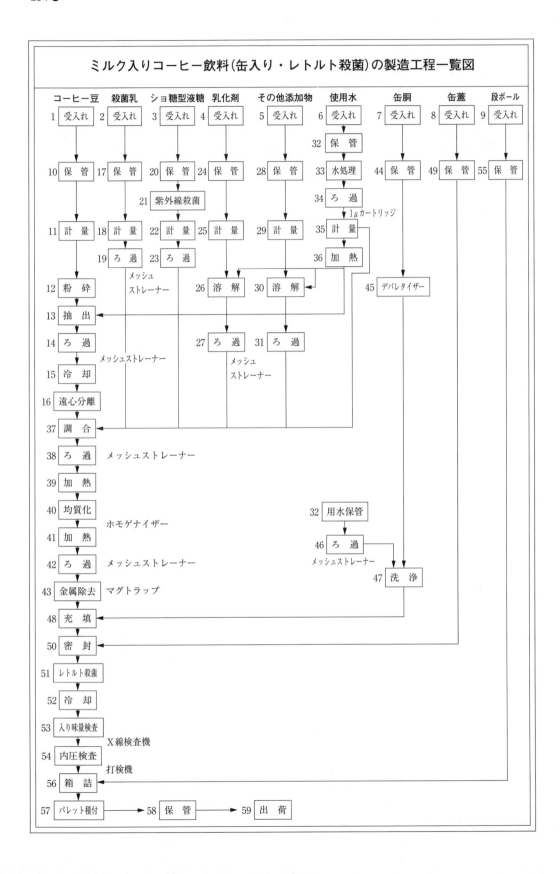

危害リスト

製品の名称：ミルク入りコーヒー飲料（缶入り・レトルト殺菌）　　　　[No. 1／17]

(1) 原材料／工程	(2) 発生が予想されるハザード（危害要因）は何か？ B：生物学的 C：化学的 P：物理的	(3) 食品から低減／排除が必要な重要なハザード（危害要因）か？	(4) (3)欄の判断をした根拠は何か？	(5) (3)欄で重要と認められたハザード（危害要因）の管理手段は何か？	(6) この工程はCCPか？
【原材料由来】					
1. コーヒー豆（受入れ）	B：微生物の存在	○	製造，流通，保管時に汚染の可能性	原料メーカーの管理の徹底，原料メーカーによる品質保証（保証書確認），後工程（51）で管理	NO
	C：食品衛生法不適合	○	生産者の管理不良	原料メーカーの管理の徹底，原料メーカーによる品質保証（保証書確認）	NO
	農薬の存在	○	加工原料に汚染の可能性	原料メーカーの管理の徹底，原料メーカーによる品質保証（保証書確認）	NO
	P：異物の存在	○	生産時に混入の可能性	原料メーカーの管理の徹底，後工程(14)で除去，原料メーカーによる品質保証(保証書確認)	NO
2. 殺菌乳（受入れ）	B：微生物の存在	○	製造，流通，保管時に汚染の可能性	原料メーカーの管理の徹底と品質保証，受入れ検査と品質保証書確認，後工程（51）で管理	NO
	C：食品衛生法不適合	○	生産者の管理不良	原料メーカーの管理の徹底，原料メーカーによる品質保証（保証書確認）	NO
	抗生物質の存在	○	加工原料に汚染の可能性	原料メーカーの管理の徹底，原料メーカーによる品質保証（保証書確認）	NO
	P：異物の存在	○	生産時に混入の可能性	原料メーカーの管理の徹底，後工程(19)で除去，原料メーカーによる品質保証(保証書確認)	NO
3. ショ糖型液糖（受入れ）	B：微生物の存在	○	製造，流通，保管時に汚染の可能性	原料メーカーの管理の徹底と品質保証，受入れ検査と品質保証書確認，後工程（21，51）で管理	NO
	C：食品衛生法不適合	○	生産者の管理不良	原料メーカーの管理の徹底，原料メーカーによる品質保証（保証書確認）	NO
	P：異物の存在	○	生産時に混入の可能性	原料メーカーの管理の徹底，後工程(23)で除去，原料メーカーによる品質保証(保証書確認)	NO

製品の名称：ミルク入りコーヒー飲料（缶入り・レトルト殺菌）					[No. 2／17]
(1) 原材料／工程	(2) 発生が予想されるハザード（危害要因）は何か？ B：生物学的 C：化学的 P：物理的	(3) 食品から低減／排除が必要な重要なハザード（危害要因）か？	(4) (3)欄の判断をした根拠は何か？	(5) (3)欄で重要と認められたハザード（危害要因）の管理手段は何か？	(6) この工程はCCPか？
【原材料由来】					
4．乳化剤（受入れ）	B：微生物の存在	○	製造，流通，保管時に汚染の可能性	原料メーカーの管理の徹底と品質保証，品質保証書確認，後工程（51）で管理	NO
	C：食品衛生法不適合	○	生産者の管理不良	原料メーカーの管理の徹底，原料メーカーによる品質保証（保証書確認）	NO
	P：異物の存在	○	生産時に混入の可能性	原料メーカーの管理の徹底，後工程（27）で除去，原料メーカーによる品質保証（保証書確認）	NO
5．その他添加物（受入れ）	B：微生物の存在	○	製造，流通，保管時に汚染の可能性	原料メーカーの管理の徹底と品質保証，品質保証書確認，後工程（51）で管理	NO
	C：食品衛生法不適合	○	生産者の管理不良	原料メーカーの管理の徹底，原料メーカーによる品質保証（保証書確認）	NO
	P：異物の存在	○	生産時に混入の可能性	原料メーカーの管理の徹底，後工程（31）で除去，原料メーカーによる品質保証（保証書確認）	NO
6．使用水（受入れ）	B：微生物の存在	○	水処理，搬送時の微生物汚染	水道局で管理，SSOPで管理できる（用水管理手順書）	NO
	C：食品衛生法不適合	○	水処理，搬送時の管理不足	水道局で管理，SSOPで管理できる（用水管理手順書）	NO
	P：異物の存在	○	水処理，搬送時の管理不足	後工程（34）で除去できる，水道局で管理，SSOPで管理できる（用水管理手順書）	NO

製品の名称：ミルク入りコーヒー飲料（缶入り・レトルト殺菌）					[No. 3／17]
(1)	(2)	(3)	(4)	(5)	(6)
原材料／工程	発生が予想されるハザード（危害要因）は何か？ B：生物学的 C：化学的 P：物理的	食品から低減／排除が必要な重要なハザード（危害要因）か？	(3)欄の判断をした根拠は何か？	(3)欄で重要と認められたハザード（危害要因）の管理手段は何か？	この工程はCCPか？
【原材料由来】					
7．缶胴 （受入れ）	B：微生物の存在	○	製造，流通，保管時に汚染の可能性	原料メーカーの管理の徹底と品質保証，品質保証書確認，後工程（47，51）で管理	NO
	C：食品衛生法不適合	○	生産者の管理不良	メーカーの管理の徹底，メーカーによる品質保証（保証書確認）	NO
	P：異物の存在	○	生産時に混入の可能性	メーカーの管理の徹底，後工程（47）で除去，メーカーによる品質保証（保証書確認）	NO
8．缶蓋 （受入れ）	B：微生物の存在	○	製造，流通，保管時に汚染の可能性	原料メーカーの管理の徹底と品質保証，品質保証書確認，後工程（51）で管理	NO
	C：食品衛生法不適合	○	生産者の管理不良	メーカーの管理の徹底，メーカーによる品質保証（保証書確認）	NO
	P：異物の存在	○	生産時に混入の可能性	メーカーの管理の徹底，メーカーによる品質保証（保証書確認）	NO
9．段ボール （受入れ）	B：なし		（密封後に使用）		
	C：なし		（密封後に使用）		
	P：なし		（密封後に使用）		
【製造工程由来】					
10．保管 （コーヒー豆）	B：微生物汚染	×	SSOPで管理できる（原料保管管理手順書）		
	微生物増殖	×	SSOPで管理できる（原料保管管理手順書）		
	C：なし		（密封保存のため想定できない）		
	P：異物の混入	×	SSOPで管理できる（原料保管管理手順書）		

製品の名称：ミルク入りコーヒー飲料（缶入り・レトルト殺菌）　　[No. 4／17]

(1) 原材料／工程	(2) 発生が予想されるハザード（危害要因）は何か？ B：生物学的 C：化学的 P：物理的		(3) 食品から低減／排除が必要な重要なハザード（危害要因）か？	(4) (3)欄の判断をした根拠は何か？	(5) (3)欄で重要と認められたハザード（危害要因）の管理手段は何か？	(6) この工程はCCPか？
【製造工程由来】						
11. 計量（コーヒー豆）	B：微生物汚染		×	SSOPで管理できる（衛生管理，洗浄殺菌管理手順書）		
	微生物増殖		×	短時間滞留工程のため起こり難い		
	C：なし			（密閉系のため想定できない）		
	B：異物の混入		×	後工程(14)で除去できる，SSOPで管理できる(衛生管理,洗浄殺菌管理手順書)		
12. 粉砕	B：微生物汚染		×	SSOPで管理できる（洗浄殺菌管理手順書）		
	微生物増殖		×	短時間滞留工程のため起こり難い		
	C：なし			（密封系のため想定できない）		
	P：異物の混入		×	後工程（14）で除去できる，SSOPで管理できる（洗浄殺菌管理手順書）		
13. 抽出	B：微生物汚染		×	SSOPで管理できる（衛生管理，洗浄殺菌管理手順書）		
	微生物増殖		×	短時間滞留工程のため起こり難い		
	C：洗浄殺菌剤の混入		×	SSOPで管理できる（洗浄殺菌管理手順書）		
	P：異物の混入		×	後工程(14)で除去できる，SSOPで管理できる(衛生,洗浄殺菌管理手順書)		

製品の名称：ミルク入りコーヒー飲料（缶入り・レトルト殺菌）					[No. 5／17]	
(1)	(2)		(3)	(4)	(5)	(6)
原材料／工程	発生が予想されるハザード（危害要因）は何か？ B：生物学的 C：化学的 P：物理的		食品から低減／排除が必要な重要なハザード（危害要因）か？	(3)欄の判断をした根拠は何か？	(3)欄で重要と認められたハザード（危害要因）の管理手段は何か？	この工程はCCPか？
【製造工程由来】						
14. ろ過	B：微生物汚染		×	SSOPで管理できる（洗浄殺菌管理手順書）		
		微生物増殖	×	短時間滞留工程のため起こり難い		
	C：洗浄殺菌剤の混入		×	SSOPで管理できる（洗浄殺菌管理手順書）		
	P：異物の残存		×	後工程(38)で除去できる，SSOPで管理できる（ストレーナー管理手順書）		
15. 冷却	B：微生物汚染		×	SSOPで管理できる（洗浄殺菌管理手順書）		
		微生物増殖	×	短時間滞留工程のため起こり難い		
	C：洗浄殺菌剤の混入		×	SSOPで管理できる（洗浄殺菌管理手順書）		
	P：異物の混入		×	後工程（38）で除去できる，SSOPで管理できる（洗浄殺菌管理手順書）		
16. 遠心分離	B：微生物汚染		×	SSOPで管理できる（洗浄殺菌管理手順書）		
		微生物増殖	×	短時間滞留工程のため起こり難い		
	C：洗浄殺菌剤の混入		×	SSOPで管理できる（洗浄殺菌管理手順書）		
	P：異物の残存		×	後工程（38）で除去できる，SSOPで管理できる（遠心分離機管理手順書） ※回転数，流量		

製品の名称：ミルク入りコーヒー飲料（缶入り・レトルト殺菌）					[No. 6／17]	
(1) 原材料／工程	(2) 発生が予想されるハザード（危害要因）は何か？ B：生物学的 C：化学的 P：物理的		(3) 食品から低減／排除が必要な重要なハザード（危害要因）か？	(4) (3)欄の判断をした根拠は何か？	(5) (3)欄で重要と認められたハザード（危害要因）の管理手段は何か？	(6) この工程はCCPか？
【製造工程由来】						
17. 保管（殺菌牛乳）	B：微生物汚染		×	（タンク保管），SSOPで管理できる（洗浄殺菌管理手順書）		
	微生物増殖		×	SSOPで管理できる（牛乳保管手順書）※温度，期間		
	C：洗浄殺菌剤の混入		×	SSOPで管理できる（洗浄殺菌管理手順書）		
	P：異物の混入		×	後工程（19）で除去できる，SSOPで管理できる（洗浄殺菌管理手順書）		
18. 計量（殺菌牛乳）	B：微生物汚染		×	SSOPで管理できる（洗浄殺菌管理手順書）		
	微生物増殖		×	短時間滞留工程のため起こり難い		
	C：洗浄殺菌剤の混入		×	SSOPで管理できる（洗浄殺菌管理手順書）		
	P：異物の混入		×	後工程（19）で除去できる，SSOPで管理できる（洗浄殺菌管理手順書）		
19. ろ過（殺菌牛乳）	B：微生物汚染		×	SSOPで管理できる（洗浄殺菌管理手順書）		
	微生物増殖		×	短時間滞留工程のため起こり難い		
	C：洗浄殺菌剤の混入		×	SSOPで管理できる（洗浄殺菌管理手順書）		
	P：異物の残存		×	後工程（38）で除去できる，SSOPで管理できる（ストレーナー管理手順書）		

製品の名称：ミルク入りコーヒー飲料（缶入り・レトルト殺菌）					[No. 7 ／17]	
(1)	(2)	(3)		(4)	(5)	(6)
原材料／工程	発生が予想されるハザード（危害要因）は何か？ B：生物学的 C：化学的 P：物理的	食品から低減／排除が必要な重要なハザード（危害要因）か？		(3)欄の判断をした根拠は何か？	(3)欄で重要と認められたハザード（危害要因）の管理手段は何か？	この工程はCCPか？
【製造工程由来】						
20. 保管 （ショ糖型液糖）	B：微生物汚染		×	（タンク保管）SSOPで管理できる（洗浄殺菌管理手順書）		
	微生物増殖		×	SSOPで管理できる（液糖保管手順書）※温度，期間		
	C：洗浄殺菌剤の混入		×	SSOPで管理できる（洗浄殺菌管理手順書）		
	P：異物の混入		×	後工程（23）で除去できる，SSOPで管理できる（洗浄殺菌管理手順書）		
21. 紫外線殺菌 （ショ糖型液糖）	B：微生物汚染		×	SSOPで管理できる（洗浄殺菌管理手順書）		
	微生物増殖		×	短時間滞留工程のため起こり難い		
	微生物生残		×	後工程（51）で除去できる，SSOPで管理できる（紫外線殺菌管理手順書）※照射時間，流量，交換頻度		
	C：洗浄殺菌剤の混入		×	SSOPで管理できる（洗浄殺菌管理手順書）		
	P：異物の混入 （紫外線灯破損）		×	後工程（23）で除去できる，SSOPで管理できる（紫外線殺菌管理手順書）		
22. 計量 （ショ糖型液糖）	B：微生物汚染		×	SSOPで管理できる（洗浄殺菌管理手順書）		
	微生物増殖		×	短時間滞留工程のため起こり難い		
	C：洗浄殺菌剤の混入		×	SSOPで管理できる（洗浄殺菌管理手順書）		
	P：異物の混入		×	後工程（23）で除去できる，SSOPで管理できる（洗浄殺菌管理手順書）		

製品の名称：ミルク入りコーヒー飲料（缶入り・レトルト殺菌）					[No. 8／17]	
(1) 原材料／工程	(2) 発生が予想されるハザード（危害要因）は何か？ B：生物学的 C：化学的 P：物理的		(3) 食品から低減／排除が必要な重要なハザード（危害要因）か？	(4) (3)欄の判断をした根拠は何か？	(5) (3)欄で重要と認められたハザード（危害要因）の管理手段は何か？	(6) この工程はCCPか？
【製造工程由来】						
23. ろ過（ショ糖型液糖）	B：微生物汚染		×	SSOPで管理できる（洗浄殺菌管理手順書）		
	微生物増殖		×	短時間滞留工程のため起こり難い		
	C：洗浄殺菌剤の混入		×	SSOPで管理できる（洗浄殺菌管理手順書）		
	P：異物の残存		×	後工程（38）で除去できる，SSOPで管理できる（ストレーナー管理手順書）		
24. 保管（乳化剤）	B：微生物汚染		×	SSOPで管理できる（原料保管管理手順書）		
	微生物増殖		×	SSOPで管理できる（原料保管管理手順書）		
	C：化学物質の混入		×	SSOPで管理できる（原料保管管理手順書）		
	P：異物の混入		×	SSOPで管理できる（原料保管管理手順書）		
25. 計量（乳化剤）	B：微生物汚染		×	SSOPで管理できる（計量，衛生，洗浄殺菌管理手順書）		
	微生物増殖		○	静菌剤添加量不足により殺菌後の微生物が増殖	SSOPで管理できる（計量作業手順書）	NO
	C：洗浄殺菌剤の混入		×	SSOPで管理できる（洗浄殺菌管理手順書）		
	P：異物の混入		×	後工程（27）で除去できる，SSOPで管理できる（計量，衛生，洗浄殺菌管理手順書）		

製品の名称：ミルク入りコーヒー飲料（缶入り・レトルト殺菌）					[No. 9／17]	
(1)	(2)	(3)		(4)	(5)	(6)
原材料／工程	発生が予想されるハザード（危害要因）は何か？ B：生物学的 C：化学的 P：物理的	食品から低減／排除が必要な重要なハザード（危害要因）か？		(3)欄の判断をした根拠は何か？	(3)欄で重要と認められたハザード（危害要因）の管理手段は何か？	この工程はCCPか？
【製造工程由来】						
26. 溶解 （乳化剤）	B：微生物汚染	×		SSOPで管理できる（衛生, 洗浄殺菌管理手順書）		
	微生物増殖	×		滞留時間が短く想定できない		
	C：洗浄殺菌剤の混入	×		SSOPで管理できる（洗浄殺菌管理手順書）		
	P：異物の混入	×		後工程（27）で除去できる，SSOPで管理できる（衛生, 洗浄殺菌管理手順書）		
27. ろ過 （乳化剤）	B：微生物汚染	×		SSOPで管理できる（洗浄殺菌管理手順書）		
	微生物増殖	×		短時間滞留工程のため起こり難い		
	C：洗浄殺菌剤の混入	×		SSOPで管理できる（洗浄殺菌管理手順書）		
	P：異物の残存	×		後工程（38）で除去できる，SSOPで管理できる（ストレーナー管理手順書）		
28. 保管 （その他添加物）	B：微生物汚染	×		SSOPで管理できる（原料保管管理手順書）		
	微生物増殖	×		SSOPで管理できる（原料保管管理手順書）		
	C：化学物質の混入	×		SSOPで管理できる（原料保管管理手順書）		
	P：異物の混入	×		SSOPで管理できる（原料保管管理手順書）		

製品の名称：ミルク入りコーヒー飲料（缶入り・レトルト殺菌）					[No. 10／17]	
(1) 原材料／工程	(2) 発生が予想されるハザード（危害要因）は何か？ B：生物学的 C：化学的 P：物理的		(3) 食品から低減／排除が必要な重要なハザード（危害要因）か？	(4) (3)欄の判断をした根拠は何か？	(5) (3)欄で重要と認められたハザード（危害要因）の管理手段は何か？	(6) この工程はCCPか？
【製造工程由来】						
29. 計量 (その他添加物)	B：微生物汚染		×	SSOPで管理できる（計量, 衛生, 洗浄殺菌管理手順書）		
	微生物増殖		×	短時間滞留工程のため起こり難い		
	C：洗浄殺菌剤の混入		×	SSOPで管理できる（洗浄殺菌管理手順書）		
	P：異物の混入		×	後工程（31）で除去できる, SSOPで管理できる（計量, 衛生, 洗浄殺菌管理手順書）		
30. 溶解 (その他添加物)	B：微生物汚染		×	SSOPで管理できる（衛生, 洗浄殺菌管理手順書）		
	微生物増殖		×	短時間滞留工程のため起こり難い		
	C：洗浄殺菌剤の混入		×	SSOPで管理できる（洗浄殺菌管理手順書）		
	P：異物の混入		×	後工程（31）で除去できる, SSOPで管理できる（衛生, 洗浄殺菌管理手順書）		
31. ろ過 (その他添加物)	B：微生物汚染		×	SSOPで管理できる（洗浄殺菌管理手順書）		
	微生物増殖		×	短時間滞留工程のため起こり難い		
	C：洗浄殺菌剤の混入		×	SSOPで管理できる（洗浄殺菌管理手順書）		
	P：異物の残存		×	後工程（38）で除去できる, SSOPで管理できる（ストレーナー管理手順書）		

製品の名称：ミルク入りコーヒー飲料（缶入り・レトルト殺菌）					[No. 11／17]	
(1)	(2)	(3)	(4)	(5)	(6)	
原材料／工程	発生が予想されるハザード（危害要因）は何か？ B：生物学的 C：化学的 P：物理的	食品から低減／排除が必要な重要なハザード（危害要因）か？	(3)欄の判断をした根拠は何か？	(3)欄で重要と認められたハザード（危害要因）の管理手段は何か？	この工程はCCPか？	
32. 保管 （用水）	B：微生物汚染	×	（タンク保管），SSOPで管理できる（洗浄殺菌管理手順書）			
	微生物増殖	×	SSOPで管理できる（用水管理手順書）※次亜濃度			
	C：洗浄殺菌剤の混入	×	SSOPで管理できる（洗浄殺菌管理手順書）			
	P：異物の混入	×	後工程（34）で除去できる，SSOPで管理できる（洗浄殺菌管理手順書）			
33. 水処理 （用水）	B：微生物汚染	×	SSOPで管理できる（洗浄殺菌管理手順書）			
	微生物増殖	×	短時間滞留工程のため起こり難い			
	C：化学物質の混入	×	SSOPで管理できる（洗浄・用水管理手順書）			
	P：異物の混入	×	後工程（34）で除去できる，SSOPで管理できる（施設設備管理手順書）※活性炭交換頻度			
34. ろ過（用水）	B：微生物汚染	×	SSOPで管理できる（洗浄殺菌管理手順書）			
	微生物増殖	×	短時間滞留工程のため起こり難い			
	C：洗浄殺菌剤の混入	×	SSOPで管理できる（洗浄殺菌管理手順書）			
	P：異物の残存	×	後工程（38）で除去できる，SSOPで管理できる（フィルター管理手順書）			
35. 計量（用水）	B：微生物汚染	×	SSOPで管理できる（洗浄殺菌管理手順書）			
	微生物増殖	×	短時間滞留工程のため起こり難い			
	C：洗浄殺菌剤の混入	×	SSOPで管理できる（洗浄殺菌管理手順書）			
	P：異物の混入	×	後工程（14，38）で除去できる，SSOPで管理できる（洗浄殺菌管理手順書）			

製品の名称：ミルク入りコーヒー飲料（缶入り・レトルト殺菌）					[No. 12／17]	
(1) 原材料／工程	(2) 発生が予想されるハザード（危害要因）は何か？ B：生物学的 C：化学的 P：物理的		(3) 食品から低減／排除が必要な重要なハザード（危害要因）か？	(4) (3)欄の判断をした根拠は何か？	(5) (3)欄で重要と認められたハザード（危害要因）の管理手段は何か？	(6) この工程はCCPか？
【製造工程由来】						
36. 加熱（用水）	B：微生物汚染		×	SSOPで管理できる（洗浄殺菌, 機器管理手順書）		
	微生物増殖		×	短時間滞留工程のため起こり難い		
	C：洗浄殺菌剤の混入		×	SSOPで管理できる（洗浄殺菌管理手順書）		
	P：異物の混入		×	後工程（14）で除去できる，SSOPで管理できる（洗浄殺菌管理手順書）		
37. 調合	B：微生物汚染		×	SSOPで管理できる（衛生, 洗浄殺菌管理手順書）		
	微生物増殖		×	SSOPで管理できる（調合手順書）※温度, 滞留時間		
	C：洗浄殺菌剤の混入		×	SSOPで管理できる（洗浄殺菌管理手順書）		
	P：異物の混入		×	後工程（38）で除去できる，SSOPで管理できる（衛生管理, 洗浄殺菌手順書）		
38. ろ過	B：微生物汚染		×	SSOPで管理できる（洗浄殺菌管理手順書）		
	微生物増殖		×	短時間滞留工程のため起こり難い		
	C：洗浄殺菌剤の混入		×	SSOPで管理できる（洗浄殺菌管理手順書）		
	P：異物の残存		×	後工程（42）で除去できる，SSOPで管理できる（ストレーナー管理手順書）		

製品の名称：ミルク入りコーヒー飲料（缶入り・レトルト殺菌）					[No. 13／17]
(1)	(2)	(3)	(4)	(5)	(6)
原材料／工程	発生が予想されるハザード（危害要因）は何か？ B：生物学的 C：化学的 P：物理的	食品から低減／排除が必要な重要なハザード（危害要因）か？	(3)欄の判断をした根拠は何か？	(3)欄で重要と認められたハザード（危害要因）の管理手段は何か？	この工程はCCPか？
【製造工程由来】					
39. 加熱	B：微生物汚染	×	SSOPで管理できる（洗浄殺菌管理手順書，機器管理手順書）		
	微生物増殖	×	滞留時間が短く高温のため起こり難い		
	C：洗浄殺菌剤の混入	×	SSOPで管理できる（洗浄殺菌管理手順書）		
	P：異物の混入	×	SSOPで管理できる（洗浄殺菌管理手順書）		
40. 均質化	B：微生物汚染	×	SSOPで管理できる（洗浄殺菌管理手順書）		
	微生物増殖	×	短時間滞留工程のため起こり難い		
	C：洗浄殺菌剤の混入	×	SSOPで管理できる（洗浄殺菌管理手順書）		
	P：異物の混入	×	後工程（42）で除去できる，SSOPで管理できる（洗浄殺菌管理手順書）		
41. 加熱	B：微生物汚染	×	SSOPで管理できる（洗浄殺菌管理手順書，機器管理手順書）		
	微生物増殖	×	短時間滞留工程のため起こり難い		
	C：洗浄殺菌剤の混入	×	SSOPで管理できる（洗浄殺菌管理手順書）		
	P：異物の混入	×	後工程（42）で除去できる，SSOPで管理できる（洗浄殺菌管理手順書）		

製品の名称：ミルク入りコーヒー飲料（缶入り・レトルト殺菌）					[No. 14／17]
(1) 原材料／工程	(2) 発生が予想されるハザード（危害要因）は何か？ B：生物学的 C：化学的 P：物理的	(3) 食品から低減／排除が必要な重要なハザード（危害要因）か？	(4) (3)欄の判断をした根拠は何か？	(5) (3)欄で重要と認められたハザード（危害要因）の管理手段は何か？	(6) この工程はCCPか？
【製造工程由来】					
42. ろ過	B：微生物汚染	×	SSOPで管理できる（洗浄殺菌管理手順書）		
	微生物増殖	×	短時間滞留工程のため起こり難い		
	C：洗浄殺菌剤の混入	×	SSOPで管理できる（洗浄殺菌管理手順書）		
	P：異物の残存	○	ろ過機破損による異物除去不良	SSOPで管理できる（ストレーナー管理手順書）	NO
43. 金属除去	B：微生物汚染	×	SSOPで管理できる（洗浄殺菌管理手順書）		
	微生物増殖	×	短時間滞留工程のため起こり難い		
	C：洗浄殺菌剤の混入	×	SSOPで管理できる（洗浄殺菌管理手順書）		
	P：金属異物の残存	○	磁力低下による除去不良	SSOPで管理できる（マグネットトラップ管理手順書）※磁力	NO
44. 保管（缶胴）	B：微生物汚染	×	SSOPで管理できる（資材保管管理手順書）		
	微生物増殖	×	通常微生物増殖は想定できない		
	C：なし		（想定できない）		
	P：異物の混入	×	後工程（47）で除去できる，SSOPで管理できる（資材保管管理手順書）		
45. デパレタイザー（缶胴）	B：微生物汚染	×	SSOPで管理できる（施設設備管理手順書）		
	微生物増殖	×	短時間滞留工程のため起こり難い		
	C：なし		（想定できない）		
	P：異物の混入	×	後工程（47）で除去できる，SSOPで管理できる（施設設備管理手順書）		

製品の名称：ミルク入りコーヒー飲料（缶入り・レトルト殺菌）					[No. 15／17]	
(1)	(2)		(3)	(4)	(5)	(6)
原材料／工程	発生が予想されるハザード（危害要因）は何か？ B：生物学的 C：化学的 P：物理的		食品から低減／排除が必要な重要なハザード（危害要因）か？	(3)欄の判断をした根拠は何か？	(3)欄で重要と認められたハザード（危害要因）の管理手段は何か？	この工程はCCPか？
【製造工程由来】						
46．ろ過（用水）	B：微生物汚染		×	SSOPで管理できる（洗浄殺菌管理手順書）		
		微生物増殖	×	短時間滞留工程のため起こり難い		
	C：洗浄殺菌剤の混入		×	SSOPで管理できる（洗浄殺菌管理手順書）		
	P：異物の残存		×	SSOPで管理できる（ストレーナー管理手順書）		
47．洗浄	B：微生物汚染		×	SSOPで管理できる（リンサー管理手順書）※塩素濃度		
		微生物増殖	×	短時間滞留工程のため起こり難い		
	C：洗浄殺菌剤の混入		×	SSOPで管理できる（洗浄殺菌管理手順書）		
	P：異物の残存		○	洗浄力の低下による洗浄不足	SSOPで管理できる（リンサー管理手順書）※水量，水圧	NO
48．充填	B：微生物汚染		×	SSOPで管理できる（充填管理，洗浄殺菌管理手順書）		
		微生物増殖	×	短時間滞留工程のため起こり難い		
	C：洗浄殺菌剤の混入		×	SSOPで管理できる（洗浄殺菌管理手順書）		
	P：異物の混入		×	SSOPで管理できる（充填管理，洗浄殺菌管理手順書）		
49．保管（缶蓋）	B：微生物汚染		×	SSOPで管理できる（資材保管管理手順書）		
		微生物増殖	×	短時間滞留工程のため起こり難い		
	C：なし			（想定できない）		
	P：異物の混入		×	SSOPで管理できる（資材保管管理手順書）		

製品の名称：ミルク入りコーヒー飲料（缶入り・レトルト殺菌）					[No. 16／17]
(1)	(2)	(3)	(4)	(5)	(6)
原材料／工程	発生が予想されるハザード（危害要因）は何か？ B：生物学的 C：化学的 P：物理的	食品から低減／排除が必要な重要なハザード（危害要因）か？	(3)欄の判断をした根拠は何か？	(3)欄で重要と認められたハザード（危害要因）の管理手段は何か？	この工程はCCPか？
【製造工程由来】					
50．密封	B：微生物汚染	○	巻き締め不良による殺菌後の微生物汚染，環境からの微生物汚染	SSOPで管理できる（密封管理，洗浄殺菌管理手順書），後工程(51,54)で除去できる	NO
	微生物増殖	×	短時間滞留工程のため起こり難い		
	C：洗浄殺菌剤の混入	×	SSOPで管理できる（洗浄殺菌管理手順書）		
	P：異物の混入	×	SSOPで管理できる（巻き締め管理，洗浄殺菌管理手順書）		
51．レトルト殺菌	B：微生物生残	○	殺菌温度の低下，殺菌時間の不足により微生物が生残する	殺菌温温度と時間の確実な管理，レトルトの保守点検	CCP
	C：なし		（密封されており想定できない）		
	P：なし		（密封されており想定できない）		
52．冷却	B：微生物汚染	○	レトルト内圧力不適切により缶蓋が変形し密封が損なわれ汚染	SSOPで管理できる（レトルト管理手順書）	NO
	微生物増殖	×	短時間滞留工程のため起こり難い		
	C：冷却水の混入	×	SSOPで管理できる（レトルト管理手順書）		
	P：なし		（密封されており想定できない）		
53．入り味量検査	B：なし		（密封されており想定できない）		
	C：なし		（密封されており想定できない）		
	P：なし		（密封されており想定できない）		
54．内圧検査	B：微生物汚染	○	密封不良品の除去不良による微生物汚染	SSOPで管理できる（内圧検査機検査手順書）	NO
	微生物増殖	×	短時間滞留工程のため起こり難い		
	C：なし		（密封されており想定できない）		
	P：なし		（密封されており想定できない）		

製品の名称：ミルク入りコーヒー飲料（缶入り・レトルト殺菌）					[No. 17／17]	
(1)	(2)	(3)	(4)	(5)	(6)	
原材料／工程	発生が予想されるハザード（危害要因）は何か？ B：生物学的 C：化学的 P：物理的	食品から低減／排除が必要な重要なハザード（危害要因）か？	(3)欄の判断をした根拠は何か？	(3)欄で重要と認められたハザード（危害要因）の管理手段は何か？	この工程はCCPか？	
【製造工程由来】						
55. 保管（段ボール）	B：なし		（密封後に使用）			
	C：なし		（密封後に使用）			
	P：なし		（密封後に使用）			
56. 箱詰	B：微生物汚染	×	SSOPで管理できる（箱詰め手順書）			
	微生物増殖	×	短時間滞留工程のため起こり難い			
	C：なし		（密封されており想定できない）			
	P：なし		（密封されており想定できない）			
57. パレット積付け	B：微生物汚染	×	SSOPで管理できる（パレット積み手順書）			
	微生物増殖	×	短時間滞留工程のため起こり難い			
	C：なし		（密封されており想定できない）			
	P：なし		（密封されており想定できない）			
58. 保管	B：微生物汚染	×	SSOPで管理できる（保管・出荷手順書）			
	微生物増殖	×	殺菌後の製品であり通常起こりえない			
	C：なし		（密封されており想定できない）			
	P：なし		（密封されており想定できない）			
59. 出荷	B：微生物汚染	×	SSOPで管理できる（保管・出荷手順書）			
	微生物増殖	×	短時間滞留工程のため起こり難い			
	C：なし		（密封されており想定できない）			
	P：なし		（密封されており想定できない）			

CCP 整理表

製品の名称：	ミルク入りコーヒー飲料（缶入り・レトルト殺菌）
CCP 番号	CCP 1
危害発生の工程	・加熱殺菌工程（レトルト殺菌工程）
危害の原因物質	・病原微生物の生残
危害の発生要因	・殺菌温度の低下 ・殺菌時間の不足
発生防止措置	・加熱殺菌条件（殺菌温度・殺菌時間）の順守 ・殺菌設備の保守点検
管理基準（CL）	・殺菌条件：殺菌温度（　　　　）℃，殺菌時間（　　　　）分間
確認方法 　頻度 　担当者	・殺菌条件（温度，時間）の確認 　　頻度：連続モニタリング（自記記録計）確認，担当者：製造課 ・殺菌条件（温度，時間）の目視確認 　　頻度：製造バッチごと，担当者：製造課 ・殺菌設備の保守点検標準の確認 　　頻度：スタート時，担当者：製造課 ・温度計の校正（標準温度計使用） 　　頻度：1回／年，担当者：製造課
改善措置方法	・殺菌条件が基準逸脱時は生産中断 ・殺菌基準逸脱品は選別処理後廃棄 ・殺菌基準逸脱発生措置内容を責任者に連絡 　担当者：製造係長 ・殺菌基準逸脱の原因究明と改善・是正措置 ・改善後，殺菌条件を再セットし生産再開 　担当者：製造課長
検証方法	・殺菌工程記録の確認 ・殺菌工程モニタリング（温度，時間）記録の確認 ・殺菌工程目視（温度，時間）記録の確認 ・殺菌設備の保守点検記録の確認 ・基準逸脱時の逸脱内容および改善内容の確認 ・基準逸脱品の選別処理・廃棄処理記録の確認 　担当者：製造課長 ・温度計の校正記録の確認 ・微生物検査記録の確認 　担当者：品質管理課長
記録文書名および記録内容	・殺菌工程記録書： ・殺菌工程モニタリング記録書： ・殺菌工程目視記録書： 　（製造期日，製品名およびロット No.，自記温度計チャート，目視殺菌時刻および温度（開始時・達温到達時・終了時），担当者名） ・殺菌設備の保守点検記録書：（保守点検期日および内容，担当者名） ・基準逸脱時の逸脱内容および改善内容の確認記録書：（製造期日，製品名およびロット No.，自記温度計チャート，殺菌条件および設備の改善措置内容，担当者名） ・基準逸脱品の選別処理・廃棄処理記録書：（製造期日，製品名およびロット No.，廃棄数および廃棄処理内容，担当者名） ・社内における温度計の校正記録書：（校正期日，校正内容，担当者名） ・外部公的機関における温度計の校正記録書：（校正期日，校正内容，担当者名） ・微生物検査記録書：（製造期日，製品名およびロット No.，検査結果，担当者名）

改訂年月日	版数	改訂内容
2014. 12. 3	1	新規
2015. 1. 18	2	例）殺菌時間確認に電波時計を追加

総合衛生管理製

製品の名称：ミルク入りコーヒー飲料（缶入り・レトルト殺菌）

原材料/工程	危害原因物質	危害発生要因	防止措置	CCP/PRP
原材料由来				
1．コーヒー豆	B：微生物の存在	・生産者の衛生管理不良 ・流通・保管時の衛生管理不良	・生産者の品質保証 ・流通業者の衛生管理指導 ・受入れ検査 ・後工程（工程51.）で殺菌	PRP
	C：食品衛生法不適合農薬の存在	・生産者の衛生管理不良	・生産者の品質保証	PRP
	P：異物の存在	・生産者の衛生管理不良 ・流通・保管時の衛生管理不良	・生産者の品質保証 ・後工程（工程42.）で除去	PRP
2．殺菌乳	B：微生物の存在	・生産者の衛生管理不良 ・流通・保管時の衛生管理不良	・生産者の品質保証 ・流通業者の衛生管理指導 ・後工程（工程51.）で殺菌	PRP
	C：食品衛生法不適合抗生物質の存在	・生産者の衛生管理不良	・生産者の品質保証	PRP
	P：異物の存在	・生産者の衛生管理不良 ・流通・保管時の衛生管理不良	・生産者の品質保証 ・後工程（工程42.）で除去	PRP
3．ショ糖型液糖	B：微生物の存在	・生産者の衛生管理不良 ・流通・保管時の衛生管理不良	・生産者の品質保証 ・流通業者の衛生管理指導 ・後工程（工程51.）で殺菌	PRP

造過程総括表

管理基準	確認方法	改善措置方法	検証方法	記録文書名
・受入れ基準	・納入業者の品質保証書の確認 頻度：納入時 担当者：製造課 ・受入れ検査（目視，官能検査） 頻度：納入時 担当者：製造課	・基準逸脱時は使用禁止 ・生産，物流業者の指導 担当者：製造課長	・納入業者の品質保証書の確認 ・受入れ記録の確認 担当者：製造課長	・品質保証書 ・受入れ記録書
・食品衛生法基準	・納入業者の品質保証書の確認 頻度：納入時，ロット毎 担当者：製造課			
・受入れ基準	・受入れ検査（目視検査） 頻度：納入時，使用時 担当者：製造課			
・乳等省令規格基準 ・受入れ基準	・納入業者の品質保証書の確認 頻度：納入時 担当者：製造課 ・受入れ検査（目視，官能，理化学検査） 頻度：納入時 担当者：製造課	・基準逸脱時は使用禁止 ・生産，物流業者の指導 担当者：製造課長，品質課長	・納入業者の品質保証書の確認 ・受入れ記録の確認 担当者：製造課長	・品質保証書 ・受入れ記録書
・乳等省令規格基準	・納入業者の品質保証書の確認 ・受入れ検査 頻度：納入時 担当者：製造課			
・受入れ基準	・受入れ検査（目視検査） 頻度：納入時，使用時 担当者：製造課			
・受入れ基準	・納入業者の品質保証書の確認 頻度：納入時 担当者：製造課 ・受入れ検査（目視，官能）	・基準逸脱時は使用禁止 ・生産，物流業者の指導 担当者：製造課長	・納入業者の品質保証書の確認 ・受入れ記録の確認 担当者：製造課長	・品質保証書 ・受入れ記録書

原材料/工程	危害原因物質	危害発生要因	防止措置	CCP/PRP
	C：食品衛生法不適合	・生産者の管理不良	・生産者の品質保証	PRP
	P：異物の存在	・生産者の衛生管理不良 ・流通・保管時の衛生管理不良	・生産者の品質保証 ・後工程（工程42.）で除去	PRP
4．乳化剤	B：微生物の存在	・生産者の衛生管理不良 ・流通・保管時の衛生管理不良	・生産者の品質保証 ・流通業者の衛生管理指導 ・後工程（工程51.）で殺菌	PRP
	C：食品衛生法不適合	・生産者の衛生管理不良	・生産者の品質保証 ・流通業者の衛生管理指導 ・後工程（工程51.）で殺菌	PRP
	P：異物の存在	・生産者の衛生管理不良 ・流通・保管時の衛生管理不良	・生産者の品質保証 ・後工程（工程42.）で除去	PRP
5．その他添加物	B：微生物の存在	・生産者の衛生管理不良 ・流通・保管時の衛生管理不良	・生産者の品質保証 ・流通業者の衛生管理指導 ・後工程（工程51.）で殺菌	PRP
	C：食品衛生法不適合	・生産者の衛生管理不良	・生産者の品質保証	PRP
	P：異物の存在	・生産者の衛生管理不良 ・流通・保管時の衛生管理不良	・生産者の品質保証 ・後工程（工程42.）で除去	PRP

管理基準	確認方法	改善措置方法	検証方法	記録文書名
	頻度：納入時 担当者：製造課			
・食品衛生法基準	・納入業者の品質保証書の確認 頻度：納入時 担当者：製造課			
・受入れ基準	・受入れ検査（目視検査） 頻度：納入時，使用時 担当者：製造課			
・受入れ基準	・納入業者の品質保証書の確認 頻度：納入時 担当者：製造課 ・受入れ検査（目視，官能） 頻度：納入時 担当者：製造課	・基準逸脱時は使用禁止 ・生産，物流業者の指導 担当者：製造課長	・納入業者の品質保証書の確認 ・受入れ記録の確認 担当者：製造課長	・品質保証書 ・受入れ記録書
・食品衛生法基準	・納入業者の品質保証書の確認 頻度：納入時 担当者：製造課			
・受入れ基準	・受入れ検査（目視検査） 頻度：納入時，使用時 担当者：製造課長，品質課長			
・受入れ基準	・納入業者の品質保証書の確認 頻度：納入時 担当者：製造課 ・受入れ検査（目視，官能） 頻度：納入時 担当者：製造課	・基準逸脱時は使用禁止 ・生産，物流業者の指導 担当者：製造課長	・納入業者の品質保証書の確認 ・受入れ記録の確認 担当者：製造課長	・品質保証書 ・受入れ記録書
・食品衛生法基準 ・受入れ基準	・納入業者の品質保証書の確認 頻度：納入時 担当者：製造課			
・受入れ基準	・受入れ検査（目視検査） 頻度：納入時，使用時 担当者：製造課			

原材料/工程	危害原因物質	危害発生要因	防止措置	CCP/PRP
6. 使用水・受入れ	B：微生物の存在	・地下水の汚染，水脈の変化 ・水処理設備の衛生管理不良	・定期的水質検査の遵守 ・水処理設備の衛生管理の遵守 ・微生物検査の遵守 ・後工程（工程51.）で殺菌	PRP PRP
	C：食品衛生法不適合	・地下水の汚染，水脈の変化	・定期的水質検査の遵守	PRP
	P：異物の存在	・水処理設備の衛生管理不良	・水処理設備の衛生管理の遵守 ・後工程（工程42.）で除去	PRP
7. 缶胴（金属缶）	B：微生物の存在	・生産者の衛生管理不良 ・流通・保管時の衛生管理不良	・生産者の品質保証 ・流通業者の衛生管理指導 ・後工程（工程51.）で殺菌	PRP
	C：食品衛生法不適合	・生産者の衛生管理不良	・生産者の品質保証	PRP
	P：異物の存在	・生産者の衛生管理不良 ・流通・保管時の衛生管理不良	・生産者の品質保証 ・流通業者の衛生管理指導 ・後工程（工程42.）で除去	PRP
8. 缶蓋	B：微生物の存在	・生産者の衛生管理不良 ・流通・保管時の衛生管理不良	・生産者の品質保証 ・流通業者の衛生管理指導 ・後工程（工程51.）で殺菌	PRP
	C：食品衛生法不適合	・生産者の管理不良	・生産者の品質保証	PRP
	P：異物の存在	・生産者の衛生管理不良 ・流通・保管時の衛生管理不良	・生産者の品質保証 ・流通業者の衛生管理指導 ・後工程（工程42.）で除去	PRP
9. ダンボール	B：なし C：なし P：なし	（密封後に使用） （密封後に使用） （密封後に使用）		

管理基準	確認方法	改善措置方法	検証方法	記録文書名
・製造用水水質基準 ・水処理設備の洗浄殺菌基準 ・水処理設備の保守点検基準 ・微生物検査基準 ・製造用水水質基準 ・製造用水水質基準	・公的機関の水質検査 　頻度：1回/年 　担当者：品質保証部 ・水処理設備の洗浄殺菌状態の確認 ・水処理設備の保守点検状態の確認 　頻度：1回/日 　担当者：製造課 ・微生物検査 　頻度：1回/日 　担当者：品質管理課	・基準逸脱時は受入れ停止，使用禁止，原因究明 　担当者：製造課長 ・原因究明後改善措置 　担当者：製造課長	・水質検査記録の確認 ・微生物検査記録の確認 ・水処理設備の洗浄殺菌記録の確認 ・水処理設備の保守点検記録の確認 　担当者：品質管理課長	・水質検査記録書 ・微生物検査記録書 ・水処理設備の洗浄殺菌記録書 ・水処理設備の保守点検記録書
・受入れ基準 ・食品衛生法容器包装規格基準 ・受入れ基準 ・受入れ基準	・納入業者の品質保証書の確認 　頻度：納入時 　担当者：製造課 ・受入れ検査（目視検査） 　頻度：納入時，使用時 　担当者：製造課	・基準逸脱時は使用禁止 ・生産，物流業者の指導 　担当者：製造課長	・納入業者の品質保証書の確認 ・受入れ記録の確認 　担当者：製造課長	・品質保証書 ・受入れ記録書
・受入れ基準 ・食品衛生法容器包装規格基準 ・受入れ基準 ・受入れ基準	・納入業者の品質保証書の確認 　頻度：納入時 　担当者：製造課 ・受入れ検査（目視検査） 　頻度：納入時，使用時 　担当者：製造課	・基準逸脱時は使用禁止 ・生産，物流業者の指導 　担当者：製造課長	・納入業者の品質保証書の確認 ・受入れ記録の確認 　担当者：製造課長	・品質保証書 ・受入れ記録書
・受入れ基準	・受入れ検査（目視検査） 　頻度：納入時，使用時 　担当者：製造課	・基準逸脱時は使用禁止 ・生産，物流業者の指導 　担当者：製造課長	・納入業者の品質保証書の確認 ・受入れ記録の確認 　担当者：製造課長	・品質保証書 ・受入れ記録書

原材料/工程	危害原因物質	危害発生要因	防止措置	CCP/PRP
製造工程由来				
10. コーヒー豆の保管	B：微生物汚染 　　微生物増殖	・保管時の衛生管理不良 ・保管庫の衛生管理不良	・保管管理標準の遵守 ・保管庫の衛生管理標準の遵守 ・後工程（工程51.）で殺菌	PRP PRP
	C：なし	（想定し難い）		
	P：異物の混入	・保管時の衛生管理の不良 ・保管庫の衛生管理不良	・保管作業衛生管理標準の遵守 ・保管庫の衛生管理標準の遵守 ・後工程（工程42.）で除去	PRP PRP
11. コーヒー豆の計量	B：微生物汚染	・計量作業時の衛生管理の不良 ・計量器具の衛生管理の不良	・計量作業衛生管理標準の遵守 ・計量器具の衛生管理標準の遵守 ・後工程（工程51.）で殺菌	PRP
	微生物増殖	（短時間滞留工程のため起こり難い）		
	C：なし	（想定し難い）		
	B：異物の混入	・計量作業時の衛生管理の不良	・計量作業衛生管理標準の遵守 ・後工程（工程42.）で除去	PRP
12. コーヒー豆の粉砕	B：微生物汚染	・粉砕作業時の衛生管理の不良 ・粉砕設備の保守点検の不良	・粉砕作業衛生管理標準の遵守 ・粉砕設備の保守点検標準の遵守 ・後工程（工程51.）で殺菌	PRP
	微生物増殖	（短時間滞留工程のため起こり難い）		
	C：なし			
	P：異物の混入	・粉砕時の衛生管理の不良 ・粉砕設備の保守点検の不良	・粉砕作業衛生管理標準の遵守 ・粉砕設備の保守点検標準の遵守 ・後工程（工程42.）で除去	PRP PRP
13. 抽出	B：微生物汚染	・抽出作業の衛生管理の不良 ・抽出設備の洗浄殺菌の不良 ・抽出設備の保守点検の不良	・抽出作業の衛生管理標準の遵守 ・抽出設備の洗浄殺菌標準の遵守 ・抽出設備の保守点検標準の遵守	PRP

管理基準	確認方法	改善措置方法	検証方法	記録文書名
・コーヒー豆の保管基準 ・保管庫の衛生管理基準	・コーヒー豆の外観検査，官能検査 ・保管庫の衛生管理状態の確認 　頻度：生産時 　担当者：品質管理課	・基準逸脱時は使用禁止，原因究明 ・保管庫の清浄度向上 　担当者：製造課長	・保管庫の衛生管理記録の確認 ・コーヒー豆の保管記録の確認 　担当者：品質管理課長	・保管庫の衛生管理記録書 ・コーヒー豆の保管記録書
・コーヒー豆の保管基準 ・保管庫の衛生管理基準				
・計量作業衛生管理基準 ・計量器具の衛生管理基準	・計量作業衛生管理標準の確認 ・計量器具の衛生管理標準の確認 　頻度：計量時 　担当者：製造課 ・コーヒー豆の外観検査，官能検査 　頻度：計量時 　担当者：品質管理課	・基準逸脱時は使用禁止，原因究明 ・計量作業衛生管理基準の徹底 　担当者：製造課長	・計量作業衛生管理記録の確認 ・計量器具の衛生管理記録の確認 　担当者：品質管理課長	・計量作業衛生管理記録書 ・計量器具の衛生管理記録書
・計量作業衛生管理基準 ・計量器具の衛生管理基準				
・粉砕作業衛生管理基準 ・粉砕設備の保守点検基準	・粉砕作業衛生管理標準の確認 ・粉砕設備の保守点検状態の確認 　頻度：粉砕時 　担当者：製造課 ・コーヒー豆の外観検査，官能検査 　頻度：計量時 　担当者：品質管理課	・基準逸脱時は使用禁止，原因究明 ・粉砕作業衛生管理基準の徹底 　担当者：製造課長	・粉砕作業衛生管理記録の確認 ・粉砕設備の保守点検記録の確認 　担当者：製造課長	・粉砕作業衛生管理記録書 ・粉砕設備の保守点検記録書
・粉砕作業衛生管理基準 ・粉砕設備の保守点検基準				
・抽出作業の衛生管理基準 ・抽出設備の洗浄殺菌基準 ・抽出設備の保守点検基準	・抽出条件（温度，時間）の確認 ・抽出作業の衛生管理標準の確認 ・抽出設備の洗浄殺菌標準の確認	・基準逸脱時は使用禁止，原因究明 ・抽出設備の正常化，再洗浄・殺菌 　担当者：製造課長	・抽出作業の衛生管理記録の確認 ・抽出設備の洗浄殺菌記録の確認 ・抽出設備の保守点検記録の確認	・抽出作業の衛生管理記録書 ・抽出設備の洗浄殺菌記録書

原材料/工程	危害原因物質	危害発生要因	防止措置	CCP/PRP
	微生物増殖	（短時間滞留工程のため起こり難い）	・後工程（工程51.）で殺菌	
	C：洗浄殺菌剤の混入	・抽出設備の洗浄殺菌の不良 ・抽出設備の保守点検の不良	・抽出設備の洗浄殺菌標準の遵守 ・抽出設備の保守点検標準の遵守	PRP
	P：異物の混入	・抽出設備の洗浄殺菌の不良 ・抽出設備の保守点検の不良	・抽出設備の洗浄殺菌標準の遵守 ・抽出設備の保守点検標準の遵守 ・後工程（工程42.）で除去	PRP
14. ろ過	B：微生物汚染	・ろ過設備の洗浄殺菌の不良 ・ろ過設備の保守点検の不良	・ろ過設備の洗浄殺菌標準の遵守 ・ろ過設備の保守点検標準の遵守 ・後工程（工程51.）で殺菌	PRP
	微生物増殖	（短時間滞留工程のため起こり難い）		
	C：洗浄殺菌剤の混入	・ろ過設備の洗浄殺菌の不良 ・ろ過設備の保守点検の不良	・ろ過設備の洗浄殺菌標準の遵守 ・ろ過設備の保守点検標準の遵守	PRP
	P：異物の残存	・ろ過設備の洗浄殺菌の不良 ・ろ過設備の保守点検の不良	・ろ過設備の洗浄殺菌標準の遵守 ・ろ過設備の保守点検標準の遵守 ・後工程（工程42.）で除去	PRP
15. 冷却	B：微生物汚染	・冷却設備の洗浄殺菌の不良 ・冷却設備の保守点検の不良	・冷却設備の洗浄殺菌標準の遵守 ・冷却設備の保守点検標準の遵守 ・後工程（工程51.）で殺菌	PRP
	微生物増殖	（短時間滞留工程のため起こり難い）		
	C：洗浄殺菌剤の混入	・冷却設備の洗浄殺菌の不良 ・冷却設備の保守点検の不良	・冷却設備の洗浄殺菌標準の遵守 ・冷却設備の保守点検標準の遵守	PRP
	P：異物の混入	・冷却設備の洗浄殺菌の不良 ・冷却設備の保守点検の不良	・冷却設備の洗浄殺菌標準の遵守 ・冷却設備の保守点検標準の遵守 ・後工程（工程42.）で	PRP

管理基準	確認方法	改善措置方法	検証方法	記録文書名
・抽出設備の洗浄殺菌基準 ・抽出設備の保守点検基準 ・抽出設備の洗浄殺菌基準 ・抽出設備の保守点検基準	・抽出設備の保守点検標準の確認 　頻度：抽出時毎 　担当者：製造課 ・すすぎ液検査（官能，理化学） 　頻度：抽出時毎 　担当者：品質管理課 ・すすぎ液検査（ろ過試験） 　頻度：抽出時毎 　担当者：品質管理課		担当者：製造課長	・抽出設備の保守点検記録書
・ろ過設備の洗浄殺菌基準 ・ろ過設備の保守点検基準 ・ろ過設備の洗浄殺菌基準 ・ろ過設備の保守点検基準 ・ろ過設備の洗浄殺菌基準 ・ろ過設備の保守点検基準	・ろ過条件（メッシュ，温度）の確認 ・抽出設備の洗浄殺菌標準の確認 ・抽出設備の保守点検標準の確認 　頻度：洗浄殺菌後毎 　担当者：生産課，品質管理課 ・ろ過液検査（官能，理化学） 　頻度：ろ過時毎 　担当者：製造課 ・ろ過液検査（ろ過試験） 　頻度：ろ過時毎 　担当者：製造課	・基準逸脱時は使用禁止，原因究明 ・ろ過設備を正常化，再洗浄・殺菌 （異常部品は交換） 担当者：製造課長	・ろ過設備の洗浄殺菌記録の確認 ・ろ過設備の保守点検記録の確認 担当者：製造課長	・ろ過設備の洗浄殺菌記録書 ・ろ過設備の保守点検記録書
・冷却設備の洗浄殺菌基準 ・冷却設備の保守点検基準 ・冷却設備の洗浄殺菌基準 ・冷却設備の保守点検基準 ・冷却設備の洗浄殺菌基準 ・冷却設備の保守点検基準	・冷却設備の洗浄殺菌標準の確認 ・冷却設備の保守点検標準の確認 ・冷却プレートの確認（ピンホール，パッキン，ガスケット） ・差圧確認 ・冷却条件（温度，時間）確認 　頻度：洗浄殺菌後毎 　担当者：製造課 ・すすぎ液検査（官能，理化学） 　頻度：洗浄殺菌後毎 　担当者：品質管理課 ・ろ過液検査（ろ過試	・基準逸脱時は使用禁止，原因究明 ・差圧異常（警報）時は製造中止，原因究明 ・冷却プレートを正常化，再洗浄・殺菌 担当者：製造課長	・冷却設備の洗浄殺菌記録の確認 ・冷却設備の保守点検記録の確認 担当者：製造課長	・冷却設備の洗浄殺菌記録書 ・冷却設備の保守点検記録書

原材料/工程	危害原因物質	危害発生要因	防止措置	CCP/PRP
			除去	
16. 遠心分離	B：微生物汚染	・遠心分離機の洗浄殺菌の不良 ・遠心分離機の保守点検の不良	・遠心分離機の洗浄殺菌標準の遵守 ・遠心分離機の保守点検標準の遵守	PRP
	微生物増殖	（短時間滞留工程のため起こり難い）		
	C：洗浄殺菌剤の混入	・遠心分離機の洗浄殺菌の不良 ・遠心分離機の保守点検の不良	・遠心分離機の洗浄殺菌標準の遵守 ・遠心分離機の保守点検標準の遵守	PRP
	P：異物の残存	・遠心分離機の洗浄殺菌の不良 ・遠心分離機の保守点検の不良	・遠心分離機の洗浄殺菌標準の遵守 ・遠心分離機の保守点検標準の遵守 ・後工程（工程42.）で除去	PRP
17. 殺菌乳の保管	B：微生物汚染	・保管タンクの衛生管理の不良 ・保管タンクの保守点検の不良 ・保管タンクの洗浄殺菌の不良	・保管タンクの衛生管理標準の遵守 ・保管タンクの保守点検標準の遵守 ・保管タンクの洗浄殺菌標準の遵守	PRP
	微生物増殖	・保管タンクの衛生管理の不良	・保管タンクの衛生管理標準の遵守	
	C：洗浄殺菌剤の混入	・保管タンクの洗浄殺菌の不良 ・保管タンクの保守点検の不良	・保管タンクの洗浄殺菌標準の遵守 ・保管タンクの保守点検標準の遵守	PRP
	P：異物の混入	・保管タンクの洗浄殺菌の不良 ・保管タンクの保守点検の不良	・保管タンクの洗浄殺菌標準の遵守 ・保管タンクの保守点検標準の遵守 ・後工程（工程42.）で除去	PRP
18. 殺菌乳の計量	B：微生物汚染	・計量設備の衛生管理の不良 ・計量設備の保守点検の不良 ・計量設備の洗浄殺菌の不良	・計量設備の衛生管理標準の遵守 ・計量設備の保守点検標準の遵守 ・計量設備の洗浄殺菌標準の遵守	PRP
	微生物増殖	（短時間滞留工程のため起こり難い）	・後工程（工程51.）で殺菌	

管理基準	確認方法	改善措置方法	検証方法	記録文書名
	験) 頻度：冷却時毎 担当者：品質管理課			
・遠心分離機の洗浄殺菌基準 ・遠心分離機の保守点検基準	・遠心分離機の洗浄殺菌標準の確認 ・遠心分離機の保守点検標準の確認 頻度：洗浄殺菌後毎 担当者：製造課	・基準逸脱時は使用禁止，原因究明 ・原因究明後改善 ・遠心分離機を再洗浄・殺菌 担当者：製造課長	・遠心分離機の洗浄殺菌記録の確認 ・遠心分離機の保守点検記録の確認 担当者：製造課長	・遠心分離機の洗浄殺菌記録書 ・遠心分離機の保守点検記録書
・遠心分離機の洗浄殺菌基準 ・遠心分離機の保守点検基準	・遠心分離条件（回転数，背圧）の確認 頻度：洗浄殺菌後毎 担当者：製造課			
・遠心分離機の洗浄殺菌基準 ・遠心分離機の保守点検基準	・処理液検査（目視） 頻度：スタート時，バッチ毎 担当者：製造課			
・保管タンクの衛生管理基準 ・保管タンクの保守点検基準 ・保管タンクの洗浄殺菌基準	・保管タンクの保守点検標準の確認 ・保管タンクの洗浄殺菌標準の確認 頻度：洗浄殺菌後毎 担当者：製造課	・基準逸脱時は使用禁止，原因究明 ・保管タンクの再洗浄・殺菌 担当者：製造課長	・保管タンクの衛生管理記録の確認 ・保管タンクの保守点検記録の確認 ・保管タンクの洗浄殺菌記録の確認 ・殺菌牛乳の検査記録の確認 担当者：製造課長	・保管タンクの衛生管理記録書 ・保管タンクの保守点検記録書 ・保管タンクの洗浄殺菌記録書 ・殺菌牛乳の検査記録書
・保管タンクの衛生管理基準 ・保管タンクの洗浄殺菌基準 ・保管タンクの保守点検基準	・保管タンクの衛生管理標準の確認 頻度：保管タンクに投入時毎 担当者：製造課			
・保管タンクの洗浄殺菌基準 ・保管タンクの保守点検基準	・殺菌牛乳の検査（目視，官能，理化学） 頻度：保管タンクに投入時毎 担当者：品質管理課			
・計量設備の衛生管理基準 ・計量設備の保守点検基準 ・計量設備の洗浄殺菌基準	・計量作業衛生管理標準の確認 ・計量設備の衛生管理標準の確認 頻度：計量時 担当者：製造課 ・殺菌牛乳の検査（外観目視，官能，理化学試験）	・基準逸脱時は使用禁止，原因究明 ・計量設備の正常化，再洗浄・殺菌 担当者：製造課長	・計量設備の衛生管理記録の確認 ・計量設備の保守点検記録の確認 ・計量設備の洗浄殺菌記録の確認 ・殺菌牛乳の検査記録の確認 担当者：製造課長	・計量設備の衛生管理記録書 ・計量設備の保守点検記録書 ・計量設備の洗浄殺菌記録書

原材料/工程	危害原因物質	危害発生要因	防止措置	CCP/PRP
	C：洗浄殺菌剤の混入	・計量設備の洗浄殺菌の不良 ・計量設備の保守点検の不良	・計量設備の衛生管理標準の遵守 ・計量設備の保守点検標準の遵守	PRP
	P：異物の混入	・計量設備の洗浄殺菌の不良 ・計量設備の保守点検の不良	・計量設備の洗浄殺菌標準の遵守 ・計量設備の保守点検標準の遵守 ・後工程（工程42.）で除去	PRP
19. 殺菌乳のろ過	B：微生物汚染	・ろ過設備の洗浄殺菌の不良 ・ろ過設備の保守点検の不良	・ろ過設備の洗浄殺菌標準の遵守 ・ろ過設備の保守点検標準の遵守	PRP
	微生物増殖	（短時間滞留工程のため起こり難い）		
	C：洗浄殺菌剤の混入	・ろ過設備の洗浄殺菌の不良 ・ろ過設備の保守点検の不良	・ろ過設備の洗浄殺菌標準の遵守 ・ろ過設備の保守点検標準の遵守	PRP
	P：異物の残存	・ろ過設備の洗浄殺菌の不良 ・ろ過設備の保守点検の不良	・ろ過設備の洗浄殺菌標準の遵守 ・ろ過設備の保守点検標準の遵守 ・後工程（工程42.）で除去	PRP
20. ショ糖型液糖の保管	B：微生物汚染	・保管タンクの衛生管理の不良 ・保管タンクの保守点検の不良 ・保管タンクの洗浄殺菌の不良	・保管タンクの衛生管理標準の遵守 ・保管タンクの保守点検標準の遵守 ・保管タンクの洗浄殺菌標準の遵守 ・後工程（工程51.）で殺菌	PRP
	微生物増殖	・保管タンクの衛生管理の不良	・保管タンクの衛生管理標準の遵守	
	C：洗浄殺菌剤の混入	・保管タンクの洗浄殺菌の不良 ・保管タンクの保守点検の不良	・保管タンクの洗浄殺菌標準の遵守 ・保管タンクの保守点検標準の遵守	PRP
	P：異物の混入	・保管タンクの洗浄殺菌の不良 ・保管タンクの保守点検	・保管タンクの洗浄殺菌標準の遵守 ・保管タンクの保守点検	PRP

管理基準	確認方法	改善措置方法	検証方法	記録文書名
・計量設備の衛生管理基準 ・計量設備の保守点検基準 ・計量設備の洗浄殺菌基準 ・計量設備の保守点検基準	頻度：保管タンクに投入時毎 担当者：品質管理課			・殺菌牛乳の検査記録書
・ろ過設備の洗浄殺菌基準 ・ろ過設備の保守点検基準 ・ろ過設備の洗浄殺菌基準 ・ろ過設備の保守点検基準 ・ろ過設備の洗浄殺菌基準 ・ろ過設備の保守点検基準	・ろ過設備の洗浄殺菌標準の確認 ・ろ過設備の保守点検標準の確認 頻度：洗浄殺菌後毎 担当者：製造課 ・ろ過条件(メッシュ，温度) 確認 頻度：洗浄殺菌後毎 担当者：製造課 ・ろ過牛乳検査（ろ過試験） 頻度：生産開始前 担当者：品質管理課 ・ろ過牛乳の検査（目視，官能，理化学） 頻度：保管タンクに投入時毎 担当者：品質管理課	・基準逸脱時は使用禁止，原因究明 ・ろ過条件の再セット ・ろ過設備の再洗浄・殺菌 担当者：製造課長	・ろ過設備の洗浄殺菌記録の確認 ・ろ過設備の保守点検記録の確認 ・ろ過牛乳検査記録の確認 担当者：製造課長，品質管理課長	・ろ過設備の洗浄殺菌記録書 ・ろ過設備の保守点検記録書 ・ろ過牛乳検査記録書
・保管タンクの衛生管理基準 ・保管タンクの保守点検基準 ・保管タンクの洗浄殺菌基準 ・保管タンクの衛生管理基準 ・保管タンクの洗浄殺菌基準 ・保管タンクの保守点検基準 ・保管タンクの洗浄殺菌基準 ・保管タンクの保守点検	・保管タンクの衛生管理標準の確認 ・保管タンクの保守点検標準の確認 ・保管タンクの洗浄殺菌標準の確認 頻度：保管後毎 担当者：製造課 ・ショ糖型液糖検査（ろ過試験） 頻度：生産開始前 担当者：品質管理課 ・ショ糖型液糖の検査（目視，官能，理化学） 頻度：保管タンクに投入時毎 担当者：品質管理課	・基準逸脱時は使用禁止，原因究明 ・保管タンクの再洗浄・殺菌 担当者：製造課長	・保管タンクの衛生管理記録の確認 ・保管タンクの保守点検記録の確認 ・保管タンクの洗浄殺菌記録の確認 ・ろ過ショ糖型液糖検査記録の確認 担当者：製造課長	・保管タンクの衛生管理記録書 ・保管タンクの保守点検記録書 ・保管タンクの洗浄殺菌記録書 ・ろ過ショ糖型液糖検査記録書

原材料/工程	危害原因物質	危害発生要因	防止措置	CCP/PRP
		の不良	標準の遵守 ・後工程（工程42.）で除去	
21. ショ糖型液糖の紫外線殺菌	B：微生物汚染	・紫外線殺菌設備の保守点検の不良	・紫外線殺菌設備の保守点検標準の遵守 ・後工程（工程51.）で殺菌	PRP
	微生物増殖	（短時間滞留工程のため起こり難い）		
	微生物生残	・紫外線殺菌設備の保守点検の不良 （殺菌条件の設定不備）	・紫外線殺菌設備の保守点検標準の遵守 ・後工程（工程51.）で殺菌	PRP
	C：なし	（想定し難い）		
	P：異物混入 　　（紫外線灯破損）	・紫外線殺菌設備の保守点検の不良	・紫外線殺菌設備の保守点検標準の遵守 ・後工程（工程42.）で除去	PRP
22. ショ糖型液糖の計量	B：微生物汚染	・計量設備の保守点検の不良 ・計量設備の洗浄殺菌の不良	・計量設備の保守点検標準の遵守 ・計量設備の洗浄殺菌標準の遵守 ・後工程（工程51.）で殺菌	PRP
	微生物増殖	（短時間滞留工程のため起こり難い）		
	C：洗浄殺菌剤の混入	・計量設備の洗浄殺菌の不良 ・計量設備の保守点検の不良	・計量設備の洗浄殺菌標準の遵守 ・計量設備の保守点検標準の遵守	PRP
	P：異物の混入	・計量設備の洗浄殺菌の不良 ・計量設備の保守点検の不良	・計量設備の洗浄殺菌標準の遵守 ・計量設備の保守点検標準の遵守 ・後工程（工程42.）で除去	PRP
23. ショ糖型液糖のろ過	B：微生物汚染	・ろ過設備の洗浄殺菌の不良 ・ろ過設備の保守点検の不良	・ろ過設備の洗浄殺菌標準の遵守 ・ろ過設備の保守点検標準の遵守 ・後工程（工程51.）で殺菌	PRP
	微生物増殖	（短時間滞留工程のため起こり難い）		
	C：洗浄殺菌剤の混入	・ろ過設備の洗浄殺菌の不良 ・ろ過設備の保守点検の不良	・ろ過設備の洗浄殺菌標準の遵守 ・ろ過設備の保守点検標準の遵守	PRP

管理基準	確認方法	改善措置方法	検証方法	記録文書名
検基準				
・紫外線殺菌設備の保守点検基準 ・紫外線殺菌設備の保守点検基準 ・紫外線殺菌設備の保守点検基準	・紫外線殺菌設備の保守点検標準の確認 ・紫外線殺菌灯の性能確認 （点灯，累積照射時間，照射量） ・流量基準の確認 頻度：製造スタート毎，バッチ毎 担当者：製造課	・基準逸脱時は使用禁止，原因究明 （紫外線殺菌灯の性能劣化の時は交換） ・流量基準逸脱時は調整後に再確認 ・紫外線灯破損時は交換後に再確認 担当者：製造課長	・紫外線殺菌設備の保守点検記録の確認 ・紫外線殺菌作業記録の確認 担当者：製造課長	・紫外線殺菌設備の保守点検記録書 ・紫外線殺菌作業記録書
・計量設備の保守点検基準 ・計量設備の洗浄殺菌基準 ・計量設備の洗浄殺菌基準 ・計量設備の保守点検基準 ・計量設備の洗浄殺菌基準 ・計量設備の保守点検基準	・計量設備の保守点検標準の確認 ・計量設備の洗浄殺菌標準の確認 頻度：保管タンク洗浄殺菌後 担当者：製造課 ・ショ糖型液糖の検査（目視，官能，理化学） 頻度：保管タンクに投入時毎 担当者：品質管理課	・基準逸脱時は使用禁止，原因究明 ・計量設備の調整，再洗浄・殺菌 担当者：製造課長	・計量設備の衛生管理記録の確認 ・計量設備の保守点検記録の確認 ・計量設備の洗浄殺菌記録の確認 ・ショ糖型液糖の検査記録の確認 担当者：製造課長	・計量設備の衛生管理記録書 ・計量設備の保守点検記録書 ・計量設備の洗浄殺菌記録書 ・ショ糖型液糖の検査記録書
・ろ過設備の洗浄殺菌基準 ・ろ過設備の保守点検基準 ・ろ過設備の洗浄殺菌基準 ・ろ過設備の保守点検基準	・ろ過設備の洗浄殺菌状態の確認 ・ろ過設備の保守点検状態の確認 頻度：ろ過設備の洗浄殺菌後 担当者：製造課 ・ろ過条件（メッシュ，温度）確認 頻度：洗浄殺菌後毎 担当者：製造課 ・ろ過液検査（官能，理化学）	・基準逸脱時は使用禁止，原因究明 ・ろ過設備の調整，再洗浄・殺菌 ・ろ過条件（メッシュ，温度）再セット 担当者：製造課長	・ろ過設備の洗浄殺菌記録の確認 ・ろ過設備の保守点検記録の確認 ・ろ過条件記録書の確認 ・ろ過液検査記録の確認 担当者：製造課長，品質管理課長	・ろ過設備の洗浄殺菌記録書 ・ろ過設備の保守点検記録書 ・ろ過条件記録書 ・ろ過液検査記録書

原材料/工程	危害原因物質	危害発生要因	防止措置	CCP/PRP
	P：異物の残存	・ろ過設備の洗浄殺菌の不良 ・ろ過設備の保守点検の不良	・ろ過設備の洗浄殺菌標準の遵守 ・ろ過設備の保守点検標準の遵守 ・後工程（工程42.）で除去	PRP
24. 乳化剤の保管	B：微生物汚染	・保管管理の不良 ・保管庫の衛生管理不良	・保管管理標準の遵守 ・保管庫の衛生管理標準の遵守 ・後工程（工程51.）で殺菌	PRP
	微生物増殖	・保管管理の不良	・保管管理標準の遵守	
	C：化学物質の混入	（想定し難い）		
	P：異物の混入	・保管管理の不良	・保管管理標準の遵守 ・後工程（工程42.）で除去	PRP
25. 乳化剤の計量	B：微生物汚染	・計量器具・機器の衛生管理の不良 ・計量器具・機器の洗浄殺菌の不良	・計量作業の衛生管理標準の遵守 ・計量器具・機器の衛生管理標準の遵守 ・計量器具・機器の洗浄殺菌標準の遵守 ・後工程（工程51.）で殺菌	PRP
	微生物増殖	（短時間滞留工程のため起こり難い）		
	C：洗浄殺菌剤の混入	・計量器具・機器の洗浄殺菌の不良 ・計量器具・機器の保守点検の不良	・計量器具・機器の洗浄殺菌標準の遵守 ・計量器具・機器の保守点検標準の遵守	PRP
	P：異物の混入	・計量器具・機器の洗浄殺菌の不良 ・計量器具・機器の保守点検の不良	・計量器具・機器の洗浄殺菌標準の遵守 ・計量器具・機器の保守点検標準の遵守 ・後工程（工程42.）で除去	PRP
26. 乳化剤の溶解	B：微生物汚染	・溶解作業の衛生管理不良 ・溶解器具・機器の洗浄殺菌の不良 ・溶解器具・機器の保守点検の不良	・溶解作業の衛生管理標準の遵守 ・溶解器具・機器の洗浄殺菌標準の遵守 ・溶解器具・機器の保守点検標準の遵守 ・後工程（工程51.）で殺菌	PRP
	微生物増殖	・溶解作業の衛生管理不良	・溶解作業の衛生管理標準の遵守 ・後工程（工程51.）で殺菌	

管理基準	確認方法	改善措置方法	検証方法	記録文書名
・ろ過設備の洗浄殺菌基準 ・ろ過設備の保守点検基準	頻度：スタート時 担当者：品質管理課 ・ろ過液検査（ろ過試験） 頻度：スタート時 担当者：品質管理課			
・保管管理作業基準 ・保管庫の衛生管理基準 ・保管管理基準 ・保管管理基準	・保管管理標準の確認 ・保管庫の衛生管理標準の確認 頻度：保管時毎 担当者：製造課 ・乳化剤の検査 （目視，官能，理化学試験） 頻度：保管タンクに投入時毎 担当者：品質管理課	・基準逸脱時は使用禁止，原因究明 ・保管タンクの再洗浄・殺菌 担当者：製造課長	・保管庫の衛生管理記録の確認 ・保管庫の保守点検記録の確認 ・保管庫の洗浄殺菌記録の確認 担当者：製造課長	・保管庫の衛生管理記録書 ・保管庫の保守点検記録書 ・保管庫の洗浄殺菌記録書
・計量作業の衛生管理基準 ・計量器具・機器の衛生管理基準 ・計量器具・機器の洗浄殺菌基準 ・計量器具・機器の洗浄殺菌基準 ・計量器具・機器の保守点検基準 ・計量器具・機器の洗浄殺菌基準 ・計量器具・機器の保守点検基準	・計量作業の衛生管理標準の確認 ・計量器具・機器の衛生管理標準の確認 ・計量器具・機器の洗浄殺菌標準の確認 頻度：計量時毎 担当者：製造課 ・乳化剤の検査 （目視，官能，理化学試験） 頻度：計量時毎 担当者：品質管理課	・基準逸脱時は使用禁止，原因究明 ・計量器具・機器の再洗浄・殺菌 担当者：製造課長	・計量作業の衛生管理記録の確認 ・計量器具・機器の衛生管理記録の確認 ・計量器具・機器の保守点検記録の確認 ・計量器具・機器の洗浄殺菌記録の確認 ・乳化剤の検査記録の確認 担当者：製造課長	・計量作業の衛生管理記録書 ・計量器具・機器の衛生管理記録書 ・計量器具・機器の保守点検記録書 ・計量器具・機器の洗浄殺菌記録書 ・乳化剤の検査記録書
・溶解作業の衛生管理基準 ・溶解器具・機器の洗浄殺菌基準 ・溶解器具・機器の保守点検基準 ・溶解作業の衛生管理基準	・溶解器具・機器の保守点検標準の確認 ・溶解器具・機器の洗浄殺菌標準の確認 ・溶解作業の衛生管理標準の確認 頻度：溶解時毎 担当者：製造課 ・溶解液の検査 （目視，官能，理化学） 頻度：溶解後毎 担当者：品質管理課	・基準逸脱時は使用禁止，原因究明 ・溶解器具・機器の再洗浄・殺菌 担当者：製造課長	・溶解器具・機器の保守点検記録の確認 ・溶解器具・機器の洗浄殺菌記録の確認 ・溶解作業の衛生管理記録の確認 ・計量器具・機器の衛生管理記録の確認 ・溶解作業の衛生管理記録の確認 ・溶解液の検査記録の確認 担当者：製造課長	・溶解器具・機器の保守点検記録書 ・溶解器具・機器の洗浄殺菌記録書 ・溶解作業の衛生管理記録書 ・計量器具・機器

原材料/工程	危害原因物質	危害発生要因	防止措置	CCP/PRP
	C：洗浄殺菌剤の混入	・溶解器具・機器の洗浄殺菌の不良 ・溶解器具・機器の保守点検の不良	・溶解器具・機器の洗浄殺菌標準の遵守 ・溶解器具・機器の保守点検標準の遵守	PRP
	P：異物の混入	・溶解器具・機器の洗浄殺菌の不良 ・溶解器具・機器の保守点検の不良	・溶解器具・機器の洗浄殺菌標準の遵守 ・溶解器具・機器の保守点検標準の遵守 ・後工程（工程42.）で除去	PRP
27. 乳化剤のろ過	B：微生物汚染	・ろ過設備の洗浄殺菌の不良 ・ろ過設備の保守点検の不良	・ろ過設備の洗浄殺菌標準の遵守 ・ろ過設備の保守点検標準の遵守 ・後工程（工程51.）で殺菌	PRP
	微生物増殖	（短時間滞留工程のため起こり難い）		
	C：洗浄殺菌剤の混入	・ろ過設備の洗浄殺菌の不良 ・ろ過設備の保守点検の不良	・ろ過設備の洗浄殺菌標準の遵守 ・ろ過設備の保守点検標準の遵守	PRP
	P：異物の残存	・ろ過設備の洗浄殺菌の不良 ・ろ過設備の保守点検の不良	・ろ過設備の洗浄殺菌標準の遵守 ・ろ過設備の保守点検標準の遵守 ・後工程（工程42.）で除去	PRP
28. その他添加物の保管	B：微生物汚染	・保管時の衛生管理の不良 ・保管庫の衛生管理不良	・保管管理標準の遵守 ・保管庫の衛生管理標準の遵守 ・後工程（工程51.）で殺菌	PRP
	微生物増殖	・保管管理の不良	・保管管理標準の遵守	
	C：化学物質の混入	（想定し難い）		
	P：異物の混入	・保管管理の不良	・保管管理標準の遵守 ・後工程（工程42.）で除去	PRP
29. その他添加物の計量	B：微生物汚染	・計量器具・機器の衛生管理の不良 ・計量器具・機器の洗浄殺菌の不良	・計量器具・機器の衛生管理標準の遵守 ・計量器具・機器の洗浄殺菌標準の遵守 ・後工程（工程51.）で殺菌	PRP
	微生物増殖	（短時間滞留工程のため起こり難い）		

管理基準	確認方法	改善措置方法	検証方法	記録文書名
・溶解器具・機器の洗浄殺菌基準 ・溶解器具・機器の保守点検基準 ・溶解器具・機器の洗浄殺菌基準 ・溶解器具・機器の保守点検基準				の衛生管理記録書 ・溶解作業の衛生管理記録書 ・溶解液の検査記録書
・ろ過設備の洗浄殺菌基準 ・ろ過設備の保守点検基準 ・ろ過設備の洗浄殺菌基準 ・ろ過設備の保守点検基準 ・ろ過設備の洗浄殺菌基準 ・ろ過設備の保守点検基準	・ろ過設備の洗浄殺菌標準の確認 ・ろ過設備の保守点検標準の確認 頻度：ろ過時毎 担当者：製造課 ・ろ過条件（メッシュ，温度）確認 頻度：スタート時 担当者：製造課 ・ろ過液検査（官能，理化学） 頻度：スタート時 担当者：品質管理課 ・ろ過液検査（ろ過試験） 頻度：スタート時 担当者：品質管理課	・基準逸脱時は使用禁止，原因究明 ・ろ過設備の調整，再洗浄・殺菌 ・ろ過条件再セット後にろ過液確認 担当者：製造課長	・ろ過設備の洗浄殺菌記録の確認 ・ろ過設備の保守点検記録の確認 ・ろ過条件確認記録の確認 ・ろ過液検査記録の確認 担当者：製造課長	・ろ過設備の洗浄殺菌記録書 ・ろ過設備の保守点検記録書 ・ろ過条件確認記録書 ・ろ過液検査記録書
・保管管理基準 ・保管庫の衛生管理基準 ・保管管理基準 ・保管管理基準	・保管庫の衛生管理標準の確認 頻度：1回/月 担当者：製造課 ・保管管理標準の確認 頻度：保管時 担当者：製造課 ・添加物の検査（目視，官能，理化学試験） 頻度：保管タンクに投入時毎 担当者：品質管理課	・基準逸脱時は使用禁止，原因究明 ・保管庫の再洗浄・殺菌 担当者：製造課長	・保管管理記録の確認 ・保管庫の衛生管理記録の確認 ・添加物の検査記録の確認 担当者：製造課長	・保管管理記録書 ・保管庫の衛生管理記録書 ・添加物の検査記録書
・計量器具・機器の衛生管理基準 ・計量器具・機器の洗浄殺菌基準	・計量器具・機器の衛生管理標準の確認 ・計量器具・機器の洗浄殺菌標準の確認 頻度：計量時毎 担当者：製造課 ・その他添加物の検査	・基準逸脱時は使用禁止，原因究明 ・計量器具・機器の再洗浄・殺菌 担当者：製造課長，工務課長	・計量器具・機器の衛生管理記録の確認 ・計量器具・機器の洗浄殺菌記録の確認 ・計量器具・機器の保守点検記録の確認 ・計量作業の衛生管理	・計量器具・機器の衛生管理記録書 ・計量器具・機器の洗浄殺

原材料/工程	危害原因物質	危害発生要因	防止措置	CCP/PRP
	C：洗浄殺菌剤の混入	・計量器具・機器の洗浄殺菌の不良 ・計量器具機器の保守点検の不良	・計量器具・機器の洗浄殺菌標準の遵守 ・計量器具・機器の保守点検標準の遵守	PRP
	P：異物の混入	・計量器具・機器の洗浄殺菌の不良 ・計量器具・機器の保守点検の不良	・計量器具・機器の洗浄殺菌標準の遵守 ・計量器具・機器の保守点検標準の遵守 ・後工程（工程42.）で除去	PRP
30. その他添加物の溶解	B：微生物汚染	・溶解作業の衛生管理不良 ・溶解設備の洗浄殺菌の不良 ・溶解設備の保守点検の不良	・溶解作業の衛生管理標準の遵守 ・溶解設備の洗浄殺菌標準の遵守 ・溶解設備の保守点検標準の遵守 ・後工程（工程51.）で殺菌	PRP
	微生物増殖	・溶解作業の衛生管理不良	・溶解作業の衛生管理標準の遵守	
	C：洗浄殺菌剤の混入	・溶解設備の洗浄殺菌の不良 ・溶解設備の保守点検の不良	・溶解設備の洗浄殺菌標準の遵守 ・溶解設備の保守点検標準の遵守	PRP
	P：異物の混入	・溶解設備の洗浄殺菌の不良 ・溶解設備の保守点検の不良	・溶解設備の洗浄殺菌標準の遵守 ・溶解設備の保守点検標準の遵守 ・後工程（工程42.）で除去	PRP
31. その他添加物のろ過	B：微生物汚染	・ろ過設備の洗浄殺菌の不良 ・ろ過設備の保守点検の不良	・ろ過設備の洗浄殺菌標準の遵守 ・ろ過設備の保守点検標準の遵守 ・後工程（工程51.）で殺菌	PRP
	微生物増殖	（短時間滞留工程のため起こり難い）		
	C：洗浄殺菌剤の混入	・ろ過設備の洗浄殺菌の不良 ・ろ過設備の保守点検の不良	・ろ過設備の洗浄殺菌標準の遵守 ・ろ過設備の保守点検標準の遵守	PRP
	P：異物の残存	・ろ過設備の洗浄殺菌の不良 ・ろ過設備の保守点検の	・ろ過設備の洗浄殺菌標準の遵守 ・ろ過設備の保守点検標	PRP

管理基準	確認方法	改善措置方法	検証方法	記録文書名
・計量器具・機器の洗浄殺菌基準 ・計量器具・機器の保守点検基準	（目視，官能，理化学） 頻度：計量時毎 担当者：品質管理課		記録の確認 ・添加物の検査記録の確認 担当者：製造課長，品質管理課長	菌記録書 ・計量器具・機器の保守点検記録書 ・計量作業の衛生管理記録書 ・添加物の検査記録書
・計量器具・機器の洗浄殺菌基準 ・計量器具・機器の保守点検基準				
・溶解作業の衛生管理基準 ・溶解設備の洗浄殺菌基準 ・溶解設備の保守点検基準	・溶解作業の衛生管理標準の確認 ・溶解設備の洗浄殺菌標準の確認 ・溶解設備の保守点検標準の確認 頻度：溶解時毎 担当者：製造課 ・溶解液の検査 （目視，官能，理化学） 頻度：計量時毎 担当者：品質管理課	・基準逸脱時は使用禁止，原因究明 ・溶解設備の再洗浄・殺菌 担当者：製造課長，工務課長	・溶解液の検査記録の確認 ・溶解作業の衛生管理記録の確認 ・溶解設備の再洗浄・殺菌記録の確認 ・計量器具・機器の衛生管理記録の確認 ・計量器具・機器の保守点検記録の確認 ・計量器具・機器の洗浄殺菌記録の確認 担当者：製造課長，品質管理課長	・溶解液の検査記録書 ・溶解作業の衛生管理記録書 ・溶解設備の再洗浄・殺菌記録書 ・計量器具・機器の衛生管理記録書 ・計量器具・機器の保守点検記録書 ・計量器具・機器の洗浄殺菌記録書
・溶解設備の洗浄殺菌基準 ・溶解設備の保守点検基準				
・溶解設備の洗浄殺菌基準 ・溶解設備の保守点検基準				
・ろ過設備の洗浄殺菌基準 ・ろ過設備の保守点検基準	・ろ過設備の洗浄殺菌標準の確認 ・ろ過設備の保守点検標準の確認 頻度：洗浄殺菌後毎 担当者：製造課 ・ろ過条件（メッシュ，温度）確認 頻度：洗浄殺菌後毎 担当者：製造課 ・ろ過液検査（官能，理化学） 頻度：スタート時 担当者：品質管理課 ・ろ過液検査（ろ過試	・基準逸脱時は使用禁止，原因究明 ・ろ過設備の調整，再洗浄・殺菌 ・ろ過条件再セット後にろ過液確認 担当者：製造課長	・ろ過条件確認記録の確認 ・ろ過液検査記録書の確認 ・ろ過設備の洗浄殺菌記録書の確認 ・ろ過設備の保守点検記録書の確認 担当者：製造課長	・ろ過条件確認記録 ・ろ過液検査記録書 ・ろ過設備の洗浄殺菌記録書 ・ろ過設備の保守点検記録書
・ろ過設備の洗浄殺菌基準 ・ろ過設備の保守点検基準				
・ろ過設備の洗浄殺菌基準 ・ろ過設備の保守点検				

原材料/工程	危害原因物質	危害発生要因	防止措置	CCP/PRP
		不良	・準の遵守 ・後工程（工程42.）で除去	
32. 用水の保管	B：微生物汚染	・用水の保管管理の不良 ・保管タンクの保守点検の不良 ・保管タンクの洗浄殺菌の不良	・用水の保管管理標準の遵守 ・保管タンクの保守点検標準の遵守 ・保管タンクの洗浄殺菌標準の遵守 ・後工程（工程51.）で殺菌	PRP
	微生物増殖	・保管タンクの保管管理の不良	・保管管理標準の遵守 ・後工程（工程51.）で殺菌	
	C：洗浄殺菌剤の混入	・保管タンクの保守点検の不良 ・保管タンクの洗浄殺菌の不良	・保管タンクの保守点検標準の遵守 ・保管タンクの洗浄殺菌標準の遵守	PRP
	P：異物の混入	・保管タンクの保守点検の不良 ・保管タンクの洗浄殺菌の不良	・保管タンクの保守点検標準の遵守 ・保管タンクの洗浄殺菌標準の遵守 ・後工程（工程42.）で除去	PRP
33. 用水の水処理	B：微生物汚染	・水処理の衛生管理不良 ・用水設備の保守点検の不良 ・用水設備の洗浄殺菌の不良	・水処理の衛生管理標準の遵守 ・用水設備の保守点検標準の遵守 ・用水設備の洗浄殺菌標準の遵守	PRP
	微生物増殖	（短時間滞留工程のため起こり難い）	・後工程（工程51.）で殺菌	
	C：化学物質の混入	・用水設備の保守点検の不良 ・用水設備の洗浄殺菌の不良	・用水設備の保守点検標準の遵守 ・用水設備の洗浄殺菌標準の遵守	PRP
	P：異物の混入	・用水設備の保守点検の不良 ・用水設備の洗浄殺菌の不良	・用水設備の保守点検標準の遵守 ・用水設備の洗浄殺菌標準の遵守 ・後工程（工程42.）で除去	PRP
34. 用水のろ過	B：微生物汚染	・ろ過処理の衛生管理不良 ・ろ過処理設備の保守点検の不良	・ろ過処理の衛生管理標準の遵守 ・ろ過処理設備の保守点検標準の遵守	PRP

第7章　清涼飲料水のモデル品種別 HACCP 導入事例 ● 297

管理基準	確認方法	改善措置方法	検証方法	記録文書名
基準	験） 頻度：スタート時 担当者：品質管理課			
・用水の保管管理基準 ・保管タンクの保守点検基準 ・保管タンクの洗浄殺菌基準 ・保管管理基準 ・保管タンクの保守点検基準 ・保管タンクの洗浄殺菌基準 ・保管タンクの保守点検基準 ・保管タンクの洗浄殺菌基準	・保管タンクの保守点検標準の確認 ・保管タンクの洗浄殺菌標準の確認 頻度：1回/日 担当者：製造課 ・用水の保管管理標準の確認 頻度：保管時 担当者：製造課 ・用水の微生物検査 頻度：1回/日 担当者：品質管理課 ・用水の官能検査，理化学検査 頻度：1回/日 担当者：品質管理課 ・用水のろ過試験 頻度：1回/日 担当者：品質管理課	・基準逸脱時は使用禁止，原因究明 ・保管タンクの再洗浄・殺菌 担当者：製造課長	・保管タンクの再洗浄・殺菌記録の確認 ・保管タンクの洗浄殺菌標準の確認 ・微生物検査記録の確認 ・官能検査・理化学検査記録の確認 ・ろ過試験記録の確認 担当者：製造課長	・保管タンクの再洗浄・殺菌記録書 ・保管タンクの洗浄殺菌記録書 ・微生物検査記録書 ・官能検査・理化学検査記録書 ・ろ過試験記録書
・水処理の衛生管理基準 ・用水設備の保守点検基準 ・用水設備の洗浄殺菌基準 ・用水設備の保守点検基準 ・用水設備の洗浄殺菌基準 ・用水設備の保守点検基準 ・用水設備の洗浄殺菌基準	・用水設備の保守点検標準の確認 ・用水設備の洗浄殺菌標準の確認 頻度：1回/日 担当者：製造課 ・水処理の衛生管理標準の確認 頻度：保管時 担当者：製造課 ・処理水の微生物検査 頻度：1回/日 担当者：品質管理課 ・処理水の官能検査，理化学検査 頻度：1回/日 担当者：品質管理課 ・処理水のろ過試験 頻度：1回/日 担当者：品質管理課	・基準逸脱時は使用禁止，原因究明 ・水処理設備の点検，改善 ・水処理設備の再洗浄・殺菌 担当者：工務課長，製造課長	・水処理設備の保守点検記録の確認 ・水処理設備の再洗浄・殺菌記録の確認 ・処理水の微生物検査記録の確認 ・処理水の官能検査・理化学検査記録の確認 ・処理水のろ過試験記録の確認 担当者：製造課長，品質管理課長	・水処理設備の保守点検記録書 ・水処理設備の再洗浄・殺菌記録書 ・処理水の微生物検査記録 ・処理水の官能検査・理化学検査記録 ・処理水のろ過試験記録
・ろ過処理の衛生管理基準 ・ろ過処理設備の保守点検基準	・ろ過処理設備の保守点検標準の確認（温度，時間，流量） ・ろ過処理設備の洗浄	・基準逸脱時は使用禁止，原因究明 ・ろ過設備の点検 ・ろ過条件の再セッ	・ろ過処理の衛生管理記録の確認 ・ろ過処理の保守点検記録の確認	・ろ過処理の衛生管理記録書 ・ろ過設備

原材料/工程	危害原因物質	危害発生要因	防止措置	CCP/PRP
	微生物増殖	・ろ過処理設備の洗浄殺菌の不良 （短時間滞留工程のため起こり難い）	・ろ過処理設備の洗浄殺菌標準の遵守 ・後工程（工程51.）で殺菌	
	C：洗浄殺菌剤の混入	・ろ過処理設備の保守点検の不良 ・ろ過処理設備の洗浄殺菌の不良	・ろ過処理設備の保守点検標準の遵守 ・ろ過処理設備の洗浄殺菌標準の遵守	PRP
	P：異物の残存	・ろ過処理設備の保守点検の不良 ・ろ過処理設備の洗浄殺菌の不良	・ろ過処理設備の保守点検標準の遵守 ・ろ過処理設備の洗浄殺菌標準の遵守 ・後工程（工程42.）で除去	PRP
35. 用水の計量	B：微生物汚染	・計量処理の衛生管理不良 ・計量設備の保守点検の不良 ・計量設備の洗浄殺菌の不良	・計量処理の衛生管理標準の遵守 ・計量設備の保守点検標準の遵守 ・計量設備の洗浄殺菌標準の遵守 ・後工程（工程51.）で殺菌	PRP
	微生物増殖	（短時間滞留工程のため起こり難い）		
	C：洗浄殺菌剤の混入	・計量設備の保守点検の不良 ・計量設備の洗浄殺菌の不良	・計量設備の保守点検標準の遵守 ・計量設備の洗浄殺菌標準の遵守	PRP
	P：異物の混入	・計量設備の保守点検の不良 ・計量設備の洗浄殺菌の不良	・計量設備の保守点検標準の遵守 ・計量設備の洗浄殺菌標準の遵守 ・後工程（工程42.）で除去	PRP
36. 用水の加熱処理	B：微生物汚染	・加熱処理設備の保守点検の不良 ・加熱処理設備の洗浄殺菌の不良	・加熱処理設備の保守点検標準の遵守 ・加熱処理設備の洗浄殺菌標準の遵守 ・後工程（工程51.）で殺菌	PRP
	微生物増殖	（短時間滞留工程のため起こり難い）		
	微生物の生残	・加熱処理の衛生管理不良 ・加熱処理設備の保守点	・加熱処理の衛生管理標準の遵守 ・加熱処理設備の保守点	PRP

第7章　清涼飲料水のモデル品種別HACCP導入事例● 299

管理基準	確認方法	改善措置方法	検証方法	記録文書名
・ろ過処理設備の洗浄殺菌基準 ・ろ過処理設備の保守点検基準 ・ろ過処理設備の洗浄殺菌基準 ・ろ過処理設備の保守点検基準 ・ろ過処理設備の洗浄殺菌基準	殺菌標準の確認 頻度：洗浄殺菌後毎 担当者：製造課 ・ろ過処理の衛生管理標準の確認 頻度：ろ過時毎 担当者：製造課 ・ろ過条件(メッシュ，温度)確認 頻度：ろ過時毎 担当者：製造課 ・ろ過液検査（官能，理化学） 頻度：ろ過時毎 担当者：品質管理課 ・ろ過液検査（ろ過試験） 頻度：ろ過時毎 担当者：品質管理課	ト，確認 ・ろ過設備の再洗浄・殺菌 担当者：製造課長	・ろ過設備の洗浄殺菌記録の確認 ・ろ過条件確認記録の確認 ・ろ過設備の再洗浄・殺菌の確認 担当者：製造課長 ・ろ過液検査（官能，理化学）記録の確認 担当者：品質管理課長	の保守点検記録書 ・ろ過設備の洗浄殺菌記録書 ・ろ過条件確認記録書 ・ろ過設備の再洗浄・殺菌記録書 ・ろ過液検査（官能，理化学）記録書
・計量処理の衛生管理基準 ・計量設備の保守点検基準 ・計量設備の洗浄殺菌基準 ・計量設備の保守点検基準 ・計量設備の洗浄殺菌基準 ・計量設備の保守点検基準 ・計量設備の洗浄殺菌基準	・計量設備の保守点検標準の確認 ・計量設備の洗浄殺菌標準の確認 頻度：洗浄殺菌後毎 担当者：製造課 ・計量処理の衛生管理標準の確認 頻度：計量時毎 担当者：製造課 ・用水の検査 （目視，官能，理化学） 頻度：1回/日 担当者：品質管理課	・基準逸脱時は使用禁止，原因究明 ・計量設備の点検，改善 ・計量設備の再洗浄・殺菌 担当者：製造課長	・計量処理の衛生管理記録の確認 ・計量設備の保守点検記録の確認 ・計量設備の洗浄殺菌記録の確認 ・計量設備の再洗浄・殺菌記録の確認 担当者：製造課長 ・用水の検査記録の確認 担当者：品質管理課長	・計量処理の衛生管理記録書 ・計量設備の保守点検記録書 ・計量設備の洗浄殺菌記録書 ・計量設備の再洗浄・殺菌記録書 ・用水の検査記録書
・加熱処理設備の保守点検基準 ・加熱処理設備の洗浄殺菌基準 ・加熱処理の衛生管理基準 ・加熱処理設備の保守	・加熱処理設備の保守点検標準の確認 ・加熱処理設備の洗浄殺菌標準の確認 頻度：洗浄殺菌後毎 担当者：製造課 ・加熱プレートの性能確認 （ピンホール，パッキン，ガスケット）	・基準逸脱時は使用禁止，原因究明 ・加熱設備の点検，異常部品交換 ・加熱条件を再セット，性能確認 ・加熱設備の再洗浄・殺菌 担当者：製造課長	・加熱処理の衛生管理作業記録の確認 ・加熱設備の点検記録の確認 ・加熱処理設備の洗浄殺菌状態の確認 ・加熱設備の再洗浄・殺菌記録の確認 ・加熱条件確認記録の確認	・加熱処理の衛生管理作業記録書 ・加熱設備の点検記録書 ・加熱処理設備の洗浄殺菌記

原材料/工程	危害原因物質	危害発生要因	防止措置	CCP/PRP
		検の不良 ・加熱処理設備の洗浄殺菌の不良	検標準の遵守 ・加熱処理設備の洗浄殺菌標準の遵守 ・後工程（工程51.）で殺菌	
	C：洗浄殺菌剤の混入	・加熱処理設備の保守点検の不良 ・加熱処理設備の洗浄殺菌の不良	・加熱処理設備の保守点検標準の遵守 ・加熱処理設備の洗浄殺菌標準の遵守	PRP
	P：異物の混入	・加熱処理設備の保守点検の不良 ・加熱処理設備の洗浄殺菌の不良	・加熱処理設備の保守点検標準の遵守 ・加熱処理設備の洗浄殺菌標準の遵守 ・後工程（工程42.）で除去	PRP
37. 調合	B：微生物汚染	・調合作業の衛生管理不良 ・調合設備の保守点検の不良 ・調合設備の洗浄殺菌の不良	・調合作業の衛生管理標準の遵守 ・調合設備の保守点検標準の遵守 ・調合設備の洗浄殺菌標準の遵守 ・後工程（工程51.）で殺菌	PRP
	微生物増殖	・調合作業の衛生管理不良	・調合作業の衛生管理標準の遵守 ・後工程（工程51.）で殺菌	
	C：洗浄殺菌剤の混入	・調合設備の保守点検の不良 ・調合設備の洗浄殺菌の不良	・調合設備の保守点検標準の遵守 ・調合設備の洗浄殺菌標準の遵守	PRP
	P：異物の混入	・調合設備の保守点検の不良 ・調合設備の洗浄殺菌の不良	・調合設備の保守点検標準の遵守 ・調合設備の洗浄殺菌標準の遵守 ・後工程（工程42.）で除去	PRP
38. ろ過	B：微生物汚染	・ろ過設備の保守点検の不良 ・ろ過設備の洗浄殺菌の不良	・ろ過設備の保守点検標準の遵守 ・ろ過設備の洗浄殺菌標準の遵守 ・後工程（工程51.）で殺菌	PRP
	微生物増殖	（短時間滞留工程のため起こり難い）		
	C：洗浄殺菌剤の混入	・ろ過設備の保守点検の不良	・ろ過設備の保守点検標準の遵守	PRP

管理基準	確認方法	改善措置方法	検証方法	記録文書名
・点検基準 ・加熱処理設備の洗浄殺菌基準 ・加熱処理設備の保守点検基準 ・加熱処理設備の洗浄殺菌基準 ・加熱処理設備の保守点検基準 ・加熱処理設備の洗浄殺菌基準	（差圧） 頻度：1回／6か月 担当者：製造課 ・加熱条件（温度，時間，流量）確認 頻度：スタート時 担当者：製造課 ・用水の官能検査，理化学検査 頻度：1回／日 担当者：品質管理課 ・用水のろ過試験 頻度：1回／日 担当者：品質管理課		担当者：製造課長 ・用水の官能検査，理化学検査記録の確認 ・用水のろ過試験記録の確認 担当者：品質管理課長	録書 ・加熱設備の再洗浄・殺菌記録書 ・加熱条件確認記録書 ・用水の官能検査，理化学検査記録 ・用水のろ過試験記録
・調合作業の衛生管理基準 ・調合設備の保守点検基準 ・調合設備の洗浄殺菌基準 ・調合作業の衛生管理基準 ・調合設備の保守点検基準 ・調合設備の洗浄殺菌基準 ・調合設備の保守点検基準 ・調合設備の洗浄殺菌基準	・調合設備の保守点検標準の確認 ・調合設備の洗浄殺菌標準の確認 頻度：洗浄殺菌後毎 担当者：製造課 ・調合作業の衛生管理標準の確認 頻度：調合時毎 担当者：製造課 ・調合条件（温度，時間）の確認 頻度：調合時毎 担当者：製造課 ・調合液の保持時間確認 頻度：調合バッチ毎 担当者：製造課 ・洗浄すすぎ水の確認試験 （官能検査，理化学検査，ろ過試験） 頻度：スタート時 担当者：品質管理課	・基準逸脱時は使用禁止，原因究明 ・調合設備の点検，改善 ・調合設備の再洗浄・殺菌 ・調合条件を再セット，生産再開 担当者：製造課長	・調合作業の衛生管理作業記録の確認 ・調合設備の点検記録書の確認 ・調合設備の再洗浄・殺菌記録の確認 ・調合条件（温度，時間）の確認記録の確認 ・調合液の保持時間確認記録の確認 担当者：製造課長 ・洗浄すすぎ水の確認試験記録の確認 担当者：品質管理課長	・調合作業の衛生管理作業記録書 ・調合設備の点検記録書 ・調合設備の再洗浄・殺菌記録書 ・調合条件（温度，時間）の確認記録 ・調合液の保持時間確認記録 ・洗浄すすぎ水の確認試験記録
・ろ過設備の保守点検基準 ・ろ過設備の洗浄殺菌基準 ・ろ過設備の保守点検基準	・ろ過設備の保守点検標準の確認 ・ろ過設備の洗浄殺菌標準の確認 頻度：洗浄殺菌後毎 担当者：製造課 ・ろ過条件（メッシュ，温度）の確認 頻度：ろ過時	・基準逸脱時は使用禁止，原因究明 ・ろ過設備の点検，改善 ・ろ過条件を再セット ・ろ過設備の再洗浄・殺菌 担当者：製造課長	・ろ過設備の保守点検記録の確認 ・ろ過設備の洗浄殺菌記録の確認 ・ろ過条件（メッシュ，温度）記録の確認 担当者：製造課長 ・洗浄すすぎ水の確認 担当者：品質管理課	・ろ過設備の保守点検記録書 ・ろ過設備の洗浄殺菌記録書 ・ろ過条件記録書 ・洗浄すす

原材料/工程	危害原因物質	危害発生要因	防止措置	CCP/PRP
		・ろ過設備の洗浄殺菌の不良	・ろ過設備の洗浄殺菌標準の遵守	
	P：異物の残存	・ろ過設備の保守点検の不良 ・ろ過設備の洗浄殺菌の不良	・ろ過設備の保守点検標準の遵守 ・ろ過設備の洗浄殺菌標準の遵守 ・後工程（工程42.）で除去	PRP
39. 調合液の加熱	B：微生物汚染	・加熱作業の衛生管理不良 ・加熱設備の保守点検の不良 ・加熱設備の洗浄殺菌の不良	・加熱作業の衛生管理標準の遵守 ・加熱設備の保守点検標準の遵守 ・加熱設備の洗浄殺菌標準の遵守 ・後工程（工程51.）で殺菌	PRP
	微生物増殖	（想定し難い）		
	微生物生残	・加熱作業の衛生管理不良 ・加熱設備の保守点検の不良 ・加熱設備の洗浄殺菌の不良	・加熱作業の衛生管理標準の遵守 ・加熱設備の保守点検標準の遵守 ・加熱設備の洗浄殺菌標準の遵守 ・後工程（工程51.）で殺菌	PRP
	C：洗浄殺菌剤の混入	・加熱設備の保守点検の不良 ・加熱設備の洗浄殺菌の不良	・加熱設備の保守点検標準の遵守 ・加熱設備の洗浄殺菌標準の遵守	PRP
	P：異物の混入	・加熱設備の保守点検の不良 ・加熱設備の洗浄殺菌の不良	・加熱設備の保守点検標準の遵守 ・加熱設備の洗浄殺菌標準の遵守 ・後工程（工程42.）で除去	PRP
40. 調合液の均質化	B：微生物汚染	・均質化設備の保守点検の不良 ・均質化設備の洗浄殺菌の不良	・均質化設備の保守点検標準の遵守 ・均質化設備の洗浄殺菌標準の遵守 ・後工程（工程51.）で殺菌	PRP
	微生物増殖	（短時間滞留工程のため起こり難い）		
	C：洗浄殺菌剤の混入	・均質化設備の保守点検の不良 ・均質化設備の洗浄殺菌の不良	・均質化設備の保守点検標準の遵守 ・均質化設備の洗浄殺菌標準の遵守	PRP

第7章 清涼飲料水のモデル品種別HACCP導入事例 ● 303

管理基準	確認方法	改善措置方法	検証方法	記録文書名
・ろ過設備の洗浄殺菌基準 ・ろ過設備の保守点検基準 ・ろ過設備の洗浄殺菌基準	担当者：製造課 ・洗浄すすぎ水の確認 （官能検査，理化学検査，ろ過試験） 頻度：スタート時 担当者：品質管理課		長	ぎ水の確認記録書
・加熱作業の衛生管理基準 ・加熱設備の保守点検基準 ・加熱設備の洗浄殺菌基準 ・加熱作業の衛生管理基準 ・加熱設備の保守点検基準 ・加熱設備の洗浄殺菌基準 ・加熱設備の保守点検基準 ・加熱設備の洗浄殺菌基準 ・加熱設備の保守点検基準 ・加熱設備の洗浄殺菌基準	・加熱設備の保守点検標準の確認 ・加熱設備の洗浄殺菌標準の確認 頻度：洗浄殺菌後毎 担当者：製造課 ・加熱プレートの性能確認 （ピンホール，パッキン，ガスケット） （差圧） 頻度：1回/6か月 担当者：製造課 ・加熱作業の衛生管理標準の確認 頻度：加熱殺菌時 担当者：製造課 ・加熱条件（温度，時間，流量）確認 頻度：スタート時 担当者：製造課 ・調合液の官能検査，理化学検査 頻度：スタート時 担当者：品質管理課 ・調合液のろ過試験 頻度：スタート時 担当者：品質管理課	・基準逸脱時は使用禁止，原因究明 ・加熱設備の点検，改善 ・加熱条件を再セット ・加熱設備の再洗浄・殺菌 担当者：製造課長	・加熱作業の衛生管理作業記録の確認 ・加熱設備の保守点検記録の確認 ・加熱設備の洗浄殺菌記録の確認 ・加熱プレートの性能確認記録の確認 ・加熱条件設定条件記録の確認 担当者：製造課長 ・調合液の官能検査，理化学検査記録の確認 ・調合液のろ過試験記録の確認 担当者：品質管理課長	・加熱作業の衛生管理作業記録書 ・加熱設備の保守点検記録書 ・加熱設備の洗浄殺菌記録書 ・加熱プレートの性能確認記録書 ・加熱条件設定条件記録書 ・調合液の官能検査，理化学検査記録 ・調合液のろ過試験記録
・均質化設備の保守点検基準 ・均質化設備の洗浄殺菌基準 ・均質化設備の保守点検基準 ・均質化設備の洗浄殺菌基準	・均質化設備の保守点検標準の確認 ・均質化設備の洗浄殺菌標準の確認 頻度：洗浄殺菌後毎 担当者：製造課 ・ホモゲナイザーの性能確認 （パッキン，プランジャー，漏れ） （圧力） 頻度：1回/3か月	・基準逸脱時は使用禁止，原因究明 ・ホモゲナイザーの性能異常（漏れ）の場合は製造中止，原因究明後製造再開 ・均質化条件を再セット ・均質化設備の再洗浄・殺菌 担当者：製造課長	・均質化設備の保守点検記録の確認 ・均質化設備の洗浄殺菌記録の確認 ・ホモゲナイザー保守点検記録の確認 ・ホモゲナイザーの性能確認記録の確認 ・ホモゲナイザーの洗浄殺菌記録の確認 担当者：製造課長 ・洗浄すすぎ水の確認	・均質化設備の保守点検記録書 ・均質化設備の洗浄殺菌記録書 ・ホモゲナイザー保守点検記録

原材料/工程	危害原因物質	危害発生要因	防止措置	CCP/PRP
	P：異物の混入	・均質化作業の衛生管理不良 ・均質化設備の保守点検の不良 ・均質化設備の洗浄殺菌の不良	・均質化作業の衛生管理標準の遵守 ・均質化設備の保守点検標準の遵守 ・均質化設備の洗浄殺菌標準の遵守 ・後工程（工程42.）で除去	PRP
41. 調合液の加熱	B：微生物汚染	加熱作業の衛生管理不良 加熱設備の保守点検の不良 加熱設備の洗浄殺菌の不良	・加熱作業の衛生管理標準の遵守 ・加熱設備の保守点検標準の遵守 ・加熱設備の洗浄殺菌標準の遵守 ・後工程（工程51.）で殺菌	PRP
	微生物増殖	（想定し難い）		
	微生物生残	・加熱作業の衛生管理不良 ・加熱設備の保守点検の不良 ・加熱設備の洗浄殺菌の不良	・加熱作業の衛生管理標準の遵守 ・加熱設備の保守点検標準の遵守 ・加熱設備の洗浄殺菌標準の遵守	PRP
	C：洗浄殺菌剤の混入	・加熱設備の保守点検の不良 ・加熱設備の洗浄殺菌の不良	・加熱設備の保守点検標準の遵守 ・加熱設備の洗浄殺菌標準の遵守	PRP
	P：異物の混入	・加熱設備の保守点検の不良 ・加熱設備の洗浄殺菌の不良	・加熱設備の保守点検標準の遵守 ・加熱設備の洗浄殺菌標準の遵守 ・後工程（工程42.）で除去	PRP
42. 調合液のろ過	B：微生物汚染	・ろ過設備の保守点検の不良 ・ろ過設備の洗浄殺菌の不良	・ろ過設備の保守点検標準の遵守 ・ろ過設備の洗浄殺菌標準の遵守 ・後工程（工程51.）で殺菌	PRP
	微生物増殖	（短時間滞留工程のため起こり難い）		

第7章 清涼飲料水のモデル品種別HACCP導入事例 ● 305

管理基準	確認方法	改善措置方法	検証方法	記録文書名
・均質化作業の衛生管理基準 ・均質化設備の保守点検基準 ・均質化設備の洗浄殺菌基準	担当者：製造課 ・洗浄すすぎ水の確認（官能検査，ろ過試験） 頻度：スタート時 担当者：品質管理課 ・調合液の官能検査，理化学検査 頻度：1回/日 担当者：品質管理課 ・調合液のろ過試験 頻度：1回/日 担当者：品質管理課		記録の確認 担当者：製造課長，品質管理課長	・ホモゲナイザーの性能確認記録 ・ホモゲナイザーの洗浄殺菌の確認記録 ・洗浄すすぎ水の確認記録
・加熱作業の衛生管理基準 ・加熱設備の保守点検基準 ・加熱設備の洗浄殺菌基準 ・加熱作業の衛生管理基準 ・加熱設備の保守点検基準 ・加熱設備の洗浄殺菌基準 ・加熱作業の衛生管理基準 ・加熱設備の保守点検基準 ・加熱作業の衛生管理基準 ・加熱設備の保守点検基準	・加熱設備の保守点検標準の確認 ・加熱設備の洗浄殺菌標準の確認 頻度：洗浄殺菌後毎 担当者：製造課 ・加熱プレートの性能確認 （ピンホール，パッキン，ガスケット） （差圧） 頻度：1回/6か月 担当者：製造課 ・加熱作業の衛生管理標準の確認 頻度：加熱殺菌時 担当者：製造課 ・加熱条件（温度，時間，流量）確認 頻度：スタート時 担当者：製造課 ・調合液の官能検査，理化学検査 頻度：スタート時 担当者：品質管理課 ・調合液のろ過試験 頻度：スタート時 担当者：品質管理課	・基準逸脱時は使用禁止，原因究明 ・加熱設備の点検，改善 ・加熱条件を再セット ・加熱設備の再洗浄・殺菌 担当者：製造課長	・加熱作業の衛生管理作業記録の確認 ・加熱設備の保守点検記録の確認 ・加熱設備の洗浄殺菌記録の確認 ・加熱プレートの性能確認記録の確認 ・加熱条件設定条件記録の確認 担当者：製造課長 ・調合液の官能検査，理化学検査記録の確認 ・調合液のろ過試験記録の確認 担当者：品質管理課長	・加熱作業の衛生管理作業記録書 ・加熱設備の保守点検記録書 ・加熱設備の洗浄殺菌記録 ・加熱条件確認記録書 ・加熱プレートの性能確認記録書 ・調合液の官能検査，理化学検査記録 ・調合液のろ過試験記録
・ろ過設備の保守点検基準 ・ろ過設備の洗浄殺菌基準	・ろ過設備の洗浄殺菌標準の確認 頻度：洗浄殺菌後毎 担当者：製造課 ・ろ過条件（メッシュ，温度）の確認 頻度：ろ過時 担当者：製造課	・ろ過設備の点検，改善 ・ろ過条件を再セット ・ろ過設備の再洗浄・殺菌 担当者：製造課長	・ろ過設備の保守点検記録の確認 ・ろ過設備の洗浄殺菌記録の確認 ・ろ過条件確認記録の確認 ・調合液の確認記録の確認	・ろ過設備の保守点検記録書 ・ろ過設備の洗浄殺菌記録 ・ろ過条件確認記録

原材料/工程	危害原因物質	危害発生要因	防止措置	CCP/PRP
	C：洗浄殺菌剤の混入	・ろ過設備の保守点検の不良 ・ろ過設備の洗浄殺菌の不良	・ろ過設備の保守点検標準の遵守 ・ろ過設備の洗浄殺菌標準の遵守	PRP
	P：異物の残存	・ろ過設備の保守点検の不良 ・ろ過設備の洗浄殺菌の不良	・ろ過設備の保守点検標準の遵守 ・ろ過設備の洗浄殺菌標準の遵守	PRP
43. 調合液の金属除去	B：微生物汚染	・金属除去設備の保守点検の不良 ・金属除去設備の洗浄殺菌の不良	・金属除去設備の保守点検標準の遵守 ・金属除去設備の洗浄殺菌標準の遵守 ・後工程（工程51.）で殺菌	PRP
	微生物増殖	（短時間滞留工程のため起こり難い）		
	C：洗浄殺菌剤の混入	・金属除去設備の保守点検の不良 ・金属除去設備の洗浄殺菌の不良	・金属除去設備の保守点検標準の遵守 ・金属除去設備の洗浄殺菌標準の遵守	PRP
	P：金属異物の残存	・金属除去設備の保守点検の不良 ・金属除去設備の洗浄殺菌の不良	・金属除去設備の保守点検標準の遵守 ・金属除去設備の洗浄殺菌標準の遵守	PRP
44. 缶胴の保管	B：微生物汚染	・保管作業の衛生管理不良 ・保管庫の衛生管理不良	・保管作業の衛生管理標準の遵守 ・保管庫の衛生管理標準の遵守 ・後工程（工程51.）で殺菌	PRP
	微生物増殖	・保管の衛生管理不良 ・保管庫の衛生管理不良	・保管の衛生管理標準の遵守 ・保管庫の衛生管理標準の遵守 ・後工程（工程51.）で殺菌	
	C：なし	（想定し難い）		
	P：異物の混入	・保管作業の衛生管理不良 ・保管庫の衛生管理不良	・保管作業の衛生管理標準の遵守 ・保管庫の衛生管理標準の遵守 ・後工程（工程47.）で除去	PRP
45. 缶胴の払い出し（デパレタイザー）	B：微生物汚染	・払い出し作業の衛生管理不良 ・デパレタイザーの保守点検の不良	・払い出し作業の衛生管理標準の遵守 ・デパレタイザーの保守点検標準の遵守	PRP

管理基準	確認方法	改善措置方法	検証方法	記録文書名
・ろ過設備の保守点検基準 ・ろ過設備の洗浄殺菌基準 ・ろ過設備の保守点検基準 ・ろ過設備の洗浄殺菌基準	・洗浄すすぎ水の確認（官能検査，理化学検査，ろ過試験） 　頻度：スタート時 　担当者：品質管理課		担当者：製造課長	書 ・調合液の確認記録書
・金属除去設備の保守点検基準 ・金属除去設備の洗浄殺菌基準 ・金属除去設備の保守点検基準 ・金属除去設備の洗浄殺菌基準 ・金属除去設備の保守点検基準 ・金属除去設備の洗浄殺菌基準	・金属除去設備の保守点検標準の確認 ・金属除去設備の洗浄殺菌標準の確認 　頻度：洗浄殺菌後毎 　担当者：製造課 ・除去条件（磁力，温度）の確認 　頻度：マグライン洗浄殺菌後毎 　担当者：製造課	・基準逸脱時は生産停止，原因究明 ・マグラインの再洗浄・殺菌 ・マグライン・マグトラップ磁力基準の再セット 　担当者：製造課長	・金属除去設備の保守点検記録の確認 ・金属除去設備の洗浄殺菌記録の確認 ・除去条件の確認記録の確認（マグライン・マグトラップ磁力確認） 　担当者：製造課長	・金属除去設備の保守点検確認記録書 ・金属除去設備の洗浄殺菌確認記録書 ・除去条件の確認記録書（マグライン・マグトラップ磁力確認）
・保管作業の衛生管理基準 ・保管庫の衛生管理基準 ・保管の衛生管理基準 ・保管庫の衛生管理基準 ・保管作業の衛生管理基準 ・保管庫の衛生管理基準	・保管作業の衛生管理標準の確認 ・保管庫の衛生管理標準の確認 　頻度：保管時 　担当者：製造課 ・缶胴（パレット積）外装の目視検査 　頻度：保管時毎 　担当者：製造課 ・自主的微生物検査 　頻度：1回/年 　担当者：品質管理課	・基準逸脱時は使用禁止，原因究明 ・生産，物流業者の指導 　担当者：製造課長	・保管の衛生管理作業記録の確認 ・保管庫の衛生管理記録の確認 ・缶胴（パレット積）外装の目視検査記録の確認 ・自主的微生物検査記録の確認 　担当者：製造課長	・保管の衛生管理作業記録書 ・保管庫の衛生管理記録書 ・缶胴（パレット積）外装の目視検査記録書 ・自主的微生物検査記録書
・払い出し作業の衛生管理基準 ・デパレタイザーの保守点検基準	・払い出し作業の衛生管理標準の確認 ・デパレタイザーの保守点検標準の確認	・基準逸脱時は使用禁止，原因究明 ・デパレタイザーの調整，再セット	・払い出し作業の衛生管理作業記録の確認 ・デパレタイザーの保守点検記録の確認	・払い出し作業の衛生管理作業記録書

原材料/工程	危害原因物質	危害発生要因	防止措置	CCP/PRP
	微生物増殖	・デパレタイザーの洗浄殺菌の不良 （短時間滞留工程のため起こり難い）	・デパレタイザーの洗浄殺菌基準の遵守 ・後工程（工程51.）で殺菌	
	C：なし			
	P：異物の混入	・払い出し作業の衛生管理不良 ・デパレタイザーの保守点検の不良 ・デパレタイザーの洗浄殺菌の不良	・払い出し作業の衛生管理標準の遵守 ・デパレタイザーの保守点検標準の遵守 ・デパレタイザーの洗浄殺菌標準の遵守 ・後工程（工程47.）で除去	PRP
46. 用水のろ過	B：微生物汚染	・ろ過処理設備の保守点検の不良 ・ろ過処理設備の洗浄殺菌の不良	・ろ過処理設備の保守点検標準の遵守 ・ろ過処理設備の洗浄殺菌標準の遵守 ・後工程（工程51.）で殺菌	PRP
	微生物増殖	（短時間滞留工程のため起こり難い）		
	C：洗浄殺菌剤の混入	・ろ過処理設備の保守点検の不良 ・ろ過処理設備の洗浄殺菌の不良	・ろ過処理設備の保守点検標準の遵守 ・ろ過処理設備の洗浄殺菌標準の遵守	PRP
	P：異物の残存	・ろ過処理設備の保守点検の不良 ・ろ過処理設備の洗浄殺菌の不良	・ろ過処理設備の保守点検標準の遵守 ・ろ過処理設備の洗浄殺菌標準の遵守	PRP
47. 容器（缶胴）の洗浄	B：微生物汚染	・洗浄水の汚染 ・洗浄水の製造設備の保守点検不良 ・洗浄水の製造設備の洗浄殺菌不良	・洗浄水の衛生管理標準の遵守 ・洗浄水の製造設備の保守点検標準の遵守 ・洗浄水の製造設備の洗浄殺菌標準の遵守 ・後工程（工程51.）で殺菌	PRP
	微生物増殖	（短時間滞留工程のため起こり難い）		

管理基準	確認方法	改善措置方法	検証方法	記録文書名
・デパレタイザーの洗浄殺菌基準 ・払い出し作業の衛生管理基準 ・デパレタイザーの保守点検基準 ・デパレタイザーの洗浄殺菌基準	・デパレタイザーの洗浄殺菌標準の確認 頻度：払い出し時 担当者：製造課 ・缶胴の目視検査 頻度：スタート時，1回/30分 担当者：製造課	・デパレタイザーの再洗浄・殺菌 担当者：製造課長	・デパレタイザーの洗浄殺菌記録の確認 ・缶胴の目視検査記録の確認 担当者：製造課長	・デパレタイザーの保守点検記録書 ・デパレタイザーの洗浄殺菌記録書 ・缶胴の目視検査記録書
・ろ過処理設備の保守点検基準 ・ろ過処理設備の洗浄殺菌基準 ・ろ過処理設備の保守点検基準 ・ろ過処理設備の洗浄殺菌基準 ・ろ過処理設備の保守点検基準 ・ろ過処理設備の洗浄殺菌基準	・ろ過処理設備の保守点検標準の確認 ・ろ過処理設備の洗浄殺菌標準の確認 頻度：ろ過処理設備洗浄殺菌後毎 担当者：製造課 ・ろ過条件（メッシュ，温度）の確認 頻度：スタート時 担当者：製造課 ・ろ過用水の微生物検査 頻度：ろ過処理設備洗浄殺菌後毎 担当者：品質管理課 ・ろ過用水の品質確認試験 （官能検査，理化学検査，ろ過試験） 頻度：ろ過処理設備洗浄殺菌後毎 担当者：品質管理課	・基準逸脱時は使用禁止，原因究明 ・ろ過設備の点検 ・ろ過条件を再セット ・ろ過設備の再洗浄・殺菌 担当者：製造課長	・ろ過処理設備の保守点検記録の確認 ・ろ過処理設備の洗浄殺菌記録の確認 ・ろ過条件（メッシュ，温度）の確認記録の確認 担当者：製造課長 ・ろ過用水の微生物検査記録の確認 ・ろ過用水の品質確認試験記録の確認 担当者：品質管理課長	・ろ過処理設備の保守点検記録書 ・ろ過処理設備の洗浄殺菌記録書 ・ろ過条件（メッシュ，温度）の確認記録書 ・ろ過用水の微生物検査記録 ・ろ過用水の試験記録
・洗浄水の衛生管理基準 ・洗浄水の製造設備の保守点検基準 ・洗浄水の製造設備の洗浄殺菌基準	・洗浄水の製造設備の保守点検標準の確認 ・洗浄水の製造設備の洗浄殺菌標準の確認 頻度：洗浄殺菌後 担当者：製造課 ・洗浄水の衛生管理標準の確認 頻度：スタート時 担当者：製造課 ・洗浄条件の確認	・洗浄水の基準逸脱時は洗浄中止，原因究明 ・洗浄水の性状を基準値内に調整 ・洗浄水の性状確認後生産開始 担当者：製造課長	・洗浄水の製造設備の保守点検記録の確認 ・洗浄水の製造設備の洗浄殺菌記録の確認 ・洗浄水の衛生管理標準の確認記録の確認 ・洗浄条件の確認記録の確認 ・缶胴の洗浄状態確認（目視）記録の確認 ・すすぎ水の確認（官	・洗浄水の製造設備の保守点検記録書 ・洗浄水の製造設備の洗浄殺菌記録書 ・洗浄水の衛生管理標準の確

原材料/工程	危害原因物質	危害発生要因	防止措置	CCP/PRP
	C：洗浄殺菌剤の混入	・洗浄水の製造設備の保守点検不良 ・洗浄水の製造設備の洗浄殺菌不良	・洗浄水の製造設備の保守点検標準の遵守 ・洗浄水の製造設備の洗浄殺菌標準の遵守	PRP
	P：異物の残存	・洗浄水の製造設備の保守点検不良 ・洗浄水の製造設備の洗浄殺菌不良	・洗浄水の製造設備の保守点検標準の遵守 ・洗浄水の製造設備の洗浄殺菌標準の遵守	PRP
48. 充填	B：微生物汚染 微生物増殖	・充填機の保守点検不良 ・充填機の洗浄殺菌不良 ・充填室の衛生管理不良 ・充填作業の衛生管理不良 ・洗浄水の汚染 （短時間滞留工程のため起こり難い）	・充填機の保守点検標準の遵守 ・充填機の洗浄殺菌標準の遵守 ・充填室の衛生管理標準の遵守 ・充填作業の衛生管理標準の遵守 ・洗浄水の衛生管理標準の遵守 ・後工程（工程51.）で殺菌	PRP
	C：洗浄殺菌剤の混入	・充填機の保守点検不良 ・充填機の洗浄殺菌不良	・充填機の保守点検標準の遵守 ・充填機の洗浄殺菌標準の遵守	PRP
	P：異物の混入	・充填作業の衛生管理不良 ・充填機の保守点検不良 ・充填機の洗浄殺菌不良	・充填作業の衛生管理標準の遵守 ・充填機の保守点検標準の遵守 ・充填機の洗浄殺菌標準の遵守	PRP
49. 缶蓋の保管	B：微生物汚染・増殖	・保管作業時の衛生管理不良	・保管作業時の衛生管理標準の遵守	PRP

管理基準	確認方法	改善措置方法	検証方法	記録文書名
・洗浄水の製造設備の保守点検基準 ・洗浄水の製造設備の洗浄殺菌基準	(塩素濃度，水圧，水温) 頻度：1回/時間 担当者：製造課 ・缶胴の洗浄状態確認（目視） 頻度：スタート時，1時間毎 担当者：製造課		能評価）記録の確認 ・充填品（製品）の外観確認記録の確認 担当者：製造課長	認記録書 ・洗浄条件の確認記録書 ・缶胴の洗浄状態確認（目視）記録書
・洗浄水の製造設備の保守点検基準 ・洗浄水の製造設備の洗浄殺菌基準	・すすぎ水の確認（官能評価） 頻度：スタート時，1時間毎 担当者：品質管理課 ・充填品（製品）の外観確認 頻度：充填機の洗浄殺菌後 担当者：品質管理課			・すすぎ水の確認（官能評価）記録書 ・充填品（製品）の外観確認記録書
・充填機の保守点検基準 ・充填機の洗浄殺菌基準 ・充填室の衛生管理基準 ・充填作業の衛生管理基準 ・洗浄水の衛生管理基準	・充填機の保守点検標準の確認 ・充填機の洗浄殺菌標準の確認 ・充填室の衛生管理標準の確認 ・充填作業の衛生管理標準の確認 ・洗浄水の衛生管理標準の確認 頻度：充填作業前 担当者：製造課	・洗浄水の基準逸脱時は洗浄中止，原因究明 ・充填条件逸脱時は製造中止，改善 ・充填条件を再セット後充填再開 ・基準逸脱品は選別処理後廃棄 ・基準逸脱発生措置内容を責任者に連絡 担当者：製造係長	・充填作業の衛生管理作業記録の確認 ・充填条件確認記録の確認 ・すすぎ水の確認（官能評価）記録の確認 ・充填品（製品）の性状確認記録の確認 ・充填機の保守点検記録の確認 ・充填機の洗浄殺菌記録の確認 ・充填室の衛生管理記録の確認 担当者：製造課長	・充填作業の衛生管理作業記録書 ・充填条件確認記録書 ・すすぎ水の確認（官能評価）記録書 ・充填品（製品）の性状確認記録書 ・充填機の保守点検記録書 ・充填機の洗浄殺菌記録書 ・充填室の衛生管理記録書
・充填機の保守点検基準 ・充填機の洗浄殺菌基準 ・充填作業の衛生管理基準 ・充填機の保守点検基準 ・充填機の洗浄殺菌基準	・充填条件確認（温度，充填量，充填状態） 頻度：スタート時，1時間毎 担当者：製造課 ・すすぎ水の確認（官能評価） 頻度：スタート時，1時間毎 担当者：品質管理課 ・充填品（製品）の外観確認 頻度：充填機の洗浄殺菌後 担当者：製造課	・基準逸脱の原因究明，改善 ・充填条件再セット後生産再開 担当者：製造課長		
・保管作業時の衛生管理基準	・保管作業の衛生管理標準の確認	・基準逸脱時は使用禁止	・保管の衛生管理作業記録の確認	・保管の衛生管理作

原材料/工程	危害原因物質	危害発生要因	防止措置	CCP/PRP
		・保管庫の衛生管理不良	・保管庫の衛生管理標準の遵守 ・後工程（工程51.）で殺菌	
	C：なし	（想定し難い）		
	P：異物の混入	・保管時の衛生管理の不良 ・保管庫の衛生管理不良	・保管時の衛生管理標準の遵守 ・保管庫の衛生管理標準の遵守	PRP
50. 密封	B：微生物汚染 微生物増殖	・密封作業の衛生管理不良 ・充填室の衛生管理不良 ・巻締め機（シーマー）の保守点検不良 ・巻締め機（シーマー）の洗浄殺菌不良 ・密封不良 （短時間滞留工程のため起こり難い）	・密封作業の衛生管理標準の遵守 ・充填室の衛生管理標準の遵守 ・巻締め機（シーマー）の保守点検標準の遵守 ・巻締め機（シーマー）の洗浄殺菌標準の遵守 ・巻締め機（シーマー）の巻き締め管理標準の遵守 ・後工程（工程51.）で殺菌	PRP
	C：洗浄殺菌剤の混入	・巻締め機（シーマー）の保守点検不良 ・巻締め機（シーマー）の洗浄殺菌不良	・巻締め機（シーマー）の保守点検標準の遵守 ・巻締め機（シーマー）の洗浄殺菌標準の遵守	PRP
	P：異物の混入	・巻締め機（シーマー）の保守点検不良 ・巻締め機（シーマー）の洗浄殺菌不良 ・充填室の衛生管理不良 ・密封作業の衛生管理不良	・巻締め機（シーマー）の保守点検標準の遵守 ・巻締め機（シーマー）の洗浄殺菌標準の遵守 ・充填室の衛生管理標準の遵守 ・密封作業の衛生管理標準の遵守	PRP

管理基準	確認方法	改善措置方法	検証方法	記録文書名
・保管庫の衛生管理基準 ・保管時の衛生管理基準 ・保管庫の衛生管理基準	・保管庫の衛生管理標準の確認 　頻度：保管時 　担当者：製造課 ・缶蓋（包装体）外装の目視検査 　頻度：保管時毎 　担当者：製造課 ・自主的微生物検査 　頻度：1回/年 　担当者：品質管理課 　担当者：製造課	・生産，物流業者の指導 　担当者：製造課長	・保管庫の衛生管理記録の確認 ・缶蓋（包装体）外装の目視検査記録の確認 ・自主的微生物検査記録の確認 　担当者：製造課長	業記録書 ・保管庫の衛生管理記録書 ・缶蓋（包装体）外装の目視検査記録書 ・自主的微生物検査記録書
・密封工程の衛生管理基準 ・充填室の衛生管理基準 ・巻締め機（シーマー）の保守点検基準 ・巻締め機（シーマー）の洗浄殺菌基準 ・巻き締め管理基準 ・巻締め機（シーマー）の保守点検基準 ・巻締め機（シーマー）の洗浄殺菌基準 ・巻締め機（シーマー）の保守点検基準 ・巻締め機（シーマー）の洗浄殺菌基準 ・充填室の衛生管理基準 ・密封作業の衛生管理基準	・巻締め機（シーマー）の保守点検標準の確認 ・巻締め機（シーマー）の洗浄殺菌標準の確認 　頻度：洗浄殺菌後 　担当者：製造課 ・密封作業の衛生管理標準の確認 ・充填室の衛生管理標準の確認 ・巻締め機（シーマー）の衛生性確認 ・巻締め機（シーマー）の機能性点検（部品状態，オイル状態） 　頻度：スタート時 　担当者：製造課 ・巻き締め状態の確認（巻き締め値測定，推奨値の確認） 　頻度：スタート時，1回/2時間 　担当者：製造課	・基準逸脱時は生産中止，原因究明 ・巻締め機（シーマー）の衛生性改善後生産再開（巻締め機（シーマー）の再洗浄・殺菌） ・巻締め機（シーマー）の機能性改善後生産再開（巻き締め値の調整・確認） 　担当者：製造課長	・密封作業の衛生管理作業記録の確認 ・密封工程の衛生管理作業記録の確認 ・充填室の衛生管理記録の確認 ・巻締め機（シーマー）の保守点検記録の確認 ・巻締め機（シーマー）の洗浄殺菌記録の確認 ・巻締め機（シーマー）の機能性点検記録の確認 ・巻締め機（シーマー）の衛生性確認記録の確認 ・巻き締め状態の確認記録の確認（巻き締め値測定，推奨値の確認） 　担当者：製造課長	・密封作業の衛生管理作業記録書 ・密封工程の衛生管理作業記録書 ・充填室の衛生管理記録書 ・巻締め機（シーマー）の保守点検記録書 ・巻締め機（シーマー）の洗浄殺菌記録書 ・巻締め機（シーマー）の機能性点検記録書 ・巻締め機（シーマー）の衛生性確認記録書 ・巻き締め状態の確認記録書（巻き締め値測定，推奨

原材料/工程	危害原因物質	危害発生要因	防止措置	CCP/PRP
51. 加熱殺菌 （レトルト殺菌）	B：微生物汚染 　　微生物増殖	（想定し難い） （想定し難い）		
	B：微生物生残	・殺菌設備の保守点検不良 ・殺菌温度の低下 ・殺菌時間の不足 ・殺菌機内の温度分布の不均一	・殺菌設備の保守点検標準の遵守 ・殺菌機内の温度分布測定 ・殺菌処理標準の遵守	CCP
	C：なし	（想定し難い）		
	P：なし	（想定し難い）		
52. 冷却	B：微生物汚染	・冷却水汚染 ・冷却工程の不良 　（缶変形巻き締め漏れ）	・冷却水の水質管理標準の遵守 ・冷却工程の管理標準の遵守 ・巻締め機（シーマー）の巻き締め管理標準の遵守	PRP
	微生物増殖	・冷却工程の不良（長時間滞留）	・冷却工程の管理標準の遵守	
	C：冷却水の混入	・冷却工程の不良 　（缶変形巻き締め漏れ） ・密封不良	・殺菌設備の保守点検管理標準の遵守 ・冷却工程の管理標準の遵守 ・巻締め機（シーマー）の巻き締め管理標準の遵守	PRP
	P：異物の混入	・殺菌設備の保守点検管理不良 ・冷却工程の不良 　（缶変形巻き締め漏れ） ・密封作業の衛生管理不良	・殺菌設備の保守点検管理標準の遵守 ・冷却工程の管理標準の遵守 ・密封作業の衛生管理標準の遵守	PRP
53. 入り味量検査	B：微生物汚染	（外面への汚染） （密封されており想定不	・入り味量検査機の洗浄殺菌標準の遵守	

管理基準	確認方法	改善措置方法	検証方法	記録文書名
				値の確認）
・殺菌設備の保守点検管理基準 ・殺菌処理基準 　殺菌温度（　℃） 　殺菌時間（　分）	・殺菌設備の保守点検標準の確認 頻度：スタート時 担当者：製造課 ・温度計の校正（標準温度計使用） 頻度：1回/年 担当者：製造課 ・殺菌条件（温度，時間）の確認 頻度：連続モニタリング（自記記録計）確認 担当者：製造課 ・殺菌条件（温度，時間）の目視確認 頻度：製造バッチごと 担当者：製造課	・殺菌条件が基準逸脱時は生産中断 ・殺菌基準逸脱品は選別処理後廃棄 ・殺菌基準逸脱発生措置内容を責任者に連絡 担当者：製造係長 ・殺菌基準逸脱の原因究明，改善 ・殺菌条件再セット後生産再開 担当者：製造課長	・殺菌設備の保守点検記録の確認 ・殺菌工程記録の確認 ・殺菌工程モニタリング（温度，時間）記録の確認 ・殺菌工程目視（温度，時間）記録の確認 ・基準逸脱品の選別処理，廃棄処理記録の確認 担当者：製造課長	・殺菌設備の保守点検記録書 ・殺菌工程記録書 ・殺菌工程モニタリング記録書 ・殺菌工程目視記録書 ・基準逸脱品の選別処理，廃棄処理記録書
・冷却水の水質管理基準 ・冷却工程の管理基準 ・巻締め機（シーマー）の巻き締め管理基準 ・冷却工程の管理基準 ・冷却設備の保守点検管理基準 ・冷却工程の管理基準 ・巻き締め管理基準 ・冷却設備の保守点検管理基準 ・冷却工程の管理基準 ・密封作業の衛生管理基準	・殺菌設備の保守点検標準の確認 頻度：スタート時 担当者：製造課 ・冷却工程の確認（冷却温度・時間，圧力，工程） 頻度：スタート時，一定時間毎 担当者：製造課，品質管理課 ・巻締め機（シーマー）の巻き締め管理状態の確認 頻度：スタート時 担当者：製造課 ・冷却水の残留塩素濃度測定 頻度：スタート時 担当者：製造課 ・冷却水の微生物検査 頻度：1回/日 担当者：品質管理課	・残留塩素濃度が基準逸脱時は調整後生産開始 ・残留塩素逸脱品は生産後選別処理，廃棄 ・冷却工程が基準逸脱時は生産中断 ・冷却工程基準逸脱品は選別処理後廃棄 ・冷却工程基準逸脱発生措置内容を責任者に連絡 担当者：製造係長 ・冷却工程基準逸脱の原因究明，改善 担当者：製造課長	・殺菌設備の保守点検標準記録の確認 ・冷却工程の確認記録の確認 （冷却温度・時間，圧力，工程の確認） ・基準逸脱品の選別処理，廃棄処理記録の確認 ・冷却水の残留塩素濃度測定記録の確認 ・冷却水の微生物検査記録の確認 担当者：製造課長，品質管理課長	・殺菌設備の保守点検標準記録書 ・冷却工程の確認記録書 （冷却温度・時間，圧力，工程の確認） ・基準逸脱品の選別処理，廃棄処理記録書 ・冷却水の残留塩素濃度測定記録書 ・冷却水の微生物検査記録書
・入り味量検査機の洗浄殺菌基準	・入り味量検査機の洗浄殺菌状態の確認	・基準逸脱時は，入り味量検査機の洗浄・	・入り味量検査機の洗浄・殺菌記録の確認	・入り味量検査機の

原材料/工程	危害原因物質	危害発生要因	防止措置	CCP/PRP
	微生物増殖	可) (短時間滞留工程のため起こり難い)		
	C：なし	(密封されており想定不可)		
	P：なし	(密封されており想定不可)		
54. 内圧検査	B：微生物汚染 微生物増殖	（外面への汚染） (密封されており想定不可) (短時間滞留工程のため起こり難い)	・内圧検査機の洗浄殺菌標準の遵守	
	C：なし	(密封されており想定不可)		
	P：なし	(密封されており想定不可)		
55. ダンボール受入れ，函の成型	B：微生物の汚染	・函成型機の洗浄殺菌不良 ・函成型機の保守点検不良	・函成型機の洗浄殺菌標準の遵守 ・函成型機の保守点検標準の遵守	
	C：マシンオイルの付着	・函成型機の洗浄殺菌不良 ・函成型機の保守点検不良	・函成型機の洗浄殺菌標準の遵守 ・函成型機の保守点検標準の遵守	
	P：異物の付着	・函成型機の洗浄殺菌不良 ・函成型機の保守点検不良	・函成型機の洗浄殺菌標準の遵守 ・函成型機の保守点検標準の遵守	
56. 函詰	B：微生物汚染 微生物増殖	(密封されており想定不可) (密封されており想定不可)	・函詰機の洗浄殺菌標準の遵守 ・函詰機の保守点検標準の遵守	
	C：なし	(密封されており想定不可)		
	P：なし	(密封されており想定不可)		
57. パレット積み	B：微生物汚染 微生物増殖	(密封されており想定不可) (殺菌されており想定不可)	・パレタイザーの洗浄殺菌標準の遵守 ・パレタイザーの保守点検標準の遵守	
	C：なし	(密封されており想定不可)		
	P：なし	(密封されており想定不可)		

管理基準	確認方法	改善措置方法	検証方法	記録文書名
	頻度：スタート時 担当者：製造課	殺菌実施 担当者：製造課	担当者：製造課長	洗浄・殺菌記録書
・内圧検査機の洗浄殺菌基準	・内圧検査機の洗浄殺菌状態の確認 頻度：スタート時 担当者：製造課	基準逸脱時は，内圧検査機の洗浄・殺菌実施 担当者：製造課	・内圧検査機の洗浄・殺菌記録の確認 担当者：製造課長	・内圧検査機の洗浄・殺菌記録書
・函成型機の洗浄殺菌基準 ・函成型機の保守点検基準 ・函成型機の洗浄殺菌基準 ・函成型機の保守点検基準 ・函成型機の洗浄殺菌基準 ・函成型機の保守点検基準	・函成型機の衛生性確認 頻度：洗浄殺菌後 担当者：製造課	基準逸脱時は，製函機の洗浄・殺菌実施 担当者：製造課長	・製函機の洗浄殺菌記録の確認 ・製函機の保守点検記録の確認 担当者：製造課長	・製函機の洗浄殺菌記録書 ・製函機の保守点検記録書
・函詰機の洗浄殺菌基準 ・函詰機の保守点検基準	・函詰機の衛生性確認 頻度：洗浄殺菌後 担当者：製造課	基準逸脱時は，ケーサーの洗浄・殺菌実施 担当者：製造課長	・ケーサーの洗浄・殺菌記録の確認 ・ケーサーの保守点検記録の確認 担当者：製造課長	・ケーサーの洗浄・殺菌記録書 ・ケーサーの保守点検記録書
・パレタイザーの洗浄殺菌基準 ・パレタイザーの保守点検基準	・パレタイザーの衛生性確認 頻度：洗浄殺菌後 担当者：製造課	基準逸脱時は，パレタイザーの洗浄・殺菌実施 担当者：製造課長	・パレタイザーの洗浄・殺菌記録の確認 ・パレタイザーの保守点検記録の確認 担当者：製造課長	・パレタイザーの洗浄・殺菌記録書 ・パレタイザーの保守点検記録書

原材料/工程	危害原因物質	危害発生要因	防止措置	CCP/PRP
58. 保管	B：微生物汚染 微生物増殖	（密封されており想定不可） （殺菌されており想定不可）	・保管庫の洗浄殺菌標準の遵守	
	C：なし	（密封されており想定不可）		
	P：なし	（密封されており想定不可）		
59. 出荷	B：微生物汚染 微生物増殖	（密封されており想定不可） （殺菌されており想定不可）	・出荷ヤードの洗浄殺菌標準の遵守	
	C：なし	（密封されており想定不可）		
	P：なし	（密封されており想定不可）		

管理基準	確認方法	改善措置方法	検証方法	記録文書名
・保管庫の洗浄殺菌基準	・保管庫の衛生性確認 頻度：洗浄殺菌後 担当者：製造課	・基準逸脱時は，保管庫の洗浄・殺菌実施 担当者：製造課長	・保管庫の洗浄・殺菌記録の確認 担当者：製造課長	・保管庫の洗浄・殺菌記録書
・出荷ヤードの洗浄殺菌基準	・出荷ヤードの衛生性確認 頻度：洗浄殺菌後 担当者：製造課	・基準逸脱時は，出荷ヤードの洗浄・殺菌実施 担当者：製造課長	・出荷ヤードの洗浄・殺菌記録の確認 担当者：製造課長	・出荷ヤードの洗浄・殺菌記録書

7.4 うんしゅうみかんジュース（びん詰・シーズンパック・加熱殺菌）

7.4.1 うんしゅうみかんジュースについて

　果実飲料のHACCPプラン導入について，シーズンパックされたうんしゅうみかんジュース（ストレート）をモデルとして説明する。うんしゅうみかんは昭和40年代に急速に生産量を伸ばし，昭和50年代前半には350万tを超える生産があり，原料として100万tを果汁に加工した実績もある。その後減少し，2001年（平成13年）には生産量約128万t，加工量約9万t（5倍濃縮果汁として9000t程度）になっている。そして2012年（平成24年）には生産量約85万t，加工量約4万3000t（5倍濃縮果汁として5400t程度）に減少している。とはいえ，わが国で生産量の多い代表的な果実である。

　うんしゅうみかん搾汁のほとんどは濃縮・冷凍されて，冷凍濃縮果汁として保管・流通し，使用直前に解凍して搾汁の状態に還元して使用される。濃縮されない搾汁は原料用のストレート果汁として利用されるほか，本モデルのようにシーズンパックのストレートジュースとして，そのまま使用されることもある。本モデルのジュースはうんしゅうみかんの搾汁以外の原材料は使用しておらず，固有の香味を有している。うんしゅうみかん果汁は，糖度（Bx）9°～12°，酸度0.7～1.0％，pH 3.5前後である。pHが4.0未満であることから病原性微生物は生育できず，危害原因物質としての微生物はカビ，酵母等の腐敗微生物であり，食品衛生法の製造基準では，65℃で10分間加熱する方法またはこれと同等以上の効力を有する方法で殺菌を行うこととされている。

　また，本モデルの製品が食品衛生法の清涼飲料水の成分規格に合致していなければならないことは当然である（参考資料：437ページ清涼飲料水の成分規格参照）。

容器として使用されているのは，ガラスびん（リターナブルびん，ワンウェイびん），金属缶（アルミニウム缶，スチール缶），PET 容器および紙容器等である。このモデルではワンウェイのガラスびんを使用し，王冠（スチール製のシェルの内側にポリスチレンのライナーを接着したもの）で密封する。容器包装についても食品衛生法に基づく，器具および容器包装の規格基準（材質別規格および用途別規格）に適合していなくてはならない。

7.4.2 製品説明書

製品の内容に基づき，第 6 章 **6.2.2** に従って製品説明書の項目ごとに記載する。

本モデルでの留意すべき事項は次の通りである。

- 「製品の名称及び種類」の欄

果実（果汁）の種類・果実飲料の名称，包装容器等の種類，ジュースの場合は濃縮還元・ストレートの別，殺菌方法等，製品を的確に表す内容を記載する。

本モデルであるうんしゅうみかんジュース（びん詰・シーズンパック・加熱殺菌）の製品説明書の記載例を 330 ページに示した。

7.4.3 製造工程一覧図（フローダイヤグラム）

本モデルのうんしゅうみかんジュースの製造工程一覧図を 331 ページに示した。

原料果実の受入れから，最終製品の出荷に至るまでの全ての工程を記載する。果実を搾汁して製品を作るため，果実の受入れ，保管，選果，洗浄，搾汁，篩別等の原料処理工程を伴うが，それ以外の製造工程の内，他の清涼飲料水と共通する内容については説明を省略するので，第 5 章 **5.3.8** を参照されたい。

なお，各項目の（　）内の No. 後の数字は，製造工程一覧図中の工程番号を示す。

7.4.3.1 原料果実（うんしゅうみかん）（工程 No. 1）

わが国でうんしゅうみかんは 10 月半ばの早生うんしゅうより始まり，12 月から年明けの間の普通うんしゅうまでの約 3 か月に収穫し搾汁される。早生うんしゅうの果汁はさわやかな香気を有する反面，糖酸比（糖度と酸度の比率：糖度／酸度）が低く苦味が発現する場合があり 100% 果汁等の高果汁製品用としては問題がある。一方普通うんしゅうは糖酸比が高くコクの有る香味を有するがフレッシュ感に乏しい面がある。

原料果実の受入れに際しては，色調，大きさ，酸度，糖度，ビタミン C，外皮率と共に，腐

敗果，病虫害果等の混入率の検査が必要である。シーズンパックうんしゅうみかんジュース製造にあたっては，あらかじめ香味などについての官能特性および糖度や酸度などを調べ，適合する果実を選別して原料とする。

7.4.3.2　保管（一時貯蔵）・供給（工程 No. 5）

果実は受入れ後，大，中，小に選別した後一時貯蔵（処理時間待ち）されるが，うんしゅうみかんは果皮が薄く軟らかいため，荷重によって変形果，障害果を生みやすいので，貯蔵には荷重が掛からないよう2～3t単位の小型ボックスを使用する。

搾汁工場への供給はベルトコンベヤーまたは流水で行われるが，本モデルではベルトコンベヤー式とする。

7.4.3.3　選果（工程 No. 6）

原料は選果コンベヤーに移される。選果コンベヤーは回転するロールのコンベヤーであり，両側の作業員がコンベヤー上の原料に混入した腐敗果，病虫害果，未熟果，障害果などを除去する。初期には未熟果が，後期には腐敗果および変形果が多い。

7.4.3.4　洗浄（工程 No. 7）

入荷した原料は土砂，煤などで汚れているほか，生果の2級品ではワックス処理を施したものもある。洗浄ラインは回転するブラシ付ロールからできており，原料はその上を回転しながら洗浄される。洗浄剤としては0.1～0.2%の食品用の中性洗剤を用い，回転する原料の上からこれを滴下する。洗浄剤によるブラシ洗浄が終わった後は水洗いし，次に3～5ppmの塩素水で殺菌し，殺菌後清水で水洗いする

7.4.3.5　搾汁（工程 No. 8）

わが国で用いられている代表的な搾汁機には，インライン搾汁機（FMC社）と古くから使用されてきた，はく皮搾汁方式のチョッパーパルパーがある。米国では古くからインライン搾汁機が使用されており，次に多いのがブラウン型搾汁機である。本モデルではインライン搾汁機を使用している。

本搾汁法によって得られる果汁は，果汁の風味を損なう原因となる果皮片および種子が搾汁時に排出され，分離されることと，生の原料のまま，しかもチューブ内の外気を遮断した状態で搾汁が行われるため，香味を保持し，粘性が少ない果汁が衛生的環境下で得られる。

本搾汁機はストレーナーチューブの目の大小で搾汁率を変えられる。

7.4.3.6 篩別（工程 No. 9）

搾汁工程での搾汁には果皮の小片やじょうのう膜および粗大なパルプを含んでいる。これらの夾雑物を除去するために篩別（screening）が行われる。現在，わが国で使用されている篩別機はフィニッシャーである。フィニッシャーは円筒状のステンレス製のスクリーンと内部で回転するパドルからなり，投入された果汁はパドルの回転による遠心力でスクリーンの目によって篩別される。フィニッシャーでは搾汁後の果汁中のパルプ量の30～50%を除去する。フィニッシャーにかけた後さらに遠心分離機によって果汁中のパルプ量を調節する。

7.4.3.7 脱気（デアレーション）（工程 No. 10）

篩別されたジュース中には，果汁自体や搾汁，移送，篩別，遠心分離，攪拌等の操作で溶解またはパルプ等に付着して酸素が混入している。混入した酸素は果汁の品質劣化を促進するため，これを除去しなければならない。酸素除去は脱気機で行われるが，脱気機では80～93.3 kPa（60～70 cmHg）程度に減圧したタンク中に果汁を霧状，または薄膜状に流して，果汁中に混入している酸素を分離・除去する。

脱気効率はタンク内の真空度と気液の接触面積・時間によって決まるので，果汁の流量を必要最小限とし接触面積ができるだけ大きくなるようにする。

7.4.3.8 加熱殺菌（工程 No. 11）

加熱殺菌はプレート式殺菌機で，熱媒体として蒸気または熱水が用いられる。加熱殺菌の目的は微生物の殺菌とペクチン分解酵素の不活性化にあるが，果実飲料に大切な香味やビタミンCに対して加熱は悪影響を及ぼすため，過剰な加熱を避けなければならない。殺菌前のジュース中の微生物濃度や製造環境，殺菌機の性能にもよるが，93～95℃ での殺菌が一般的である。本モデルでは殺菌機の殺菌温度設定（OPL）95℃・2秒間で殺菌する。なお，殺菌温度設定にあたっては後工程の転倒殺菌における殺菌温度が確保されることも念頭において決めなければならない。なお，殺菌中に殺菌機出口温度が所定温度以下になった場合，FDV（Flow Diversion Valve）が作動して次工程への送液を中止し，液を殺菌前の工程等にリターンする。

7.4.3.9 遠心分離（サイクロン）（工程 No. 12）

サイクロンではジュース中の粗大パルプ，果皮片，ヘスペリジン，その他異物を除去する。

7.4.3.10 容器の洗浄（工程 No. 14）

容器（ガラスびん）は充填前に塩素水（1～3 ppm）で洗浄（リンス）後，清水で洗浄し，塩素分を除去する。

7.4.3.11　温びん（工程 No.15）

ジュースは約 90℃ で熱間充填（ホットパック）されるので，ヒートショックによりガラスびんが割れることを防ぐため，びんをスチームトンネル等に通し加温する。

7.4.3.12　充填（工程 No.16）

充填機には大別して定量式と定水位式（重力式など）があるが，本モデルでは一般的によく使用されている重力式で，約 90℃ のジュースをびんに熱間充填する。充填にあたっては充填量と充填温度の管理が重要である。充填についての詳細は第 5 章 5.3.8.3 の(ⅳ)(a)(c)を参照されたい。

7.4.3.13　密封（打栓）（工程 No.18）

打栓機（クラウナー）により，王冠をびんに打栓し密封する。打栓工程では打栓後，外径（クリンプ径）と斜め打栓を定期的に測定し，基準範囲にあるよう管理する。打栓についての詳細は第 5 章 5.3.8.3 の(ⅴ)(a)(c)を参照されたい。

7.4.3.14　転倒殺菌（工程 No.19）

充填・密封された製品は，転倒殺菌装置により王冠内側と空寸中の微生物を高温のジュースで殺菌する。転倒殺菌の詳細は第 5 章 5.3.8.3 の(ⅵ)を参照されたい。

7.4.3.15　冷却（工程 No.20）

熱によるジュースの品質劣化を防ぐため，転倒殺菌終了後，冷却機（クーラー）で速やかに製品を 40℃ 以下に冷却する。ガラスびんのヒートショックによる破損を防ぐために，冷却機では 2〜4 段階の温度差のあるシャワーをかけて冷却する。冷却後，製品容器内は陰圧（真空状態）になる。

7.4.4　危害分析（HACCP 原則 1 ）

製造工程一覧図で示した原材料，工程ごとに，生物学的危害，化学的危害，および物理的危害について，第 6 章 6.3 に記載された内容および手順に従って危害分析を行い，危害リストを作成する。

7.4.4.1　原料果実（うんしゅうみかん）（工程 No.1）

原料果実の受入れに際しては，農薬の残留および色調，腐敗果，病虫害果等の混入率に注意

が必要である。

7.4.4.2 保管（一時貯蔵）・供給（工程 No.5）

果皮が薄く軟弱なため，荷重によって変形果，障害果を生みやすいので，保管には注意を要する。

7.4.4.3 選果（工程 No.6）

腐敗果，病虫害果，未熟果，障害果，変形果等の不良果を見逃しなく除去する。選果装置と周辺は汚れやすいので，洗浄殺菌し清潔を維持する。

7.4.4.4 洗浄（工程 No.7）

洗浄剤と殺菌剤の濃度と滴下量の管理ならびに，すすぎ後に洗浄剤や殺菌剤の残留がないことの確認が必要である。

7.4.4.5 搾汁（工程 No.8）

インライン搾汁方式は密閉式であり，外気に開放され，高い温度下で搾汁されるチョッパーパルパー方式に比べ衛生的ではあるが，果皮片やパルプ等の付着により装置やその周辺が汚れがちになるので洗浄殺菌し清潔を保つようにする。機器の洗浄殺菌に洗浄殺菌剤を使用した場合はそれが残留していないことを確認する。

7.4.4.6 篩別（工程 No.9）

フィニッシャーと関連する機器とその周辺の洗浄殺菌を励行し，微生物汚染の防止を図る。機器の洗浄殺菌に洗浄殺菌剤を使用した場合はそれが残留していないことを確認する。

7.4.4.7 脱気（デアレーション）（工程 No.10）

脱気タンク中は減圧状態であるため，シール不良等があれば外気吸引と共にカビ，酵母，一般細菌により汚染されるおそれがある。また脱気効率を維持するための真空ポンプの保守管理ならびに運転停止時に真空ポンプの油や吸引装置の循環水がタンク中に浸入しないよう，逆止弁，トラップ，真空開放弁等の安全装置の保守管理，作動確認が大切である。

機器の洗浄殺菌に洗浄殺菌剤を使用した場合はそれが残留していないことを確認する。

7.4.4.8 加熱殺菌（工程 No.11）

殺菌温度・時間の管理がキーポイント。ただし本モデルでは殺菌時間を2秒間としているが，殺菌機出口から充填機までに2秒以上を要しており，実質的に時間は考慮しないでよい。

自記温度計と殺菌機現場温度計をダブルで定期的に確認し記録する。FDVの作動確認も不可欠である。FDVの作動温度をCL値と同じにするか，OPLの下限値とするかあるいは他の条件で設定するかは製造現場の工程管理上の対応で定める。

　万一プレートにピンホール等があっても加熱媒体が製品側に混入しないよう，加熱媒体側よりも製品側の圧力を高めに維持しておく。プレートのピンホール，プレート同士のこすれによる傷，パルプ等の果汁成分の焦げつき，パッキングの腐食・変形，殺菌洗浄剤の残留等のないような設備の保守点検管理や洗浄殺菌管理をしなければならない。

7.4.4.9　容器の洗浄（工程 No.14）

　リンス用水の管理，塩素を使用している場合はその濃度管理とすすぎによる塩素除去の管理が重要である。

7.4.4.10　温びん（工程 No.15）

　ヒートショックによりガラスびんにクラックが生じた場合，充填・密封・冷却後に外気とともに微生物を吸引し製品内で増殖する可能性があり，かつ，後工程や市場での破びんにつながる。したがって，ガラスびんにヒートショックを与えず，所定の加温ができるよう蒸気量を調節し維持しなければならない。また密封されていないガラスびんが通過するスチームトンネル内のコンベヤーやガイド，カバー等を清潔に維持しなければならない。

7.4.4.11　充填（工程 No.16）

　転倒殺菌で所定の殺菌温度が確保できる充填温度を維持する。ジュースのこぼれ等による充填機とその周辺の汚れが微生物の汚染につながらないよう管理する。高温のジュースを扱うことで，フィラーボール内やフィリングバルブ等にパルプ等の果汁成分が固くこびりつき，汚れがちであり，丁寧な洗浄殺菌が肝要である。機器の洗浄殺菌に洗浄殺菌剤を使用した場合はそれが残留していないことを確認する。

7.4.4.12　密封（打栓）（工程 No.18）

　熱間充填される本製品の容器内は冷却以降陰圧になり，わずかでも密封不良があれば外気と共に微生物が吸引され，微生物危害が発生する可能性が高いので，打栓管理と打栓機の保守点検管理はきわめて重要である。一定時間ごとに各打栓筒ごとにクリンプ径をクリンプゲージ等で測定する。クリンプ径が大きすぎる場合は打栓が甘く，小さすぎればガラスびん口部を締めすぎて口欠け等の原因となって，いずれも密封不良となる。斜め打栓は開栓時に口欠けやガラス片混入の原因になり，程度によっては密封不良になる場合がある。また打栓機とその周囲は内容液のこぼれ等で汚れがちであり，かつ洗浄殺菌がしにくい。微生物の温床になることがあ

るので，常に洗浄，殺菌に留意し清潔に保つようにする必要がある。また内容液のこぼれ防止のため，フィラーから打栓機までのびん移送でびんが振れることなくスムースに移動するようにしておく。

7.4.4.13　転倒殺菌（工程 No.19）

　王冠とガラスびんの内面および空寸中の微生物を殺菌できる殺菌温度と時間の確保および確実に揺動することがキーポイント。作業中の注意点としては所定の充填温度の維持と下流でのトラブル等による転倒殺菌装置の緊急停止時の処理である。充填中のものから転倒殺菌終了までの製品で，転倒殺菌中の揺動を含め完全な殺菌が終了しない状態で温度が所定の殺菌温度より低下したと思われる製品は工程から除去することが必要である。

7.4.4.14　冷却（工程 No.20）

　ガラスびんにヒートショックを与えずに冷却するため，冷却水の温度管理を基準どおり行うこと，また万一密封不良があった場合，減圧状態の製品中に冷却水が吸引されるおそれがあるので，原料として用いる水を使用するとともに微生物に汚染されないよう，冷却水を清浄に保つことが必要である。

7.4.4.15　製品検査（工程 No.21）

　製品検査では異物混入品や微生物による汚染の原因となる密封不良やびんにクラック等のある製品を見逃しなく除去しなければならない。

7.4.4.16　冷却から保管・出荷まで（工程 No.20, 21, 22, 23, 24, 25）

　冷却以後の各工程および搬送中には打栓部に衝撃を与えないこと。特に落下させたり，コンベヤー上で倒したりした場合，王冠打栓部に衝撃が加わり，ウォーターハンマー現象などで一瞬王冠が浮き上がり密封不良となって，外気とともにカビなどを吸引し，製品中で増殖し異物混入となることがあるので，製品の取扱いには十分注意する。

　落下させたものなどは，外観的に異常がなくても不良品扱いにするのが望ましい。また，ラインアウトした半製品を製品ラインに混入させてしまうといったミスを絶対に起こさせないよう，置き場所，保管方法，区別を明確にするなどの工夫が必要である。

　本モデルのうんしゅうみかんジュースの危害リストの例を332～337ページに示した。

7.4.5　CCPの決定（HACCP原則2）

　危害リストに基づき，第6章 **6.4** に記載された内容および手順に従ってCCPの決定を行う。
　果実飲料の危害原因物質の中で最も警戒すべきものの1つが腐敗微生物であるが，加熱殺菌工程は微生物制御のために特に設けた工程であり，直接製品を制御し，しかもCLを設定し，連続モニタリングし，改善措置を講じることも難しくはなく，CCPの最有力候補であろう。その他にも微生物や化学物質，異物等による危害発生防止上重要な工程があるが，第6章で述べられた基準に照らしてCCPとしての管理ではなく，PRP管理が妥当であろうと思われるが，それぞれの製造場の状況に合わせて検討すべきである。
　以下本モデルでは，CCPを加熱殺菌工程として作業を進める。

7.4.6　CLの設定（HACCP原則3）

　製品液中に対象とする微生物が生残しないように，十分な加熱殺菌が行われたことを，連続的に確認するためのパラメーターを定め，そのCLを設定する。
　本モデルのようなpH4.0未満の清涼飲料水にとっての危害原因微生物は，酵母，カビおよび耐熱性の芽胞を生成しない一部の細菌で，食品衛生法の製造基準により，「pH4.0未満のものの殺菌にあっては，その中心部の温度を65℃で10分間加熱する方法又はこれと同等以上の効力を有する方法で行うこと。」とされている。Z値を5℃とすれば65℃・10分間の殺菌効力に相当するのは，85℃で0.001分（0.06秒），90℃で0.0001分（0.006秒）である（第4章 **4.4.1** 表4-11参照）。CL設定に際しては，この法定の基準以上で，殺菌前のジュースの微生物濃度，製造環境，殺菌機の精度（温度制御のバラツキの幅等），転倒殺菌における殺菌温度と時間を確保するために必要な充填温度等を勘案し，ある程度の余裕をみて決定する。なお，OPLの上限，下限を超えた場合は，当然工程改善や品質管理上の処置がとられるが，衛生管理上の改善措置はCLを外れた場合にとられる。

7.4.7　モニタリング方法の設定（HACCP原則4）

　第6章 **6.6** の内容，手順に従い設定する。

7.4.8 改善措置の設定（HACCP原則5）

第6章6.7の内容，手順に従い設定する。

7.4.9 検証方法の設定（HACCP原則6）

第6章6.8の内容，手順に従い設定する。

7.4.10 記録文書の作成と保存（HACCP原則7）

第6章6.9の内容，手順に従い設定，作成し，CCP整理表を完成させる。
本モデルのうんしゅうみかんジュースのCCP整理表の例を338ページに示した。

7.4.11 総括表の作成

次に総合衛生管理製造過程では，CCP以外のPRPで管理する工程についても，危害リストに基づき，管理基準，確認方法，改善措置方法，検証方法，記録文書を検討または確認し，総括表を作成する。

総括表の例は一括してミルク入りコーヒー飲料（缶入り・レトルト殺菌）総括表を274～319ページに示した。

製品説明書

1．	製品の名称及び種類	うんしゅうみかんジュース（びん詰・シーズンパック・加熱殺菌）
2．	原材料の名称	うんしゅうみかん
3．	使用基準のある添加物の名称及びその使用量	使用基準が定められた添加物は無い
4．	容器包装の形態及び材質	・ガラスびん（ワンウェイ） ・王冠はスチール（ライナー材はポリスチレン）
5．	性状及び特性	・みかんの果汁を搾汁したもので，固有の香味を有するもの ・pH4.0未満で，65℃・10分間加熱する方法またはこれと同等以上の効力を有する方法で殺菌したもの ・その他食品衛生法上特記すべき事項なし
6．	製品の規格	・大腸菌群が陰性であること ・ヒ素，鉛が検出されないこと ・カビ，酵母，一般細菌が製品規格内であること ・官能検査による異味・異臭のないこと ・混濁，異物，沈殿物のないこと（原材料由来のものを除く）
7．	賞味期限及び保存方法	1年（常温保存）
8．	喫食または利用の方法	そのまま飲用
9．	販売等の対象となる消費者層	一般消費者

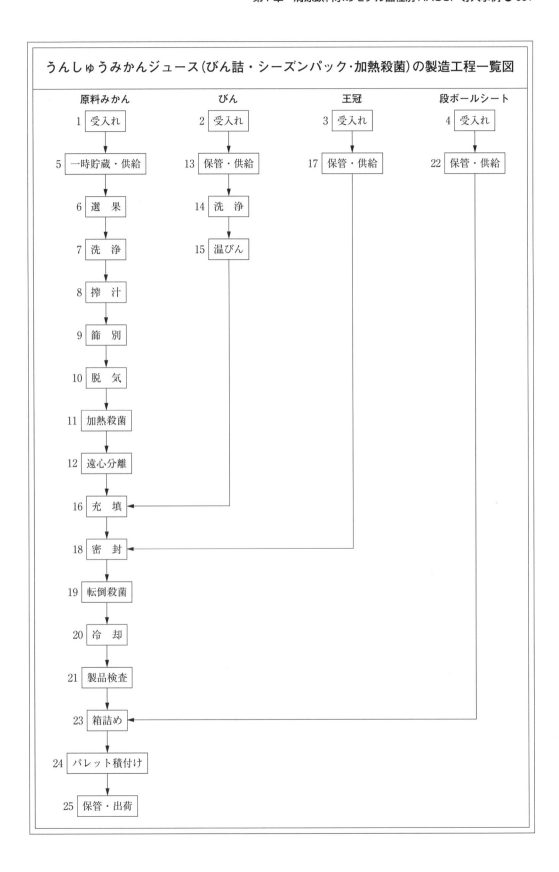

危害リスト

製品の名称：うんしゅうみかんジュース（びん詰・シーズンパック・加熱殺菌）[No. 1／6]

(1) 原材料／工程	(2) 発生が予想されるハザード（危害要因）は何か？ B：生物学的 C：化学的 P：物理的	(3) 食品から低減／排除が必要な重要なハザード（危害要因）か？	(4) (3)欄の判断をした根拠は何か？	(5) (3)欄で重要と認められたハザード（危害要因）の管理手段は何か？	(6) この工程はCCPか？
【原材料由来】					
1. 原料みかん（受入れ）	B：微生物の存在	○	農産物であり，微生物の存在の可能性	果実受入れ基準の遵守，生産者への指導，後工程（11）で管理	NO
	C：基準に合致しない農薬の残留	○	農薬残留の可能性	生産者の品質保証	NO
	P：土砂，枝葉等の異物の存在	○	土壌，環境からの混入の可能性	果実受入れ基準の遵守，生産者への指導，後工程（6，7，9，12）で管理	NO
2. びん：ワンウェイガラスびん（受入れ）	B：微生物の存在	○	生産者の管理不良	生産者の品質保証，後工程（14，19）で管理	NO
	C.P：食品衛生法不適合	○	生産者の管理不良	生産者の品質保証	NO
	P：異物の存在	○	生産者の管理不良	生産者の品質保証，後工程（14）で管理	NO
3. 王冠（受入れ）	B：微生物の存在	○	生産者の管理不良	生産者の品質保証，後工程（19）で管理	NO
	C.P：食品衛生法不適合	○	生産者の管理不良	生産者の品質保証	NO
	P：異物の存在	○	生産者の管理不良	生産者の品質保証，後工程（17）で管理	NO
3. 段ボールシート（受入れ）	B：微生物の存在	×	製品密封後に使用		
	C：化学物質による汚染	×	製品密封後に使用		
	P：異物の存在	×	製品密封後に使用		
【製造工程由来】					
5. 一時貯蔵・供給（原料みかん）	B：微生物の増殖	○	貯蔵条件不適正	SSOP（貯蔵作業基準）で管理	NO
	微生物の汚染	×	SSOP（貯蔵作業基準）で管理		
	C：殺虫剤等の混入	×	SSOP（貯蔵作業基準）で管理		
	P：昆虫等の混入	×	SSOP（貯蔵作業基準）で管理		

製品の名称：うんしゅうみかんジュース（びん詰・シーズンパック・加熱殺菌）[No. 2／6]					
(1)	(2)	(3)	(4)	(5)	(6)
原材料／工程	発生が予想されるハザード（危害要因）は何か？ B：生物学的 C：化学的 P：物理的	食品から低減／排除が必要な重要なハザード（危害要因）か？	(3)欄の判断をした根拠は何か？	(3)欄で重要と認められたハザード（危害要因）の管理手段は何か？	この工程はCCPか？
【製造工程由来】					
6．選果	B：微生物の増殖	×	短時間滞留の工程で，増殖し難い		
	微生物の汚染	×	SSOP（選果作業基準）で管理		
	C：機械油等の混入	×	SSOP（設備点検作業基準）で管理		
	P：コンベア部品片，昆虫等の混入	×	SSOP（選果，設備点検作業基準）で管理		
7．洗浄 （原料みかん）	B：微生物の増殖	×	短時間処理で増殖し難い		
	微生物の汚染	×	洗浄工程であり起こり難い		
	C：洗浄剤・機械油等の混入	×	SSOP（洗浄作業基準，保守点検作業基準）で管理		
	P：異物の混入	×	SSOP（洗浄作業基準）で管理		
8．搾汁	B：微生物の増殖	×	短時間滞留の工程で，増殖し難い		
	微生物の汚染	×	SSOP（搾汁作業基準，洗浄殺菌作業基準）で管理		
	C：残留洗浄殺菌剤等の混入	×	SSOP（搾汁機洗浄作業基準）で管理		
	P：異物の混入	×	SSOP（搾汁作業基準，設備の保守点検作業基準）で管理		
9．篩別	B：微生物の増殖	×	短時間滞留の工程で，増殖し難い		
	微生物の汚染	×	SSOP（篩別機作業基準，洗浄殺菌作業基準）で管理		
	C：残留洗浄殺菌剤等の混入	×	SSOP（篩別機洗浄殺菌作業基準）で管理		
	P：異物の混入	×	SSOP（篩別機保守点検作業基準）で管理		

製品の名称：うんしゅうみかんジュース（びん詰・シーズンパック・加熱殺菌）[No. 3／6]

(1) 原材料／工程	(2) 発生が予想されるハザード（危害要因）は何か？ B：生物学的 C：化学的 P：物理的		(3) 食品から低減／排除が必要な重要なハザード（危害要因）か？	(4) (3)欄の判断をした根拠は何か？	(5) (3)欄で重要と認められたハザード（危害要因）の管理手段は何か？	(6) この工程はCCPか？
【製造工程由来】						
10. 脱気	B：微生物の増殖		×	短時間滞留の工程で、増殖し難い		
	微生物の汚染		×	SSOP（脱気機洗浄作業基準）で管理		
	C：残留洗浄殺菌剤等の混入		×	SSOP（脱気機洗浄作業基準）で管理		
	P：異物の混入		×	SSOP（脱気機保守点検作業基準）で管理		
11. 加熱殺菌	B：微生物の生残		○	殺菌温度の低下	SSOP（殺菌作業基準，殺菌機保守点検作業基準）の遵守	CCP 1
	C：残留洗浄殺菌剤の混入		×	SSOP（洗浄殺菌作業基準）で管理		
	P：異物の混入		×	SSOP（殺菌作業基準，殺菌機保守点検作業基準）の遵守		
12. 遠心分離（サイクロン）	B：微生物の増殖		×	短時間滞留の工程で、増殖し難い		
	微生物の汚染		×	殺菌温度保持工程のため起こり難い		
	C：残留洗浄殺菌剤の混入		×	SSOP（洗浄殺菌作業基準）で管理		
	P：異物の残存		○	遠心分離作業不良，設備保守点検不良	SSOP（遠心分離作業基準，遠心分離機保守点検作業基準）の遵守	NO
13. 保管・供給（びん）	B：微生物の増殖		×	SSOP（保管・供給作業基準）で管理		
	微生物の汚染		×	SSOP（保管・供給作業基準）で管理		
	C：殺虫剤等による汚染		×	SSOP（保管・供給作業基準）で管理		
	P：異物の混入		×	SSOP（保管・供給作業基準）で管理		

製品の名称：うんしゅうみかんジュース（びん詰・シーズンパック・加熱殺菌）[No. 4／6]					
(1)	(2)	(3)	(4)	(5)	(6)
原材料／工程	発生が予想されるハザード（危害要因）は何か？ B：生物学的 C：化学的 P：物理的	食品から低減／排除が必要な重要なハザード（危害要因）か？	(3)欄の判断をした根拠は何か？	(3)欄で重要と認められたハザード（危害要因）の管理手段は何か？	この工程はCCPか？
【製造工程由来】						
14. 洗浄（びん）	B：微生物の増殖	×	短時間滞留の工程で，増殖し難い		
	微生物の汚染	×	SSOP（洗浄作業基準，保守点検作業基準）で管理		
	C：洗浄殺菌剤の残留	×	SSOP（洗浄作業基準，保守点検作業基準）で管理		
	P：異物の混入	×	SSOP（洗浄作業基準，保守点検作業基準）で管理		
15. 温びん	B：微生物の増殖	×	短時間滞留の工程で，増殖し難い		
	微生物の汚染	×	SSOP（温びん作業基準，温びん機洗浄・保守点検作業基準）で管理		
	C：化学物質による汚染	×	SSOP（温びん作業基準，温びん機洗浄・保守点検作業基準）で管理		
	P：異物の混入	×	SSOP（温びん作業基準，温びん機洗浄・保守点検作業基準）で管理		
16. 充填	B：微生物の増殖	×	短時間滞留の工程で，増殖し難い		
	微生物の汚染	×	SSOP（充填作業基準，洗浄殺菌作業基準）の遵守		
	C：残留洗浄殺菌剤の混入	×	SSOP（充填作業基準，洗浄殺菌作業基準）の遵守		
	P：異物の混入	×	SSOP（充填作業基準，洗浄殺菌作業基準）の遵守		
17. 保管，供給（王冠）	B：微生物の増殖	×	SSOP（王冠保管・供給作業基準）で管理		
	微生物の汚染	×	SSOP（王冠保管・供給作業基準）で管理		
	C：殺虫剤等による汚染	×	SSOP（王冠保管・供給作業基準）で管理		
	P：異物の混入	×	SSOP（王冠保管・供給作業基準）で管理		

製品の名称：うんしゅうみかんジュース(びん詰・シーズンパック・加熱殺菌) [No. 5／6]					
(1) 原材料／工程	(2) 発生が予想されるハザード (危害要因) は何か？ B：生物学的 C：化学的 P：物理的	(3) 食品から低減／排除が必要な重要なハザード (危害要因) か？	(4) (3)欄の判断をした根拠は何か？	(5) (3)欄で重要と認められたハザード (危害要因) の管理手段は何か？	(6) この工程はCCPか？
【製造工程由来】					
18. 密封	B：微生物の増殖	×	短時間滞留工程のため起こり難い		
	微生物の汚染	○	密封(打栓)不良の場合，後工程等で外気を吸入し微生物汚染の可能性，密封環境からの微生物汚染	SSOP（密封作業基準，密封機洗浄殺菌作業基準）の遵守	NO
	C：グリース等の混入	×		SSOP（密封作業基準，密封機洗浄殺菌作業基準）の遵守	
	P：異物の混入	×		SSOP（密封作業基準，密封機洗浄殺菌作業基準）の遵守	
19. 転倒殺菌	B：微生物の生残	○	王冠内面・空寸部の加熱不足	転倒殺菌時間の確実な管理，SSOP（転倒殺菌作業基準，転倒殺菌設備保守点検作業基準）の遵守	NO
	C：なし				
	P：なし				
20. 冷却	B：微生物の増殖	×	短時間滞留工程のため起こり難い		
	微生物の汚染	○	密封不良にて発生する冷却水の吸い込みによる微生物汚染	SSOP（冷却作業基準，冷却機保守点検作業基準）の遵守	NO
	C：冷却水殺菌剤の混入	○	密封不良にて発生する冷却水の吸い込みによる殺菌剤混入	SSOP（冷却作業基準，冷却機保守点検作業基準）の遵守	NO
	P：なし				
21. 製品検査	B：微生物の増殖	×	短時間滞留工程のため起こり難い		
	微生物の汚染　なし				
	C：なし				
	P：異物の残存	×	SSOP（製品検査作業基準）の遵守		

製品の名称：うんしゅうみかんジュース（びん詰・シーズンパック・加熱殺菌）[No. 6／6]					
(1)	(2)	(3)	(4)	(5)	(6)
原材料／工程	発生が予想されるハザード（危害要因）は何か？ B：生物学的 C：化学的 P：物理的	食品から低減／排除が必要な重要なハザード（危害要因）か？	(3)欄の判断をした根拠は何か？	(3)欄で重要と認められたハザード（危害要因）の管理手段は何か？	この工程はCCPか？
【製造工程由来】					
22. 保管，供給（段ボールシート）	B：微生物の増殖	×	密封後使用		
	微生物の汚染	×	密封後使用		
	C：化学物質の混入	×	密封後使用		
	P：異物の混入	×	密封後使用		
23. 箱詰め 24. パレット積付け 25. 保管，出荷	B：微生物の増殖	×	通常あり得ない		
	微生物の汚染	×	SSOP（各作業基準）の遵守		
	C：なし				
	P：なし				

CCP 整理表

製品の名称	うんしゅうみかんジュース（びん詰・シーズンパック・加熱殺菌）
CCP 番号	CCP 1
危害発生の工程	・加熱殺菌
危害の原因物質	・微生物の生残
危害の発生要因	・殺菌温度の低下
発生防止措置	・殺菌条件の遵守 ・殺菌設備の保守点検管理
管理基準（CL）	・殺菌機出口温度：（　）℃達温
確認方法 　頻度 　担当者	・自記温度計および現場温度計による殺菌温度の確認 　　　　頻度：・自記温度計　連続 　　　　　　　・現場温度計　殺菌開始時および所定時間ごと 　　　担当者：殺菌係
改善措置方法	・殺菌温度が基準値（　）℃以下になった場合，充填機への送液からリターン経路へ切り替え（通常 FDV による自動切替），工程を修復し基準温度に達したら殺菌・充填を再開する。 　　　担当者：製造係 ・管理基準逸脱時に殺菌されたと考えられる半製品及び製品は基準逸脱製品処理規定により処理する。基準逸脱原因の究明と工程改善を行う。 　　　担当者：製造係
検証方法	・殺菌温度記録の確認 　　　頻度：毎日　　担当者：製造課長 ・FDV の作動状況の確認 　　　頻度：殺菌開始時　担当者：製造係 ・FDV の作動確認記録の確認 　　　頻度：毎日　　担当者：製造課長 ・測定器の校正（自記温度計，現場温度計） 　　　頻度：年1回　　担当者：製造係 ・測定器校正記録の確認 　　　頻度：年1回　　担当者：製造課長 ・管理基準逸脱時の逸脱内容および改善措置内容の記録確認 　　　頻度：毎日　　担当者：製造課長 ・最終製品の微生物検査 　　　頻度：○回／日　担当者：品質管理係 ・最終製品微生物検査記録の確認 　　　頻度：毎日　　担当者：品質管理課長
記録文書名および記録内容	・殺菌管理記録：・製品名・殺菌日時・殺菌温度・担当者氏名 ・FDV 作動確認記録：・日時，設定／作動温度・担当者氏名 ・測定器校正記録（自記温度計，現場温度計）：・校正年月日・校正内容・担当者氏名 ・異常時処理記録：・日時・異常内容・措置内容・担当者氏名等 ・最終製品微生物検査記録：・製品名・規格・日時・検査結果・担当者氏名等

7.5 オレンジジュース（濃縮還元，紙容器・無菌充填）

7.5.1 オレンジジュースについて

　ドラム缶（200 L）入りオレンジ冷凍濃縮果汁（Bx 63°～66°）を搾汁の状態に還元し，香料を添加し固有の香味を有する，紙容器・無菌充填した濃縮還元オレンジジュースを HACCP プラン導入のモデルとして説明する。

　原料となるオレンジ冷凍濃縮果汁は，主としてアメリカ，ブラジルから輸入されている。食品衛生法の規定に基づき－15℃以下で流通・保管され，使用直前に解凍し，他モデル同様純水処理された調合用水で還元し，ジュースの状態に調合する。日本農林規格では，オレンジジュースは Bx 11.0°～20°未満で，重量比 5 ％以下の糖類，はちみつ等の原材料と香料，二酸化炭素および法的に認められた栄養強化剤等の添加物の使用が認められている。一般的なオレンジジュースは，pH 3.8 程度，酸度 0.6～0.75 ％，Bx 11°～12°である。

　殺菌は，食品衛生法で定められている pH 4.0 未満の製品を対象にした 65℃・10 分間加熱またはこれと同等以上の効力のある条件で行う。pH の低い果実飲料では，酵母の生育繁殖が主体であり，次いで空気中に存在するカビの生育がある。細菌では，乳酸菌，酢酸菌の例があるが，近年耐熱性好酸性菌も報告されている。一般にプレート式殺菌機が用いられるが，パルプ量の多いものには多管式殺菌機（チューブラー）を用いる。本モデルは，殺菌後直ちに 10℃以下に冷却し，紙容器に充填する方式を採用する。

　ジュース用容器には，金属缶，ガラスびん，PET 容器や紙容器が一般的に使用されるが，本モデルではロングライフ用紙容器（200 ml）を対象とする。この容器は，紙にポリエチレンやアルミ箔をラミネートすることにより，耐水性，酸素バリア性，耐衝撃性に優れる。またこ

の紙容器を使用する充填システムの特徴は，無菌環境の充填機内でロール状の容器用紙を過酸化水素液槽に浸漬して滅菌し，過酸化水素液を完全に除去後，筒型を成型しながらジュースの充填，密封を行うことにある。

微生物による，また過酸化水素の残留の危害の発生を防止する重要な製造でのポイントを次に掲げる。

(i) 調合果汁液が無菌であること。
(ii) 紙容器が無菌であること，および過酸化水素の残留がないこと。
(iii) 殺菌・冷却機，ろ過，貯液，無菌チャンバー（容器滅菌，過酸化水素除去，乾燥，溶着，充填，密封）の管理が確実に実施され，無菌であること。
(iv) 充填・密封・成型が十分であること。

上記の4点が，無菌充填システムの必須の条件である。

7.5.2 製品説明書以下のHACCPプラン作成に当たって，手順1から手順12まで，オレンジジュース紙容器無菌充填システムの重要な製造でのポイントを中心に記述する。清涼飲料水に共通する事項については，第6章に記載されているので参考にされたい。なお，工程，機能，取扱いにテトラブリックアセプティックTBA型充填機をモデルにした。

7.5.2　製品説明書

本モデルで特に留意すべき事項は次のとおりである。
- 原材料は，凍結濃縮オレンジ果汁と香料に還元用の水である。
- 充填は無菌環境下で充填・密封され，製品は常温流通される。
- 容器は，賞味期限120日（常温保存）を満たす酸素および光バリア性のある紙容器を使用する。

本モデルの製品説明書の記載例を346ページに示す。

7.5.3　製造工程一覧図（フローダイヤグラム）

本モデルでは，無菌充填を前提としていることから，原材料の受入れから製品の出荷に至る一連の加工・作業のフローダイヤグラムにおいて無菌環境の必要な工程の範囲を網掛け表示した。製造工程一覧図は347ページに示す。

本モデルの主要工程における衛生管理上の作業，使用機器，製造条件等を次に示す。

7.5.3.1 原料果汁の保管（工程 No. 9）
－20℃の冷凍庫で保管する。

7.5.3.2 原料果汁の解凍（工程 No. 10）
　原料果汁の解凍は，完全解凍を避け，通常常温3日間程度でドラム缶の中心部温度が－10℃前後で4分の3が解凍し中心に棒状の未解凍が残る程度が望ましいとされるが，気温や場所により条件が異なるので管理は難しい。機械的に粉砕し，溶解を行う場合もある。本モデルは，常温解凍方式により，原料果汁をシャーベット状にまで解凍し，ポンプ搬送を想定する。季節ごとに解凍時間を設定するが常温2～3日程度を目途にする。

7.5.3.3 調合（工程 No. 18）
　バッチ調合方式で，調合タンクを使用する。

7.5.3.4 脱気（デアレーション）（工程 No. 20）
　脱気機を使用する。減圧したタンク内に調合液を流して調合液中に溶存している空気を分離・除去する。効率的に脱気するために，調合液を霧状に，または薄いフィルム状として表面積をできるだけ大きくする。

7.5.3.5 ろ過（金属片）（工程 No. 21）
　送液ライン内にマグネットトラップ（磁力800～1000ミリテスラ程度）を設置し，金属片を除去する。

7.5.3.6 殺菌（工程 No. 23）
　プレート式殺菌機を使用する。果汁の加熱殺菌は微生物の殺菌とペクチン分解酵素の不活性化にあるが，設備，使用原料などにより90℃以上の温度で数十秒間保持，あるいは110℃達温で管理するなど殺菌条件は多様である。本モデルでは殺菌温度105℃（流量は固定，2秒間の保持時間）を殺菌条件（OPL）として設定する。

7.5.3.7 貯液（工程 No. 26）
　アセプティック（無菌）タンクを使用する。

7.5.3.8 無菌充填システム（工程 No. 31, 32, 33, 34, 35, 36, 37）
　テトラブリックアセプティックTBA型充填機を使用する。ロール状容器用紙を板紙の状態で連続して加温（80℃）過酸化水素35％液槽に所定時間浸漬して滅菌する（容器滅菌）。加圧

ローラーと熱風乾燥で過酸化水素水を除去（H_2O_2 液除去）し，滅菌性を保持するために滅菌空気で陽圧に保たれたチャンバー内で熱風（130℃）乾燥させ（乾燥），板状の端と端を合わせて（溶着），円筒状に成型しながら，充填ノズルからジュースを詰める（充填）。注入口は常にジュースの液面下になるように設計されているので無菌の果汁液は空気に触れることはない。充填後シール（密封）され，両端を切断して折り込んでブリック型容器になる（成型）。

7.5.4 危害分析（HACCP 原則1）

本モデルの主要工程について，危害分析のポイントを示す。危害リストの例を348〜354ページに示す。

7.5.4.1 原料果汁の受入れ（工程 No. 1）

特に農薬について許可外の農薬の使用や基準外の使用方法で栽培されたオレンジを原料としている場合は，危害となる可能性がある。したがって納入メーカーを通じて生産者に「農薬の安全基準」の遵守の指導や，納入メーカーの品質保証書の確認が重要である。

7.5.4.2 包材の受入れ（工程 No. 4, 5）

ロングライフ製品の包装材料は，充填工程における滅菌処理や長時間常温保持に耐える必要があるため，ロール容器用紙が諸基準を満たしているかを受入れ時にチェックすることが重要である。

7.5.4.3 原料果汁の保管，解凍（工程 No. 9, 10）

保管条件が不適切な場合や一度解凍したあるいは使い残した原料果汁の保管温度が不適切であると微生物が増殖することがあるので，保管管理基準を遵守する。

常温屋内解凍で注意することは，冷凍濃縮原料果汁に存在している微生物の増殖であるので，それを防ぐため，解凍後は速やかに使用する。

7.5.4.4 ろ過（工程 No. 19, 25：ろ過（異物），No. 21：ろ過（金属片））

原料果汁中には異物や果汁の濃縮工程での焦げ等の異物が混入している場合もあるのでストレーナー（篩）を設置する。ただし高濃度では篩が詰まりやすく，異物を除去しにくくなるので通常濃縮果汁を希釈してから通過させる。

5ガロン缶入りの原料果汁を使用する場合は，開缶時に金属片が混入する恐れがあるのでマグネットトラップを設置し除去するが，ドラム缶使用時も通常設置する。特に金属探知機が使

用できない製品容器の場合は，重要な工程である．

7.5.4.5　脱気（デアレーション）（工程 No. 20）

　透明炭酸飲料やうんしゅうみかんジュースのモデル同様に，脱気タンクは減圧状態であるため，シール不良があれば外気を吸引し，カビ，酵母，一般細菌に汚染される．また真空ポンプの保守管理は重要で運転停止時に真空ポンプの油や吸引装置の循環水がタンク内に浸入しないよう，逆止弁，トラップ，真空開放弁等の安全装置の保守管理，作動確認も大切である．

7.5.4.6　殺菌・冷却（工程 No. 23，24）

　微生物が生残する条件は，殺菌温度の低下と殺菌時間の不足にあるが，これらの原因を多面的に分析する．さらに殺菌・冷却機の洗浄状態や保守管理状況，計測器の校正などの管理も含めて分析を行う．

7.5.4.7　貯液（工程 No. 26）

　無菌状態を維持するために，付設の機器類の保守管理（供給エアー圧，フィルター管理）と適切な洗浄管理が重要である．

7.5.4.8　無菌充填システム(1)（工程 No. 31，32，33，34）

　容器用紙の殺菌から充填・密封に至るまで無菌環境を維持して処理を行うことが，微生物危害を防止するポイントとなる．過酸化水素液の温度と濃度低下および浸漬時間不足は，容器用紙の微生物の生残に影響を及ぼし，過酸化水素液槽の洗浄不良は異物混入の原因となる．過酸化水素液除去工程でローラー圧の調整不足や，殺菌エアーの管理不良は過酸化水素液の残存の原因となる．また溶着不良は微生物汚染の原因となる．

7.5.4.9　無菌充填システム(2)（工程 No. 35，36）

　充填部，シール部設備の滅菌立上げと無菌環境維持が微生物危害防止のポイントである．
　また成型しながら充填を行う本機の特性上，保守管理の徹底と適正運転操作は，微生物危害，物理的危害防止にきわめて重要である．

7.5.5　CCPの決定（HACCP原則2）

　紙容器詰め無菌充填システムにおいて，微生物による，また過酸化水素の残留の危害の発生を防止する重要な製造でのポイントは次の4点である．

①調合果汁液が無菌
②紙容器が無菌，および過酸化水素の残留除去
③殺菌・冷却機，ろ過，貯液，無菌チャンバー（容器滅菌，過酸化水素除去，乾燥，溶着，充填，密封）の管理が確実に実施され，無菌
④充填・密封・成型が十分であること

以上の4点が，無菌充填システムの必須の条件である。

CCPの有力候補となる調合果汁液の殺菌は，生物学的危害を防止するうえで非常に重要なポイントである。

②，③，④は一般的衛生管理（PRP）による管理で制御可能と考えられる。

無菌チャンバーの無菌立ち上げの条件は，事前にシステムごとに菌付けテスト実施によるチャンバー内滅菌評価，培地充填テストによるCIP評価等を実施し定められていることから，所定の洗浄殺菌プログラムや滅菌設備の保守管理を確実に行い，標準に基づいた運転をすることにより滅菌は保証できる。また運転中の無菌性の維持はチャンバー内の陽圧度，温度などを確認することで担保できる。

同様に，紙容器の滅菌，および過酸化水素の残留除去，そして充填・密封・成型も事前の評価によってシステムごとの条件が定められていることから，保守管理の徹底や運転条件の確認で保証は可能である。

7.5.6 CLの設定（HACCP原則3）

本モデルでは，殺菌条件（OPL）として105℃（流量固定で保持時間2秒間）を設定した。食品衛生法に基づく規格基準に示すpH 4.0未満のオレンジジュースの殺菌にあっては，その中心部の温度を65℃で10分間加熱する方法またはこれと同等以上の効力を有する方法で行う必要があるが，保持時間を2秒間とすると規格基準と同等の殺菌効力を有する加熱温度は，第4章4.4.1表4-11から約78℃となる。CLはこの基準温度以上で定めるが，実際の現場では，使用する原材料果汁の特性，殺菌機の性能などをはじめ，製造管理上の諸条件を考慮して設定する。OPLからの逸脱やFDVが作動した場合は当然工程改善や品質管理上の措置がとられるが，衛生管理上の改善措置はCLを逸脱したときにとられる。

なお設定したCL値の根拠をしっかりと説明できることが重要である。

7.5.7 モニタリング方法の設定（HACCP原則4）

第6章 **6.6** の内容，手順に従い設定する。

7.5.8 改善措置の設定（HACCP原則5）

第6章 **6.7** の内容，手順に従い設定する。

7.5.9 検証方法の設定（HACCP原則6）

第6章 **6.8** の内容，手順に従い設定する。

7.5.10 記録文書の作成と保存（HACCP原則7）

第6章 **6.9** の内容，手順に従い設定する。

本モデルの原則2～原則7についてはオレンジジュースCCP整理表を355ページに記載例として示す。

7.5.11 総括表の作成

総合衛生管理製造過程大要として，全工程を対象に危害リストに基づいて管理基準，確認方法，改善措置方法，検証方法および記録文書を検討または確認して総括表を作成する。

総括表の例は一括してミルク入りコーヒー飲料（缶入り・レトルト殺菌）総括表を274～319ページに示した。

	製品説明書	
1．製品の名称及び種類	オレンジジュース（濃縮還元，紙容器・無菌充填）	
2．原材料の名称	凍結濃縮オレンジ果汁，香料，水	
3．使用基準のある添加物の名称及びその使用量	該当なし	
4．容器包装の形態及び材質	LL ブリックパック（ストロー付） （材質） ・ロール：PE/紙/PE/アルミ箔/PE/PE ・テープ：LLDPE/HDPE/LLDPE	
5．性状及び特性	・濃縮果汁を搾汁の状態に還元し，香料を添加し固有の風味を有するもの ・pH4.0未満で，65℃・10分間加熱する方法またはこれと同等以上の効力を有する方法で殺菌されたもの ・その他食品衛生法上特記すべき事項なし ・充填は無菌環境の中で，滅菌した紙容器に常温で充填・密封を行う	
6．製品の規格	・大腸菌群が陰性であること ・ヒ素，鉛が検出されないこと ・微生物検査の結果，製品規格内であること ・官能検査による異味・異臭のないこと ・混濁，異物，沈殿物のないこと（原材料由来のものを除く）	
7．賞味期限及び保存方法	120日，常温保存	
8．喫食または利用の方法	そのまま飲用	
9．販売等の対象となる消費者層	一般消費者	

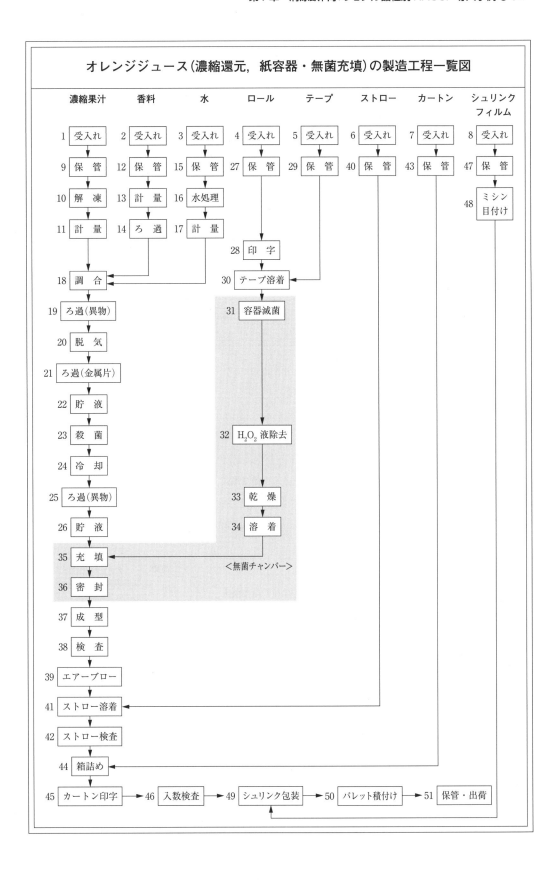

危害リスト					
製品の名称：オレンジジュース（濃縮還元，紙容器・無菌充填）					[No. 1／7]
(1) 原材料／工程	(2) 発生が予想されるハザード（危害要因）は何か？ B：生物学的 C：化学的 P：物理的	(3) 食品から低減／排除が必要な重要なハザード（危害要因）か？	(4) (3)欄の判断をした根拠は何か？	(5) (3)欄で重要と認められたハザード（危害要因）の管理手段は何か？	(6) この工程はCCPか？
【原材料由来】					
1．濃縮果汁 （受入れ：冷凍濃縮オレンジ果汁）	B：微生物の存在 ・腐敗微生物	○	生産段階で混入	原料メーカーの品質保証，原料規格書の厳守，工程（23）で排除	NO
	C：重金属およびその化合物および農薬の成分である物質の存在	○	原料メーカーの管理不良	原料メーカーの品質保証，原材料規格書の厳守	NO
	P：異物の存在	○	生産段階で混入	原料メーカーの品質保証，原材料規格書の厳守，工程（19）で排除	NO
2．香料（受入れ）	B：なし				NO
	C：食品衛生法に不適合	○	原料メーカーの管理不良	原料メーカーの品質保証，原材料規格書の厳守	NO
	P：異物の存在	○	生産段階で混入	原料メーカーの品質保証，原材料規格書の厳守，工程（14）で排除	NO
3．水 （受入れ：水道水）	B： C：水道水水質基準に不適合 P：	○	水道水の汚染	定期的水質検査の実施	NO
4．ロール：リール状包装用紙 5．テープ 6．ストロー 7．カートン 8．シュリンクフィルム（受入れ）	B：微生物の存在	○	生産段階で混入	原料メーカーの品質保証，原材料規格書の厳守，工程（31）で排除（対象：ロール，テープ）	NO
	C：食品衛生法に不適合	○	原料メーカーの管理不良	原料メーカーの品質保証，原材料規格書の厳守	NO
	P：異物の存在	○	生産段階で混入	原料メーカーの品質保証，原材料規格書の厳守	NO
【製造工程由来】					
9．保管 （果汁：冷凍濃縮オレンジ果汁）	B：微生物の汚染　なし 　　微生物の増殖	×	SSOP（原材料保管基準）で対応できる		
	C, P：なし				

製品の名称：オレンジジュース（濃縮還元，紙容器・無菌充填）						[No. 2／7]
(1)	(2)	(3)	(4)	(5)	(6)	
原材料／工程	発生が予想されるハザード（危害要因）は何か？ B：生物学的 C：化学的 P：物理的	食品から低減／排除が必要な重要なハザード（危害要因）か？	(3)欄の判断をした根拠は何か？	(3)欄で重要と認められたハザード（危害要因）の管理手段は何か？	この工程はCCPか？	
【製造工程由来】						
10. 解凍 （自然解凍）	B：微生物の汚染 なし					
	微生物の増殖	×	SSOP（製造基準）で対応できる			
	C, P：なし					
11. 計量 （果汁：モーノポンプ，デジタル秤量機）	B：微生物の汚染	×	SSOP（計量基準）で対応できる			
	微生物の増殖	×	短時間処理で起こりづらい			
	C：洗浄剤の混入	×	SSOP（設備洗浄作業基準）で対応できる			
	P：異物の混入	×	SSOP（計量基準）で対応できる			
12. 保管（香料） 13. 計量（香料）	B：微生物の汚染	×	SSOP（保管・計量基準）で対応できる			
	微生物の増殖	×	短時間処理のため起こりづらい			
	C：洗浄剤の混入	×	SSOP（設備洗浄作業基準）で対応できる			
	P：異物の混入	×	SSOP（保管・計量基準）で対応できる			
14. ろ過 （香料：メッシュタイプ）	B：微生物の汚染	×	SSOP（ろ過作業基準）で対応できる			
	微生物の増殖	×	瞬時通過のため起こりづらい			
	C：洗浄剤の混入	×	SSOP（設備洗浄作業基準）で対応できる			
	P：異物の混入・残存	×	SSOP（設備保守管理基準）で対応できる			
15. 保管 （水：水道水）	B：微生物の汚染	×	SSOP（水道水保管基準）で対応できる			
	微生物の増殖	×	SSOP（水道水保管基準）で対応できる			
	C：化学物質の混入	×	SSOP（水道水保管基準）で対応できる			
	P：異物の混入	×	SSOP（水道水保管基準）で対応できる			

製品の名称：オレンジジュース（濃縮還元，紙容器・無菌充塡）					[No. 3／7]
(1) 原材料／工程	(2) 発生が予想されるハザード（危害要因）は何か？ B：生物学的 C：化学的 P：物理的	(3) 食品から低減／排除が必要な重要なハザード（危害要因）か？	(4) (3)欄の判断をした根拠は何か？	(5) (3)欄で重要と認められたハザード（危害要因）の管理手段は何か？	(6) この工程はCCPか？
【製造工程由来】					
16. 水処理 (活性炭処理，軟水化，ろ過，紫外線殺菌)	B：微生物の汚染	×	SSOP（水処理作業基準）で対応できる		
	微生物の増殖	×	SSOP（水処理作業基準）で対応できる		
	微生物の生残	○	紫外線ランプの消耗	定期的保守点検管理の徹底，工程（23）で対応	NO
	C：化学物質の残存	×	SSOP（水処理作業基準）で対応できる		
	P：異物の混入	×	SSOP（水処理作業基準）で対応できる		
17. 計量 (水：流量計／液面スケール)	B：微生物の汚染	×	SSOP（水計量作業基準）で対応できる		
	微生物の増殖	×	短時間の処理のため起こりづらい		
	C：洗浄剤の混入	×	SSOP（設備洗浄作業基準）で対応できる		
	P：異物の混入	×	SSOP（水計量作業基準）で対応できる		
18. 調合 (調合タンク)	B：微生物の汚染	×	SSOP（調合作業基準）で対応できる		
	微生物の増殖	×	SSOP（調合作業基準）で対応できる		
	C：洗浄剤の混入	×	SSOP（設備洗浄作業基準）で対応できる		
	P：異物の混入	×	SSOP（調合作業基準）で対応できる		
19, 21. ろ過 (メッシュ型／バスケットフィルター・マグネットトラップ)	B：微生物の汚染	×	SSOP（ろ過作業基準）で対応できる		
	微生物の増殖	×	瞬時通過のため起こりづらい		
	C：洗浄剤の混入	×	SSOP（設備洗浄作業基準）で対応できる		
	P：異物の混入・残存	×	SSOP（設備保守管理基準）で対応できる		

第7章 清涼飲料水のモデル品種別HACCP導入事例 ● 351

製品の名称：オレンジジュース（濃縮還元，紙容器・無菌充填）					[No. 4／7]	
(1)	(2)		(3)	(4)	(5)	(6)
原材料／工程	発生が予想されるハザード（危害要因）は何か？ B：生物学的 C：化学的 P：物理的		食品から低減／排除が必要な重要なハザード（危害要因）か？	(3)欄の判断をした根拠は何か？	(3)欄で重要と認められたハザード（危害要因）の管理手段は何か？	この工程はCCPか？
【製造工程由来】						
20. 脱気 （デアレーター）	B：微生物の汚染		×	SSOP（脱気作業基準／設備保守管理基準）で対応できる		
	微生物の増殖		×	短時間通過のため起こりづらい		
	C：化学物質の混入		×	SSOP（脱気作業基準／設備保守管理基準）で対応できる		
	P：異物の混入		×	SSOP（脱気作業基準／設備保守管理基準）で対応できる		
22. 貯液 （貯液タンク）	B：微生物の汚染		×	SSOP（設備洗浄作業基準）で対応できる		
	微生物の増殖		×	SSOP（貯液作業管理基準）で対応できる		
	C：洗浄剤の混入		×	SSOP（設備洗浄作業基準）で対応できる		
	P：異物の混入		×	SSOP（貯液作業管理基準）で対応できる		
23. 殺菌 24. 冷却 （プレート式熱交換機）	B：微生物の生残		○	殺菌温度の低下，流量設定の不良，計器類の示度不良	製造基準の遵守，点検管理の徹底，定期的保守点検管理の徹底	CCP1
	微生物の汚染		×	SSOP（設備洗浄作業基準）で対応できる		
	微生物の増殖		×	短時間通過のため起こりづらい		
	C：洗浄剤の混入		×	SSOP（設備洗浄作業基準）で対応できる		
	P：異物の混入		×	SSOP（設備保守管理基準）で対応できる		
25. ろ過 （インラインフィルター）	B：微生物の汚染		×	SSOP（ろ過作業基準）で対応できる		
	微生物の増殖		×	瞬時通過のため起こりづらい		
	C：洗浄剤の混入		×	SSOP（設備洗浄作業基準）で対応できる		
	P：異物の混入・残存		×	SSOP（設備保守管理基準）で対応できる		

製品の名称：オレンジジュース（濃縮還元，紙容器・無菌充填）					[No. 5／7]	
(1) 原材料／工程	(2) 発生が予想されるハザード（危害要因）は何か？ B：生物学的 C：化学的 P：物理的	(3) 食品から低減／排除が必要な重要なハザード（危害要因）か？		(4) (3)欄の判断をした根拠は何か？	(5) (3)欄で重要と認められたハザード（危害要因）の管理手段は何か？	(6) この工程はCCPか？
【製造工程由来】						
26. 貯液（アセプティックタンク）	B：微生物の汚染		×	SSOP（貯液作業基準）で対応できる		
	微生物の増殖		×	SSOP（貯液作業基準）で対応できる		
	C：洗浄剤の混入		×	SSOP（設備洗浄作業基準）で対応できる		
	P：異物の混入		×	SSOP（貯液作業基準）で対応できる		
27, 29, 40, 43, 47. 保管 27. ロール：リール状包装用紙 29. テープ 40. ストロー 43. カートン 47. シュリンクフィルム	B：微生物の汚染		×	SSOP（原材料保管基準）で対応できる		
	微生物の増殖		×	SSOP（原材料保管基準）で対応できる		
	C：化学物質の汚染		×	SSOP（原材料保管基準）で対応できる		
	P：異物の混入		×	SSOP（原材料保管基準）で対応できる		
28. 印字	B：微生物の汚染		×	SSOP（印字作業基準）で対応できる		
	微生物の増殖		×	短時間処理で起こりづらい		
	C：なし					
	P：異物の混入		×	SSOP（印字作業基準）で対応できる		
30. テープ溶着	B：微生物の汚染		×	SSOP（溶着作業基準）で対応できる		
	微生物の増殖		×	短時間処理で起こりづらい		
	C：なし					
	P：異物の混入		×	SSOP（溶着作業基準）で対応できる		

製品の名称：オレンジジュース（濃縮還元，紙容器・無菌充填）					[No. 6／7]	
(1)	(2)	(3)	(4)		(5)	(6)
原材料／工程	発生が予想されるハザード（危害要因）は何か？ B：生物学的 C：化学的 P：物理的	食品から低減／排除が必要な重要なハザード（危害要因）か？	(3)欄の判断をした根拠は何か？		(3)欄で重要と認められたハザード（危害要因）の管理手段は何か？	この工程はCCPか？
【製造工程由来】						
31. 容器滅菌 （H_2O_2槽）	B：微生物の生残	○	H_2O_2液温度の低下，浸漬時間の不足，H_2O_2液濃度の低下		SSOP（製造基準）の遵守，SSOP（保守点検管理基準）により管理できる	NO
	微生物の汚染　なし 　　微生物の増殖　なし					
	C：H_2O_2液の残存	×	SSOP（製造基準）の遵守により管理できる			
	P：異物の混入	×	SSOP（容器滅菌作業基準）で対応できる			
32. H_2O_2液除去 （スクイジーローラー）	B：なし					
	C：H_2O_2液の残存	○	ローラー圧の不足		SSOP（製造基準）の遵守，SSOP（保守点検管理基準）により管理できる工程（33）で除去	NO
	P：異物の混入	×	SSOP（H_2O_2液除去基準）で対応できる			
33. 乾燥 （エアナイフ）	B：微生物の汚染	×	SSOP（乾燥作業基準）で管理できる			
	微生物の増殖　なし					
	C：H_2O_2液の残存	○	乾燥温度の不足		SSOP（製造基準）の遵守，SSOP（保守点検管理基準）により管理できる	NO
	P：異物の混入	×	SSOP（乾燥作業基準）で対応できる			
34. 溶着	B：微生物の汚染	○	溶着不良		SSOP（製造基準）の遵守，SSOP（保守点検管理基準）により管理できる	NO
	微生物の増殖	×	瞬時処理のため起こりづらい			
	C：なし					
	P：異物の混入	×	SSOP（溶着作業基準）で対応できる			

製品の名称：オレンジジュース（濃縮還元，紙容器・無菌充填）					[No.7／7]	
(1) 原材料／工程	(2) 発生が予想されるハザード（危害要因）は何か？ B：生物学的 C：化学的 P：物理的		(3) 食品から低減／排除が必要な重要なハザード（危害要因）か？	(4) (3)欄の判断をした根拠は何か？	(5) (3)欄で重要と認められたハザード（危害要因）の管理手段は何か？	(6) この工程はCCPか？
【製造工程由来】						
35. 充填	B：微生物の汚染		×	SSOP（充填作業基準）で対応できる		
		微生物の増殖	×	瞬時処理のため起こりづらい		
	C：洗浄剤の混入		×	SSOP（設備洗浄作業基準）で対応できる		
	P：異物の混入		×	SSOP（充填作業基準）で対応できる		
36. 密封	B：微生物の汚染		○	密封不良	SSOP（製造基準）の遵守，SSOP（保守点検管理基準）により管理できる	NO
		微生物の増殖	×	瞬時処理のため起こりづらい		
	C：なし					
	P：異物の混入		×	SSOP（密封作業基準）で対応できる		
37. 成型	B：微生物の汚染		×	SSOP（成型作業基準）で対応できる		
		微生物の増殖	×	瞬時処理のため起こりづらい		
	C，P：なし					
38. 検査 39. エアーブロー 41. ストロー溶着 42. ストロー検査 44. 箱詰め 45. カートン印字 46. 入数検査 48. ミシン目付け 49. シュリンク包装 50. パレット積付け	B：微生物の汚染		×	SSOP（製造基準）で対応できる		
		微生物の増殖	×	瞬時処理のため起こりづらい		
	C，P：なし					
51. 保管・出荷	B：微生物の汚染		×	SSOP（製造基準）で対応できる		
		微生物の増殖	×	通常起こりづらい		
	C，P：なし					

	CCP 整理表
製品の名称：オレンジジュース（濃縮還元，紙容器・無菌充填）	
CCP 番号	CCP 1
危害発生の工程	・加熱殺菌
危害の原因物質	・微生物の生残
危害の発生要因	・殺菌温度の低下
発生防止措置	・製造標準の遵守 ・殺菌設備の保守点検管理
管理基準（CL）	・殺菌機出口温度（　）℃
確認方法 　頻度 　担当者	・自記温度計および現場温度計による殺菌温度の確認 　　　　　頻度：・自記温度計　連続 　　　　　　　　　・現場温度計　殺菌開始時および所定時間ごと 　　　　　担当者：製造係
改善措置方法	・殺菌温度が管理基準を逸脱した場合は，製造を停止し，工程を修復して正常な状態に復帰したことを確認し殺菌を再開する。 　　　　　担当者：製造係 ・管理基準逸脱時に殺菌されたと考えられる半製品は基準逸脱製品処理規定により処理する。 　　　　　担当者：製造係
検証方法	・殺菌温度記録の確認 　　　　　頻度：毎日　　担当者：製造課長 ・FDV の作動状況の確認 　　　　　頻度：殺菌開始時　　担当者：製造係 ・FDV の作動確認記録の確認 　　　　　頻度：毎日　　担当者：製造課長 ・測定器の校正（自記温度計，現場温度計） 　　　　　頻度：年1回　　担当者：製造係 ・測定器校正記録の確認 　　　　　頻度：年1回　　担当者：製造課長 ・管理基準逸脱時の逸脱内容および改善措置内容の確認 　　　　　頻度：毎日　　担当者：製造課長 ・製品の微生物検査 　　　　　頻度：毎日　　担当者：品質管理係 ・製品の微生物検査結果の確認 　　　　　頻度：毎日　　担当者：品質管理課長
記録文書名および記録内容	・殺菌管理記録：・製品名・殺菌日時・殺菌温度／時間・担当者氏名 　　　　　　　　・FDV の作動確認日時，設定／作動温度・担当者氏名 ・測定器校正記録（自記温度計，現場温度計）：・校正年月日・校正内容・担当者氏名 ・異常時処理記録：・日時・異常内容・措置内容・担当者氏名等 ・製品微生物検査記録：・製品名・製造日・製造ロット・検査結果・担当者名

7.6 緑茶飲料（PET容器詰・無菌充填）

7.6.1 緑茶飲料について

　緑茶飲料のHACCPプラン導入について，PET容器詰め無菌充填（アセプティック充填）システムをモデルとして説明する。

　緑茶飲料は，緑茶葉を高温短時間で抽出した茶系飲料で，栄養強化剤としてビタミンC，抽出効率向上およびpH調整剤として炭酸水素ナトリウム（重曹）を添加する製品もある（本モデルは両物質を添加）。

　PET容器詰め緑茶飲料の製造方法には，ホットパック充填方式と無菌充填方式があるが，従来は耐熱PET容器を使用してホットパック充填システムが行われていたが，近年は品質とコストの面から非耐熱PET容器を使った無菌充填システムが多く採用されるようになってきたため，本モデルは無菌充填システムで進める。

　無菌充填システムの特徴は，充填前にすでに殺菌されていて，充填を含めたそれ以降は殺菌工程がないことである。従って，PET容器詰め無菌充填システムにおいて，微生物による危害の発生を防止するために重要なことは，次の4条件である。

① 製品液が無菌であること。
② 容器ならびにキャップが無菌であること。
③ 容器殺菌機，容器すすぎ機，充填機，密封機，容器殺菌室，容器すすぎ室，充填室，密封室が無菌であること。
④ 無菌充填システムの管理が確実に実施されていること。

　この条件の1つでも欠如したならば無菌充填システムは成立しないことは明白であり，③と

④は第5章に記載されている一般的衛生管理プログラム（PRP）で，HACCPシステムの前提条件といえる。

③のボトル殺菌機，ボトルすすぎ機，充填・密封機とこれらが設置されている無菌チャンバーの無菌状態を保持するには，COP・CIP・SIPのサニテーション管理，HEPAフィルターの管理と陽圧の保持，無菌チャンバーと非無菌ゾーンとの境界（PET容器の入口，PET容器の出口，キャップの入口，回転軸）の管理，およびドアオープン後の無菌立上げに注意を要する。

食品の衛生管理は，このように，一般的衛生管理が確立した条件のもとで成立するが，特に無菌充填システムでは，上記一般的衛生管理の1つの欠落も許せない必須条件である。

また，無菌充填システムで使用しているオキソニア薬剤等の殺菌剤による腐食も無菌保持の妨げ，ならびに異物発生要因にも成りうるので注意を要する。

緑茶飲料の容器は，本モデルのPET容器のほかに缶，ガラスびん，紙容器が使われているが，これらの容器ならびにキャップ等の容器包装は食品衛生法に基づく容器包装基準（材質別規格および用途別規格）に適合していなくてはならない。

なお，ここでは，HACCPプラン作成にあたって，手順1から手順12までの内，主として緑茶飲料無菌充填システムに特有の事項について説明する。清涼飲料水に共通する事項は，第6章に記載されているので参考にされたい。

7.6.2　製品説明書

製品の内容について，第6章 **6.2.2** の製品説明書に従って記載しなくてはならないが，緑茶飲料特有の事項についてこの項で説明する。

● 「原材料の名称」の欄

炭酸水素ナトリウム（重曹）は抽出効率の向上やpH調整のために使用され，工程中に分解されることからラベルの表示は免除されるが，本欄には危害の管理上記入が必要である。

● 「使用基準のある添加物の名称及びその使用量」の欄

緑茶飲料では使用基準の定められた添加物を一般的に添加されることはほとんどないので，本モデルも無添加とした。

本モデルである緑茶飲料（PET容器詰・無菌充填）の製品説明書の記載例を365ページに示した。

7.6.3 製造工程一覧図（フローダイヤグラム）

本モデルの緑茶飲料無菌充填システムの製造工程一覧図を366ページに示した。

各工程で留意すべきことと，緑茶飲料無菌充填工程での各特徴を説明する。なお，カッコ内の工程No.は，本モデルの製造工程一覧図の各工程に記載した数字である。

7.6.3.1 使用水（工程No.4）

水源としては水道水，井戸水，地表水などがあるが，本モデルは市水を使用水とした。緑茶飲料の組成の主体は水であり，水の良否が製品の品質に大きな影響を与えるために，水処理装置でさらに精製処理して使用されている。

使用水については，第5章**5.3.5**に詳しく記載されているので参考にされたい。

7.6.3.2 ビタミンC（L-アスコルビン酸またはL-アスコルビン酸ナトリウム）（工程No.2）

緑茶茶葉にはもともとビタミンCが含まれており，茶葉の加工工程で消失した程度のビタミンCを添加することは強化剤とみなされている。

7.6.3.3 プリフォーム（容器）（工程No.3）

無菌充填システムが開発された当初は，成型したPET容器を搬入するバルク方式に限られていたが，最近のラインではプリフォームの状態で工場に搬入し，インラインで容器に成型して殺菌・充填する工場が増えている。本モデルもインライン方式を採用した。

7.6.3.4 水処理（工程No.11, 18, 25, 30, 35, 39, 42）

緑茶飲料の品質に及ぼす水質の影響は非常に大きい。カルシウムやマグネシウム，鉄といった金属イオン類や殺菌のために添加している塩素イオンは，緑茶飲料の香味を悪くさせたり，水色を変化させることがあるため，緑茶飲料に使用する水は，原水を陽イオン・陰イオン交換処理して，純水化することが通常行われている。

7.6.3.5 抽出（工程No.27）

茶葉の抽出は撹拌のできるニーダー式やティーバック式，熱水シャワーで行う方式などがあるが，緑茶の十分な香味を引き出すには高温で短時間の抽出が優れている。茶葉と熱水を長時間接触させて抽出すると苦渋味が出てくるので適度な条件を設定して製造する。

7.6.3.6 容器成型（工程No.29）

PET容器はプリフォームをヒートボックスで昇温させ，ブロー成型機でブロー圧と延伸ロッ

ドの二軸延伸で容器に成型する。

7.6.3.7 容器の殺菌，キャップの殺菌（工程 No. 38, 31）

　無菌充填システムでは充填を含めた下流では微生物汚染の制御工程がないので，充填・密封時ではすでにPET容器も殺菌された無菌状態が条件である。PET容器は，無菌チャンバーに入る直前に紫外線殺菌，無菌チャンバー内では，加温されたアルカリまたはオキソニア等殺菌剤によって容器の内面外面を殺菌する。キャップについても紫外線殺菌後，蒸気殺菌等で全体を殺菌する。

7.6.3.8 純水の殺菌，容器のすすぎおよびキャップのすすぎ（工程 No. 45, 41, 36）

　殺菌剤で殺菌されたPET容器は，無菌チャンバー内で，純水を高温高圧で殺菌した無菌水によって容器に残存する殺菌剤をリンスする。キャップについては，無菌水で冷却洗浄後，無菌エアーで残水を除去することもある。

7.6.3.9 製品液の殺菌（工程 No. 43）

　緑茶の製品液は，プレート式熱交換器によって高温高圧で殺菌する。

7.6.3.10 充填（工程 No. 47）

　無菌充填システムでの充填は，無菌チャンバー内で行われている。微生物制御の観点から充填ノズルは，電磁流量計を使用して非接触方式（容器と充填ノズルが接触しない）を選択している。

7.6.3.11 密封（巻締め）（工程 No. 48）

　PET容器の密封には，プラスチックキャップとアルミキャップがある。樹脂キャップのキャッピング方法は，キャッピングヘッドにチャックされたキャップがびん口ネジ部にキャッピングヘッドのトッププレッシャーと回転によって巻き締める。アルミキャップはスレッドローラーがびん口ネジ部に沿って回転することによってネジが成型され，スカートローラーがびん口ロッキングリングを巻き込む。本モデルは多く使われているプラスチックキャップを採用する。

7.6.4　危害分析（HACCP 原則 1）

　製造工程一覧図で示した原材料，工程ごとに，第 6 章 **6.3** に記載された内容および手順に従って危害分析を行い，危害リストを作成する。

　危害は各工場の原材料，設備，工程等によってそれぞれ異なるが，緑茶飲料無菌充填システムの危害について一般的に留意すべき事項，およびほかのモデルと共通するが重要と思われる事項を参考として説明する。

7.6.4.1　使用水（工程 No. 4）

　本モデルは使用水を市水としたので，食品衛生法に基づく清涼飲料水の製造基準に規定された水の基準（水道法水質基準）に合致していることならびに，受入口での遊離残留塩素が 0.1 mg/L（結合残留塩素の場合は 0.4 mg/L）以上保持されていることが必要である。

7.6.4.2　茶葉（工程 No. 1, 8）

　緑茶茶葉は食品衛生法に基づく規格基準合格品でなければならない。化学的危害物質としては残留農薬があるが，受入れ時に試験して確認することは事実上困難である。したがって，納入者から保証書を義務付けるなどして確認する必要がある。

　納入時の茶葉の梱包汚損にも注意を要する。

7.6.4.3　ビタミン C，炭酸水素ナトリウム（重曹）（工程 No. 2, 9）

　ビタミン C，炭酸水素ナトリウム（重曹）ともに，食品衛生法に基づく添加物の規格基準に合致したものを使用する。

7.6.4.4　プリフォーム（工程 No. 3, 10）

　プリフォームは食品衛生法に基づく器具及び容器包装の規格基準に適合していなければならない。

7.6.4.5　水処理（工程 No. 11, 18, 25, 30, 35, 39, 42）

　受水槽，活性炭ろ過，イオン交換，フィルターろ過等水処理のそれぞれの工程を一覧図に書き，それぞれ別々に危害分析をすることが重要だが，危害が全く同一であれば水処理として一括して記載することもできる。

　受水槽が地下タンクの場合は，外壁亀裂による汚染物質の混入に気をつけなければならない。

　水処理装置の危害では，特に活性炭ろ過機後半以降の脱塩された部分が微生物の巣窟になら

ないよう注意しなければならない。

7.6.4.6　容器成型（工程 No. 29）

PET 容器の成型時ではプリフォームを昇温させるが，その時に容器口ネジ部の変形に注意を要する。また，プリフォームならびに容器の搬送中に，容器天面に損傷が発生しないように注意しなければならない。

なお，食品衛生法で定める危害ではないが，ヒートボックスで成型速度を上げようと急激に加熱するとプリフォームの外面のみが温度上昇し，外面が結晶化により白化することがある。また，内面が温度上昇しない状態でブローするとマイクロボイドが発生し，銀色状となる。こうした容器は外観上の問題もあるが強度等の物性も低下する。

7.6.4.7　純水の殺菌，製品液の殺菌（工程 No. 45, 43）

プレート式熱交換器で高温高圧殺菌するが，殺菌温度と殺菌時間（流量）の管理が特に重要である。また，FDV の作動確認，プレートの差圧管理およびサニタリーポンプの安全背圧にも注意が必要である。

7.6.4.8　容器の殺菌，キャップの殺菌（工程 No. 38, 31）

加温したアルカリやオキソニア等の殺菌剤で容器を殺菌するが，殺菌はアルカリや殺菌剤の濃度と温度が大きく影響する。また，エアー等の阻害物がなく，殺菌剤が満遍なく容器の内面外面に接触していることが重要である。また紫外線殺菌では能力確認（照射時間切れを防ぐ）が必要である。

耐性菌の出現の可能性も忘れてはならない。

無菌チャンバーの無菌保持は前提条件である。

7.6.4.9　容器のすすぎ，キャップのすすぎ（工程 No. 41, 36）

アルカリや殺菌剤で殺菌された容器は，アルカリや殺菌剤が残留しないようにリンスしなければならない。同時に，リンス水が無菌状態でなければ製品の微生物汚染につながる。

無菌チャンバーの無菌保持は前提条件である。

7.6.4.10　充填（工程 No. 47）

無菌充填システムでは，充填工程を含めた下流では殺菌工程がないので充填する時は，無菌の製品液に，無菌の容器と，無菌の設備，そのうえに無菌環境で充填しなければならない。ゆえに充填機の一般的衛生管理は前提条件となる。

7.6.4.11　密封（工程 No. 48）

　PET 容器のキャップの巻締めは，製品の品質管理として重要な管理項目であり，巻締め不足による二次汚染が発生しないように，定期的に検査ならびに保守点検管理を徹底しなければならない。巻締め時，PET 容器口部天面とキャップ内部のかみ合わせシールが最も重要である。

　無菌チャンバーの無菌保持は前提条件である。

7.6.4.12　ラベル装着から保管・出荷まで（工程 No. 49〜54）

　密封後の各工程および搬送中に落下・衝撃などによって発生する巻締め部のシール不良による微生物汚染にも注意が必要である。

　非耐熱 PET 容器での保管中に室内温度上昇による容器の変形（シール不良）にも注意を要する。

　また，ラインアウトした半製品の取扱いミスでの危害の発生が意外に多く，死角となっている。このような非定常業務での危害発生防止管理は特に重要である。

　その他の非定常業務の具体例としては，長時間にわたる機械故障後の作業，停電によるライン停止後の作業，回収再利用作業，トラブル発生後の作業，繁忙期，渇水期，新入社員，交代勤務の引継ぎ等があり，これらは非定常な業務ゆえに危害発生防止に特に留意することがきわめて重要である。

　本モデルの緑茶飲料（PET 容器詰・無菌充填）の危害リストの例を 367〜377 ページに示した。

　各工場における危害分析は，工程ごとに具体的な危害発生要因名を列挙して，検討しなければならない（例えば，「容器殺菌機の殺菌剤噴射ノズルが詰まり殺菌不良」「ラインアウトした不良品，半製品を誤ってラインに戻す」等々）。検討漏れの危害は管理されない状態となるため，具体的に列挙することがきわめて重要である。

　また，危害発生要因は，各工場の原材料，製造工程，設備，機械の使用年数，作業環境等々によってそれぞれ異なるため，危害分析は各工場のオリジナリティーが重要である。

7.6.5　CCP の決定（HACCP 原則 2 ）

　危害リストに基づき，第 6 章 **6.4** に記載された内容および手順に従って CCP の決定を行う。

　緑茶飲料無菌充填システムの危害原因物質のなかで最も警戒すべきものの 1 つが微生物である。前述のように無菌充填システムにおける微生物対策は，充填工程を含めた以降での加熱殺菌工程がないために，①製品液が無菌，②容器・キャップが無菌，③容器殺菌機，容器すすぎ

機・充填機・密封機ならびに無菌チャンバー内が無菌，④無菌充填システムの無菌管理項目の確実な実施の4項目が重要である。③と④は一般的衛生管理プログラム（PRP）による管理で制御可能と考えられる。CCPの最有力候補は，製品液の加熱殺菌工程と，容器の殺菌工程，キャップの殺菌工程，そして容器のすすぎに使用される純水の加熱殺菌工程の4工程であろう。

化学物質の危害としては容器の殺菌剤の残存，また異物の危害としては殺菌剤による腐食物質の混入等が考えられるが，これらはPRPで管理が可能であろう。

その他の工程でも微生物や化学物質，異物等の危害発生防止上重要な工程があるが，第6章で述べられた基準に照らしながら，それぞれの工場の状況に合わせて検討すべきである。

上記検討した結果，本モデルでのCCPは4工程となったが，重複部分が多いため，以下本モデルではCCPの代表として製品液の加熱殺菌工程のみで作業を進める。

7.6.6　CLの設定（HACCP原則3）

緑茶飲料の加熱殺菌のCLは，一般に微生物はClostridium botulinumを指標とし，pH 4.6以上の場合は殺菌条件を最低120℃・4分間としている（「食品，添加物等の規格基準」（昭和34年12月28日厚生省告示第370号）に基づき衛食第245号（昭和61年12月26日）通知にて殺菌条件が定められた）。

殺菌時間を短くしたいために温度を上げた場合は，130℃では0.4分間となり，140℃では0.04分間となる。

殺菌時間の管理は，一般に流量で管理している。

CLの最低基準値は120℃・4分間，または同等以上の効力を有する方法であるが，実機上のCLは，殺菌機の機能，温度センサーの位置，計測器の公差等々によって各工場各ラインによって異なってくるため，それらを実機で確認したうえでCLを決めなければならない。本モデルのCCP管理表のCLは，かかる理由により（　）℃・（　）分間とした。

工場では管理基準値に余裕を持たせて，さらに高い殺菌温度および殺菌時間を設けているところが多い（OPL）。OPLの上限，下限を超えた場合は，当然工程改善や品質管理上の処置がとられるが，衛生管理上の改善措置はCLを逸脱した場合にとられる。

7.6.7　モニタリング方法の設定（HACCP原則4）

第6章 **6.6**の内容，手順に従い設定する。

7.6.8　改善措置の設定（HACCP原則5）

第6章 **6.7** の内容，手順に従い設定する。

7.6.9　検証方法の設定（HACCP原則6）

第6章 **6.8** の内容，手順に従い設定する。

7.6.10　記録文書の作成と保存（HACCP原則7）

第6章 **6.9** の内容，手順に従い設定，作成し，CCP整理表を完成させる。
本モデルの緑茶飲料のCCP整理表の例を378ページに示した。

7.6.11　総括表の作成

HACCP原則第1から第7までを一覧表にまとめたのが総合衛生管理製造過程総括表である。

総括表の例は一括してミルク入りコーヒー飲料（缶入り・レトルト殺菌）総括表を274〜319ページに示した。

製品説明書	
1．製品の名称及び種類	緑茶飲料（PET容器詰・無菌充填）
2．原材料の名称	水，緑茶茶葉，ビタミンC，炭酸水素ナトリウム（重曹）
3．使用基準のある添加物の名称及びその使用量	使用基準が定められた添加物は無い
4．容器包装の形態及び材質	・PET容器 ・キャップはポリエチレン（ワンピース）
5．性状及び特性	・緑茶茶葉を抽出したもので，緑茶特有の香味を有するもの ・pH4.6以上で，120℃・4分間加熱，これと同等以上の効力を有する方法で殺菌されたもの ・その他食品衛生法上特記すべき事項なし
6．製品の規格	・原材料由来以外の異物（混濁・沈殿）のないこと ・ヒ素，鉛が検出されないこと ・大腸菌群が陰性であること ・官能検査による異味・異臭のないこと ・カビ，酵母，一般細菌が検出されないこと
7．賞味期限及び保存方法	1年（常温保存）
8．喫食または利用の方法	そのまま飲用
9．販売等の対象となる消費者層	一般消費者

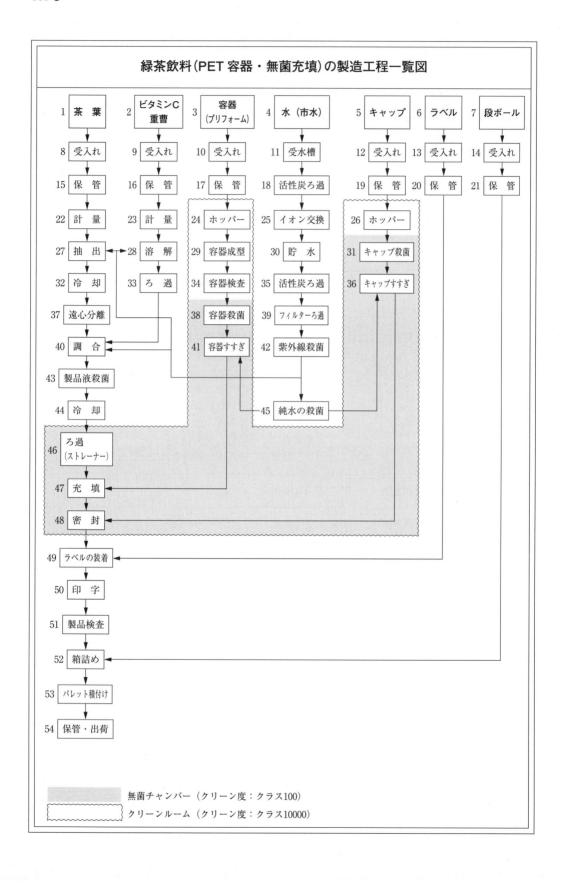

第7章 清涼飲料水のモデル品種別HACCP導入事例 ● 367

危害リスト					
製品の名称：緑茶飲料（PET容器詰・無菌充填） [No. 1／11]					
(1)	(2)	(3)	(4)	(5)	(6)
原材料／工程	発生が予想されるハザード（危害要因）は何か？ B：生物学的 C：化学的 P：物理的	食品から低減／排除が必要な重要なハザード（危害要因）か？	(3)欄の判断をした根拠は何か？	(3)欄で重要と認められたハザード（危害要因）の管理手段は何か？	この工程はCCPか？
【原材料由来】						
1．茶葉	B：微生物の存在	○	生産者の衛生管理不良，流通，保管の衛生管理不良	生産者の品質保証書，生産・流通業者の衛生管理指導，受入検査，後工程（43製品液の殺菌）で管理できる	NO
	C：食品衛生法に不適合	○	生産者の管理不良，特に農薬の残留	生産者の品質保証書，原料供給者の試験成績書の確認，生産者に指導，受入検査	NO
	P：異物の存在	○	生産者の衛生管理不良，流通，保管の管理不良	生産者の品質保証書，生産・流通業者の管理指導，受入検査，後工程(46ろ過)で管理できる	NO
2．ビタミンC 重曹	B：なし				
	C：食品衛生法に不適合	○	原料メーカーの管理不良	原料メーカーの品質保証，原材料規格書の厳守	NO
	P：異物の存在	○	生産段階で混入	原料メーカーの品質保証，原材料規格書の厳守，工程（33）で排除	NO
3．容器 （プリフォーム）	B：微生物の存在	○	生産者の衛生管理不良，流通・保管の衛生管理不良	生産者の品質保証書，生産・流通業者の衛生管理指導，後工程（29ボトル成型）で管理できる	NO
	C：食品衛生法に不適合	○	生産者の管理不良	生産者の品質保証書，受入検査	NO
	P：異物の存在	○	生産者の管理不良，流通・保管の管理不良	生産者の品質保証書，生産・流通業者の管理指導，受入検査	NO
4．水（市水）	B： C：水道水水質基準に不適合 P：	○	水道水の汚染	定期的水質検査の実施	NO

製品の名称：緑茶飲料（PET容器詰・無菌充填）					[No. 2／11]	
(1) 原材料／工程	(2) 発生が予想されるハザード（危害要因）は何か？ B：生物学的 C：化学的 P：物理的	(3) 食品から低減／排除が必要な重要なハザード（危害要因）か？	(4) (3)欄の判断をした根拠は何か？	(5) (3)欄で重要と認められたハザード（危害要因）の管理手段は何か？	(6) この工程はCCPか？
【原材料由来】					
5．キャップ	B：微生物の存在	○	生産者の衛生管理不良，流通・保管の衛生管理不良	生産者の品質保証書，生産，流通業者の衛生管理指導，受入検査，後工程（31キャップの殺菌）で管理できる	NO
	C：食品衛生法に不適合	○	生産者の管理不良	生産者の品質保証書，受入検査	NO
	P：異物の存在	○	生産者の管理不良，流通・保管の管理不良	生産者の品質保証書，生産・流通業者の管理指導，受入検査，後工程(31キャップの殺菌)で管理できる	NO
6．ラベル 7．段ボール	B,C,P：なし				
【製造工程由来】					
8．受入れ（茶葉）	B：微生物の汚染	×	SSOP（原材料受入れ作業基準）で管理できる		
	微生物の増殖	×	短時間の滞留で起こりづらい		
	C：化学物質混入	×	SSOP（原材料受入れ作業基準）で管理できる		
	P：異物の混入	×	SSOP（原材料受入れ作業基準）で管理できる		
9．受入れ（ビタミンC，重曹）	B：微生物の汚染	×	SSOP（原材料受入れ作業基準）で管理できる		
	微生物の増殖	×	短時間の滞留で起こりづらい		
	C：化学物質混入	×	SSOP（原材料受入れ作業基準）で管理できる		
	P：異物の混入	×	SSOP（原材料受入れ作業基準）で管理できる		
10．受入れ（プリフォーム）	B：微生物の汚染	×	SSOP（原材料受入れ作業基準）で管理できる		
	微生物の増殖	×	短時間の滞留で起こりづらい		
	C：化学物質混入	×	SSOP（原材料受入れ作業基準）で管理できる		
	P：異物の混入	×	SSOP（原材料受入れ作業基準）で管理できる		

第7章 清涼飲料水のモデル品種別HACCP導入事例 ● 369

製品の名称：緑茶飲料（PET容器詰・無菌充填）					[No. 3／11]
(1)	(2)	(3)	(4)	(5)	(6)
原材料／工程	発生が予想されるハザード（危害要因）は何か？ B：生物学的 C：化学的 P：物理的	食品から低減／排除が必要な重要なハザード（危害要因）か？	(3)欄の判断をした根拠は何か？	(3)欄で重要と認められたハザード（危害要因）の管理手段は何か？	この工程はCCPか？
【製造工程由来】					
11. 受水槽(市水)	B：微生物の汚染	×	SSOP（製造設備保守点検管理基準)で管理できる		
	微生物の増殖	×	SSOP（製造設備洗浄殺菌基準）で管理できる		
	C：化学物質混入	×	SSOP（製造設備保守点検管理基準)で管理できる		
	P：異物の混入	×	SSOP（製造設備保守点検管理基準)で管理できる		
12. 受入れ（キャップ）	B：微生物の汚染	×	SSOP（原材料受入れ作業基準）で管理できる		
	微生物の増殖	×	短時間の滞留で起こりづらい		
	C：化学物質混入	×	SSOP（原材料受入れ作業基準）で管理できる		
	P：異物の混入	×	SSOP（原材料受入れ作業基準）で管理できる		
13, 14. 受入れ (13. ラベル, 14. 段ボール)	B, C, P：なし				
[水処理] 18. 活性炭ろ過 25. イオン交換 30. 貯水 35. 活性炭ろ過 39. フィルターろ過	B：微生物の汚染 微生物の増殖	×	SSOP（製造設備保守点検管理基準）で管理できる，SSOP（製造設備洗浄殺菌基準）で管理できる		
	C：洗浄剤，殺菌剤の混入	×	SSOP（製造設備保守点検管理基準）で管理できる，SSOP（製造設備洗浄基準）で管理できる		
	P：異物の混入	×	SSOP（製造設備保守点検管理基準）で管理できる，SSOP（製造設備洗浄殺菌基準）で管理できる，後工程（46ろ過）で管理できる		

製品の名称：緑茶飲料（PET容器詰・無菌充填）					[No. 4／11]	
(1) 原材料／工程	(2) 発生が予想されるハザード（危害要因）は何か？ B：生物学的 C：化学的 P：物理的	(3) 食品から低減／排除が必要な重要なハザード（危害要因）か？	(4) (3)欄の判断をした根拠は何か？	(5) (3)欄で重要と認められたハザード（危害要因）の管理手段は何か？	(6) この工程はCCPか？	
【製造工程由来】						
15, 16, 17, 19. 保管 (15. 茶葉, 16. ビタミンC・重曹, 17. 容器プリフォーム, 19. キャップ)	B：微生物の汚染 微生物の増殖	×	SSOP（原料保管取り扱い基準）で管理できる，SSOP（製造設備洗浄殺菌基準）で管理できる，SSOP（製造設備保守点検管理基準）で管理できる			
	C：なし					
	P：異物の混入	×	SSOP（原料保管取り扱い基準）で管理できる，SSOP（製造設備保守点検管理基準）で管理できる			
20, 21. 保管 (20. ラベル, 21. 段ボール)	B, C, P：なし					
24, 26. ホッパー (24. プリフォーム, 26. キャップ)	B：微生物の汚染 微生物の増殖	×	SSOP（製造設備取り扱い基準）で管理できる，SSOP（製造設備洗浄殺菌基準）で管理できる，SSOP（製造設備保守点検管理基準）で管理できる			
	C：なし					
	P：異物の混入	×	SSOP（製造設備取り扱い基準）で管理できる，SSOP（製造設備洗浄殺菌基準）で管理できる，SSOP（製造設備保守点検管理基準）で管理できる			

製品の名称：緑茶飲料（PET 容器詰・無菌充填）					[No. 5／11]	
(1)	(2)	(3)	(4)	(5)	(6)	
原材料／工程	発生が予想されるハザード（危害要因）は何か？ B：生物学的 C：化学的 P：物理的	食品から低減／排除が必要な重要なハザード（危害要因）か？	(3)欄の判断をした根拠は何か？	(3)欄で重要と認められたハザード（危害要因）の管理手段は何か？	この工程はCCPか？	
【製造工程由来】						
29. 容器成型 34. 容器検査	B,C：なし					
	P：異物の混入	×	SSOP（製造設備取り扱い基準）で管理できる，SSOP（製造設備洗浄基準）で管理できる，SSOP（製造設備保守点検管理基準）で管理できる			
22. 計量（茶葉） 27. 抽出 32. 冷却 37. 遠心分離 40. 調合	B：微生物の汚染	×	SSOP（製造設備取り扱い基準）で管理できる，SSOP（製造設備洗浄殺菌基準）で管理できる，SSOP（製造設備保守点検管理基準）で管理できる			
	微生物の増殖	×	短時間の滞留で起こりづらい			
	C：洗浄剤，殺菌剤の混入	×	SSOP（製造設備取り扱い基準）で管理できる，SSOP（製造設備洗浄基準）で管理できる，SSOP（製造設備保守点検管理基準）で管理できる			
	P：異物の混入	×	SSOP（製造設備取り扱い基準）で管理できる，SSOP（製造設備洗浄基準）で管理できる，SSOP（製造設備保守点検管理基準）で管理できる，後工程（46ろ過）で管理できる			

製品の名称：緑茶飲料（PET 容器詰・無菌充填）					[No. 6／11]	
(1) 原材料／工程	(2) 発生が予想されるハザード（危害要因）は何か？ B：生物学的 C：化学的 P：物理的		(3) 食品から低減／排除が必要な重要なハザード（危害要因）か？	(4) (3)欄の判断をした根拠は何か？	(5) (3)欄で重要と認められたハザード（危害要因）の管理手段は何か？	(6) この工程はCCPか？
【製造工程由来】						
23. 計量（ビタミンC，重曹） 28. 溶解 33. ろ過	B：微生物の汚染		×	SSOP（製造設備取り扱い基準）で管理できる，SSOP（製造設備洗浄殺菌基準）で管理できる，SSOP（製造設備保守点検管理基準）で管理できる		
	微生物の増殖		×	短時間の滞留で起こりづらい		
	C：洗浄剤，殺菌剤の混入		×	SSOP（製造設備取り扱い基準）で管理できる，SSOP（製造設備洗浄基準）で管理できる，SSOP（製造設備保守点検管理基準）で管理できる		
	P：異物の混入		×	SSOP（製造設備取り扱い基準）で管理できる，SSOP（製造設備洗浄基準）で管理できる，SSOP（製造設備保守点検管理基準）で管理できる，後工程（46ろ過）で管理できる		
42. 紫外線殺菌	B：微生物の汚染		×	SSOP（製造設備取り扱い基準）で管理できる，SSOP（製造設備保守点検管理基準）で管理できる		
	微生物の増殖		×	短時間の滞留で起こりづらい		
	微生物の生残		○	製造設備取り扱い不良	SSOP（製造設備取り扱い基準）で管理できる	
				紫外線殺菌灯劣化による殺菌効力の低下，製造設備保守点検管理不良	SSOP（製造設備保守点検管理基準）で管理できる	NO
	C：なし					
	P：異物の混入		○	製造設備取り扱い不良，製造設備保守点検管理不良	SSOP（製造設備取り扱い基準）で管理できる，SSOP（製造設備保守点検管理基準）で管理できる	NO

第7章 清涼飲料水のモデル品種別HACCP導入事例

製品の名称：緑茶飲料（PET容器詰・無菌充填）　　　[No. 7／11]

(1) 原材料／工程	(2) 発生が予想されるハザード（危害要因）は何か？ B：生物学的 C：化学的 P：物理的		(3) 食品から低減／排除が必要な重要なハザード（危害要因）か？	(4) (3)欄の判断をした根拠は何か？	(5) (3)欄で重要と認められたハザード（危害要因）の管理手段は何か？	(6) この工程はCCPか？
【製造工程由来】						
45. 純水の殺菌	B：微生物の汚染		×	SSOP(製造設備取り扱い基準)で管理できる，SSOP(製造設備洗浄殺菌基準)で管理できる，SSOP(製造設備保守点検管理基準)で管理できる		
	微生物の増殖		×	短時間の滞留で起こりづらい		
	微生物の生残		○	殺菌温度の低下，殺菌時間の不足による殺菌不良	製造基準	CCP 1
				製造設備取り扱い不良，製造設備洗浄殺菌不良，製造設備保守点検管理不良	製造設備取り扱い基準，製造設備洗浄殺菌基準，製造設備保守点検管理	
	C：洗浄剤，殺菌剤の混入		×	SSOP(製造設備取り扱い基準)で管理できる，SSOP(製造設備洗浄基準)で管理できる，SSOP(製造設備保守点検管理基準)で管理できる		
	P：異物の混入		×	SSOP(製造設備取り扱い基準)で管理できる，SSOP(製造設備洗浄基準)で管理できる，SSOP(製造設備保守点検管理基準)で管理できる		
38. 容器殺菌	B：微生物の汚染		×	SSOP(製造設備取り扱い基準)で管理できる，SSOP(製造設備洗浄殺菌基準)で管理できる，SSOP(製造設備保守点検管理基準)で管理できる		
	微生物の増殖		×	短時間の滞留で起こりづらい		
	微生物の生残		○	殺菌剤濃度，温度不足による殺菌不良，製造設備取り扱い不良，製造設備洗浄殺菌不良，製造設備保守点検管理不良	製造基準，製造設備取り扱い基準，製造設備洗浄殺菌基準，製造設備保守点検管理	CCP 2
	C：殺菌剤の残存		×	SSOP(製造設備洗浄基準)で管理できる，SSOP(製造設備保守点検管理基準)で管理できる，後工程(41容器すすぎ)で管理できる		

製品の名称：緑茶飲料（PET容器詰・無菌充填）					[No. 8／11]
(1) 原材料／工程	(2) 発生が予想されるハザード（危害要因）は何か？ B：生物学的 C：化学的 P：物理的	(3) 食品から低減／排除が必要な重要なハザード（危害要因）か？	(4) (3)欄の判断をした根拠は何か？	(5) (3)欄で重要と認められたハザード（危害要因）の管理手段は何か？	(6) この工程はCCPか？
【製造工程由来】					
38. 容器殺菌	P：異物の混入	×	SSOP(製造設備取り扱い基準)で管理できる，SSOP(製造設備洗浄基準)で管理できる，SSOP(製造設備保守点検管理基準)で管理できる，後工程(41容器すすぎ)で管理できる		
31. キャップ殺菌	B：微生物の汚染	×	SSOP（製造設備取り扱い基準）で管理できる，SSOP（製造設備洗浄殺菌基準）で管理できる，SSOP（製造設備保守点検管理基準）で管理できる		
	微生物の増殖	×	短時間の滞留で起こりづらい		
	微生物の生残	○	殺菌剤濃度，温度不足による殺菌不良，製造設備取り扱い不良，製造設備洗浄殺菌不良，製造設備保守点検管理不良	製造基準，製造設備取り扱い基準，製造設備洗浄殺菌基準，製造設備保守点検管理	CCP 3
	C：殺菌剤の残存	×	SSOP（製造設備取り扱い基準）で管理できる，SSOP（製造設備洗浄基準)で管理できる，SSOP（製造設備保守点検管理基準）で管理できる，後工程(36キャップすすぎ)で管理できる		
	P：異物の混入	×	SSOP（製造設備取り扱い基準）で管理できる，SSOP（製造設備洗浄基準)で管理できる，SSOP（製造設備保守点検管理基準）で管理できる，後工程(36キャップすすぎ)で管理できる		

第7章 清涼飲料水のモデル品種別HACCP導入事例 ● 375

製品の名称：緑茶飲料（PET容器詰・無菌充填）						[No. 9／11]
(1)	(2)		(3)	(4)	(5)	(6)
原材料／工程	発生が予想されるハザード（危害要因）は何か？ B：生物学的 C：化学的 P：物理的		食品から低減／排除が必要な重要なハザード（危害要因）か？	(3)欄の判断をした根拠は何か？	(3)欄で重要と認められたハザード（危害要因）の管理手段は何か？	この工程はCCPか？
【製造工程由来】						
36. キャップすすぎ 41. 容器すすぎ	B：微生物の汚染		×	SSOP（製造設備取り扱い基準）で管理できる，SSOP（製造設備洗浄殺菌基準）で管理できる，SSOP（製造設備保守点検管理基準）で管理できる		
		微生物の増殖	×	短時間の滞留で起こりづらい		
	C：洗浄剤，殺菌剤の残存		×	SSOP（製造設備取り扱い基準）で管理できる，SSOP（製造設備洗浄基準）で管理できる，SSOP（製造設備保守点検管理基準）で管理できる		
	P：異物の混入		×	SSOP（製造設備取り扱い基準）で管理できる，SSOP（製造設備洗浄基準）で管理できる，SSOP（製造設備保守点検管理基準）で管理できる		
43. 製品液殺菌 44. 冷却	B：微生物の汚染		×	SSOP（製造設備取り扱い基準）で管理できる，SSOP（製造設備洗浄殺菌基準）で管理できる，SSOP（製造設備保守点検管理基準）で管理できる		
		微生物の増殖	×	短時間の滞留で起こりづらい		
		微生物の生残	○	殺菌温度の低下，殺菌時間の不足による殺菌不良 製造設備取り扱い不良，製造設備洗浄殺菌不良，製造設備保守点検管理不良	製造基準 製造設備取り扱い基準，製造設備洗浄殺菌基準，製造設備保守点検管理基準	CCP 4
	C：洗浄剤，殺菌剤の混入		×	SSOP（製造設備取り扱い基準）で管理できる，SSOP（製造設備洗浄基準）で管理できる，SSOP（製造設備保守点検管理基準）で管理できる		
	P：異物の混入		×	SSOP（製造設備取り扱い基準）で管理できる，SSOP（製造設備保守点検管理基準）で管理できる，後工程（46ろ過）で管理できる		

製品の名称：緑茶飲料（PET容器詰・無菌充填）					[No. 10／11]
(1) 原材料／工程	(2) 発生が予想されるハザード（危害要因）は何か？ B：生物学的 C：化学的 P：物理的	(3) 食品から低減／排除が必要な重要なハザード（危害要因）か？	(4) (3)欄の判断をした根拠は何か？	(5) (3)欄で重要と認められたハザード（危害要因）の管理手段は何か？	(6) この工程はCCPか？
【製造工程由来】					
46. ろ過（ストレーナー）	B：微生物の汚染	×	SSOP（製造設備取り扱い基準）で管理できる，SSOP（製造設備洗浄殺菌基準）で管理できる，SSOP（製造設備保守点検管理基準）で管理できる		
	微生物の増殖	×	短時間の滞留で起こりづらい		
	C：洗浄剤，殺菌剤の混入	×	SSOP（製造設備取り扱い基準）で管理できる，SSOP（製造設備洗浄基準）で管理できる，SSOP（製造設備保守点検管理基準）で管理できる		
	P：異物の混入	×	SSOP（製造設備取り扱い基準）で管理できる，SSOP（製造設備保守点検管理基準）で管理できる		
47. 充填	B：微生物の汚染	×	SSOP（製造設備取り扱い基準）で管理できる，SSOP（製造設備洗浄殺菌基準）で管理できる，SSOP（製造設備保守点検管理基準）で管理できる		
	微生物の増殖	×	短時間の滞留で起こりづらい		
	C：洗浄剤，殺菌剤の混入	×	SSOP（製造設備取り扱い基準）で管理できる，SSOP（製造設備洗浄基準）で管理できる，SSOP（製造設備保守点検管理基準）で管理できる		
	P：異物の混入	×	SSOP（製造設備取り扱い基準）で管理できる，SSOP（製造設備洗浄基準）で管理できる，SSOP（製造設備保守点検管理基準）で管理できる		

製品の名称：緑茶飲料（PET 容器詰・無菌充填）					[No. 11／11]
(1)	(2)	(3)	(4)	(5)	(6)
原材料／工程	発生が予想されるハザード（危害要因）は何か？ B：生物学的 C：化学的 P：物理的	食品から低減／排除が必要な重要なハザード（危害要因）か？	(3)欄の判断をした根拠は何か？	(3)欄で重要と認められたハザード（危害要因）の管理手段は何か？	この工程はCCPか？
【製造工程由来】					
48. 密封	B：微生物の汚染	○	巻締め管理不良，製造設備取り扱い不良，製造設備洗浄殺菌不良，製造設備保守点検管理不良	SSOP（巻締め管理基準）で管理できる，SSOP（製造設備取り扱い基準）で管理できる，SSOP（製造設備洗浄殺菌基準）で管理できる，SSOP（製造設備保守点検管理基準）で管理できる	NO
	微生物の増殖	×	短時間の滞留で起こりづらい		
	C：洗浄剤，殺菌剤の混入	×	SSOP（製造設備取り扱い基準）で管理できる，SSOP（製造設備洗浄基準）で管理できる，SSOP（製造設備保守点検管理基準）で管理できる		
	P：異物の混入	×	SSOP（製造設備取り扱い基準）で管理できる，SSOP（製造設備洗浄基準）で管理できる，SSOP（製造設備保守点検管理基準）で管理できる		
49. ラベル装着 50. 印字 51. 製品検査 52. 箱詰め 53. パレット積付け 54. 保管・出荷	B：微生物の汚染	×	SSOP（製品保管基準）で管理できる，SSOP（製品検査サンプリング基準）で管理できる，SSOP（製品積付け出荷基準）で管理できる		
	微生物の増殖	×	通常起こりづらい		
	C，P：なし				

CCP 整理表

製品の名称	：緑茶飲料（PET 容器詰・無菌充填）
CCP 番号	CCP 4
危害発生の工程	・製品液の殺菌（工程 No. 43）
危害の原因物質	・微生物の生残
危害の発生要因	・殺菌温度の低下 ・殺菌時間の不足
発生防止措置	・殺菌温度，殺菌時間の遵守 ・製造設備の保守点検管理
管理基準（CL）	・加熱殺菌条件：殺菌温度（　）℃，殺菌時間（　）分間
確認方法 　頻度 　担当者	・自記温度記録計および現場温度計による殺菌温度の確認 　　　　頻度：・自記温度記録計　連続 　　　　　　　・現場温度計　殺菌開始時および所定時間ごと 　　　　担当者：製造係 ・殺菌時間の確認（流量計による流量の確認） 　　　　頻度：殺菌開始時および所定時間ごと 　　　　担当者：製造係
改善措置方法	・殺菌温度が管理基準を逸脱した場合は，製造を停止し，工程を修復して正常な状態に復帰したことを確認したうえ，運転を再開する。 　　　　担当者：製造係 ・殺菌時間（流量）が管理基準を逸脱した場合は製造を停止し，工程を修復して正常な状態に復帰したことを確認したうえ，運転を再開する。 　　　　担当者：製造係 ・管理基準逸脱時に製造した半製品，製品は基準逸脱製品処理規定により処理する。 　　　　担当者：製造係
検証方法	・殺菌温度，殺菌時間（流量）記録の確認 　　　　頻度：製造日ごと　　担当者：製造課長 ・FDV の作動状況の確認 　　　　頻度：殺菌開始時　　担当者：製造係 ・FDV の作動確認記録の確認 　　　　頻度：製造日ごと　　担当者：製造課長 ・最終製品の微生物検査 　　　　頻度：10本／日　　担当者：品質管理係 ・最終製品の微生物検査記録の確認 　　　　頻度：毎日　　担当者：品質管理課長 ・測定器の校正（圧力計，自記圧力計・温度計） 　　　　頻度：年1回　　担当者：品質管理係 ・管理基準逸脱時の逸脱内容および改善措置内容の確認 　　　　頻度：発生日ごと　　担当者：製造課長
記録文書名および記録内容	・殺菌管理日報：・日時・殺菌温度・殺菌時間（流量）・担当者氏名 ・FDV 作動確認記録：・日時・設定温度・作動温度・担当者氏名 ・微生物検査記録：・日時・検査結果・担当者氏名 ・測定器校正記録：・日時・校正器名・校正内容・担当者氏名 ・改善措置記録：・日時・異常内容・措置内容・改善内容・担当者氏名

7.7 トマトジュース（缶入り・シーズンパック・加熱殺菌）

7.7.1 トマトジュースについて

　トマトジュースのHACCPプラン導入について，缶入り・シーズンパックをモデルとして説明する。

【シーズンパックと濃縮還元】

　トマトジュースはJAS規格に以下のように定義されており，"トマトジュース"には，①トマト果実から直接搾汁して製造するもの（シーズンパック）と②濃縮トマトを希釈して製造する（濃縮還元）の2つの製法が記載されている。

	定義
トマトジュース	①　トマトを破砕して搾汁し，又は裏ごしし，皮，種子等を除去したもの又はこれに食塩を加えたもの。 ②　濃縮トマトを希釈して搾汁の状態に戻したもの又はこれに食塩を加えたもの。

　本項ではこのうち①（シーズンパック）を扱い，容器としてガラスびん，缶，PET容器等のある中，缶入りとして製品化する製造方法をモデルとして扱う。

【加工用トマト】

　1950年代半ばまでは，リンゴやみかんと同様，生食用トマトが転用されていたが，1960年代からはジュースや調味料専用の品種が栽培されるようになった。

　加工用トマトの特徴は，種子，栽培そして収穫までが一貫した契約栽培により行われ，その栽培履歴などは契約元である加工メーカーの管理下にあることである。

【清涼飲料水としてのトマトジュース】
　トマトジュースはpH 4.0以上でpH 4.6未満の酸性飲料に属しており，食品衛生法における殺菌条件としては85℃・30分間加熱する方法，またはこれと同等以上の効果を有する方法によらなければならないと定められている。しかし，トマトジュースは，7.3のうんしゅうみかんジュースのpH 3.5に比べると，pHが4.2程度と高く，ボツリヌス菌の増殖pH範囲の4.6には至らないものの，殺菌条件もはるかに厳しく設定しなければならず，品質管理にも注意する点が多い飲料である。

7.7.2　製品説明書

　製品の内容に基づき，第6章 **6.2.2** に従って製品説明書の項目ごとに記載する。
　原料果実の種類・果実飲料の名称，シーズンパックあるいは濃縮還元の区別，殺菌方法，使用容器の種類等，製品を的確に表現する内容を各項目に記載する。
　本モデルである缶入り，加熱殺菌のシーズンパックトマトジュース製品説明書の記載例を387ページに示した。

7.7.3　製造工程一覧図（フローダイヤグラム）

　モデルのトマトジュース（缶入り，シーズンパック）の製造工程一覧図を388ページに示した。製造工程一覧図の工程通し番号を章立て番号の後に（）番号で示し，他の作成資料との関連性を持たせた。具体的には，原料受入れ・保管，洗浄，選別，破砕，予熱，搾汁，調合，脱気，遠心分離，加熱殺菌，ろ過，充填，密封，転倒殺菌，冷却，製品検査，箱詰，保管出荷，までの工程フローであり，他の清涼飲料水と共通する内容については記述を省略するので，第5章 **5.3.8** を参照されたい。

7.7.3.1　原料受入れ・保管（工程 No.1, 2）

　栽培，集荷の履歴が明らかで，加工用トマト規格を遵守し入荷検査に合格した物のみを受入れ，原料として使用する。また品質劣化を招くことの無い条件下に保管し，できるだけ短時間（収穫後24時間以内）に処理を終了させる。

7.7.3.2　洗浄（工程 No.3）

　露地栽培の加工用トマトは，土砂，葉，栽培資材等の付着物を除去する水洗浄工程と，空気，

7.7.3.3 選別（工程 No.4）

この工程は回転するロールからなる選果コンベヤーの上で行われる。球形で回転しやすいトマトがコンベヤー上を流れる間に，両側の作業員によって原料に混入した異物はもちろん，不良果実など，材料に適さないトマトが除去される。

7.7.3.4 破砕（工程 No.5）

トマトは破砕後，果肉に存在する酵素によりきわめて短時間に，組織が崩壊する。この機能をコントロールすることにより，トマトジュースを飲んだときの独特の喉ごし感や香味が調節されている。

7.7.3.5 予熱（工程 No.6）

破砕によって活性化したトマト組織中の酵素を不活性化し，ジュースの品質を安定させる。その温度と時間は目指すジュースの品質によって異なるが，微生物殺菌を目的とした工程ではない。

7.7.3.6 搾汁（工程 No.7）

予備加熱によって温められたトマトは果肉と果皮が分かれやすくなり，完熟によって十分成熟した種子は堅牢のため，果汁と分離が可能である。

7.7.3.7 調合（工程 No.8）

規定量の食塩添加により味が調えられる。食塩無添加トマトジュースの場合にはこの工程は無い。

7.7.3.8 脱気（デアレーション）（工程 No.9）

殺菌に先立ち，トマト果実由来，そして搾汁，調合工程で水中に溶存している空気を，減圧したタンク中を薄膜状に流して分離・除去する。詳細にわたるためフローダイヤグラムでは割愛したが，脱気前に所定温度まで加温する工程がある。

7.7.3.9 遠心分離（サイクロン）（工程 No.10）

異物・夾雑物の除去を行う。

冒頭（前ページからの続き）：
洗浄剤，あるいはブラッシング等によってトマト自体の汚れを除去する工程で仕上げ洗浄を行う。

7.7.3.10 加熱殺菌（工程 No.11）

微生物制御を図ると同時に加熱下の香味低下，ビタミンC破壊をできるだけ起こさないように瞬間的に加熱殺菌を行う。

7.7.3.11 ろ過（工程 No.12）

工程中には随所に異物除去を目的としたストレーナーと呼ばれる網が設置されている。このろ過は充填機直前のストレーナーを意味している。

7.7.3.12 容器洗浄（工程 No.14）

容器（金属缶）は充填前に塩素水で洗浄され，その後無菌水もしくは熱水ですすがれる。

7.7.3.13 充填（工程 No.15）

定められた温度のジュースを規定量充填する工程である。本モデルでは容器内面の殺菌は充填された液が持つ熱によってなされるので，充填量とその温度の管理は重要な管理項目である。充填についての詳細は第5章5.3.8.3の(iv)(a)(c)を参照されたい。

7.7.3.14 密封（巻締め）（工程 No.16）

充填された缶は巻締め機（シーマー）により缶蓋と一体化され密封が完了する。密封不良（巻締め不良）は後の冷却工程で減圧状態となる缶内に冷却水の吸い込み等の事故を生じさせるため，巻締め機（シーマー）の保守点検ならびに巻締め管理はきわめて重要である。密封についての詳細は第5章5.3.8.3の(v)(a)(b)を参照されたい。

7.7.3.15 転倒殺菌（工程 No.17）

充填・密封された製品は，転倒殺菌装置により缶蓋内側と空寸中の微生物をジュースの熱で殺菌する。転倒殺菌の詳細は第5章5.3.8.3の(vi)を参照されたい。

7.7.3.16 冷却（工程 No.18）

転倒殺菌後，ジュースの熱による品質劣化を防ぐため，冷却機（冷水シャワー式）により冷却される。冷却により缶内は減圧状態となる。

7.7.4 危害分析（HACCP原則1）

製造工程一覧図で示した原材料，工程ごとに第6章**6.3**に記載された内容および手順に従っ

て危害分析を行い，危害リストを作成する．

7.7.4.1　生物学的ハザード（危害要因）（微生物）

（i）原材料由来のもの

　　本モデルでは，生トマトを原材料とする．トマトは契約栽培となっており，栽培方法および取扱いに関する「加工トマト原料規格」（昭和54年7月12日54食流第3773号，農林水産省食品流通局長通達）の遵守が必要である．

　　生原材料だけに不良果が混入した場合，受入れ検査，後工程での殺菌の遵守が必要である．生産者の製造工程不適および流通の管理不良による危害発生の防止措置として，生産者の品質保証書等の入手，保管取扱業者に対する指導が必要である．本モデルでは，SSOP原料トマト受入管理基準により管理するとした．

（ii）製造工程由来のもの

　　製造ライン，製造に使用する器具を製造前に各設備ごとに洗浄・殺菌標準に則り実施することは不可欠であり，工程の不衛生に起因する微生物的危害を防止することは当然のことである．本モデルでは「製造設備の洗浄・殺菌」を洗浄基準の遵守（SSOP：設備洗浄基準）として記載した．

　　殺菌工程における調合液の殺菌，容器殺菌を目的とした転倒殺菌の維持が微生物による危害を防止する要である．そのため殺菌温度，殺菌時間の管理はモニタリングを伴う必須事項と記載した．また缶入り製品は密封性の確保が充分でないと，工程中や出荷後，微生物によって汚染されることがある．したがって充填・密封工程で設備の保守点検，製造標準に従った管理が重要である．

7.7.4.2　化学的ハザード（危害要因）

（i）原材料由来のもの

　　加工用トマトは生食用とは異なり，契約栽培でかつ露地栽培されるのが一般的であり，機械収穫品種の導入が進められている．また，高品質のトマト果実を安定的に供給するために農薬が使用される．加工トマトは前述のように「加工トマト原料規格」標準書があり，その遵守を指導することで化学的危害は防止可能である．

　　しかしながら危害が受入れ時点で皆無と断言することは難しく，洗浄工程でトマト果実表面に付着した農薬等は注意深く除去されなければならない．洗浄はクエン酸洗浄が効果的とされ，洗浄濃度，pH，スプレー洗浄水圧力等の管理，機械洗浄装置の機能が十分発揮されるような管理が必要（SSOP：トマト洗浄基準）である．

　　容器に関しては容器生産者から品質保証書等を入手し，安全性を確認することが重要である．本モデルでは「生産者の品質保証書」として記載した．

(ii) 製造工程由来のもの

　　製造工程における化学的危害としては，洗浄・殺菌剤が挙げられる。製造終了後や製造開始前に実施される洗浄・殺菌後のすすぎが不充分の場合には設備に残留し製品中に混入する可能性がある。トマトジュースラインと装置は，定期的にCIP装置により洗浄され，洗浄剤として苛性ソーダや界面活性剤等が使用される。本モデルでは「衛生標準作業手順」に準拠して十分な洗浄に努めるように記載した（SSOP：設備洗浄基準）。

7.7.4.3　物理的ハザード（危害要因）

　無支柱栽培される加工用トマトは，土砂や枯れ葉等がトマト果実表面に付着したまま収穫されやすい。したがって，収穫時にこれらの異物混入を減らすように努めることが重要である。加工工場に搬入されたトマト果実は洗浄工程に導入され，果実表面に付着した土砂や夾雑物等を排除するため，通常，水洗浄，薬剤洗浄，高圧スプレー洗浄等を実施する。

　この管理方法に問題が発生しないように洗浄標準（SSOP：トマト洗浄基準）を遵守する。その他の異物として環境からの混入防止対策，工程に使用する機械パッキンの破損品の混入防止対策としてストレーナーの保守管理，工程の保守管理点検の遵守（SSOP：設備保守管理基準）が求められる。

7.7.5　CCPの決定（HACCP原則2）

　危害リストに基づき，第6章 **6.4** に記載された内容および手順に従ってCCPの決定を行う。本モデルでは「加熱殺菌工程」をCCPと決定した。その根拠は，この工程が本来的に微生物危害の発生を防止するために設定されたものであり，しかも①食品を直接制御可能，②連続的モニタリングが可能，③逸脱時の処置が迅速，確実に実施できるという3条件が満たされているからである。

　トマトジュース製造工程で物理的，生物学的，化学的見地から管理の重要な工程は今回のCCP決定工程以外にも存在するが，原料に初めから内在する危害を制御する工程をCCPとするとの原則に従ってこの工程が選ばれている。したがって他の工程はすべてSSOPで管理するものと位置づけられている。

7.7.6　CLの設定（HACCP原則3）

　本モデルでは，トマトジュース中の微生物危害を抑制することを連続的にモニタリングする

ため，殺菌温度121℃以上・42秒間以上保持をパラメータとし，CLを設定した。

トマトジュースはpH4.6未満の酸性飲料に属しており，食品衛生法における殺菌条件としては85℃・30分間以上加熱する方法，またはそれと同等以上の効果を有する方法によらなければならないと定められている。この食品衛生法上の条件は先に設定した121℃・42秒間と比べ，はるかに緩やかな条件となっている。

この理由は，トマトジュース製造においては*B. coagulans*を殺滅することを目的に条件が定められているためである。*B. coagulans*はHACCPが抑制を目的とする健康危害を引き起こす微生物ではないが，トマトジュースの変敗という重大な品質危害をもたらす腐敗微生物である。

7.7.7　モニタリング方法の設定（HACCP原則4）

第6章 **6.6** の内容，手順に従い設定する。

7.7.8　改善措置の設定（HACCP原則5）

第6章 **6.7** の内容，手順に従い設定する。

7.7.9　検証方法の設定（HACCP原則6）

第6章 **6.8** の内容，手順に従い設定する。

7.7.10　記録文書の作成と保存（HACCP原則7）

第6章 **6.8** の内容，手順に従い設定する。

7.7.11 総括表の作成

　総合衛生管理製造過程では，CCP以外のSSOPで管理する工程についても，危害リストに基づき，管理基準，確認方法，改善措置方法，検証方法，記録文書を，検討または確認し，総括表を作成する。

　総括表の例は一括してミルク入りコーヒー飲料（缶入り・レトルト殺菌）総括表を274〜319ページに示した。

製品説明書	
1．製品の名称及び種類	トマトジュース（缶入り・シーズンパック・加熱殺菌）
2．原材料の名称	生トマト，食塩
3．使用基準のある添加物の名称及びその使用量	使用基準が定められた添加物の該当はなし
4．容器包装の形態及び材質	スチール缶，内面コート材質，PETフィルム，エポキシフェノール，ビニールオルガノゾル
5．性状及び特性	・生トマトを破砕して搾汁し，または裏ごしし，皮，種子等を除去したものに，食塩を添加したもの ・pH4.0以上4.6未満で，85℃・30分間以上加熱する方法，またはこれと同等以上の効力を有する方法で殺菌されたもの ・その他食品衛生法上特記すべき事項なし
6．製品の規格	・微生物検査の結果，陰性であること ・大腸菌群が陰性であること ・異物のないこと（原材料由来のものを除く） ・官能評価による異味・異臭のないこと ・ヒ素，鉛が検出されないこと ・スズの含有量が150ppmを超えないこと
7．賞味期限及び保存方法	2年，常温
8．喫食または利用の方法	そのまま飲用，または調理使用
9．販売等の対象となる消費者層	一般消費者

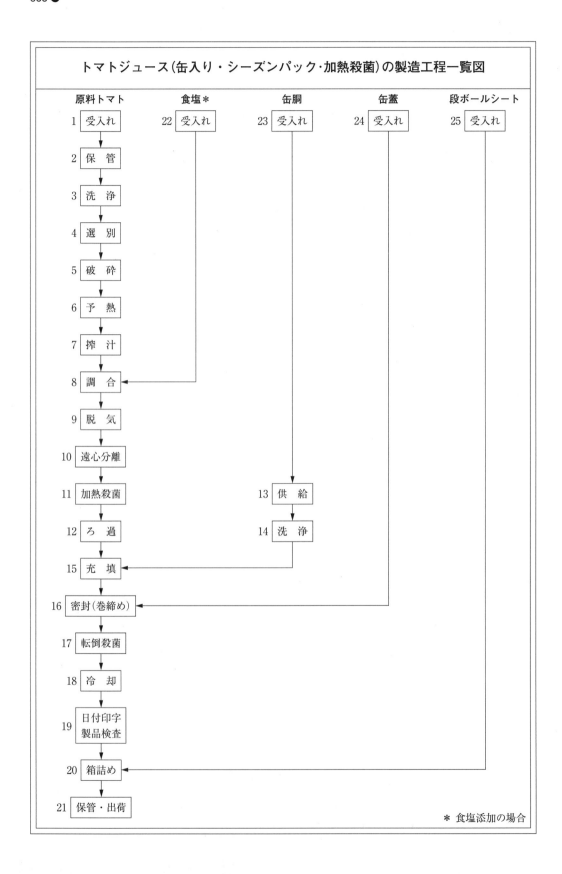

第7章　清涼飲料水のモデル品種別 HACCP 導入事例 ● 389

危害リスト						
製品の名称：トマトジュース（缶入り・シーズンパック・加熱殺菌）						[No. 1／6]
(1)	(2)	(3)	(4)	(5)	(6)	
原材料／工程	発生が予想されるハザード（危害要因）は何か？ B：生物学的 C：化学的 P：物理的	食品から低減／排除が必要な重要なハザード（危害要因）か？	(3)欄の判断をした根拠は何か？	(3)欄で重要と認められたハザード（危害要因）の管理手段は何か？	この工程は CCP か？	
【原材料由来】						
1. 原料トマト（受入れ）	B：微生物の存在	○	農産物であり微生物残存を排除できない	この工程では排除できない後工程（10）で管理できる	NO	
	C：農薬の存在	○	農薬残留の可能性がある	生産者の栽培記録（農薬使用記録簿）により管理する	NO	
	P：異物の存在	○	農産物であり，異物混入が避けられない	この工程では排除できない後工程（3,4）で管理できる	NO	
22. 食塩（受入れ）	B：微生物の存在	○	生産者段階で混入の恐れがある	生産者品質保証書により管理する	NO	
	C：有害化学物質の存在	○	生産者段階で混入の恐れがある	生産者品質保証書により管理する	NO	
	P：異物の存在	○	生産者段階で混入の恐れがある	生産者品質保証書により管理する	NO	
23. 缶胴（受入れ） 24. 缶蓋（受入れ）	B：微生物の存在	○	生産者の管理不良	生産者品質保証書により管理する	NO	
	C：有害化学物質の存在	○	生産段階での混入の可能性が排除できない	生産者品質保証書により管理する	NO	
	P：異物の存在	○	生産段階での混入の可能性が排除できない	生産者品質保証書により管理する。後工程（16）で管理できる	NO	
25. 段ボールシート（受入れ）	B：なし C：なし P：なし					
【製造工程由来】						
2. 保管（原料トマト）	B：微生物の汚染	×	SSOP（原材料保管基準）により管理する			
	微生物の増殖	×	SSOP（原材料保管基準）により管理する			
	C：有害化学物質の混入	×	SSOP（原材料保管基準）により管理する			
	P：異物の混入	×	SSOP（原材料保管基準）により管理する			

製品の名称：トマトジュース（缶入り・シーズンパック・加熱殺菌）					[No. 2／6]
(1) 原材料／工程	(2) 発生が予想されるハザード（危害要因）は何か？ B：生物学的 C：化学的 P：物理的	(3) 食品から低減／排除が必要な重要なハザード（危害要因）か？	(4) (3)欄の判断をした根拠は何か？	(5) (3)欄で重要と認められたハザード（危害要因）の管理手段は何か？	(6) この工程はCCPか？

【製造工程由来】

(1)	(2)	(3)	(4)	(5)	(6)
3．洗浄 （原料トマト）	B：微生物の汚染	×		SSOP（トマト洗浄基準）により管理する	
	微生物の増殖	×		短時間処理のため起こりづらい	
	C：化学物質の混入	×		SSOP（トマト洗浄基準）により管理する	
	P：異物の残存	○	異物の洗い残しが生じる可能性がある	SSOP（トマト洗浄基準）により管理する。後工程（12）で管理できる	NO
4．選別	B：微生物の汚染	×		SSOP（トリミング作業標準）により管理する	
	微生物の増殖	×		短時間処理のため起こりづらい	
	C：有害化学物質の混入	×		SSOP（設備洗浄基準）により管理する	
	P：異物の残存	○	異物を選別除去しきれない可能性がある	SSOP（トマト選別基準）により管理する。後工程（12）で管理できる	NO
5．破砕	B：微生物の汚染	×		SSOP（設備洗浄基準）により管理する	
	微生物の増殖	×		短時間処理のため起こりづらい	
	C：有害化学物質の混入	×		SSOP（設備洗浄基準）により管理する	
	P：異物の混入	×		SSOP（設備保守管理基準）により管理する	
6．予熱	B：微生物の汚染	×		SSOP（設備洗浄基準）により管理する	
	微生物の増殖	×		短時間処理のため起こりづらい	
	C：有害化学物質の混入	×		SSOP（設備洗浄基準）により管理する	
	P：異物の混入	×		SSOP（設備保守管理基準）により管理する	

製品の名称：トマトジュース（缶入り・シーズンパック・加熱殺菌）					[No. 3／6]	
(1) 原材料／工程	(2) 発生が予想されるハザード（危害要因）は何か？ B：生物学的 C：化学的 P：物理的		(3) 食品から低減／排除が必要な重要なハザード（危害要因）か？	(4) (3)欄の判断をした根拠は何か？	(5) (3)欄で重要と認められたハザード（危害要因）の管理手段は何か？	(6) この工程はCCPか？
【製造工程由来】						
7．搾汁	B：微生物の汚染		×	SSOP（設備洗浄基準）により管理する		
	微生物の増殖		×	短時間処理のため起こりづらい		
	C：有害化学物質の混入		×	SSOP（設備洗浄基準）により管理する		
	P：異物の混入		×	SSOP（設備保守管理基準）により管理する		
8．調合	B：微生物の汚染		×	SSOP（調合管理基準）により管理する		
	微生物の増殖		×	SSOP（調合管理基準）により管理する		
	C：有害化学物質の混入		×	SSOP（設備洗浄基準）により管理する		
	P：異物の混入		×	SSOP（設備保守管理基準）により管理する		
9．脱気	B：微生物の汚染		×	SSOP（設備洗浄基準）により管理する		
	微生物の増殖		×	SSOP（脱気作業基準）により管理する		
	C：有害化学物質の混入		×	SSOP（設備洗浄基準）により管理する		
	P：異物の混入		×	SSOP（設備保守管理基準）により管理する		
10．遠心分離（サイクロン）	B：微生物の汚染		×	SSOP（設備洗浄基準）により管理する		
	微生物の増殖		×	短時間処理のため起こりづらい		
	C：有害化学物質の混入		×	SSOP（設備洗浄基準）により管理する		
	P：異物の残存		○	送液速度設定、スラッジ排出間隔の設定ミスなどによる異物・夾雑物除去不良の可能性がある	SSOP（遠心分離標準）により管理する	NO
	異物の混入		×	SSOP（設備洗浄基準）により管理する		

製品の名称：トマトジュース（缶入り・シーズンパック・加熱殺菌）　　　［No. 4／6］

(1) 原材料／工程	(2) 発生が予想されるハザード（危害要因）は何か？ B：生物学的 C：化学的 P：物理的	(3) 食品から低減／排除が必要な重要なハザード（危害要因）か？	(4) (3)欄の判断をした根拠は何か？	(5) (3)欄で重要と認められたハザード（危害要因）の管理手段は何か？	(6) この工程はCCPか？
【製造工程由来】					
11. 加熱殺菌	B：微生物の生残	○	温度低下、ホールド時間不足により殺菌不十分となる可能性がある	殺菌作業基準の遵守により管理する	CCP
	C：有害化学物質の混入	×	SSOP（設備洗浄基準）により管理する		
	P：異物の混入	×	SSOP（設備保守管理基準）により管理する		
12. ろ過	B：微生物の汚染	×	SSOP（設備洗浄基準）により管理する		
	微生物の増殖	×	短時間処理のため起こりづらい		
	C：有害化学物質の混入	×	SSOP（設備洗浄基準）により管理する		
	P：異物の残存	○	ストレーナ選定ミス等による異物除去不良の可能性がある	SSOP（ろ過作業標準）により管理する	NO
	異物の混入	×	SSOP（設備保守管理基準）により管理する		
13. 缶供給	B：微生物の汚染	×	SSOP（設備保守管理基準）により管理する		
	微生物の増殖	×	短時間処理のため起こりづらい		
	C：なし				
	P：異物の混入	×	SSOP（設備保守管理基準）により管理する		
14. 洗浄（缶胴）	B：微生物の汚染	×	SSOP（洗浄水管理基準）により管理する		
	微生物の増殖	×	短時間処理のため起こりづらい		
	C：有害化学物質の混入	×	SSOP（設備洗浄基準）により管理する		
	P：異物の混入・残存	×	SSOP（設備保守管理基準）により管理する		

製品の名称：トマトジュース（缶入り・シーズンパック・加熱殺菌）						[No. 5／6]
(1)	(2)	(3)	(4)	(5)	(6)	
原材料／工程	発生が予想されるハザード（危害要因）は何か？ B：生物学的 C：化学的 P：物理的	食品から低減／排除が必要な重要なハザード（危害要因）か？	(3)欄の判断をした根拠は何か？	(3)欄で重要と認められたハザード（危害要因）の管理手段は何か？	この工程はCCPか？	
【製造工程由来】						
15. 充填	B：微生物の汚染	×	SSOP（充填作業基準）により管理する			
	微生物の増殖	×	短時間処理のため起こりづらい			
	C：有害化学物質の混入	×	SSOP（設備洗浄基準）により管理する			
	P：異物の混入	×	SSOP（設備保守管理基準）により管理する			
16. 密封(巻締め)	B：微生物の汚染	○	巻締め不良により後工程で微生物汚染の可能性がある	SSOP（巻締め管理基準）により管理する	NO	
	微生物の増殖	×	短時間処理のため起こりづらい			
	C：有害化学物質の混入	×	SSOP（設備保守管理基準）により管理する			
	P：異物の混入	×	SSOP（設備保守管理基準）により管理する			
17. 転倒殺菌	B：微生物の汚染	×	SSOP（転倒殺菌管理基準）により管理する			
	微生物の増殖	×	短時間処理のため起こりづらい			
	C，P：なし					
18. 冷却	B：微生物の汚染	×	SSOP（冷却作業管理基準）により管理する			
	微生物の増殖	×	短時間処理のため起こりづらい			
	C，P：なし					
19. 日付印字製品検査	B：微生物の汚染	×	SSOP（製品検査基準）により管理する			
	微生物の増殖	×	短時間処理のため起こりづらい			
	C，P：なし					

製品の名称：トマトジュース（缶入り・シーズンパック・加熱殺菌）						[No. 6／6]
(1) 原材料／工程	(2) 発生が予想されるハザード（危害要因）は何か？ B：生物学的 C：化学的 P：物理的		(3) 食品から低減／排除が必要な重要なハザード（危害要因）か？	(4) (3)欄の判断をした根拠は何か？	(5) (3)欄で重要と認められたハザード（危害要因）の管理手段は何か？	(6) この工程はCCPか？
【製造工程由来】						
20. 箱詰め	B：微生物の汚染		×	SSOP（製品梱包基準）により管理する		
	微生物の増殖		×	短時間処理のため起こりづらい		
	C, P：なし					
21. 保管・出荷	B：微生物の汚染		×	SSOP（製品保管基準）により管理する		
	微生物の増殖		×	通常起こりづらい		
	C, P：なし					

CCP 整理表

製品の名称	トマトジュース（缶入り・シーズンパック・加熱殺菌）
CCP 番号	CCP 1
危害発生工程	ジュース殺菌工程（工程 No. 10）
危害の原因物質	生物　腐敗微生物の残存
危害の発生原因	・殺菌温度の低下 ・殺菌時間の不足（殺菌機通液速度の変動）
発生防止措置	・殺菌温度自動制御装置 ・流量系監視，または送液ポンプ回転数監視
管理基準（CL）	・瞬間殺菌作業標準（121℃・42秒）
確認方法 　頻度 　担当者	方法： 　連続記録警報装置 　送液流量（または回転数）確認 　　頻度：連続監視装置スタート時　1回／4時間 CL（CCP の管理基準）： 121℃以上 42秒以上 　　担当者：殺菌工程担当者　　記録：殺菌温度記録
改善措置方法	・FDV が系外へ排出。基準温度に達したら殺菌，充填を開始する。 ・その他異常品は廃棄 　　担当者：殺菌工程担当者　　記録：殺菌温度記録
検証方法	・殺菌温度記録の確認 ・最終製品の微生物検査と確認 ・温度計の校正 ・送液流量記録の確認 ・FDV 作動状況の確認と記録の確認 　　頻度：1回／日　担当者：工程監督者　記録：捺印記録
記録文書名および記録内容	・殺菌温度記録表 ・最終製品の微生物検査記録 ・FDV 作動内容の記録表 ・校正記録表 ・CIP 洗浄記録表

第8章

総合衛生管理製造過程の
承認申請と承認の更新

8.1 申請・承認に関するフロー

8.1.1 申請前

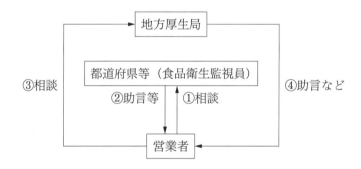

8.1.2 申請および審査

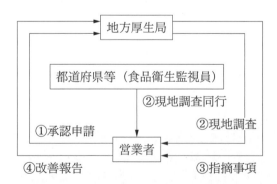

8.1.3 承認

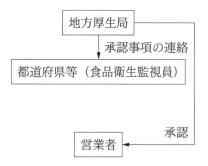

8.1.4 承認後

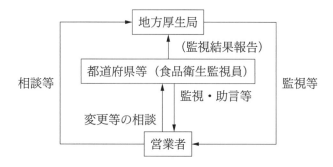

8.1.5 承認後(3年ごと更新)

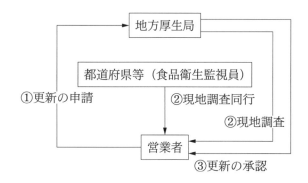

8.2 承認に関わる申請手続き等

 総合衛生管理製造過程の承認を受けようとする営業者は，食品衛生法施行規則（以下，「施行規則」）第14条第1項に規定する申請書に，施行規則第14条第2項に規定する資料を添え厚生労働大臣に申請する。

 地方厚生局は，提出された書類を確認し，営業者等が作成した総合衛生管理製造過程の食品の製造または加工の方法およびその衛生管理の方法が，施行規則第13条に規定する基準に適合していることを確認して営業者に承認した旨通知する。

 施行規則第13条に規定する本承認制度の承認基準の内容は，「総合衛生管理製造過程承認制度実施要領」（以下，「実施要領」）（2013年（平成25年）6月26日改正現在）の「別表第1」承認基準に示されている（参考資料454ページ参照）。

 申請の手続き等について以下に述べる。

8.2.1 申請書作成時の留意事項

(i) 企画管理体制の確立

　営業者または施設の長，品質管理部門の責任者，製造加工部門の責任者等が中心となって総合衛生管理製造過程を作成する。このなかには，「HACCPシステムについて相当程度の知識を持つと認められる者」（参考資料463ページ参照）が含まれなければならない。

(ii) 行政当局の助言

　営業者は，申請書等を作成する際には，地方厚生局または都道府県等の食品衛生監視員と

連絡を十分に取り助言を受ける。
(iii) 検証の実施
　営業者は，作成した総合衛生管理製造過程を試行し，食品衛生上の危害の発生が適切に防止されていることを検証する。

8.2.2　申請の単位

　申請書は，食品の種類ごとおよび施設ごとに作成する。
　清涼飲料水で申請する場合の食品の種類は，清涼飲料水となるので，施設ごとに作成し申請することになる。したがって，施設が異なれば申請書は別々に提出する。

8.2.3　清涼飲料水の申請の範囲

　清涼飲料水の申請の範囲は，実施要領の「別表第2」申請の範囲で次の8区分に区分されている。どの範囲で申請するのか申請書に明記する必要がある。
ア．ミネラルウォーター類
イ．冷凍果実飲料
ウ．原料用果汁
エ．その他の清涼飲料水（無殺菌・無除菌）
オ．その他の清涼飲料水（密栓・密封後殺菌）
カ．その他の清涼飲料水（殺菌後密栓・密封）
キ．その他の清涼飲料水（除菌）
ク．その他の清涼飲料水（その他）
　これらの区分は，食品衛生法に基づく清涼飲料水の製造基準に着目して区分された。

8.2.3.1　ミネラルウォーター類
　水のみを原料とする清涼飲料水で，食品衛生法に基づくミネラルウォーター類の成分規格（参考資料437，438ページ参照）に適合するもの。
例）ナチュラルウォーター，ナチュラルミネラルウォーター，ミネラルウォーター，ボトルドウォーター

8.2.3.2 冷凍果実飲料

搾汁または濃縮果汁を冷凍したもので原材料用以外のもの。

例）冷凍ストレートジュース，冷凍希釈用ジュース

8.2.3.3 原料用果汁

果実飲料，炭酸飲料等の清涼飲料水を製造するために使用される原料用果汁。

例）冷凍ストレート果汁，冷凍濃縮果汁

8.2.3.4 その他の清涼飲料水（無殺菌・無除菌）

主として炭酸ガスの内圧が，20℃で98 kPa以上で動植物の組織成分を含有しない炭酸飲料。

例）コーラ，サイダー，ラムネ

8.2.3.5 その他の清涼飲料水（密栓・密封後殺菌）

主としてレトルト殺菌するもの。

例）缶入りコーヒー飲料，茶系飲料

8.2.3.6 その他の清涼飲料水（殺菌後密栓・密封）

主としてホットパック，アセプティック，チルドパックするもの。

例）缶入り・びん詰の果実飲料，野菜飲料および豆乳，紙容器・PET容器詰のコーヒー飲料，茶系飲料

8.2.3.7 その他の清涼飲料水（除菌）

除菌法によるもの。

例）ノンアルコールワインドリンク

8.2.3.8 その他の清涼飲料水（その他）

その他の方法によるもの。

8.2.4　施設との関係

　同一施設内で複数の範囲のものを製造している場合，それらをすべて申請しなければならないということではなく，そのうちの一部の範囲で申請しても構わない。

例）同一施設内で，8.2.3「エ，オ，カ」を製造している場合，事業者の都合で例えば「エ」のみ申請の対象にしても構わない。

　しかし，同一施設内で製造している同一範囲のものは原則としてすべて申請の対象とする。

例）同一施設内で，8.2.3「カ」に相当する缶詰果実飲料，PET容器のコーヒー飲料を製造している場合，両方共申請の対象となる。事業者の都合で一方のみの申請はできない。

　ただし，同一施設内で製造している同一範囲のものであっても，製品の製造または加工の過程が，建屋が別とか隔壁等で明らかにほかのものから分離されていると考えられる場合は，その製品単独（または除いて）の申請は可能である（この場合は事前に地元行政当局に要相談）。

8.2.5　申請手続き

8.2.5.1　様式
　申請の様式は，実施要領様式第1号による（460ページ参照）。

8.2.5.2　申請書提出先
　製造所または加工所の所在地を管轄する地方厚生局食品衛生担当課に必要事項を記載した書類を直接送付または持参する。郵送する場合は書留とし，封筒の表に「総合衛生管理製造過程に係る承認申請書」と朱書きする。

8.2.5.3　申請書
　申請書は食品の種類および施設ごと（8.2.2～8.2.4参照）に，正副2通作成する。申請書には食品の種類（清涼飲料水），申請範囲（8.2.3参照），製造所または加工所の名称および所在地，総合衛生管理製造過程の大要（総合衛生管理製造過程総括表：以下，「総括表」）を明記し，添付資料（8.3参照）を別ファイルにして申請書に添えて提出する。

8.2.5.4　申請手数料
　食品衛生法施行令（以下，「施行令」）第1条第2項に定める額（23万9700円）に相当する収入印紙を申請書の正本に貼付けて納入する（印紙に捺印はしない）。

8.2.6　総合衛生管理製造過程の大要（総括表）

申請書とともに提出する「総合衛生管理製造過程の大要」である「総括表」の事例は一括して第7章のミルク入りコーヒー飲料（缶入り・レトルト殺菌）のモデルで示す。

8.2.6.1　総括表作成にあたっての留意事項

総括表を取りまとめる場合（危害リスト等，ほかの添付資料も同様である）に，製品，商品を次のような意味で用いている。

● 製品：同様の原材料を使用し，その配合割合も同様である商品の集合体。

　ここで「同様の原材料」とは，使用する原材料の種類（商品名ではない）が同じで，かつ，危害分析が同じとなるものをいい，「配合割合も同様」とは，ごく一部の原材料の配合割合が若干変化しただけのものをいう。

　単に，香料で風味を変えているものは，同じ製品に分類しても差し支えないが，この場合は，製品名の後に（　）を付してその種類を記す。

　ただし，上記の方法に従い分類すれば同一の製品になるものであっても，製造方法が異なる（例：容器の材質の違い，殺菌方法の違い等）ものは，異なる製品となる。

● 商品：個々の商品名の単位（例：○○社「オレンジ30ジュース」）。

総括表は原則として，原材料，処理工程等について1つに網羅的に記載する。したがって，個々の製品について総括表を作成しない。ただし，製品の種類により工程が大きく異なることがある場合には，それぞれの場合について総括表を作成し，どの製品がどの総括表に対応するかを一覧表等で明らかにする。

総括表の分類の方法は，申請書に添付する危害分析（危害リスト）一覧表の分類方法と異ならないように留意する。また総括表の左半分に記載する，原材料および工程ごとに列挙する危害原因物質，危害発生要因，発生防止措置の部分は，危害分析（危害リスト）一覧表のうち，危害の評価結果で危害とならないものを除いた事項に対応する（**8.3.4 参照**）。

工程は通し番号を付け，製造工程図および危害分析の該当するか所と共通の番号とする。

食品添加物名は，食品衛生法第11条第1項の規定により使用方法の基準が定められているものを除き，用途名や一括名で記載することも差し支えない（施設では，使用しているすべての食品添加物について，商品名だけでなく含まれている添加物の名称を把握する必要がある）。

PRPで管理する工程は，危害，発生の要因，防止措置の項について必要事項を記載する必要があるが，管理基準，モニタリング方法，改善措置，検証方法および記録の項は，ほかの添付資料でわかる場合は一部省略も可能である。

加熱殺菌工程などのCCPとなる工程は詳細を別途，CCP整理表等で詳しく記載するので，ここでは概要を示すことになる。

8.3 申請書に添付する資料

　申請書に添付する文書（資料）は「総括表」以外に，実施要領「別表第3」に承認申請書に添付する資料として，以下のように定められている。

　これらの資料は，指定の順序で用意し，目次や見出し等で見やすくファイルに整理する。

ア．製品説明書

イ．製造または加工の工程に関する文書

ウ．施設の図面

エ．危害の原因となる物質の特定等に関する次の事項を記した文書

　(ア)　危害の原因となる物質を工程ごとに特定したものおよびその防止措置

　(イ)　(ア)において施行規則「別表第2」または乳等省令「別表三の㈡の(1)」の表の危害の原因となる物質が含まれない場合はその理由

オ．危害の発生を防止するための措置のうち，その実施状況を連続的または相当の頻度の確認を必要とするものに関する次の事項を記載した書類

　(ア)　重要管理点（CCP）およびその管理基準（CL）

　(イ)　CLの遵守の確認にかかわるモニタリングの方法

　(ウ)　当該措置による危害の発生防止の効果

カ．CCPにおけるモニタリングの測定値がCLを逸脱したときにとるべき改善措置を記載した文書

キ．衛生管理の方法に関する文書

ク．検証に関する文書

ケ．記録の方法に関する文書

コ．クに規定する検証に関する事項について，ケに規定する文書に基づき作成し，保存した記録に関する資料

実施要領「別表第3」では，以上であるが，その他，実施要領「別表第1」承認基準のなかで管理体制について規定があり，これに関する文書も求められる。

以下，実施要領「別表第1」の承認基準を考慮しつつ，添付すべき資料の作成にあたっての留意点等を述べる。

8.3.1　製品説明書

8.3.1.1　製品説明書の単位

製品説明書は，施設内で製造されている申請しようとする申請の範囲（8つの区分）の全製品について作成する（製品：8.2.6.1参照）。

施設においては，どの商品が，どの製品にあたるかの一覧表を文書化しておく。

申請書に添付する文書には，原則として申請の範囲のすべての製品の製品説明書を添付する。ただし，その申請の範囲のなかで代表的な製品を選択し，その説明書を基本形とし，ほかの製品との相違点を記載した簡略化した別表を添付してもよい。この場合，代表的な製品には，その申請の範囲のなかで，危害分析，製造工程数が多く，原材料がすべて網羅されているような製品を選ぶこと（要は，簡潔明瞭であること）。

8.3.1.2　製品説明書の記載事項

製品説明書は次の事項が記載されていること。各事項について具体的記入のガイドを示す。

(i)　製品の名称および種類

みかんジュース，豆乳，コーヒー等と記載する。

必要に応じ，製品名の後に（　　）を付し，（　　）内により詳細な内容を記載する。

例）みかんジュース（濃縮還元，果汁100％），コーヒー（カフェオレ，牛乳25％）等

(ii)　原材料に関する事項

食品の素材名，食品添加物名（持ち越されたものであって，表示対象となるものを含む）を列記する。また食品添加物の物質名を記載する場合，特に危害が変わらない場合は，一括名や用途名で記載してもよい。

例）「乳化剤」「調味料（アミノ酸等）」

施設においては，使用するすべての原材料とその配合が明らかとなるように文書化しておく。また添加物製剤等もその内容等が明らかとなるように文書化しておく。

(iii)　添加物の名称およびその使用量（使用基準が定められた添加物に限る）

「原材料に関する事項」に記載した食品添加物のうち，使用基準のある添加物はその名称を記載するとともに，使用量や最終製品での目標とする残存量，またはその範囲を記載する。

(iv) 容器包装の形態および材質

危害の発生防止のため，CCP において定める CL 設定の際に特に留意しなければならない場合に限る。

(a) 形態：金属缶，ガラスびん，合成樹脂容器，紙容器等と記載する。
(b) 材質：直接製品と接触するものの材質を記載。金属缶や紙製等で製品との接触面の塗装等を行っている場合は，その塗装等の材質も記載する。また複数の層状構造を有するものは，その層の材質も記載する。

例）金属缶：アルミイージーオープン，内面（エポキシアクリル系樹脂）
　　紙容器：ポリエチレン＋紙＋ポリエチレン＋アルミ＋ポリエチレン

(v) 性状および特性

危害の発生防止のため，CCP において定める CL 設定の際に特に留意しなければならない場合に限る。

pH，水分活性（一定の値でなく範囲等での表示も可。例：pH 4.2 ± 0.2，水分活性≥ 0.96）その他，特に衛生上の危害を防止するために留意する性状，特性があれば記載する。

(vi) 製品の規格

衛生上の観点から，自社で製品を管理するために定めている規格を記載する。この場合，食品衛生法で定めている成分規格等を採用しているのであれば，それを記載しても差し支えない。

(vii) 消費期限または賞味期限および保存方法

危害の発生防止のため，CCP において定める CL 設定の際に特に留意しなければならない場合に限る。

保存テスト等に基づいて自社で設定している消費期限または賞味期限を記載する。保存方法は，「常温保存」「10℃ 以下」等と記載する。

(viii) 喫食または利用の方法

危害の発生防止のため，CCP において定める CL 設定の際に特に留意しなければならない場合に限る。

食品衛生法上記載しなくてはならない事項を記載する。

(ix) 販売等の対象とする消費者層

危害の発生防止のため，CCP において定める CL 設定の際に特に留意しなければならない場合に限る。

「一般消費者」「乳幼児用」「学校給食用」等と記載する。

8.3.2 製造または加工の工程に関する文書

製造または加工の工程に関する文書には次の事項を記載する。各記載事項について具体的記入のガイドを示す。

(i) 製造または加工の工程

施設においては，原則としてすべての製品について製造または加工工程の一覧図（フローダイヤグラム）を作成する。ただし，工程内容が同様の製品については，当該文書に含まれる製品を明らかにし，一括りにすることもできる。

申請書類には，申請の全体が把握できるような代表的なもの（必要に応じて複数）を添付する。

(ii) 製造または加工に用いる機械器具の性能に関する事項

機械器具の性能については，(i)で作成した工程順に一覧表により，名称，その使用目的，最大能力，仕様について記載する（機械器具には，冷蔵保管施設・設備，冷凍保管施設・設備等の施設・設備を含む）。

一覧表の各機械器具には，通し番号を付ける。その際，一覧表に付した機械器具の番号と平面図（機械器具の配置を示したもの）の施設・設備の配置の番号の対応に留意する。

(iii) 各工程ごとの作業内容および作業時間ならびに作業担当者の職名

(i)で示した工程ごとに総括表の記載順に記載する。

作業内容は概略的に説明したものを，作業時間は通常の時間でのおおよその時間（品物の滞留時間を含む）を記載する。

作業担当者の職名は，担当者の氏名は必要なく，「○○担当者」でよい。

作業時間は，受入れから保管の部分ももれなく記載する（滞留時間の幅が大きい場合は範囲で示すことも可）。

(iv) 機械器具の仕様（危害の発生を防止するための措置にかかわる事項に限る）

清涼飲料水では殺菌または除菌を行う機械器具が最も重要な機械設備にあたることから，殺菌機または除菌機については，以下の内容の記載は必須である。

機械器具の名称

機械器具の形式（レトルト釜であれば静置・動揺・静水圧，バッチ式・連続式等）

その他（感知機の位置，表示パネルの内容，警報システムの内容，記録形式（チャート紙での自記記録）能力・収容量等）

なお，(ii)で記載している機械器具の性能の内容についても含むよう留意する。

上記文書は，実際の製品の製造または加工の操業中の作業現場において該当工程を確認する等により正確に作成する。非定型作業も見逃さないで確認する。

8.3.3　施設の図面

　申請施設内に申請を行う食品以外の部分がある場合には，それも明らかにする。

　また，複数の建物が申請対象となる場合は，それらをすべて含んだものとする（ほかの会社への委託等，特殊な場合を除き，受入れから出荷までが申請対象となる）。

　施設の図面には次の事項を記載する。

(i)　施設設備の構造

　施設の配置図または施設の平面図に記載する。

　設備については，製造および衛生に関係するすべてのものを記載する。

　設備の名称も図面に記載するが，それが困難な場合は番号を図面に付し，別表等により名称を明らかにする（**8.3.2**(ii)と関連するので留意）。

(ii)　製品等の移動の経路

　施設の平面図（できるかぎり，設備，機械器具の配置，清浄度区分が記載されたものがよい。動線が見えにくくなる場合は，設備，機械器具の名称を除いた図がよい）を用いて原材料の受入れから製品の出荷に至る経路が明らかになるよう矢印で記載する。その際，製品の流れは，可能なかぎり施設のどの位置（ドアや部屋の通過位置等）を通過するのかがわかるようにする。

　廃棄物の経路についても漏れなく記載する。

(iii)　機械器具の配置

　施設の平面図に，正確に機械器具の配置を記載する（**8.3.2**(ii)と関連するので留意）。

　記載した機械器具は，**8.3.2**(ii)で示した番号を付すよう留意する。

(iv)　従事者の配置および動線

　施設の平面図（できるかぎり，設備，機械器具の配置，清浄度区分が記載されたものがよい。動線が見にくくなる場合は，設備，機械器具の名称を除いた図がよい）を用いて矢印で記載する。特に，清浄度の区分が異なる部分を通過するときに，通路が限定されている場合には，それがわかるように可能なかぎり留意する。

　トイレへの動線も漏れなく記載する。

　汚染区域から非汚染区域への動線を記載する場合には，必要に応じ，実施している半製品への汚染防止措置（例えば外衣の交換，履物の交換，手指の洗浄等）も併記する。

(v)　作業場内の清浄度に応じた区分

　汚染区域，非汚染区域などは，設備の平面図に，それぞれ色分け等で明確に記載する。

　高度清浄区域を設けている場合は上記の図面に，当該区域およびその周辺区域への空気の流れを示すとともに，区域内の清浄度，圧力も併せ記載する。

　特に充填区域では，充填機と空調機の位置関係および空気の流れがわかるよう，必要に応

じ別資料を添付する。

上記図面は，実際の作業現場を確認する等により正確に作成する。

上記図面に加えて，施設設備の設計図の原本の写し，またはそれと同等の内容が含まれている図面を作成する。

8.3.4 危害の原因となる物質の特定等に関する事項を記した文書

危害の原因となる物質の特定等に関する文書について，次の(i)(ii)の事項の記載が必要となる。以下でその具体的記入のガイドを示す。

(i) 製品の製造または加工の工程において発生するおそれのある，すべての潜在的危害を列挙する。

危害の原因物質を工程ごとに特定したものおよびその防止措置（危害分析表）。

製品ごとの危害分析表（危害リスト）(A) およびこれらを網羅的（総括表の単位）にまとめたもの (B) を作成し，(B) を申請書に添付する。(A) については，使用原材料や工程が同一等の理由により一括りにして分析することもできる。

危害の原因物質は，工程ごと，原材料等の内容ごとに列挙し，危害の分類，危害評価，危害の発生原因およびその防止措置を記載する。

原材料の分析は，「添加物」等の分類により一括りにしてもよいが，どのような原材料を分析したかがわかるよう別紙等で明らかにする。

申請書に添付する危害分析（危害リスト）一覧表の分類方法が，製品の総括表の分類の方法と異ならないように留意する。

食品衛生法上の危害の原因となる物質を特定する際には，科学的根拠に基づき製品の製造または加工の工程で発生する恐れのあるすべての潜在的な危害を列挙する。

(ii) 施行規則「別表第2」の危害の原因となる物質の考慮

列挙された危害の原因となる物質には，施行規則「別表第2」に掲げる食品の区分に応じた危害の原因となる物質をすべて考慮する。

当該の危害の原因となる物質を含まない場合は，その理由（実測，文献等危害に関するデータ等）を明らかにした資料を添付する。

8.3.5 危害の発生を防止するための措置のうち，CCPに関する事項を記した文書

下記(i)～(iii)の事項について，総括表，CCP整理表，その他の資料で明らかにする。

総括表には内容を概略的に記述するとともに，CCP整理表等に詳細に記述する。

殺菌または除菌工程をCCPとした場合のCLは商品の包装形態，容量，内容物，性状(pH，水分活性等)等により異なることから，個々の商品のCLは，別表で示す。

(i) CCPおよびCL

CCPの決定が適切であることを示す。

CLは製品が許容できる危害の原因物質の量を考慮して適切に定められており，必ずしも実際の製造工程で設定する管理の水準とはならないことに留意する。

またモニタリングの方法は，原則として食品の危害の発生を防止するためにCCPで採られる措置が適切でない場合に，それを速やかに探知できる方法であることを示す。

CLの数値は，モニタリングにより確認する数値を記載する。

例) レトルト殺菌の場合は，CLが雰囲気温度（自記記録計の温度）および時間（自記記録紙での一定温度以上の長さ）となるのであれば，温度は「〇〇℃以上」，時間は「〇〇cm以上（〇〇分に相当）」。

(ii) CLのモニタリングの方法

モニタリングの方法は，CLが常に遵守されていることを連続的にまたは相当の頻度で確認するものとなっており，基本的にモニタリングの測定値がCLから逸脱したときにそれを直ちに判明することができる方法であることを示す。

相当の頻度とは，工程の安定性とも関係し一概に何分に1回といえるものではないが，モニタリングの間隔が長くなるほど改善措置をとる手間等がかかることになる。

(iii) 当該措置による危害の発生防止の効果

危害の発生防止の効果については，それを明らかにする実測値，文献等を添付する。

仮に，包装後殺菌の製品の殺菌工程（殺菌釜）をCCPとし，雰囲気温度，時間をCLとした場合，効果を示す書類は，例えば殺菌釜のうち最も温度の上昇しにくい位置（最冷点）における製品の中心部分の殺菌強度等の測定，微生物の耐熱性に関する文献等により，殺菌効果が十分であることを示す。

ミネラルウォーター類の殺菌または除菌に関しては，昭和62年8月18日衛食第130号食品保健課長通知「ミネラルウォーター類の殺菌について」に，確認の方法が示されている。

またその他の清涼飲料水の殺菌の場合は，昭和61年12月26日衛食第245号食品保健課長通知「食品，添加物等の規格基準の一部改正について」を参考とする。

8.3.6　CL逸脱時にとるべき改善措置を記した文書

　CL逸脱時に行う改善措置を総括表に概略的に記述するとともに，CCP整理表に詳細に記述する。その他文章への記載は，以下のことに留意する。

　改善措置の方法は，以下の要件を満たすものでなければならない。

(i)　モニタリングの測定値がCLを逸脱したときに，管理状態を正常に復帰できること。

(ii)　製品等の適切な処分方法が含まれていること。

(iii)　改善措置の実施担当者および記録の方法を定めていること。

　改善措置は，実際に起こった場合を想定して，具体的に検討しておく必要がある。なお，CCP整理表に併せて記載してもよい。

8.3.7　衛生管理の方法に関する文書

　衛生管理の方法は以下の事項について，作業内容，実施頻度，実施担当者ならびに実施状況の確認および記録の方法を定めて文書化する。具体的に表現し図表等を用いてわかりやすく記載する。既存の作業手順書，チェックシート等を利用すればよい（第5章参照）。

(i)　施設設備の衛生管理

(ii)　従事者の衛生教育（食品衛生にかかわる微生物学等の基礎知識を含むHACCPシステムにかかわる教育訓練等について体系的に定めること）

(iii)　施設設備および機械器具の保守点検（停電等突発的事故等の対応を定めることを含む）

(iv)　そ族昆虫の防除

(v)　使用水の衛生管理（停電等突発的事故等の対応を定めることを含む）

(vi)　排水および廃棄物の衛生管理

(vii)　従事者の衛生管理

(viii)　食品等の衛生的取扱い（停電等突発的事故等の対応を定めることを含む）

(ix)　製品の回収（停電等突発的事故等の対応ならびに回収にかかる責任体制，所轄の都道府県等への報告等を定めることを含む）

(x)　製品などの試験検査に用いる機械器具の保守点検

　上記のほか，食品衛生法第3条第2項に基づく「食品事業者の記録の作成及び保存に係る指針（ガイドライン）」（平成15年8月29日食安発第0829001号の別添）（参考資料465ページ参照）に基づく，記録の作成と保存の実施について定めること。

8.3.8　検証に関する文書

　製品等の試験の方法，その他食品衛生法上の危害の発生が適切に防止されていることを検証するための方法が記載された以下の項目について文書を作成すること．CCPで管理する工程は総括表に内容を概略的に記述するとともに，CCP整理表等に詳細に記述する．
(ⅰ)　製品等の試験方法および当該試験に用いる機械器具の保守点検（計器の校正を含む）
(ⅱ)　モニタリングの実施状況，改善処置および施設設備等の衛生管理の記録の点検
(ⅲ)　CCPのモニタリングに用いる計測機器の校正
(ⅳ)　苦情または回収の原因の解析
(ⅴ)　実施計画の定期的見直し

　上記内容は，実施頻度，実施担当者等検証の具体的実施にかかる内容が含まれていること．
　また具体的な手順書については，別途マニュアル等を作成すること．
　製品等の試験成績書により，食品の製造または加工の方法およびその衛生管理の方法が適切に実施されていることが確認されていること．
　主として製品説明書を提出する製品については，最低1か月以上の試行試験（トライアル）を行い，製品説明書の製品規格で定める項目について検証した製品検査結果を蓄積し，HACCPシステムが適切に機能していることを確認すること．
　申請書に添付する製品検査結果は，その製品説明書を提出する製品を含めた1週間分程度でよい．試行期間前の製品検査結果であっても，その製造方法に変更がないかぎりその製品検査結果を活用しても差し支えない．
　なお，この製品検査の蓄積については，現場確認等により監視員等が確認する．
　申請書に添付するその他の検証に関する記録文書については，地元行政当局の助言を受けて作成する．

8.3.9　記録の方法に関する文書

　CCPのモニタリング，改善措置，施設設備等の衛生管理および検証について，その記録方法，ならびに当該記録の保存方法および期間を記載した文書を作成し，次の要件を満たすこと．
(ⅰ)　記録の方法は記録者が特定され，修正する場合は修正したことが明らかにわかるような方法であること．
(ⅱ)　当該記録の保存方法および期間は，求めに応じてすぐに確認できる箇所に保管し，その期間は1年以上（製品の賞味期限が1年を超えるものでは，当該期間以上の期間）とすること．

8.3.10 検証の記録に関する資料

8.3.8で解説した検証に関する事項について8.3.9で述べた文書に基づき作成し，保存した記録に関する資料を作成する。

8.3.11 管理体制

当該事項は，総合衛生管理製造過程の承認基準（施行規則第13条第7号，第8号）に規定されている。実施要領「別表第1」の(10)では，具体的に次のアおよびイとして定めている。

アについては，申請資料として義務的に添付しなければならないものではないが，参考として添付する。イについては，総括表またはその他の一覧表に記載する。

ア　総合衛生管理製造過程の実施に当たり，従業員への指導，実施状況の検証結果に基づく評価，外部査察への適切な対応等について，(8.2.1(i))に規定する者が行う体制が整っていること。

イ　実施要領「別表第1」の(5)から(9)に掲げる業務について，当該業務にかかる責任者がおかれており，かつ，当該責任者がその業務の内容に応じて，あらかじめ当該業務を行う者を定めていること。

　参考：総合衛生管理製造過程承認制度実施要領「別表第1」
　　（5）危害の発生を防止するための措置
　　（6）改善措置の方法
　　（7）衛生管理の方法
　　（8）検証
　　（9）記録

8.3.12 申請書類のチェック（参考）

総合衛生管理製造過程申請時に提出する書類やその適否については，次のチェック表を参考にして書類を整えると整理しやすい。

表8-1 総合衛生管理製造過程申請書類チェック表

	申請者氏名：	
	施設名：	
	所在地：	
	食品の種類およびその範囲：	
	申請書	
1	申請書の様式に沿って記入されているか。記載漏れはないか。	適・否
2	申請者氏名は適切か。（法人の場合は，代表権のある者の申請になっているか）	適・否
3	申請先は適切か。氏名等間違いはないか。	適・否
4	食品の種類は，「清涼飲料水」となっているか。その範囲名は適切か。	適・否
5	申請対象の範囲の一部申請になっていないか。	適・否
6	一部申請となっている場合，事前に当局と相談したか。	適・否
	添付資料等	
1	製品の総合衛生管理製造過程の大要（総括表）はあるか。	適・否
2	正副本が用意されているか。	適・否
3	以下の添付書類について添付されているか。	
3-1	製品説明書	適・否
3-2	製造または加工の工程に関する文書	
	① フローダイヤグラム	適・否
	② 製造または加工に用いる機械器具の性能に関する書類	適・否
	③ 各工程の作業内容および作業時間，作業担当者の職名を記した書類	適・否
	④ 機械器具の仕様（危害発生防止のために用いるもの）の書類	適・否
3-3	施設の図面	適・否
3-4	危害の原因となる物質の特定等に関する次の事項を記した書類	
	① 危害分析表（危害の原因となる物質を工程ごとに特定したものおよびその防止法）	適・否
	② ①で施行規則別表第2で示す危害原因物質を含まない場合，その理由を示す書類	適・否
3-5	危害の発生を防止するための措置のうち，その実施状況を連続的または相当の頻度の確認を必要とするものに関する次の事項を記した書類	
	① CCP整理表（CCPの工程，CL，モニタリング方法の記載）	適・否
	② 当該措置による危害の発生防止の効果に関する書類	適・否
3-6	CCPにおけるCL逸脱時の改善措置を記載した書類	適・否
3-7	衛生管理の方法に関する文書	
	① 施設設備の衛生管理	適・否
	② 従業員の衛生管理	適・否
	③ 施設設備および機械器具の保守点検	適・否
	④ そ族昆虫の防除	適・否
	⑤ 使用水の衛生管理	適・否
	⑥ 排水および廃棄物の衛生管理	適・否
	⑦ 従事者の衛生管理	適・否
	⑧ 食品等の試験検査に用いる機械器具の保守点検・校正	適・否
	⑨ 食品の回収方法	適・否
	⑩ 製品等の試験検査に用いる機械器具の保守点検	適・否
	その他，食品等事業者の記録の作成および保存にかかわる指針（ガイドライン）に基づく記録の作成保存に関する文書	適・否
3-8	検証に関する文書	
	① 製品等の試験方法，当該試験に用いる機械器具の保守点検・校正	適・否
	② モニタリングの実施状況，改善措置および施設設備の衛生管理の記録の点検	適・否
	③ CCPの機器の校正	適・否
	④ 苦情・回収の原因解析	適・否
	⑤ 実施計画の定期的見直し	適・否
3-9	記録の方法に関する文書	適・否
3-10	検証により確認した製品等の試験の成績に関する資料	適・否
	その他地元行政当局より提出を求められた検証に関する記録文書	適・否
3-11	管理体制に関する文書	適・否

8.4 変更に関わる申請手続き等

　事業者は，承認を受けた総合衛生管理製造過程にかかわる内容について，次の事項について変更が生じた場合には変更申請を行わなければならない。この場合，地元の保健所や都道府県等の食品衛生監視員とよく相談して変更申請手続きを行うのがよい。

8.4.1 変更承認を行わなければならない事項

(i) 予防措置の変更を伴う危害物質の変更
  (a) 申請の範囲を変更（追加）する場合
  (b) 新たな原材料を追加することにより，危害物質およびその防止措置を変更する場合（実施要領「別表第4」では，魚肉ハムに豚肉のひき肉を新たに使用する等の事例を記載）
  (c) 新製品の製造，施設の増改築等による製造工程の大幅な変更により，新たに危害分析を行う必要が生じ，その防止策を変更する場合等

(ii) CCP
  (a) CCP の廃止，追加等

(iii) CCP における CL とその遵守の確認にかかわるモニタリングの方法
  (a) 管理すべき危害原因物質の変更により CL を変更する場合
  (b) モニタリング方法，頻度および指標を変更する場合（実施要領「別表第4」では，加熱後の製品の達温から，殺菌機庫内温度にモニタリングの指標を変更する等の事例が記載）
  (c) モニタリング方法の変更を伴う機器の変更があった場合（実施要領「別表第4」では，

バッチ式殺菌機からプレート式殺菌機への変更等の事例が記載）

8.4.2　変更承認申請手続き

　変更の承認申請書の様式は，実施要領様式第2号による（参考資料461ページ参照）。
その他の事項については，承認申請手続きに準ずる。
　変更承認申請手数料は施行令第1条第2項に定める額（9万6900円）である。

8.4.2.1　変更承認申請書に添付する書類（実施要領「別表第5」）
- 「8.3　申請書に添付する資料」（実施要領「別表第3」）に記載したアからケのうち，変更しようとする事項にかかわるもの（当該変更事項にかかる新旧の対照を明示する）
- 変更しようとする事項について検証した記録（「8.3　申請書に添付する資料」（実施要領「別表第3」））クに規定する検証に関する事項についてケに規定する文書に基づき作成し保存した記録に関する資料

8.5 更新に関わる申請手続き等

更新手続き等は以下のとおりである。更新に際しても地元の保健所や都道府県等の食品衛生監視員とよく相談して更新申請手続きを行うのがよい。

8.5.1 有効期間の満了日

(i) 最初の更新

承認の有効期間の満了日は，承認を受けた日の翌日から起算して3年を経過した日とする。

例）承認2015年（平成27年）10月5日の場合，満了日2018年（平成30年）10月5日

同一の食品の種類であって，実施要領「別表第2」の申請範囲（清涼飲料水の場合は，8.2.3のア〜ク）によって承認日が異なる施設の最初の更新については，最初に有効期間が満了する日をもってほかの承認の有効期間も満了することとする。

(ii) 承認の効力

更新申請があった場合，有効期間の満了日までにその申請に対する処分がされない場合には，従前の承認が有効期間の満了後もその処分がなされるまでの間は，その効力を有するものとする。

8.5.2 更新手続き等

承認の更新の申請書は，実施要領様式第3号による（参考資料463ページ参照）。

承認の更新の申請は，承認の有効期間満了日の3か月前から受け付ける。

その他の事項は，承認申請に準ずる。

更新承認申請手数料は施行令第3条に定める額（17万200円）である。

8.5.2.1 更新申請書に添付すべき資料（実施要領「別表第6」）

(i) 従前の承認時に交付された承認書

(ii) 「**8.3** 申請書に添付する資料」（実施要領「別表第3」）に記載したアからウおよびキからケのうち，従前の承認後に変更した事項に係る文書（当該変更事項に係る新旧の対照を明示する）

　ただし，以下の事項は除く。

(a) 従前の承認以降，法第13条第4項に基づく変更の承認（**8.4**）を行い，承認されている場合，その承認に係る事項

(b) 従前の承認以降，変更の報告等が行われ受理されている場合は，その報告に係る事項

(iii) 「**8.3** 申請書に添付する資料」（実施要領「別表第3」）に記載したエ，オ，カ

(iv) 「**8.3** 申請書に添付する資料」（実施要領「別表第3」）に記載したケに基づき作成保存した記録のうち，CCPのモニタリング，改善措置，検証に関する資料

　この記録に関する資料は，承認の有効期間の満了日から遡った1年間のうち1か月間のものを提出する。

様式第1号　　　　　　　　　　　　　（記入例）

　　　　　　　　　　　　　　　　　　　　　平成○○年○○月○○日

　　厚生労働大臣　　○○○○　殿

　　　　　　　　申請者　　住所　○○○○○○○○○○
　　　　　　　　　　　　　氏名　○○株式会社　代表取締役社長○○○○
　　　　　　　　　　　　　生年月日　昭和○○年○○月○○日

　　　　　　総合衛生管理製造過程による食品の製造又は加工の承認申請書

食品衛生法第13条第1項の規定に基づき，総合衛生管理製造過程による食品の
製造又は加工の承認を受けたく，下記により申請します。

記

1．食品の種類及びその範囲

　　種類：清涼飲料水

　　範囲：その他の清涼飲料水（殺菌後密栓・密封）

> 申請がこの申請範囲の一部である場合は記入方法について事前に当局と要相談

2．製造所又は加工所の名称及び所在地

　　名　称：○○株式会社　○○工場

　　所在地：○○○○○○○○

3．製品の総合衛生管理製造過程の大要

　　別添「総括表」参照

4．添付書類

　　別添資料のとおり

参考文献

1 『微生物制御実用辞典』フジ・テクノシステム社
2 『食品加工工場の衛生管理と HACCP 導入の手引き』食品産業センター
3 『よく分かる HACCP』日本食品衛生協会
4 「洗浄・殺菌剤と洗浄・殺菌システムの設計」（北田薫講演要旨），田辺製薬
5 『清涼飲料水事故の防止とその対策』全国清涼飲料工業会
6 宮沢公栄「製品回収プログラムの重要性」『月刊 HACCP 誌』9 月号，2000 年。
7 『清涼飲料の常識』全国清涼飲料工業会・日本炭酸飲料検査協会，2001 年。
8 平尾素一「食品工場の害虫防除管理」『食品と科学』Vol. 27 No. 6，1985 年。
9 「食品製造環境におけるネズミ・害虫管理—害虫」社内資料，イカリ消毒
10 「食品の異物混入事故の現状と対応：佐藤邦裕，総合的な異物対策の実践についての環文研フォーラム」（環境文化創造研究所）の講演集
11 緒方一喜・光楽昭雄共編『食品・薬品の混入異物対策』新思潮社，1984 年。
12 『缶・びん詰：レトルト食品製造流通基準（GMP）マニュアル』日本缶詰協会
13 河端俊治・春田三佐夫編『HACCP—これからの食品の自社衛生管理』中央法規出版，1992 年。
14 『食品衛生研究』Vol. 45 No. 8，1995 年。
15 『飲料缶詰の製造』ビバリッジジャパン社
16 『食品機械装置』7，1993 年。
17 『食品工業における定置洗浄』理工協産
18 *New Food Industry*, Vol. 36, 1994.
19 『環境管理技術』，1983 年，1984 年。
20 小久保彌太郎編『HACCP システム実施のための資料集』（平成 16 年改訂版），日本食品衛生協会，2004 年。
21 Recommended International Code of Practice : General Principle of Food Hygiene, CAC/RCP 1-1969, Rev. 4-2003.
22 Hazard Analysis and Critical Control Point (HACCP) System and Guidelines for its Application : Annex to CAC/RCP 1-1969, Rev. 4-2003.
23 Current Good Manufacturing Practice in Manufacturing, Packing, or Holding Human Food ; 21 CFR 110, Title 21 Food and Drugs, Chapter 1, Food and Drug Administration, Department of Health and Human Services, Part 110.
24 Council Directive 93/43/EEC of 14 June 1993 on the hygiene of foodstuff.
25 『清涼飲料水工場の一般的衛生管理ガイドブック』（第 2 版），全国清涼飲料工業会，2002 年。
26 『最新ソフトドリンク』光琳，2003 年。
27 小久保彌太郎編『HACCP の現状と Q&A』日本食品衛生協会，2003 年。
28 「アセプティック充填機の理論と設計」『ソフトドリンク技術資料』，2003 年。
29 『最新生産技術と展望』ビバリッジジャパン社，1998 年。
30 渡辺忠雄ほか『入門食品衛生学』（第 12 版），南江堂，1998 年。
31 日本微生物学会編『微生物学辞典』技報堂出版，1992 年。
32 高原昭男『徹底 5S 実践マネジメント』日本プラント協会，2000 年。
33 『食品の安全衛生に関する用語集』内閣府食品衛生委員会，2004 年。
34 『ろ過除菌用フィルターの完全性試験方法とその留意点』日本ポール
35 Understanding the Codex Alimentarius ; FAO Corporate Document Repository.

参考資料

1 法令

●食品安全基本法（抄）

（平成15年5月23日 法律第48号）

注　平成26年6月13日法律第67号改正現在

第1章　総則

（目的）

第1条　この法律は、科学技術の発展、国際化の進展その他の国民の食生活を取り巻く環境の変化に適確に対応することの緊要性にかんがみ、食品の安全性の確保に関し、基本理念を定め、並びに国、地方公共団体及び食品関連事業者の責務並びに消費者の役割を明らかにするとともに、施策の策定に係る基本的な方針を定めることにより、食品の安全性の確保に関する施策を総合的に推進することを目的とする。

（定義）

第2条　この法律において「食品」とは、全ての飲食物（医薬品、医療機器等の品質、有効性及び安全性の確保等に関する法律（昭和35年法律第145号）に規定する医薬品、医薬部外品及び再生医療等製品を除く。）をいう。

（食品の安全性の確保のための措置を講ずるに当たっての基本的認識）

第3条　食品の安全性の確保は、このために必要な措置が国民の健康の保護が最も重要であるという基本的認識の下に講じられることにより、行われなければならない。

（食品供給行程の各段階における適切な措置）

第4条　農林水産物の生産から食品の販売に至る一連の国の内外における食品供給の行程（以下「食品供給行程」という。）におけるあらゆる要素が食品の安全性に影響を及ぼすおそれがあることにかんがみ、食品の安全性の確保は、このために必要な措置が食品供給行程の各段階において適切に講じられることにより、行われなければならない。

（国民の健康への悪影響の未然防止）

第5条　食品の安全性の確保は、このために必要な措置が食品の安全性の確保に関する国際的動向及び国民の意見に十分配慮しつつ科学的知見に基づいて講じられることによって、食品を摂取することによる国民の健康への悪影響が未然

に防止されるようにすることを旨として，行われなければならない。

（国の責務）

第6条　国は，前3条に定める食品の安全性の確保についての基本理念（以下「基本理念」という。）にのっとり，食品の安全性の確保に関する施策を総合的に策定し，及び実施する責務を有する。

（地方公共団体の責務）

第7条　地方公共団体は，基本理念にのっとり，食品の安全性の確保に関し，国との適切な役割分担を踏まえて，その地方公共団体の区域の自然的経済的社会的諸条件に応じた施策を策定し，及び実施する責務を有する。

（食品関連事業者の責務）

第8条　肥料，農薬，飼料，飼料添加物，動物用の医薬品その他食品の安全性に影響を及ぼすおそれがある農林漁業の生産資材，食品（その原料又は材料として使用される農林水産物を含む。）若しくは添加物（食品衛生法（昭和22年法律第233号）第4条第2項に規定する添加物をいう。）又は器具（同条第4項に規定する器具をいう。）若しくは容器包装（同条第5項に規定する容器包装をいう。）の生産，輸入又は販売その他の事業活動を行う事業者（以下「食品関連事業者」という。）は，基本理念にのっとり，その事業活動を行うに当たって，自らが食品の安全性の確保について第一義的責任を有していることを認識して，食品の安全性を確保するために必要な措置を食品供給行程の各段階において適切に講ずる責務を有する。

2　前項に定めるもののほか，食品関連事業者は，基本理念にのっとり，その事業活動を行うに当たっては，その事業活動に係る食品その他の物に関する正確かつ適切な情報の提供に努めなければならない。

3　前2項に定めるもののほか，食品関連事業者は，基本理念にのっとり，その事業活動に関し，国又は地方公共団体が実施する食品の安全性の確保に関する施策に協力する責務を有する。

（消費者の役割）

第9条　消費者は，食品の安全性の確保に関する知識と理解を深めるとともに，食品の安全性の確保に関する施策について意見を表明するように努めることによって，食品の安全性の確保に積極的な役割を果たすものとする。

（法制上の措置等）

第10条　政府は，食品の安全性の確保に関する施策を実施するため必要な法制上又は財政上の措置その他の措置を講じなければならない。

第2章　施策の策定に係る基本的な方針

（食品健康影響評価の実施）

第11条　食品の安全性の確保に関する施策の策定に当たっては，人の健康に悪影響を及ぼすおそれがある生物学的，化学的若しくは物理的な要因又は状態であって，食品に含まれ，又は食品が置かれるおそれがあるものが当該食品が摂取されることにより人の健康に及ぼす影響についての評価（以下「食品健康影響評価」という。）が施策ごとに行われなければならない。ただし，次に掲げる場合は，この限りでない。

一　当該施策の内容からみて食品健康影響評価を行うことが明らかに必要でないとき。

二　人の健康に及ぼす悪影響の内容及び程度が明らかであるとき。

三　人の健康に悪影響が及ぶことを防止し，又は抑制するため緊急を要する場合で，あらかじめ食品健康影響評価を行ういとまがないとき。

2　前項第3号に掲げる場合においては，事後において，遅滞なく，食品健康影響評価が行われなければならない。

3　前2項の食品健康影響評価は，その時点において到達されている水準の科学的知見に基づいて，客観的かつ中立公正に行われなければならない。

（国民の食生活の状況等を考慮し，食品健康影響評価の結果に基づいた施策の策定）

第12条　食品の安全性の確保に関する施策の策定に当たっては，食品を摂取することにより人の健康に悪影響が及ぶことを防止し，及び抑制するため，国民の食生活の状況その他の事情を考慮するとともに，前条第1項又は第2項の規定により食品健康影響評価が行われたときは，その結果に基づいて，これが行われなければならない。

（情報及び意見の交換の促進）

第13条　食品の安全性の確保に関する施策の策定に当たっては，当該施策の策定に国民の意見を反映し，並びにその過程の公正性及び透明性を確保するため，当該施策に関する情報の提供，当該施策について意見を述べる機会の付与その他の関係者相互間の情報及び意見の交換の促進を図るために必要な措置が講じられなければならない。

（緊急の事態への対処等に関する体制の整備等）

第14条　食品の安全性の確保に関する施策の策定に当たっては，食品を摂取することにより人の健康に係る重大な被害が生ずることを防止するため，当該被害が生じ，又は生じるおそれがある緊急の事態への対処及び当該事態の発生の防止に関する体制の整備その他の必要な措置が講じられなければならない。

（関係行政機関の相互の密接な連携）

第15条　食品の安全性の確保に関する施策の策定に当たっては，食品の安全性の確保のために必要な措置が食品供給行程の各段階において適切に講じられるようにするため，関係行政機関の相互の密接な連携の下に，これが行われなければならない。

（試験研究の体制の整備等）

第16条　食品の安全性の確保に関する施策の策定に当たっては，科学的知見の充実に努めることが食品の安全性の確保上重要であることにかんがみ，試験研究の体制の整備，研究開発の推進及びその成果の普及，研究者の養成その他の必要な措置が講じられなければならない。

（国の内外の情報の収集，整理及び活用等）

第17条　食品の安全性の確保に関する施策の策定に当たっては，国民の食生活を取り巻く環境の変化に即応して食品の安全性の確保のために必要な措置の適切かつ有効な実施を図るため，食品の安全性の確保に関する国の内外の情報の収集，整理及び活用その他の必要な措置が講じられなければならない。

（表示制度の適切な運用の確保等）

第18条　食品の安全性の確保に関する施策の策定に当たっては，食品の表示が食品の安全性の確保に関し重要な役割を果たしていることにかんがみ，食品の表示の制度の適切な運用の確保その他食品に関する情報を正確に伝達するために必要な措置が講じられなければならない。

（食品の安全性の確保に関する教育，学習等）

第19条　食品の安全性の確保に関する施策の策定に当たっては，食品の安全性の確保に関する教育及び学習の振興並びに食品の安全性の確保に関する広報活動の充実により国民が食品の安全性の確保に関する知識と理解を深めるために必要な措置が講じられなければならない。

（環境に及ぼす影響の配慮）

第20条　食品の安全性の確保に関する施策の策定に当たっては，当該施策が環境に及ぼす影響について配慮して，これが行われなければならない。

（措置の実施に関する基本的事項の決定及び公表）

第21条　政府は，第11条から前条までの規定により講じられる措置につき，それらの実施に関する基本的事項（以下「基本的事項」という。）を定めなければならない。

2　内閣総理大臣は，食品安全委員会及び消費者委員会の意見を聴いて，基本的事項の案を作成し，閣議の決定を求めなければならない。

3　内閣総理大臣は，前項の規定による閣議の決定があったときは，遅滞なく，基本的事項を公

表しなければならない。

4 前2項の規定は、基本的事項の変更について準用する。

第3章　食品安全委員会

（設置）

第22条　内閣府に、食品安全委員会（以下「委員会」という。）を置く。

（所掌事務）

第23条　委員会は、次に掲げる事務をつかさどる。

一　第21条第2項の規定により、内閣総理大臣に意見を述べること。

二　次条の規定により、又は自ら食品健康影響評価を行うこと。

三　前号の規定により行った食品健康影響評価の結果に基づき、食品の安全性の確保のため講ずべき施策について内閣総理大臣を通じて関係各大臣に勧告すること。

四　第2号の規定により行った食品健康影響評価の結果に基づき講じられる施策の実施状況を監視し、必要があると認めるときは、内閣総理大臣を通じて関係各大臣に勧告すること。

五　食品の安全性の確保のため講ずべき施策に関する重要事項を調査審議し、必要があると認めるときは、関係行政機関の長に意見を述べること。

六　第2号から前号までに掲げる事務を行うために必要な科学的調査及び研究を行うこと。

七　第2号から前号までに掲げる事務に係る関係者相互間の情報及び意見の交換を企画し、及び実施すること。

2　委員会は、前項第2号の規定に基づき食品健康影響評価を行ったときは、遅滞なく、関係各大臣に対して、その食品健康影響評価の結果を通知しなければならない。

3　委員会は、前項の規定による通知を行ったとき、又は第1項第3号若しくは第4号の規定による勧告をしたときは、遅滞なく、その通知に係る事項又はその勧告の内容を公表しなければならない。

4　関係各大臣は、第1項第3号又は第4号の規定による勧告に基づき講じた施策について委員会に報告しなければならない。

（委員会の意見の聴取）

第24条　関係各大臣は、次に掲げる場合には、委員会の意見を聴かなければならない。ただし、委員会が第11条第1項第1号に該当すると認める場合又は関係各大臣が同項第3号に該当すると認める場合は、この限りでない。

一　食品衛生法第6条第2号ただし書（同法第62条第2項において準用する場合を含む。）に規定する人の健康を損なうおそれがない場合を定めようとするとき、同法第7条第1項から第3項までの規定による販売の禁止をしようとし、若しくは同条第4項の規定による禁止の全部若しくは一部の解除をしようとするとき、同法第9条第1項の厚生労働省令を制定し、若しくは改廃しようとするとき、同法第10条に規定する人の健康を損なうおそれのない場合を定めようとするとき、同法第11条第1項（同法第62条第2項において準用する場合を含む。）の規定により基準若しくは規格を定めようとするとき、同法第11条第3項に規定する人の健康を損なうおそれのないことが明らかである物質若しくは人の健康を損なうおそれのない量を定めようとするとき、同法第18条第1項（同法第62条第3項において準用する場合を含む。）の規定により基準若しくは規格を定めようとするとき、又は同法第50条第1項の規定により基準を定めようとするとき。

十四　前各号に掲げるもののほか、政令で定めるとき。

2　関係各大臣は、前項ただし書の場合（関係各大臣が第11条第1項第3号に該当すると認めた場合に限る。）においては、当該食品の安全性の確保に関する施策の策定の後相当の期間内

に，その旨を委員会に報告し，委員会の意見を聴かなければならない。

3　第1項に定めるもののほか，関係各大臣は，食品の安全性の確保に関する施策を策定するため必要があると認めるときは，委員会の意見を聴くことができる。

●食品安全委員会令(抄)

（平成15年6月20日 政令第273号）

注　平成15年12月10日政令第505号改正現在

食品安全委員会令

内閣は，食品安全基本法（平成15年法律第48号）第24条第1項第13号及び第38条の規定に基づき，この政令を制定する。

（関係各大臣が食品安全委員会の意見を聴かなければならないとき）

第1条　食品安全基本法（以下「法」という。）第24条第1項第14号の政令で定めるときは，同項第1号から第13号までに掲げる法律に基づく命令（政令を除き，告示を含む。）の規定に基づき食品の安全性の確保に関する施策を策定しようとする場合であって，法第11条第1項に規定する食品健康影響評価が行われなければならないときとして内閣府令で定めるときとする。

●食品衛生法（抄）

(昭和22年12月24日　法律第233号)

注　平成26年6月13日法律第69号改正現在

〔目的〕

第1条　この法律は，食品の安全性の確保のために公衆衛生の見地から必要な規制その他の措置を講ずることにより，飲食に起因する衛生上の危害の発生を防止し，もって国民の健康の保護を図ることを目的とする。

〔国，都道府県，保健所を設置する市及び特別区の責務〕

第2条　国，都道府県，地域保健法（昭和22年法律第101号）第5条第1項の規定に基づく政令で定める市（以下「保健所を設置する市」という。）及び特別区は，教育活動及び広報活動を通じた食品衛生に関する正しい知識の普及，食品衛生に関する情報の収集，整理，分析及び提供，食品衛生に関する研究の推進，食品衛生に関する検査の能力の向上並びに食品衛生の向上にかかわる人材の養成及び資質の向上を図るために必要な措置を講じなければならない。

②　国，都道府県，保健所を設置する市及び特別区は，食品衛生に関する施策が総合的かつ迅速に実施されるよう，相互に連携を図らなければならない。

③　国は，食品衛生に関する情報の収集，整理，分析及び提供並びに研究並びに輸入される食品，添加物，器具及び容器包装についての食品衛生に関する検査の実施を図るための体制を整備し，国際的な連携を確保するために必要な措置を講ずるとともに，都道府県，保健所を設置する市及び特別区(以下「都道府県等」という。)に対し前2項の責務が十分に果たされるように必要な技術的援助を与えるものとする。

〔食品等事業者の責務〕

第3条　食品等事業者（食品若しくは添加物を採取し，製造し，輸入し，加工し，調理し，貯蔵し，運搬し，若しくは販売すること若しくは器具若しくは容器包装を製造し，輸入し，若しくは販売することを営む人若しくは法人又は学校，病院その他の施設において継続的に不特定若しくは多数の者に食品を供与する人若しくは法人をいう。以下同じ。）は，その採取し，製造し，輸入し，加工し，調理し，貯蔵し，運搬し，販売し，不特定若しくは多数の者に授与し，又は営業上使用する食品，添加物，器具又は容器包装（以下「販売食品等」という。）について，自らの責任においてそれらの安全性を確保するため，販売食品等の安全性の確保に係る知識及び技術の習得，販売食品等の原材料の安全性の確保，販売食品等の自主検査の実施その他の必要な措置を講ずるよう努めなければならない。

②　食品等事業者は，販売食品等に起因する食品衛生上の危害の発生の防止に必要な限度において，当該食品等事業者に対して販売食品等又はその原材料の販売を行った者の名称その他必要な情報に関する記録を作成し，これを保存するよう努めなければならない。

③　食品等事業者は，販売食品等に起因する食品衛生上の危害の発生を防止するため，前項に規定する記録の国，都道府県等への提供，食品衛生上の危害の原因となった販売食品等の廃棄その他の必要な措置を適確かつ迅速に講ずるよう努めなければならない。

〔食品又は添加物の基準・規格の制定〕

第11条　厚生労働大臣は，公衆衛生の見地から，薬事・食品衛生審議会の意見を聴いて，販売の用に供する食品若しくは添加物の製造，加工，

使用，調理若しくは保存の方法につき基準を定め，又は販売の用に供する食品若しくは添加物の成分につき規格を定めることができる。

〔総合衛生管理製造過程〕

第13条 厚生労働大臣は，第11条第1項の規定により製造又は加工の方法の基準が定められた食品であって政令で定めるものにつき，総合衛生管理製造過程（製造又は加工の方法及びその衛生管理の方法につき食品衛生上の危害の発生を防止するための措置が総合的に講じられた製造又は加工の過程をいう。以下同じ。）を経てこれを製造し，又は加工しようとする者（外国において製造し，又は加工しようとする者を含む。）から申請があったときは，製造し，又は加工しようとする食品の種類及び製造又は加工の施設ごとに，その総合衛生管理製造過程を経て製造し，又は加工することについての承認を与えることができる。

② 厚生労働大臣は，前項の申請に係る総合衛生管理製造過程の製造又は加工の方法及びその衛生管理の方法が，厚生労働省令で定める基準に適合しないときは，同項の承認を与えない。

③ 第1項の承認を受けようとする者は，厚生労働省令で定めるところにより，申請書に当該総合衛生管理製造過程を経て製造し，又は加工した食品の試験の成績に関する資料その他の資料を添付して申請しなければならない。

④ 第1項の承認を受けた者（次項において「承認取得者」という。）は，当該承認に係る総合衛生管理製造過程の一部を変更しようとするときは，その変更についての承認を求めることができる。この場合においては，前2項の規定を準用する。

⑤ 厚生労働大臣は，次の各号のいずれかに該当する場合においては，承認取得者が受けた第1項の承認の全部又は一部を取り消すことができる。

一 当該承認に係る総合衛生管理製造過程の製造又は加工の方法及びその衛生管理の方法が，第2項の厚生労働省令で定める基準に適合しなくなったとき。

二 承認取得者が，当該承認に係る総合衛生管理製造過程の一部を前項の承認を受けずに変更したとき。

三 厚生労働大臣が，必要があると認めて，外国において当該承認に係る総合衛生管理製造過程を経て食品の製造又は加工を行う承認取得者（次号において「外国製造承認取得者」という。）に対し，必要な報告を求めた場合において，その報告がされず，又は虚偽の報告がされたとき。

四 厚生労働大臣が，必要があると認めて，その職員に，外国製造承認取得者の製造又は加工の施設，事務所，倉庫その他の場所において食品，帳簿書類その他の物件についての検査をさせようとした場合において，その検査が拒まれ，妨げられ，又は忌避されたとき。

⑥ 第1項の承認に係る総合衛生管理製造過程を経た食品の製造又は加工については，第11条第1項の基準に適合した方法による食品の製造又は加工とみなして，この法律又はこの法律に基づく命令の規定を適用する。

⑦ 第1項の承認又は第4項の変更の承認を受けようとする者は，審査に要する実費の額を考慮して政令で定める額の手数料を納めなければならない。

〔総合衛生管理製造過程の承認の有効期間〕

第14条 前条第1項の承認は，3年を下らない政令で定める期間（以下この条において「有効期間」という。）ごとにその更新を受けなければ，その期間の経過によって，その効力を失う。

② 前条第2項及び第3項の規定は，前項の更新について準用する。

③ 第1項の更新の申請があった場合において，有効期間の満了の日までにその申請に対する処分がされないときは，従前の承認は，有効期間の満了後もその処分がされるまでの間は，なおその効力を有する。

④ 前項の場合において，承認の更新がされたときは，その承認の有効期間は，従前の承認の有効期間の満了の日の翌日から起算するものとする。

⑤ 第1項の承認の更新を受けようとする者は，審査に要する実費の額を考慮して政令で定める額の手数料を納めなければならない。

●食品衛生法施行令(抄)

(昭和28年8月31日 政令第229号)

注 平成27年3月31日政令第128号改正現在

（総合衛生管理製造過程の承認）

第1条 食品衛生法（以下「法」という。）第13条第1項の政令で定める食品は，次のとおりとする。
　一　牛乳，山羊乳，脱脂乳及び加工乳
　二　クリーム，アイスクリーム，無糖練乳，無糖脱脂練乳，脱脂粉乳，発酵乳，乳酸菌飲料及び乳飲料
　三　清涼飲料水
　四　食肉製品（ハム，ソーセージ，ベーコンその他これらに類するものをいう。第13条において同じ。）
　五　魚肉練り製品（魚肉ハム，魚肉ソーセージ，鯨肉ベーコンその他これらに類するものを含む。）
　六　容器包装詰加圧加熱殺菌食品（食品（前各号に掲げる食品及び鯨肉製品（鯨肉ベーコンを除く。）を除く。）であって，気密性のある容器包装に入れ，密封した後，加圧加熱殺菌したものをいう。）

2　法第13条第7項の政令で定める手数料の額は，次の各号に掲げる者の区分に応じ，それぞれ当該各号に定める額とする。
　一　法第13条第1項の承認を受けようとする者　23万9700円
　二　法第13条第4項の変更の承認を受けようとする者　9万6900円

（総合衛生管理製造過程の承認の有効期間）

第2条 法第14条第1項の政令で定める期間は，3年とする。

（総合衛生管理製造過程の承認の更新手数料の額）

第3条 法第14条第5項の政令で定める手数料の額は，17万200円とする。

●食品衛生法施行規則（抄）

（昭和23年7月13日 厚生省令第23号）

注　平成27年7月29日厚生労働省令第126号改正現在

〔総合衛生管理製造過程に関する基準〕

第13条　法第13条第2項（同条第4項及び法第14条第2項において準用する場合を含む。）の厚生労働省令で定める基準は，次のとおりとする。

一　製品の総合衛生管理製造過程につき，次に掲げる文書が作成されていること。
　イ　製品の名称及び種類，原材料その他必要な事項を記載した製品説明書
　ロ　製造又は加工に用いる機械器具の性能その他必要な事項を記載した製造又は加工の工程に関する文書
　ハ　施設設備の構造，製品等の移動の経路その他必要な事項を記載した施設の図面

二　製品の総合衛生管理製造過程につき，次に掲げるところにより定められた事項を記載した文書が作成されていること。
　イ　製品につき発生するおそれのあるすべての食品衛生上の危害について，当該危害の原因となる物質及び当該危害が発生するおそれのある工程ごとに，当該危害の発生を防止するための措置を定めるとともに，当該措置に係る物質が別表第2の上欄に掲げる食品につきそれぞれ同表の下欄に掲げる危害の原因となる物質を含まない場合にあっては，その理由を明らかにすること。
　ロ　イの措置のうち，製品に係る食品衛生上の危害の発生を防止するため，その実施状況の連続的な又は相当の頻度の確認を必要とするものを定めること。
　ハ　ロの確認の方法を定めること。

三　前号ロの確認により同号ロの措置が適切に講じられていないと認められたときに講ずるべき改善措置の方法を記載した文書が作成されていること。

四　製品の総合衛生管理製造過程に係る衛生管理の方法につき，施設設備の衛生管理，従事者の衛生教育その他必要な事項に関する方法を記載した文書が作成されていること。

五　製品の総合衛生管理製造過程につき，製品等の試験の方法その他の食品衛生上の危害の発生が適切に防止されていることを検証するための方法を記載した文書が作成されていること。

六　次に掲げる事項について，その記録の方法並びに当該記録の保存の方法及び期間を記載した文書が作成されていること。
　イ　第2号ロの確認に関する事項
　ロ　第3号の改善措置に関する事項
　ハ　第4号の衛生管理の方法に関する事項
　ニ　前号の検証に関する事項

七　製品の総合衛生管理製造過程につき，次に掲げる業務（次号に規定する業務を除く。）を自ら行い，又は業務の内容に応じてあらかじめ指定した者に行わせる者が置かれていること。
　イ　第2号ロの措置及び確認が適切になされていることを点検し，その記録を作成すること。
　ロ　第2号ロの確認に用いる機械器具の保守管理（計器の校正を含む。）を行い，その記録を作成すること。
　ハ　その他必要な業務

八　第5号の検証につき，次に掲げる業務を自ら行い，又は業務の内容に応じてあらかじめ指定した者に行わせる者が置かれているこ

と。
　イ　製品等の試験を行うこと。
　ロ　イの試験に用いる機械器具の保守管理（計器の校正を含む。）を行い，その記録を作成すること。
　ハ　その他必要な業務

〔総合衛生管理製造過程の承認申請〕

第14条　法第13条第1項の承認の申請は，次に掲げる事項を記載した申請書を厚生労働大臣に提出することによって行うものとする。

一　申請者の住所，氏名及び生年月日（法人にあっては，その名称，主たる事務所の所在地及び代表者の氏名）
二　製品の種類
三　製造所又は加工所の名称及び所在地
四　製品の総合衛生管理製造過程の大要

②　前項の申請書には，次に掲げる資料を添付しなければならない。

一　前条第1号から第6号までに規定する文書
二　前条第2号ロの措置の効果に関する資料
三　前条第6号に規定する文書に基づき同号ニに掲げる事項について作成し，及び保存した記録に関する資料

③　第1項の申請書には，手数料の額に相当する収入印紙をはらなければならない。

〔総合衛生管理製造過程の変更の承認申請〕

第15条　法第13条第4項の変更の承認の申請は，次の各号に掲げる事項を記載した申請書を厚生労働大臣に提出することによって行うものとする。

一　前条第1項第1号から第4号までに掲げる事項
二　現に受けている承認の番号及びその年月日

②　前項の申請書には，次に掲げる資料を添付しなければならない。

一　前条第2項第1号の文書及び同項第2号の資料のうち，変更しようとする事項に係るもの（同項第1号の文書にあっては，当該事項に係る新旧の対照を明示すること。）
二　前条第2項第3号の資料

③　第1項の申請書には，手数料の額に相当する収入印紙をはらなければならない。

〔総合衛生管理製造過程の承認の更新の申請〕

第16条　法第14条第1項の更新の申請は，前条第1項各号に掲げる事項を記載した申請書を厚生労働大臣に提出することによって行うものとする。

②　前項の申請書には，次に掲げる資料を添付しなければならない。

一　第13条第1号及び第4号から第6号までに規定する文書（変更がないものを除くものとし，変更がある事項に係る新旧の対照を明示すること。）
二　第13条第2号及び第3号に規定する文書
三　第13条第6号に規定する文書に基づき同号イ，ロ及びニに掲げる事項について作成し，及び保存した記録に関する資料

③　第1項の申請書には，手数料の額に相当する収入印紙をはらなければならない。

別表第2（第13条関係）（抄）

食品の区分	食品衛生上の危害の原因となる物質
清涼飲料水	1　異物 2　エルシニア・エンテロコリチカ 3　黄色ブドウ球菌 4　カンピロバクター・ジェジュニ 5　カンピロバクター・コリ 6　クロストリジウム属菌 7　抗菌性物質（化学的合成品（化学的手段により元素又は化合物に分解反応以外の化学的反応を起こさせて得られた物質をいう。以下同じ。）であるものであって，原材料である乳等（乳及び乳製品の成分規格等に関する省令（昭和26年厚生省令第52号）に規定する乳等をいう。以下この表において同じ。）又はその加工品に含まれるものに限る。） 8　抗生物質 9　殺菌剤 10　サルモネラ属菌 11　重金属及びその化合物（法第11条第1項の規定により食品の成分につき規格が定められたものであって，原材料に含まれるものに限る。以下この表において同じ。） 12　セレウス菌 13　洗浄剤 14　添加物（法第11条第1項の規定により使用の方法につき基準が定められたものに限り，殺菌剤を除く。以下この表において同じ。） 15　内寄生虫用剤の成分である物質（その物質が化学的に変化して生成した物質を含み，法第11条第3項の規定により人の健康を損なうおそれのないことが明らかであるものとして定められた物質を除き，原材料に含まれるものに限る。以下この表において同じ。） 16　農薬の成分である物質（その物質が化学的に変化して生成した物質を含み，法第11条第3項の規定により人の健康を損なうおそれのないことが明らかであるものとして定められた物質を除き，原材料に含まれるものに限る。以下この表において同じ。） 17　病原大腸菌 18　腐敗微生物 19　リステリア・モノサイトゲネス

●食品,添加物等の規格基準(抄)

(昭和34年12月28日)
(厚生省告示第370号)

注 平成27年7月29日厚生労働省告示第331号改正現在

第1 食品〔抜粋〕
 D 各条
  ○ 清涼飲料水
  1 清涼飲料水の成分規格
   (1) 一般規格
    1. 混濁(原材料として用いられる植物若しくは動物の組織成分,着香若しくは着色の目的に使用される添加物又は一般に人の健康を損なうおそれがないと認められる死滅した微生物(製品の原材料に混入することがやむを得ないものに限る。)に起因する混濁を除く。)したものであってはならない。
    2. 沈殿物(原材料として用いられる植物若しくは動物の組織成分,着香若しくは着色の目的に使用される添加物又は一般に人の健康を損なうおそれがないと認められる死滅した微生物(製品の原材料に混入することがやむを得ないものに限る。)に起因する沈殿物を除く。)又は固形の異物(原材料として用いられる植物たる固形物でその容量百分率が30%以下であるものを除く。)のあるものであってはならない。
    3. 金属製容器包装入りのものについては,スズの含有量は,150.0ppmを超えるものであってはならない。
    4. 大腸菌群が陰性でなければならない。この場合の大腸菌群試験法は,次のとおりとする。
     〔大腸菌群試験法 略〕
   (2) 個別規格
    1. ミネラルウォーター類(水のみを原料とする清涼飲料水をいう。以下同じ。)のうち殺菌又は除菌を行わないもの
     a 次の表の第1欄に掲げる事項につき同表の第2欄に掲げる規格に適合するものでなければならない。

第 1 欄	第 2 欄
亜鉛	5mg/l以下であること。
カドミウム	0.003mg/l以下であること。
水銀	0.0005mg/l以下であること。
セレン	0.01mg/l以下であること。
銅	1mg/l以下であること。
鉛	0.05mg/l以下であること。
バリウム	1mg/l以下であること。
ヒ素	0.05mg/l以下であること。
マンガン	2mg/l以下であること。
六価クロム	0.05mg/l以下であること。
シアン(シアンイオン及び塩化シアン)	0.01mg/l以下であること。

硝酸性窒素及び亜硝酸性窒素	10mg／l以下であること。
フッ素	2mg／l以下であること。
ホウ素	ホウ酸として30mg／l以下であること。

b 容器包装内の二酸化炭素圧力が20℃で98kPa未満のものにあっては，腸球菌及び緑膿菌が陰性でなければならない。この場合の腸球菌及び緑膿菌の試験法は次のとおりとする。

〔腸球菌及び緑膿菌の試験法　略〕

2．ミネラルウォーター類のうち殺菌又は除菌を行うもの

次の表の第1欄に掲げる事項につき同表の第2欄に掲げる規格に適合するものでなければならない。

第　1　欄	第　2　欄
亜鉛	5mg／l以下であること。
カドミウム	0.003mg／l以下であること。
水銀	0.0005mg／l以下であること。
セレン	0.01mg／l以下であること。
銅	1mg／l以下であること。
鉛	0.05mg／l以下であること。
バリウム	1mg／l以下であること。
ヒ素	0.05mg／l以下であること。
マンガン	2mg／l以下であること。
六価クロム	0.05mg／l以下であること。
亜塩素酸	0.6mg／l以下であること。
塩素酸	0.6mg／l以下であること。
クロロホルム	0.06mg／l以下であること。
残留塩素	3mg／l以下であること。
シアン（シアンイオン及び塩化シアン）	0.01mg／l以下であること。
四塩化炭素	0.002mg／l以下であること。
1,4-ジオキサン	0.04mg／l以下であること。
ジクロロアセトニトリル	0.01mg／l以下であること。
1,2-ジクロロエタン	0.004mg／l以下であること。
ジクロロメタン	0.02mg／l以下であること。
シス-1,2-ジクロロエチレン及びトランス-1,2-ジクロロエチレン	シス体とトランス体の和として0.04mg／l以下であること。
ジブロモクロロメタン	0.1mg／l以下であること。
臭素酸	0.01mg／l以下であること。
硝酸性窒素及び亜硝酸性窒素	10mg／l以下であること。
総トリハロメタン	0.1mg／l以下であること。
テトラクロロエチレン	0.01mg／l以下であること。

トリクロロエチレン	0.004 mg／l 以下であること。
トルエン	0.4 mg／l 以下であること。
フッ素	2 mg／l 以下であること。
ブロモジクロロメタン	0.03 mg／l 以下であること。
ブロモホルム	0.09 mg／l 以下であること。
ベンゼン	0.01 mg／l 以下であること。
ホウ素	ホウ酸として30 mg／l 以下であること。
ホルムアルデヒド	0.08 mg／l 以下であること。
有機物等（全有機炭素）	3 mg／l 以下であること。
味	異常でないこと。
臭気	異常でないこと。
色度	5度以下であること。
濁度	2度以下であること。

3．ミネラルウォーター類以外の清涼飲料水

 a ヒ素及び鉛を検出するものであってはならない。この場合のヒ素及び鉛の試験法は，次のとおりとする。

  〔ヒ素及び鉛の試験法　略〕

 b りんごの搾汁及び搾汁された果汁のみを原料とするものについては，パツリンの含有量が0.050 ppmを超えるものであってはならない。

2　清涼飲料水の製造基準

(1)　一般基準

 製造に使用する器具及び容器包装は，適当な方法で洗浄し，かつ，殺菌したものでなければならない。ただし，未使用の容器包装であり，かつ，殺菌され，又は殺菌効果を有する製造方法で製造され，使用されるまでに汚染されるおそれのないように取り扱われたものにあっては，この限りでない。

(2)　個別基準

 1．ミネラルウォーター類のうち殺菌又は除菌を行わないもの（容器包装内の二酸化炭素圧力が20℃で98 kPa以上のものを除く。）にあっては，次の基準に適合するものでなければならない。

 a 原水は，自然に，又は掘削によって地下の帯水層から直接得られる鉱水のみとし，泉源及び採水地点の環境保全を含め，その衛生確保に十分に配慮しなければならない。

 b 原水は，その構成成分，湧出量及び温度が安定したものでなければならない。

 c 原水は，人為的な環境汚染物質を含むものであってはならない。ただし，別途成分規格が設定されている場合にあっては，この限りでない。

 d 原水は，病原微生物に汚染されたもの又は当該原水が病原微生物に汚染されたことを疑わせるような生物若しくは物質を含むものであってはならない。

 e 原水は，芽胞形成亜硫酸還元嫌気性菌，腸球菌，緑膿菌及び大腸菌群が陰性であり，かつ，1 ml当たりの細菌数が5以下でなければならな

い。この場合の，芽胞形成亜硫酸還元嫌気性菌，腸球菌，緑膿菌及び大腸菌群の試験法並びに細菌数の測定法は，次のとおりとする。

〔芽胞形成亜硫酸還元嫌気性菌，腸球菌，緑膿菌及び大腸菌群の試験法並びに細菌数の測定法　略〕

2．ミネラルウォーター類のうち殺菌又は除菌を行わないものであって，かつ，容器包装内の二酸化炭素圧力が20℃で98kPa以上のものの原水にあっては，1ml当たりの細菌数が100以下であり，かつ，大腸菌群が陰性でなければならない。この場合の細菌数の測定法及び大腸菌群の試験法は，次のとおりとする。

〔細菌数の測定法及び大腸菌群の試験法　略〕

3．ミネラルウォーター類のうち殺菌又は除菌を行うものにあっては，次の基準に適合する方法で製造しなければならない。

a　原料として用いる水は，1ml当たりの細菌数が100以下であり，かつ，大腸菌群が陰性でなければならない。この場合の細菌数の測定法及び大腸菌群の試験法は，次のとおりとする。

〔細菌数の測定法及び大腸菌群の試験法　略〕

b　容器包装に充填し，密栓若しくは密封した後殺菌するか，又は自記温度計をつけた殺菌器等で殺菌したもの若しくはろ過器等で除菌したものを自動的に容器包装に充填した後，密栓若しくは密封しなければならない。この場合の殺菌又は除菌は，その中心部の温度を85℃で30分間加熱する方法その他の原料として用いる水等に由来して当該食品中に存在し，かつ，発育し得る微生物を死滅させ，又は除去するのに十分な効力を有する方法で行わなければならない。

c　bの殺菌に係る殺菌温度及び殺菌時間の記録又は除菌に係る記録は，6月間保存しなければならない。

4．ミネラルウォーター類，冷凍果実飲料（果実の搾汁又は果実の搾汁を濃縮したものを冷凍したものであって，原料用果汁以外のものをいう。以下同じ。）及び原料用果汁以外の清涼飲料水

a　原料として用いる水は，水道水又は次のいずれかでなければならない。

① 1　清涼飲料水の成分規格の(2)個別規格の1．のaに適合し，かつ，鉄が0.3mg/l以下，カルシウム，マグネシウム等（硬度）が300mg/l以下であるもののうち，2　清涼飲料水の製造基準の(2)個別基準の1．(f，h，i，j及びkを除く。)又は2．に適合するもの。

② 1　清涼飲料水の成分規格の(2)個別規格の2．及び2　清涼飲料水の製造基準の(2)個別基準の3．のaに適合するものであって，かつ，鉄が0.3mg/l以下，カルシウム，マグネシウム等（硬度）が300mg/l以下であるもの。

b　製造に使用する果実，野菜等の原料は，鮮度その他の品質が良好なものであり，かつ，必要に応じて十分洗浄したものでなければならない。

c　清涼飲料水は，容器包装に充填し，密栓若しくは密封した後殺菌す

るか，又は自記温度計をつけた殺菌器等で殺菌したもの若しくはろ過器等で除菌したものを自動的に容器包装に充填した後，密栓若しくは密封しなければならない。この場合の殺菌又は除菌は，次の方法で行わなければならない。ただし，容器包装内の二酸化炭素圧力が20℃で98 kPa以上であり，かつ，植物又は動物の組織成分を含有しないものにあっては，殺菌及び除菌を要しない。

① pH 4.0未満のものの殺菌にあっては，その中心部の温度を65℃で10分間加熱する方法又はこれと同等以上の効力を有する方法で行うこと。

② pH 4.0以上のもの（pH 4.6以上で，かつ，水分活性が0.94を超えるものを除く。）の殺菌にあっては，その中心部の温度を85℃で30分間加熱する方法又はこれと同等以上の効力を有する方法で行うこと。

③ pH 4.6以上で，かつ，水分活性が0.94を超えるものの殺菌にあっては，原材料等に由来して当該食品中に存在し，かつ，発育し得る微生物を死滅させるのに十分な効力を有する方法又は②に定める方法で行うこと。

④ 除菌にあっては，原材料等に由来して当該食品中に存在し，かつ，発育し得る微生物を除去するのに十分な効力を有する方法で行うこと。

d cの殺菌に係る殺菌温度及び殺菌時間の記録又はcの除菌に係る記録は6月間保存しなければならない。

e 紙栓により打栓する場合は，打栓機械により行わなければならない。

5．冷凍果実飲料

a 原料用果実は，傷果，腐敗果，病害果等でない健全なものを用いなければならない。

b 原料用果実は，水，洗浄剤等に浸して果皮の付着物を膨潤させ，ブラッシングその他の適当な方法で洗浄し，十分に水洗した後，次亜塩素酸ナトリウム液その他の適当な殺菌剤を用いて殺菌し，十分に水洗しなければならない。

c 殺菌した原料用果実は，汚染しないように衛生的に取り扱わなければならない。

d 搾汁及び搾汁された果汁の加工は，衛生的に行わなければならない。

e 製造に使用する器具及び容器包装は，適当な方法で洗浄し，かつ，殺菌したものでなければならない。ただし，未使用の容器包装であり，かつ，殺菌され，又は殺菌効果を有する製造方法で製造され，使用されるまでに汚染されるおそれのないように取り扱われたものにあっては，この限りでない。

f 搾汁された果汁（密閉型全自動搾汁機により搾汁されたものを除く。）の殺菌又は除菌は，次の方法で行わなければならない。

① pH 4.0未満のものの殺菌にあっては，その中心部の温度を65℃で10分間加熱する方法又はこれと同等以上の効力を有する方法で行うこと。

② pH 4.0以上のものの殺菌にあっては，その中心部の温度を85℃で30分間加熱する方法又は

これと同等以上の効力を有する方法で行うこと。

③ 除菌にあっては，原材料等に由来して当該食品中に存在し，かつ，発育し得る微生物を除去するのに十分な効力を有する方法で行うこと。

g fの殺菌に係る殺菌温度及び殺菌時間の記録又はfの除菌に係る記録は6月間保存しなければならない。

h 搾汁された果汁は，自動的に容器包装に充填し，密封しなければならない。

i 化学的合成品たる添加物（酸化防止剤を除く。）を使用してはならない。

6．原料用果汁

a 製造に使用する果実は，鮮度その他の品質が良好なものであり，かつ，必要に応じて十分洗浄したものでなければならない。

b 搾汁及び搾汁された果汁の加工は，衛生的に行わなければならない。

3 清涼飲料水の保存基準

(1) 紙栓をつけたガラス瓶に収められたものは，10℃以下で保存しなければならない。

(2) ミネラルウォーター類，冷凍果実飲料及び原料用果汁以外の清涼飲料水のうち，pH4.6以上で，かつ，水分活性が0.94を超えるものであり，原材料等に由来して当該食品中に存在し，かつ，発育し得る微生物を死滅させ，又は除去するのに十分な効力を有する方法で殺菌又は除菌を行わないものにあっては，10℃以下で保存しなければならない。

(3) 冷凍果実飲料及び冷凍した原料用果汁は，-15℃以下で保存しなければならない。

(4) 原料用果汁は，清潔で衛生的な容器包装に収めて保存しなければならない。

4 コップ販売式自動販売機及び運搬器具又は容器包装に充填された原液を用いて自動的に清涼飲料水の調理を行う器具（以下「清涼飲料水全自動調理機」という。）により調理される清涼飲料水の調理基準〔略〕

第3 器具及び容器包装

D 器具若しくは容器包装又はこれらの原材料の材質別規格

1 ガラス製，陶磁器製又はホウロウ引きの器具又は容器包装

ガラス製，陶磁器製又はホウロウ引きの器具又は容器包装は，次の試験法による試験に適合しなければならない。

(1) 液体を満たしたときにその深さが2.5cm以上である試料（ただし，ホウロウ引きのものであって容量が3L以上のものを除く。）

1．試験溶液の調製〔略〕

2．溶出試験

a カドミウム及び鉛

① 検量線の作成〔略〕

② 定量法

試験溶液について，原子吸光光度法又は誘導結合プラズマ発光強度測定法により，カドミウム及び鉛の溶出量を求めるとき，その量は，次の表の第1欄に掲げる器具又は容器包装の区分に応じ，それぞれカドミウムにあっては同表の第2欄に掲げる量以下，鉛にあっては同表の第3欄に掲げる量以下でなければならない。

(2) 液体を満たすことのできない試料若しくは液体を満たしたときにその深さが2.5cm未満である試料又はホウロウ引

第 1 欄			第 2 欄	第 3 欄
ガラス製の器具又は容器包装	加熱調理用器具		$0.05\mu g/ml$	$0.5\mu g/ml$
	加熱調理用器具以外のもの	容量600ml未満のもの	$0.5\mu g/ml$	$1.5\mu g/ml$
		容量600ml以上3L未満のもの	$0.25\mu g/ml$	$0.75\mu g/ml$
		容量3L以上のもの	$0.25\mu g/ml$	$0.5\mu g/ml$
陶磁器製の器具又は容器包装	加熱調理用器具		$0.05\mu g/ml$	$0.5\mu g/ml$
	加熱調理用器具以外のもの	容量1.1L未満のもの	$0.5\mu g/ml$	$2\mu g/ml$
		容量1.1L以上3L未満のもの	$0.25\mu g/ml$	$1\mu g/ml$
		容量3L以上のもの	$0.25\mu g/ml$	$0.5\mu g/ml$
ホウロウ引きの器具又は容器包装	加熱調理用器具であって容量が3L未満のもの		$0.07\mu g/ml$	$0.4\mu g/ml$
	加熱調理用器具以外のものであって容量が3L未満のもの		$0.07\mu g/ml$	$0.8\mu g/ml$

きのものであって容量が3L以上の試料

1. 試験溶液の調製〔略〕
2. 溶出試験

　a　カドミウム及び鉛

　①　検量線の作成〔略〕

　②　定量法

　　試験溶液について，原子吸光光度法又は誘導結合プラズマ発光強度測定法により，カドミウム及び鉛の濃度C（$\mu g/ml$）をそれぞれ求め，試料の表面積をS（cm^2），浸出用液の全量をV（ml）とし，次式により単位面積あたりの溶出量をそれぞれ求めるとき，その量は，次の表の第1欄に掲げる器具又は容器包装の区分に応じ，それぞれカドミウムにあっては同表の第2欄に掲げる量以下，鉛にあっては同表の第3欄に掲げる量以下でなければならない。

　単位面積当たりの溶出量（$\mu g/cm^2$） ＝ （C×V）/S

第 1 欄			第 2 欄	第 3 欄
ガラス製の器具又は容器包装			$0.7\mu g/cm^2$	$8\mu g/cm^2$
陶磁器製の器具又は容器包装			$0.7\mu g/cm^2$	$8\mu g/cm^2$
ホウロウ引きの器具又は容器包装	液体を満たすことのできないもの又は液体を満たしたときにその深さが2.5cm未満のもの	加熱調理用器具	$0.5\mu g/cm^2$	$1\mu g/cm^2$
		加熱調理用器具以外のもの	$0.7\mu g/cm^2$	$8\mu g/cm^2$
	液体を満たしたときにその深さが2.5cm以上のものであって容量が3L以上のもの		$0.5\mu g/cm^2$	$1\mu g/cm^2$

2　合成樹脂製の器具又は容器包装

（1）　一般規格

　合成樹脂製の器具又は容器包装は，次の試験法による試験（フェノール樹脂，メラミン樹脂又はユリア樹脂を主成分とする合成樹脂製のものについては，2．

溶出試験のbに示す過マンガン酸カリウム消費量の試験を除く。）に適合しなければならない。
1. 材質試験〔略〕
2. 溶出試験
 a 重金属
  浸出用液として4％酢酸を用いて作った試験溶液について，重金属試験を行うとき，これに適合しなければならない。これに適合するとき，試験溶液中の重金属の量は鉛として1μg/ml 以下となる。
 b 過マンガン酸カリウム消費量
  浸出用液として水を用いて作った試験溶液について，過マンガン酸カリウム消費量の試験を行うとき，その量は10μg/ml 以下でなければならない。
(2) 個別規格
1. フェノール樹脂，メラミン樹脂又はユリア樹脂を主成分とする合成樹脂製の器具又は容器包装〔略〕
2. ホルムアルデヒドを製造原料とする合成樹脂製の器具又は容器包装（ただし，フェノール樹脂，メラミン樹脂又はユリア樹脂を主成分とする合成樹脂製の器具又は容器包装を除く。）〔略〕
3. ポリ塩化ビニルを主成分とする合成樹脂製の器具又は容器包装〔略〕
4. ポリエチレン及びポリプロピレンを主成分とする合成樹脂製の器具又は容器包装〔略〕
5. ポリスチレンを主成分とする合成樹脂製の器具又は容器包装〔略〕
6. ポリ塩化ビニリデンを主成分とする合成樹脂製の器具又は容器包装〔略〕
7. ポリエチレンテレフタレートを主成分とする合成樹脂製の器具又は容器包装〔略〕
8. ポリメタクリル酸メチルを主成分とする合成樹脂製の器具又は容器包装〔略〕
9. ナイロンを主成分とする合成樹脂製の器具又は容器包装〔略〕
10. ポリメチルペンテンを主成分とする合成樹脂製の器具又は容器包装〔略〕
11. ポリカーボネートを主成分とする合成樹脂製の器具又は容器包装〔略〕
12. ポリビニルアルコールを主成分とする合成樹脂製の器具又は容器包装〔略〕
13. ポリ乳酸を主成分とする合成樹脂製の器具又は容器包装〔略〕
3 ゴム製の器具又は容器包装〔略〕
4 金属缶（乾燥した食品（油脂及び脂肪性食品を除く。）を内容物とするものを除く。以下この目において同じ。）
 金属缶は，次の試験法による試験（食品に直接接触する部分が合成樹脂で塗装されていないものについては，(2) 試験の2.から6.までに示すものは除く。）に適合しなければならない。
(1) 試験溶液の調製〔略〕
(2) 試験
1. ヒ素，カドミウム及び鉛〔略〕
2. フェノール〔略〕
3. ホルムアルデヒド〔略〕
4. 蒸発残留物〔略〕
5. エピクロルヒドリン〔略〕
6. 塩化ビニル〔略〕
E 器具又は容器包装の用途別規格
2 清涼飲料水（原料用果汁を除く。以下この目において同じ。）の容器包装
 清涼飲料水の容器包装は，ガラス製容器包装，金属製容器包装（容器包装の開口部分に，密封のために金属以外の材質を用いたものを含む。以下この目において同じ。），合成樹脂製容器包装，合成樹脂加工

紙製容器包装，合成樹脂加工アルミニウム箔製容器包装又は組合せ容器包装（金属，合成樹脂，合成樹脂加工紙又は合成樹脂加工アルミニウム箔のうち2以上を用いる容器包装をいう。以下この目において同じ。）であって，次の(1)から(4)までにそれぞれ掲げる条件をすべて満たすものでなければならない。

(1) ガラス製容器包装
　1．回収して繰り返し使用するものにあっては，透明なものであること。
　2．次の試験法による試験に適合するものであること。ただし，紙のふたにより打栓するものにあってはこの限りでない。
　　a　炭酸を含有する清涼飲料水を充てんするものにあっては，強度等試験法中の持続耐圧試験を行うとき，ガス漏れがないこと。
　　b　清涼飲料水を熱充てんするものにあっては，強度等試験法中の耐減圧試験を行うとき，空気漏れがないこと。
　　c　炭酸を含有しない清涼飲料水であって，かつ，熱充てん以外の方法で充てんするものにあっては，強度等試験法中の漏水試験を行うとき，内容物の漏れがないこと。

(2) 金属製容器包装
　1．次の試験法による試験に適合するものであること。
　　a　容器包装内の圧力が常温で大気圧を超えるものにあっては，強度等試験法中の耐圧試験を行うとき，空気漏れがないこと。
　　b　容器包装内の圧力が常温で大気圧と同等又はそれ以下のものにあっては，強度等試験法中の耐減圧試験を行うとき，空気漏れがないこと。
　2．容器包装の開口部分に，密封のために金属以外の材質を用いたものにあっては，次の試験法による試験に適合するものであること。
　　a　強度等試験法中のピンホール試験を行うとき，ピンホールを認めてはならないこと。ただし，開口部分を下にして試験を行うこと。
　　b　密封のために用いる金属以外の材質は，強度等試験法中の破裂強度試験を行うとき，測定される値が490 kPa以上であること。
　　c　密封のために用いる金属以外の材質は，強度等試験法中の突き刺し強度試験を行うとき，測定される値が15 N以上であること。

(3) 合成樹脂製容器包装，合成樹脂加工紙製容器包装及び合成樹脂加工アルミニウム箔製容器包装
　1．内容物に直接接触する部分に使用する合成樹脂は，第3　器具及び容器包装の部のD　器具若しくは容器包装又はこれらの原材料の材質別規格の項の2　合成樹脂の器具又は容器包装の目の(2)　個別規格において個別規格の定められたものであること。ただし，合成樹脂加工アルミニウム箔であって密封の用に供されるものについては，この限りでない。
　2．次の試験法による試験に適合するものであること。
　　a　強度等試験法中の落下試験を行うとき，内容物又は水の漏れがないこと。
　　b　強度等試験法中のピンホール試験を行うとき，ピンホールを認めてはならないこと。
　　c　熱封かんにより密封する合成樹脂加工紙製容器包装にあっては，強度

等試験法中の封かん試験を行うとき，空気漏れがないこと。

　d　熱封かんにより密封する合成樹脂製容器包装及び合成樹脂加工アルミニウム箔(はく)製容器包装にあっては，強度等試験法中の耐圧縮試験を行うとき，内容物又は水の漏れがないこと。

　e　王冠等により密栓するものであって炭酸を含有する清涼飲料水を充てんするものにあっては，強度等試験法中の持続耐圧試験を行うとき，ガス漏れがないこと。

　f　王冠等により密栓するものであって清涼飲料水を熱充てんするものにあっては，強度等試験法中の持続耐減圧試験を行うとき，メチレンブルーの着色を認めてはならないこと。

　g　王冠等により密栓するものであって炭酸を含有しない清涼飲料水を熱充てん以外の方法で充てんするものにあっては，強度等試験法中の漏水試験を行うとき，内容物の漏れがないこと。

(4) 組合せ容器包装

　1．金属は，第3　器具及び容器包装の部のD　器具若しくは容器包装又はこれらの原材料の材質別規格の項の4　金属缶（乾燥した食品（油脂及び脂肪性食品を除く。）を内容物とするものを除く。以下この目において同じ。）の目に定める規格に，合成樹脂，合成樹脂加工紙及び合成樹脂加工アルミニウム箔(はく)は，(3) 合成樹脂製容器包装，合成樹脂加工紙製容器包装及び合成樹脂加工アルミニウム箔(はく)製容器包装の1．に定める条件にそれぞれ適合するものであること。

　2．次の試験法による試験に適合すること。

　　a　強度等試験法中の落下試験を行うとき，内容物又は水の漏れがないこと。

　　b　強度等試験法中のピンホール試験を行うとき，ピンホールを認めてはならないこと。

　　c　熱封かんにより密封するものにあっては，強度等試験法中の封かん試験を行うとき，空気漏れがないこと。

　　d　清涼飲料水を熱充てんするものにあっては，強度等試験法中の耐減圧試験を行うとき，空気漏れがないこと。

　　e　清涼飲料水を熱充てん以外の方法により充てんするものであって熱封かん以外の方法により密封するものにあっては，強度等試験法中の漏水試験を行うとき，内容物の漏れがないこと。

2.(1) 関連通知

○乳及び乳製品の成分規格等に関する省令及び食品，添加物等の規格基準の一部改正について

平成26年12月22日
食安発1222第1号
各都道府県知事・各保健所設置市市長・各特別区区長宛
厚生労働省医薬食品局食品安全部長通知

乳及び乳製品の成分規格等に関する省令の一部を改正する省令（平成26年厚生労働省令第141号）及び食品，添加物等の規格基準の一部を改正する件（平成26年厚生労働省告示第482号）が本日公布され，これにより乳及び乳製品の成分規格等に関する省令（昭和26年厚生省令第52号。以下「乳等省令」という。）及び食品，添加物等の規格基準（昭和34年厚生省告示第370号。以下「告示」という。）の一部が改正されたところであるが，その改正の概要等は下記のとおりであるので，関係者への周知徹底を図るとともに，その運用に遺憾なきよう取り計らわれたい。

記

第1　改正の概要

　ミネラルウォーター類は，水のみを原料としていることから，その製造において殺菌又は除菌以外の処理を行わないものがほとんどであるため，これまでの原水基準と成分規格の双方による規制は，必ずしも必要ではなく，後者のみにより規制することが合理的であることから，その規制の内容の見直しを行った。また，現行の水道法で規定される水質基準等とも乖離が生じていたため，コーデックス委員会におけるナチュラルミネラルウォーター等の規格の設定及び我が国の水道法の水質基準改正の動きを受け，食品衛生法（昭和22年法律第233号）第11条第1項に基づき，乳等省令及び告示の一部を改めた。

第2　改正の内容

1　乳及び乳製品の成分規格等に関する省令の一部を改正する省令

　別表中「飲用適の水」を「食品製造用水」に，「飲用適の流水」を「流水（食品製造用水に限る。）」に改めたこと。

2　食品，添加物等の規格基準の一部を改正する件

(1) 「ミネラルウォーター類，冷凍果実飲料及び原料用果汁以外の清涼飲料水」の製造基準において規定されていた「飲用適の水」の基準を「食品一般の製造，加工及び調理基準」において規定し，その名称を「食品製造用水」としたこと。

また，告示中「飲用適の水」を「食品製造用水」に，「飲用適の流水」を「流水（食品製造用水に限る。）」に，「飲用適の冷水」を「冷水（食品製造用水に限る。）」に改めたこと。

(2) 「ミネラルウォーター類」について，「ミネラルウォーター類（殺菌・除菌無）」と，「ミネラルウォーター類（殺菌・除菌有）」に区分し，それぞれに規格基準を設定したこと。

(3) 「ミネラルウォーター類（殺菌・除菌有）」について，成分規格として別紙1のとおり規定したこと。

(4) 「ミネラルウォーター類（殺菌・除菌無）」について，成分規格として別紙2のとおり規定したこと。

なお，その際，製造基準として，泉源の衛生性等に関する規定を別紙3のとおり規定したこと。

(5) 「ミネラルウォーター類，冷凍果実飲料及び原料用果汁以外の清涼飲料水」の製造基準における原水（飲用適の水）に係る規定を削除し，原料として用いる水として，水道水の他に「ミネラルウォーター類（殺菌・除菌有）」又は「ミネラルウォーター類（殺菌・除菌無）」の成分規格等を満たす水を規定したこと。

(6) 清涼飲料水及び粉末清涼飲料におけるカドミウムの成分規格を削除したこと。

(7) 清涼飲料水及び粉末清涼飲料におけるスズの成分規格を金属製容器包装入りのものに限定して適用したこと。

(8) 清涼飲料水の成分規格において規定されていたパツリンに係る試験法を削除し，別途通知で示すこととしたこと。

第3　施行・適用期日

1　乳等省令

公布日から施行されるものであること。

2　告示

公布日から適用されるものであること。ただし，平成27年12月31日までに製造され，又は輸入される清涼飲料水及び粉末清涼飲料については，なお従前の例によることができること。

第4　運用上の注意

1　乳等省令及び告示の「飲用適の水」に係る改正は，あくまで法令上の整理を行うものであり，個別食品の製造基準等に変更を生じるものではないこと。

2　告示の化学物質等に係る試験法の削除は，分析技術の進歩に迅速に対応するためのものであり，別途通知により示される化学物質等の試験法については従前と同等の運用がなされるものであること。

3　原料として用いる水は，水源から取水した時点の水ではなく，製造において原料として用いる時点の水をいうものであること。

第5　その他の留意事項

1　ミネラルウォーター類以外の清涼飲料水及び粉末清涼飲料に係るカドミウムの成分規格を削除したのは，「ミネラルウォーター類，冷凍果実飲料及び原料用果汁以外の清涼飲料水」におけるカドミウム含有量の調査の結果，これらを通じたカドミウム摂取は非常に限られているためである。

2　今回の改正において，スズの含有量の規定は金属製容器包装入りの清涼飲料水及び粉末清涼飲料にのみ適用するものとしているが，これは同食品中のスズは専ら容器包装として用いる金属から溶出するものであることによる。

3　既存の通知等については，別途の通知等が

発出されない限り,「飲用適の水」や「飲用に適する水」とあるのは「食品製造用水」と読み替えるなど,必要な読替えを行った上で,引き続き適用されるものであること。

○総合衛生管理製造過程承認制度実施要領の改定について

> 平成12年11月6日
> 生衛発第1634号
> 各都道府県知事・各政令市市長・各特別区区長宛
> 厚生省生活衛生局長通知

注 平成25年6月26日食安発0626第1号改正現在

　標記承認制度実施要領については，平成8年9月30日付衛乳第223号をもって当職より通知し，その運用につき御尽力いただいているところである。

　今般，雪印乳業株式会社大阪工場を原因施設とする大規模な食中毒事件の発生を契機として，本制度の承認審査及び承認後の監視等の強化を図ることが必要となり，有識者からなる「総合衛生管理製造過程に関する評価検討会」が開催され，標記実施要領の改定について助言を得たところである。

　ついては，標記実施要領について，「3　総合衛生管理製造過程に関する評価検討会」及び「9　承認後の事務(2)厚生省への報告」の項を新たに追加した他，所要の改定を行い，別添のとおり定めたので，平成13年1月の省庁再編に伴う組織改編までの当面の間，これに基づく制度の適切な運用につき御協力をお願いする。

　なお，平成12年11月6日現在，承認申請を行った施設のうち，未だ承認を受けていない施設については，今回定めた実施要領を適用するものとする。

　また，平成8年9月30日付衛乳第223号は廃止する。

（別　添）

　　　　総合衛生管理製造過程承認制度実施要領

1　目的

　この要領は，食品衛生法（昭和22年法律第233号。以下「法」という。）第13条に規定する総合衛生管理製造過程を経て製造し，又は加工することについての承認（以下「承認」という。）について，厚生労働本省，地方厚生局及び都道府県等（都道府県，保健所設置市及び特別区をいう。以下同じ。）が行う事務並びに営業者が行う申請手続等を定めるものとする。

2　要旨

(1)　承認を受けようとする営業者は，食品衛生法施行規則（昭和23年厚生省令第23号。以下「施行規則」という。）第13条第1項又は乳及び乳製品の成分規格等に関する省令（昭和26年厚生省令第52号。以下「乳等省令」という。）第4条第1項に規定する申請書に，施行規則第13条第2項又は乳等省令第4条第2項に規定する資料を添えて，厚生労働大臣に申請する。

(2)　地方厚生局は，提出された書類を確認し，営業者等が作成した総合衛生管理製造過程の食品の製造又は加工の方法及びその衛生管理の方法が施行規則第13条又は乳等省令別表三に規定する基準に適合していることを確認した場合には，営業者に承認した旨を通知する。

(3)　地方厚生局及び都道府県等は，承認に係る総合衛生管理製造過程が確実に実施されていることを確認する。

(4)　承認を受けた営業者は，当該承認に係る総合衛生管理製造過程の一部を変更しようとするときは，その変更についての承認を申請する。

(5)　承認は，3年ごとにその更新を受けなければ，その期間の経過によって，その効力を失う。

(6)　厚生労働大臣は，法第13条第5項に規定する各号に該当する場合において，承認の一

部又は全部を取り消すことができる。取消しに係る事務手続きは厚生労働本省が行う。
(7) 地方厚生局及び都道府県等は，営業者が承認に係る総合衛生管理製造過程の食品の製造又は加工及びその衛生管理を確実に実施するための技術的，専門的な支援を行う。
(8) 営業者は，総合衛生管理製造過程の食品の製造又は加工及びその衛生管理を確実に実施するため，HACCPシステムに係る教育訓練を受け，その知識の習得に努める。

3 承認基準
施行規則第13条又は乳等省令別表三に規定する本承認制度の承認基準の具体的内容は，別表第1のとおりとする。

4 申請書作成時の留意事項
承認を受けようとする営業者は，HACCPシステムを十分に理解した上で，次の事項に留意して，総合衛生管理製造過程に係る申請書等を作成する。
(1) 企画管理体制の確立
営業者又は施設の長，食品衛生管理者（法第48条の規定により設置しなければならない施設に限る。），原料，製品等の試験検査等品質管理に係る部門の責任者，製造又は加工の管理に係る部門の責任者等が中心となって総合衛生管理製造過程を作成する。
なお，この者には，HACCPシステムについて相当程度の知識を持つと認められる者が含まれなければならない。
(2) 地方厚生局及び都道府県等の食品衛生監視員の助言
営業者は，総合衛生管理製造過程に係る申請書等を作成する際には，地方厚生局又は都道府県等の食品衛生監視員の助言を受ける。
(3) 検証の実施
営業者は，作成した総合衛生管理製造過程を試行し，食品衛生上の危害の発生が適切に防止されていることを検証する。

5 承認の申請手続等
施行規則第13条又は乳等省令第4条に定める承認の申請手続等は具体的には次のとおりとする。
(1) 申請手続
ア 申請書の様式は，様式第1号による。
イ 承認を受けようとする営業者は，製造所又は加工所の所在地を管轄する地方厚生局食品衛生担当課に，必要事項を記載した申請書を直接送付又は持参する。
なお，郵送する場合にあっては書留とし，さらに，封筒の表に，「総合衛生管理製造過程に係る承認申請書」と朱書きする。
ウ 申請書は，食品の種類及び施設ごとに正副2通を作成し，提出する。
なお，食品の種類は，食品衛生法施行令（昭和28年政令第229号。以下「施行令」という。）第1条第1項の各号ごとに定める食品の種類とする。
例えば，第1号に掲げる牛乳，加工乳，脱脂乳はまとめて「乳」として申請できるものとする。
エ 申請手数料は，施行令第1条第2項に定める額に相当する額の収入印紙を申請書の正本に貼付して納入する。
オ なお，申請書には別表第2に従って食品の種類ごとの申請範囲を明記すること。
(2) 申請書に添付すべき資料
施行規則第13条第2項又は乳等省令第4条第2項に規定する申請書に添付する資料は，具体的には別表第3に掲げるものとする。
(3) 外国の営業者による申請
承認を受けようとする外国の営業者は，厚生労働省医薬食品局食品安全部監視安全課に，必要事項を記載した申請書を直接送付又は持参する。
なお，原則として，日本国内に当該申請に係る対応者（以下「対応者」という。）を定

め，申請書中申請者欄に付記する。
6 審査
 (1) 申請書の確認
  ア 地方厚生局は，申請に係る総合衛生管理製造過程の製造又は加工の方法及びその衛生管理の方法が施行規則第13条又は乳等省令別表三に定める基準に適合しているかどうかの審査を，別表第1に規定する基準により行う。
   また，必要に応じて，申請書及び申請書に添付すべき資料の内容について，申請者から詳細な聴取を行う。
  イ 厚生労働本省は，外国の営業者について，アと同様に審査するとともに，必要に応じて，申請書及び申請書に添付すべき資料の内容について，対応者を通じ詳細な聴取を行う。
 (2) 現地調査等
  ア 地方厚生局は，承認に当たっては，施設を管轄する都道府県等の協力を得て，申請の内容及び試行により得られた記録等について現地調査を行う。
  イ 地方厚生局は，必要に応じ，施設を管轄する都道府県等に対し，アで実施された現地調査に基づく指摘・指導事項に関する改善状況の確認等の調査を依頼し，その報告を求めることができる。
  ウ 厚生労働本省は，外国の営業者については，当該国政府と協議の上，申請に係る施設について現地調査を行うか，又は当該国政府にその確認を要請すること等により対応する。
7 承認
 (1) 承認書の交付
   地方厚生局は，総合衛生管理製造過程による食品の製造又は加工を承認したときは，承認書を申請者に交付する。
   ただし，外国の申請に係る場合は，厚生労働本省が対応者又は当該国政府を経由して承認書を申請者に交付する。
 (2) 承認内容の連絡
  ア 地方厚生局は，承認した総合衛生管理製造過程に係る食品の施設を管轄する都道府県等に対し，申請書等の副本及び承認書の写しを送付する。
  イ 地方厚生局は，承認した施設数等について月ごとにとりまとめ，その月の月末までに厚生労働省医薬食品局食品安全部監視安全課まで報告する。
 (3) 外国の営業者に係る承認
   厚生労働本省は，外国の営業者に係る承認をした場合は，その承認内容等を各検疫所に連絡する。
8 承認後の事務
 (1) 当該施設の監視指導
  ア 地方厚生局は，承認を受けた施設について，過去の立入調査の結果を踏まえ必要に応じて，承認された総合衛生管理製造過程が確実に実施されていることを立入検査により確認する。
  イ 外国の承認施設については，厚生労働本省が当該国政府と協議の上必要な対応を行う。
  ウ 承認を受けた施設を管轄する都道府県等は，当該施設に対して法第28条に基づく臨検検査を行う際には，承認された総合衛生管理製造過程が確実に実施されていることについても併せて確認する。
   なお，営業者が，承認に係る総合衛生管理製造過程を確実に実施していない場合又はその一部を変更の承認を受けずに変更したことが判明した場合は，直ちに当該施設を管轄する地方厚生局に通報する。
 (2) 地方厚生局への報告
   承認を受けた施設を管轄する都道府県等は，法第28条に基づく臨検検査等において，食品衛生法に違反する事例等があった場合は，直ちに当該施設を管轄する地方厚生局に

通報する。
- (3) 承認の取消し

 厚生労働本省は，地方厚生局及び都道府県等と連携して調査を行い，法第13条第5項の各号のいずれかに該当すると認められる場合は，承認の全部又は一部を取り消すことを検討し，取消しを行った場合にはその旨を営業者に通知するとともに，当該承認に係る施設を管轄する地方厚生局及び都道府県等に連絡する。

9 変更申請に係る申請手続等

 営業者は，承認に係る総合衛生管理製造過程について，施行規則第13条第2号又は乳等省令別表三の㈡の規定に関する事項として別表第4に定める事項を変更しようとする場合は，施行規則第15条又は乳等省令第5条に基づき，次により変更承認に係る申請を行う。

- (1) 変更申請手続
  - ア 変更の承認の申請書の様式は，様式第2号による。
  - イ その他の事項については上記5の(1)に準ずる。
- (2) 変更申請書に添付すべき資料

 施行規則第15条第2項又は乳等省令第5条第2項に規定する申請書に添付する資料は，別表第5に掲げるものとする。
- (3) 変更承認の審査等

 変更の承認に係る審査，承認等については上記6及び7に準じて行う。

10 更新に係る申請手続等

 施行規則第16条又は乳等省令第6条に定める承認の更新手続等は具体的には次のとおりとする。

- (1) 有効期間の満了日
  - ア 最初の更新
    - ㈎ 平成16年2月26日までに承認を受けている施設

 当該施設の最初の更新について，その承認の有効期間の満了日は，承認を受けた日から起算して3年を経過した日とする。

 ただし，平成14年2月26日以前に承認を受けた施設における承認の有効期間の満了日は，平成16年2月27日から平成17年2月26日までの間において，当該承認を受けた日に応当する日から起算して6月を経過した日とする。
    - ㈑ 平成16年2月27日以降に承認を受けた施設

 承認の有効期間の満了日は，承認を受けた日の翌日から起算して3年を経過した日とする。
    - ㈒ 同一の食品の種類であって，別表2に掲げる申請の範囲によって承認日が異なる施設の最初の更新については，最初に有効期間が満了する日をもって，他の承認の有効期間が満了することとする。
  - イ 2回目以降の更新

 承認の更新がされたときには，その承認の有効期間は，従前の承認の有効期間の満了日の翌日から起算して3年を経過した日とする。
  - ウ 承認の効力

 更新の申請があった場合，有効期間の満了日までにその申請に対する処分がされない場合には，従前の承認が有効期間の満了後もその処分がされるまでの間はその効力を有するものとする。
- (2) 更新手続
  - ア 承認の更新の申請書の様式は，様式第3号による。
  - イ 承認の更新の申請は，承認の有効期間の満了日の3か月前から受け付けるものとする。
  - ウ その他の事項については上記5の(1)に準ずる。
- (3) 申請書に添付すべき資料

 施行規則第13条第2項又は乳等省令第4

条第2項に規定する申請書に添付する資料は，別表第6に掲げるものとする。
(4) 更新時の審査等
更新時の審査，更新の承認等については，上記6及び7に準じて行う。
11 標準処理期間
(1) 本制度による申請があった場合，厚生労働省は次に掲げる期間内に当該申請に対する処分を行うよう努めるものとする。
ア 新規承認申請　　120日
イ 変更承認申請　　60日
ウ 承認の更新　　　90日
(2) 上記の期間には次に掲げる期間は含まないものとする。
ア 当該申請を補正するために要する期間
イ 申請者が当該申請の内容を変更するために要する期間
ウ 申請者が当該申請に係る審査に必要と認められる資料を追加するために要する期間
12 総合衛生管理製造過程に関する評価検討会
(1) 厚生労働省医薬食品局食品安全部及び地方厚生局は，必要に応じ，学識経験者等の専門家で構成される総合衛生管理製造過程に関する評価検討会を開催する。
(2) 当該評価検討会からは，本承認制度において，法第11条第1項に基づく製造方法の基準に適合しない方法による製造過程の承認等の審査，承認の適否に係る高度な技術的及び専門的事項，承認後の監視等に関して助言を得ることとする。
13 その他
(1) 営業者への助言について
都道府県等の食品衛生監視員は，厚生労働省が実施する講習会又はこれと同等の講習会を受講した上で，総合衛生管理製造過程に係る適正な監視，営業者への助言を行う。
(2) 営業者の責務等
ア 営業者は，HACCPシステムによる衛生管理に係る知識等の習得に努めるとともに，製造に関わる全ての従業員に対し，当該知識等の十分な習得に努めなければならない。
また，当該営業者で組織する団体は，HACCPシステムによる衛生管理等に関する講習会の開催や，営業者及び消費者からの問い合わせに対する適切な情報提供等により，自主管理に基づく食品衛生の向上に資するよう，当該営業者への責務への支援に努める。
イ 営業者は，当該施設から食中毒等の健康被害を生じるおそれがある事例が発生した場合に，当該施設を管轄する都道府県等に報告する手順を定めておく。

別表第1 承認基準
(1) 製品説明書
施行規則第13条第1号イ又は乳等省令別表三の㈠の(1)に規定する製品説明書には，次の事項が記載されていること。
ア 製品の名称及び種類
イ 原材料に関する事項
ウ 添加物の名称及びその使用量（使用基準が定められた添加物に限る。）
エ 容器包装の形態及び材質（危害の発生防止のため，重要管理点において定める管理基準設定の際に特に留意しなければならない場合に限る。）
オ 性状及び特性（危害の発生防止のため，重要管理点において定める管理基準設定の際に特に留意しなければならない場合に限る。）
カ 製品の規格
キ 消費期限又は賞味期限及び保存方法（危害の発生防止のため，重要管理点において定める管理基準設定の際に特に留意しなければならない場合に限る。）
ク 喫食又は利用の方法（危害の発生防止のため，重要管理点において定める管理基準設定の際に特に留意しなければならない場

ケ　販売等の対象とする消費者層（危害の発生防止のため，重要管理点において定める管理基準設定の際に特に留意しなければならない場合に限る。）
(2) 製造又は加工の工程に関する文書
　ア　施行規則第13条第1号ロ又は乳等省令別表三の㈠の(2)に規定する製造又は加工の工程に関する文書には，次の事項が記載されていること。
　　㈠　製造又は加工の工程
　　㈡　製造又は加工に用いる機械器具の性能に関する事項
　　㈢　各工程ごとの作業内容及び作業時間並びに作業担当者の職名
　　㈣　機械器具の仕様（危害の発生を防止するための措置に係る事項に限る。）
　イ　当該文書は，実際の製品の製造又は加工の操業中の作業現場において当該製造又は加工の工程を確認する等により正確に作成されていること。
(3) 施設の図面
　ア　施行規則第13条第1号ハ又は乳等省令別表三の㈠の(3)に規定する施設の図面には，次の事項が記載されていること。
　　㈠　施設設備の構造
　　㈡　製品等の移動の経路
　　㈢　機械器具の配置
　　㈣　従事者の配置及び動線
　　㈤　作業場内の清浄度に応じた区分（高度清浄区域を設けている場合は，その区域内の空気の清浄度及び圧力）
　イ　当該図面は，実際の作業現場を確認する等により正確に作成されていること。
　ウ　当該図面に加えて，施設設備の設計図の原本の写し又はそれと同等の内容が含まれている図面が作成されていること。
(4) 危害の原因となる物質の特定等
　ア　施行規則第13条第2号又は乳等省令別表三の㈡の規定により食品衛生上の危害の原因となる物質を特定する際には，科学的な根拠に基づき，製品の製造又は加工の工程において発生するおそれのあるすべての潜在的な危害が列挙されていること。
　イ　アにより列挙された危害の原因となる物質には，施行規則別表第2又は乳等省令別表三の㈡の(1)の表に掲げる食品の区分に応じた危害の原因となる物質がすべて含まれていること。
　　　ただし，原材料の危害に関するデータ等により当該危害の原因となる物質を含まない理由が明らかにされている場合は，この限りでない。
(5) 危害の発生を防止するための措置
　ア　施行規則第13条第2号又は乳等省令別表三の㈡の規定により，製品につき発生するおそれのあるすべての食品衛生上の危害について，当該危害の原因となる物質及び当該危害が発生するおそれのある工程ごとに，当該危害の発生を防止するためにとるべきすべての措置を定めていること。
　イ　アにより定めた措置のうち，その実施状況の連続的な又は相当の頻度の確認を必要とするものを定めること。
　　　なお，当該措置は，次の要件を満たしていること。
　　㈠　当該措置は，製造又は加工の過程において，危害を防止するために特に重点的に管理すべき工程（重要管理点）においてとられるものであること。
　　㈡　製品において許容できる危害の原因物質の量を考慮して，当該危害の発生を防止するための管理基準を適切に定めていること。
　　　　管理基準は，原則として，食品の危害の発生を防止するために重要管理点においてとられる措置が適切でない場合に，それを速やかに探知できる指標を用いて

いること。
　　(ウ)　当該措置による危害の発生防止の効果が明らかであること。
　ウ　イの確認のための測定方法（モニタリングの方法）を定めていること。
　　　なお，この方法は，基本的に，モニタリングの測定値が管理基準から逸脱した時にそれを即時に判明することができる方法であること。また，その実施頻度，実施担当者及び記録の方法を定めていること。
　　　モニタリングの実施頻度については，危害の発生を防止するに十分なものであること。
(6)　改善措置の方法
　ア　施行規則第13条第3号又は乳等省令別表三の㈢に規定する改善措置の方法は，次の要件を満たすものでなければならないこと。
　　(ア)　モニタリングの測定値が管理基準を逸脱した時に，管理状態を正常に戻すことができるものであること。
　　(イ)　製品等の適切な処分方法が含まれていること。
　　(ウ)　改善措置の実施担当者及び記録の方法を定めていること。
　イ　改善措置は上記(5)のイにより定めたすべての措置に対して定めていること。
(7)　衛生管理の方法
　ア　施行規則第13条第4号又は乳等省令別表三の㈣に規定する衛生管理の方法は，次の事項について，作業内容，実施頻度，実施担当者並びに実施状況の確認及び記録の方法を定めていること。
　　(ア)　施設設備の衛生管理
　　(イ)　従事者の衛生教育
　　(ウ)　施設設備及び機械器具の保守点検
　　(エ)　そ族昆虫の防除
　　(オ)　使用水の衛生管理
　　(カ)　排水及び廃棄物の衛生管理
　　(キ)　従事者の衛生管理
　　(ク)　食品等の衛生的取扱い
　　(ケ)　製品の回収方法
　　(コ)　製品等の試験検査に用いる機械器具の保守点検
　イ　アの(イ)従事者の衛生教育においては，食品衛生に係る微生物学等の基礎知識を含んだHACCPシステムに係る教育訓練等について，体系的に定めていること。
　ウ　アの(ウ)施設設備及び機械器具の保守点検，(オ)使用水の衛生管理，(ク)食品の衛生的取扱い及び(ケ)製品の回収方法の手順においては，停電等の突発的事故等についての対応を定めていること。
　エ　アの(ケ)製品の回収方法の手順においては，回収に係る責任体制，当該施設を管轄する都道府県等への報告等について定めていること。
　オ　上記の他，食品衛生法第3条第2項の規定に基づく食品等事業者の記録の作成及び保存に係る指針（ガイドライン）（平成15年8月29日付け食安発第0829001号の別添）に基づく記録の作成と保存の実施について定めていること。
(8)　検証
　ア　施行規則第13条第5号又は乳等省令別表三の㈤に規定する検証するための方法には，食品衛生上の危害の発生が適切に防止されていることを検証するための方法として次の事項について定めていること。
　　(ア)　製品等の試験の方法及び当該試験に用いる機械器具の保守点検（計器の校正を含む。）
　　(イ)　モニタリングの実施状況，改善措置及び施設設備等の衛生管理についての記録の点検
　　(ウ)　重要管理点におけるモニタリングに用いる計測機器の校正
　　(エ)　苦情又は回収の原因の解析

(ｵ) 実施計画の定期的見直し
イ これらの内容は，実施頻度，実施担当者等検証の具体的実施に係る内容が含まれていること。
ウ 製品等の試験成績書により，食品の製造又は加工の方法及びその衛生管理の方法が適切に実施されていることが確認されていること。
(9) 記録
施行規則第13条第6号又は乳等省令別表三の(六)に規定する事項（重要管理点のモニタリング，改善措置，施設設備等の衛生管理及び検証）の記録の方法並びに当該記録の保存の方法及び期間は，次の要件を満たすこと。
ア 記録の方法は，記録者が特定され，修正する場合は修正したことが明らかにわかるような方法であること。
イ 当該記録の保存の方法及び期間は，求めに応じてすぐに確認できる箇所に保管し，その期間は1年以上（製品の賞味期限が1年を超えるものにあっては，当該期限以上の期間）とすること。
(10) 管理体制
施行規則第13条第7号及び第8号又は乳等省令別表三の(七)及び(八)の規定に係る事項について，具体的には次の要件を満たすものであること。
ア 総合衛生管理製造過程の実施に当たり，従業員への指導，実施状況の検証結果に基づく評価，外部査察への適切な対応等について4(1)に規定する者が行う体制が整っていること。
イ 上記(5)から(9)に掲げる業務について，当該業務に係る責任者が置かれており，かつ，当該責任者がその業務の内容に応じて，あらかじめ当該業務を行う者を定めていること。

別表第2 申請の範囲
(1) 乳
　ア 牛乳（牛乳，特別牛乳）
　イ 山羊乳（殺菌山羊乳）
　ウ 脱脂乳（低脂肪牛乳，無脂肪牛乳）
　エ 加工乳（加工乳，成分調整牛乳）
(2) 乳製品
　ア クリーム
　イ アイスクリーム
　ウ 無糖練乳
　エ 無糖脱脂練乳
　オ 脱脂粉乳
　カ 発酵乳
　キ 乳酸菌飲料
　ク 乳飲料
(3) 清涼飲料水
　ア ミネラルウォーター類
　イ 冷凍果実飲料
　ウ 原料用果汁
　エ その他の清涼飲料水（無殺菌・無除菌）
　オ その他の清涼飲料水（密栓・密封後殺菌）
　カ その他の清涼飲料水（殺菌後密栓・密封）
　キ その他の清涼飲料水（除菌）
　ク その他の清涼飲料水（その他）
(4) 食肉製品
　ア 乾燥食肉製品
　イ 非加熱食肉製品
　ウ 特定加熱食肉製品
　エ 包装後加熱食肉製品
　オ 加熱後包装食肉製品
　カ その他の食肉製品
(5) 魚肉練り製品
　ア 魚肉すり身
　イ 魚肉ハム・ソーセージ
　ウ 鯨肉製品
　エ 特殊包装かまぼこ
　オ その他の魚肉練り製品
(6) 容器包装詰加圧加熱殺菌食品
　ア 缶詰食品

イ　瓶詰食品
　　ウ　缶詰食品，瓶詰食品以外の容器包装詰加圧加熱殺菌食品（巻締め）
　　エ　缶詰食品，瓶詰食品以外の容器包装詰加圧加熱殺菌食品（熱溶融）
　　オ　缶詰食品，瓶詰食品以外の容器包装詰加圧加熱殺菌食品（その他）
別表第3　承認申請書に添付する資料
　ア　製品説明書
　イ　製造又は加工の工程に関する文書
　ウ　施設の図面
　エ　危害の原因となる物質の特定等に関する次の事項を記した文書
　　(ア)　危害の原因となる物質を工程毎に特定したもの及びその防止措置
　　(イ)　(ア)において，施行規則別表第2又は乳等省令別表三の(二)の(1)の表の危害の原因となる物質が含まれない場合はその理由
　オ　危害の発生を防止するための措置のうち，その実施状況を連続的又は相当の頻度の確認を必要とするものに関する次の事項を記載した書類
　　(ア)　重要管理点及び重要管理点における管理基準
　　(イ)　管理基準の遵守の確認に係るモニタリングの方法
　　(ウ)　当該措置による危害の発生防止の効果
　カ　重要管理点におけるモニタリングの測定値が管理基準を逸脱した時にとるべき改善措置を記載した文書
　キ　衛生管理の方法に関する文書
　ク　検証に関する文書
　ケ　記録の方法に関する文書
　コ　クに規定する検証に関する事項について，ケに規定する文書に基づき作成し，保存した記録に関する資料
別表第4　変更承認を行わなければならない事項
　ア　防止措置の変更を伴う危害物質の変更
　・申請の範囲を変更（追加）する場合
　・魚肉ハムに豚肉の挽肉を新たに使用するなど，新たな原料を追加することにより危害物質及びその防止措置を変更する場合
　・新製品の製造，施設の増改築等による製造工程の大幅な変更により，新たに危害分析を行う必要が生じ，その防止措置を変更する場合　等
　イ　重要管理点
　・重要管理点の廃止，追加　等
　ウ　重要管理点における管理基準とその遵守の確認に係るモニタリングの方法
　・管理すべき危害原因物質の変更により管理基準を変更する場合
　・加熱後の製品の達温から殺菌機庫内温度にモニタリングの指標を変更する等，モニタリング方法，頻度及び指標を変更する場合
　・バッチ式殺菌機からプレート式殺菌機への変更等，モニタリング方法の変更を伴う機器の変更があった場合　等
別表第5　変更承認申請書に添付する書類
　ア　別表第3のアからケのうち，変更しようとする事項に係るもの（当該変更事項に係る新旧の対照を明示すること。）
　イ　変更しようとする事項について，別表第3のクに規定する検証に関する事項について，ケに規定する文書に基づき作成し，保存した記録に関する資料
別表第6　承認の更新申請書に添付する書類
　ア　従前の承認時に交付された承認書
　イ　別表第3のアからウ及びカからケのうち，従前の承認後に変更した事項に係る文書（当該変更事項に係る新旧の対照を明示すること。）
　　ただし，以下の事項は除く。
　　(ア)　従前の承認以降に法第13条第4項に基づく変更の承認の申請を行い，承認されている場合，その承認に係る事項
　　(イ)　従前の承認以降に，変更の報告等が行われ，受理されている場合，その報告に係る

事項
ウ　別表第3のエ，オ
エ　別表第3のケに基づき作成・保存された記録のうち，重要管理点のモニタリング，改善措置，検証に関する資料

　この記録に関する資料については，承認の有効期間の満了日から遡った1年間のうち1か月間のものを提出することとする。

様式第1号

平成　年　月　日

厚生労働大臣　　　　殿

申請者　住所（法人にあっては主たる事務所の所在地）
氏名（法人にあってはその名称，代表者の氏名）
生年月日

総合衛生管理製造過程による食品の製造又は加工の承認申請書

　食品衛生法第13条第1項の規定に基づき，総合衛生管理製造過程による食品の製造又は加工の承認を受けたく，下記により申請します。

記

1．食品の種類及びその範囲
2．製造所又は加工所の名称及び所在地
3．製品の総合衛生管理製造過程の大要
4．添付書類

この様式は日本工業規格A列4番とする。

様式第2号

　　　　　　　　　　　　　　　　　　　　　　　　　　　平成　　年　　月　　日

厚生労働大臣　　　　殿

　　　　　　　　　　　　　　申請者　住所（法人にあっては主たる事務所の所在地）
　　　　　　　　　　　　　　　　　　氏名（法人にあってはその名称，代表者の氏名）
　　　　　　　　　　　　　　　　　　生年月日

　　　　　　総合衛生管理製造過程による食品の製造又は加工の一部変更承認申請書

　食品衛生法第13条第4項の規定に基づき，総合衛生管理製造過程による食品の製造又は加工の変更の承認を受けたく，下記により申請します。

　　　　　　　　　　　　　　　　　　記

1．食品の種類及びその範囲
2．製造所又は加工所の名称及び所在地
3．製品の総合衛生管理製造過程の大要
4．現に受けている承認の番号及び年月日
5．添付書類

　　　　　　　　　　　　　　　　　　　　　　　この様式は日本工業規格A列4番とする。

様式第3号

平成　年　月　日

厚生労働大臣　　　　殿

申請者　住所（法人にあっては主たる事務所の所在地）
氏名（法人にあってはその名称，代表者の氏名）
生年月日

総合衛生管理製造過程による食品の製造又は加工の承認の更新申請書

　食品衛生法第14条第1項の規定に基づき，総合衛生管理製造過程による食品の製造又は加工の承認の更新を受けたく，下記により申請します。

記

1．食品の種類及び範囲
2．製造所又は加工所の名称及び所在地
3．製品の総合衛生管理製造過程の大要
4．現に受けている承認の番号及び年月日
5．添付書類

この様式は日本工業規格A列4番とする。

○総合衛生管理製造過程の承認制度に係る「HACCPシステムについて相当程度の知識を持つと認められる者」の要件等について

平成9年2月3日
衛食第31号・衛乳第36号
各都道府県・各政令市・各特別区衛生主管部（局）長宛
厚生省生活衛生局食品保健・乳肉衛生課長連名通知

総合衛生管理製造過程に係る承認については平成8年9月30日付け衛乳第223号により厚生省生活衛生局長より通知され，その別添「総合衛生管理製造過程承認制度実施要領」において，営業者が申請書等の作成に当たって編成する専門家チームにはHACCP（Hazard Analysis and Critical Control Point）システムについて相当程度の知識を持つと認められる者が含まれなければならないと規定している。今般，その相当程度の知識を持つと認められる者とは，別紙の1の内容を習得している者としたので御了知のうえ，関係営業者等に対し周知指導されたい。

なお，別紙の1の内容の習得に当たっては，別紙の2の内容の講習会の受講も有用であることにご留意願いたい。

また，専門家チームの中にHACCPに関する何らかの講習会を受講した者がいる場合にあっては，参考までに，講習会の受講者氏名，講習会の実施主体，実施年月日及び講習会カリキュラムについて報告をお願いすることとしたので，これについても関係営業者への周知方よろしくお取り図らい願いたい。

（別　紙）

1　HACCPシステムについて相当程度の知識を持つと認められる者として修得すべき内容

⑴　HACCPによる衛生管理の特徴（7原則，従来の衛生管理方法との違い等）を理解し，施設内の従事者に対し，説明する能力を有していること。

⑵　HACCPチームのメンバー，従事者を訓練する能力を有すること。

⑶　複数施設のフローダイアグラム，施設の図面，標準作業手順書を作成できること。また，その作成の目的をよく理解していること。

⑷　危害分析に必要な情報を収集し，危害分析を行ったうえで，原材料毎，工程毎の危害原因物質，危害の要因及び防止措置を記載した危害リストを作成できること。

⑸　⑷で作成した危害リスト中に，省令で示された食品ごとの危害原因物質を含まない場合，その理由を的確に示し，説明できること。

⑹　⑷で作成した危害リストの防止措置のなかから，重要管理点を適切に特定し，その理由について説明できること。

⑺　⑹で特定した重要管理点ごとに危害の発生を防止できる管理基準，モニタリング方法，改善措置，検証方法及び記録維持管理方法を適切に設定できること。

⑻　適切に検証を行い，当該結果に基づき，必要に応じ，HACCP計画を修正できること。

⑼　HACCP実施の前提となる一般的な衛生管理の方法を記載した文書を適切に作成できること。

⑽　その他非常事態に対して対応できる能力を有すること。

2　講習会の内容等

1の内容を修得するための講習会は，次のとおりであること。

⑴　講習会の実施主体

HACCPに関する知識，その他食品衛生に関する科学的・専門的な知識を有するとともに，適切な教育・訓練を行うことができる体制が整備されている公益法人等であること。

⑵　講師

講習会の講師は，HACCPに関する知識及び食品衛生行政，食品衛生試験検査又は食品衛生管理に関する知識を有すると認められる者であること。

(3) 日数

1の内容を十分理解させるために概ね3日間を必要とすること。

○食品等事業者が実施すべき管理運営基準に関する指針（ガイドライン）について

```
平成16年2月27日
食安発第0227012号
各都道府県知事・各指定都市市長・各中核市市長宛
厚生労働省医薬食品局食品安全部長通知
```

注　平成26年10月14日食安発1014第1号改正現在

　これまで，食品衛生法第50条第2項に基づき都道府県，指定都市及び中核市が営業施設の衛生管理上講ずべき措置を条例で定める場合の技術的助言として，「管理運営基準準則」（「食品衛生法の一部を改正する法律等の施行について」昭和47年11月6日付け環食第516号（以下「施行通知」という。）の別記(1)）を示してきたところである。

　今般，昨年の食品衛生法の改正を契機として，コーデックス委員会（CODEX Alimentarius Commission）が示している食品衛生の一般原則（General Principles of Food Hygiene CAC/RCP 1-1969, Rev. 3-1999, Amd. 1999）の内容等を参考に「管理運営基準準則」を全面的に見直し，新たに「食品等事業者が実施すべき管理運営に関する指針（ガイドライン）」（以下「指針」という。）を別添のとおり策定した。

　ついては，各都道府県，指定都市及び中核市において，本指針を踏まえて，関係条例の改正について検討されるようお願いする。

　また，本指針の策定に伴い，施行通知別記(1)を別添のとおり改めるとともに，同通知の一部を下記のとおり読み替えることとしたので御了知されたい。

　　　　　　　　　　記

1　施行通知第1の2(1)の「管理運営基準準則」を「食品等事業者が実施すべき管理運営基準に関する指針（ガイドライン）」とする。

2　施行通知第1の2(2)アの「準則」を「指針」とする。

3　施行通知第1の2(2)イの「準則第5」を「指針第2の8」とする。

（別　添）　食品等事業者が実施すべき管理運営基準に関する指針（ガイドライン）

　食品等事業者が実施すべき管理運営基準は，次の各号に掲げるもののいずれかとする。

Ⅰ　危害分析・重要管理点方式を用いる場合の基準

第1　農林水産物の採取における衛生管理

　食用に供する農林水産物の採取にあたっては，次の管理を行うこと。

(1)　じん埃，土壌又は汚水による汚染防止を図るほか，廃棄物，有毒物質等を適切に管理することにより，農薬，動物用医薬品，飼料，肥料，糞便等からの汚染を防止すること。

(2)　食用として明らかに適さない物は，分別すること。

(3)　廃棄物（排水を含む。）は，衛生上支障がない方法で処理すること。

(4)　採取，保管及び輸送にあっては，そ族，昆虫，化学物質，異物（人に悪影響を及ぼしうるガラス及び金属片等。以下同じ。），微生物等による汚染防止を図ること。

(5)　温度，湿度管理その他必要な措置を通じて，食品の腐敗，変敗等を防止すること。

(6)　施設は清掃及び適切な補修により清潔かつ適切に維持管理されていること。

(7)　食用に供する農林水産物の取扱者の衛生管理が行われていること。

(8)　洗浄等に使用する水は，微生物的及び化学的に用途に適した水を使用すること。

第2　食品取扱施設等における衛生管理

1　一般事項
（1）　日常点検を含む衛生管理を計画的に実施すること。
（2）　施設設備及び機械器具の構造及び材質並びに取り扱う食品の特性を考慮し，これらの適切な清掃，洗浄及び消毒の方法を定め，必要に応じ手順書を作成すること。
　　手順書の作成に当たっては，清掃，洗浄及び消毒の手順について，清掃又は洗浄を行う場所，機械器具，作業責任者，清掃又は洗浄の方法及び頻度，確認方法等必要な事項を記載することとし，必要に応じ，専門家の意見を聴くこと。
（3）　(2)に定める清掃，洗浄及び消毒の方法が適切かつ有効であるか必要に応じ評価すること。
（4）　施設，設備，人的能力等に応じた食品の取扱いを行い，適切な受注管理を行うこと。

2　施設の衛生管理
（1）　施設及びその周辺は，定期的に清掃し，施設の稼働中は常に衛生上支障のないように維持すること。
（2）　製造，加工，処理，調理，保管，販売等を行う場所には，不必要な物品等を置かないこと。
（3）　施設の内壁，天井及び床は，常に清潔に保つこと。
（4）　施設内の採光，照明及び換気を十分に行うとともに，必要に応じ，適切な温度及び湿度の管理を行うこと。
（5）　窓及び出入口は，開放しないこと。やむをえず，開放する場合にあっては，じん埃，そ族，昆虫等の侵入を防止する措置を講ずること。
（6）　排水溝は，排水がよく行われるよう廃棄物の流出を防ぎ，かつ，清掃及び補修を行うこと。
（7）　便所は常に清潔にし，定期的に清掃及び消毒を行うこと。
（8）　施設内では動物を飼育しないこと。

3　食品取扱設備等の衛生管理
（1）　衛生保持のため，機械器具（清掃用の機械器具を含む。）は，その目的に応じて使用すること。
（2）　機械器具及び分解した機械器具の部品は，金属片，不潔異物，化学物質等の食品へ混入を防止するため，洗浄及び消毒を行い，所定の場所に衛生的に保管すること。
　　また，故障又は破損があるときは，速やかに補修し，常に適正に使用できるよう整備しておくこと。
（3）　機械器具及び機械器具の部品の洗浄に洗剤を使用する場合は，適正な洗剤を適正な濃度で使用すること。
（4）　温度計，圧力計，流量計等の計器類及び滅菌，殺菌，除菌又は浄水に用いる装置について，その機能を定期的に点検し，その結果を記録すること。
（5）　ふきん，包丁，まな板，保護防具等は，熱湯，蒸気，消毒剤等で消毒し，乾燥させること。
　　特に，食品に直接触れるまな板，ナイフ，保護防具等については，汚染の都度又は作業終了後に洗浄消毒を十分に行うこと。
（6）　洗浄剤，消毒剤その他化学物質については，使用，保管等の取扱いに十分注意するとともに，必要に応じ容器に内容物の名称を表示する等食品への混入を防止すること。
（7）　施設，設備等の清掃用器材は，使用の都度洗浄し，乾燥させ，専用の場所に保管すること。
（8）　手洗設備は，手指の洗浄及び乾燥が適切にできるよう維持するとともに，水を十分供給し，手洗いに適切な石けん，爪ブラシ，ペーパータオル，消毒剤等を備え，常に使用できる状態にしておくこと。

(9) 洗浄設備は，常に清潔に保つこと。
(10) 食品の放射線照射業にあっては，1日1回以上化学線量計を用いて線量を確認し，その結果の記録を2年間保存すること。

4 使用水等の管理
(1) 食品取扱施設で使用する水は，飲用適の水であること。
　また，次のような場合は，この限りではないが，これらの水が食品に直接触れる水に混入しないようにすること。
　① 暖房用蒸気，防火用水等，食品製造に直接関係ない目的での使用。
　② 冷却や食品の安全に影響を及ぼさない工程における清浄海水等の使用。
(2) 水道水以外の水を使用する場合には，年1回以上（食品の冷凍又は冷蔵業，マーガリン又はショートニング製造業（もっぱらショートニング製造を行うものは除く。）又は，食用油脂製造業にあっては4月に1回以上）水質検査を行い，成績書を1年以上（取り扱う食品等の賞味期限を考慮した流通期間が1年以上の場合は当該期間）保存すること。
　ただし，不慮の災害等により水源等が汚染されたおそれがある場合には，その都度水質検査を行うこと。
(3) 水質検査の結果，飲用不適となったときは，直ちに使用を中止し，保健所長の指示を受け，適切な措置を講ずること。
(4) 貯水槽を使用する場合は，定期的に清掃し，清潔に保つこと。
(5) 水道水以外の井戸水，自家用水道等を使用する場合は，殺菌装置又は浄水装置が正常に作動しているかを定期的に確認し，記録すること。
(6) 氷は，適切に管理された給水設備によって供給された飲用適の水からつくること。
　また，氷は衛生的に取り扱い，貯蔵すること。

(7) 使用した水を再利用する場合にあっては，食品の安全性に影響しないよう必要な処理を行うこととし，処理工程は適切に管理すること。

5 そ族及び昆虫対策
(1) 施設及びその周囲は，維持管理を適切に行うことにより，常に良好な状態に保ち，そ族及び昆虫の繁殖場所を排除するとともに，窓，ドア，吸排気口の網戸，トラップ，排水溝の蓋等の設置により，そ族，昆虫の施設内への侵入を防止すること。
(2) 年2回以上，そ族及び昆虫の駆除作業を実施し，その実施記録を1年間保管すること。ただし，建築物において考えられる有効かつ適切な技術の組み合わせ及びそ族及び昆虫の生息調査結果を踏まえ対策を講ずる等により確実にその目的が達成できる方法であれば，その施設の状況に応じた方法，頻度で実施することとしても差し支えない。なお，そ族又は昆虫の発生を認めたときには，食品に影響を及ぼさないように直ちに駆除すること。
(3) 殺そ剤又は殺虫剤を使用する場合には，食品を汚染しないようその取扱いに十分注意すること。
(4) そ族又は昆虫による汚染防止のため，原材料，製品，包装資材等は容器に入れ，床又は壁から離して保管すること。一端開封したものについても蓋付きの容器に入れる等の汚染防止対策を講じた上で，保管すること。

6 廃棄物および排水の取扱い
(1) 廃棄物の保管及びその廃棄の方法について，手順書を作成すること。
(2) 廃棄物の容器は，他の容器と明確に区別できるようにし，汚液又は汚臭がもれないように常に清潔にしておくこと。
(3) 廃棄物は，作業に支障のない限り，食品の取扱い又は保管の区域（隣接する区域を

含む。）に保管しないこと。
(4) 廃棄物の保管場所は，周囲の環境に悪影響を及ぼさないよう適切に管理すること。
(5) 廃棄物及び排水の処理は適切に行うこと。

7 食品衛生責任者の設置
(1) 営業者（食品衛生法（昭和23年法律第233号。）第48条の規定により食品衛生管理者をおかなければならない営業者を除く。以下この項において同じ。）は，施設又はその部門ごとに，当該食品取扱者及び関係者のうちから食品衛生に関する責任者（以下，「食品衛生責任者」という。）を定めておくこと。
(2) 食品衛生責任者は，都道府県知事，指定都市長及び中核市長（以下「知事等」という。）が行う講習会又は知事等が適正と認めた講習会を定期的に受講し，常に食品衛生に関する新しい知見の習得に努めること。
(3) 食品衛生責任者は，営業者の指示に従い，衛生管理にあたること。
(4) 食品衛生責任者は，食品衛生上の危害の発生防止のため，施設の衛生管理の方法や食品衛生に関する事項について必要な注意を行うとともに営業者に対し意見を述べるよう努めること。
(5) 営業者は，(4)の規定による食品衛生責任者の意見を尊重すること。

8 危害分析・重要管理点方式を用いて衛生管理を実施する班の編成
　危害分析・重要管理点方式（食品の安全性を確保する上で重要な危害の原因となる物質及び当該危害が発生するおそれのある工程の特定，評価及び管理を行う衛生管理の方式をいう。以下同じ。）を用いて衛生管理を実施する場合は，食品衛生法第48条の規定に基づく食品衛生管理者，食品衛生責任者その他の製品についての知識及び専門的な技術を有する者により構成される班を編成すること。なお，危害分析・重要管理点方式に関する専門的な知識及び助言は，関係団体，行政機関及び出版物等から得ることができる。

9 製品説明書及び製造工程一覧図の作成
(1) 製品について，原材料等の組成，物理的・化学的性質（水分活性，pH等），殺菌・静菌処理（加熱処理，凍結，加塩，燻煙等），包装，保存性，保管条件及び流通方法等の安全性に関する必要な事項を記載した製品説明書を作成すること。また，製品説明書には想定する使用方法や消費者層等を記述すること。
(2) 製品の全ての製造工程が記載された製造工程一覧図を作成すること。
(3) 製造工程一覧図について，実際の製造工程及び施設設備の配置に照らし合わせて適切か否かの確認を行い，適切でない場合には，製造工程一覧図の修正を行うこと。

10 食品等の取扱い
　次の方法により食品の製造工程における全ての潜在的な危害の原因となる物質を列挙し，危害分析を実施して特定された危害の原因となる物質を管理すること。
(1) 製造工程ごとに発生するおそれのある全ての危害の原因となる物質のリスト（以下「危害要因リスト」という。）を作成し，健康に悪影響を及ぼす可能性及び9(1)の製品の特性等を考慮し，各製造工程における食品衛生上の危害の原因となる物質を特定すること。
(2) (1)で特定された食品衛生上の危害の原因となる物質について，危害が発生するおそれのある工程ごとに，当該食品衛生上の危害の原因となる物質及び当該危害の発生を防止するための措置（以下「管理措置」という。）を検討し，危害要因リストに記載すること。
(3) 危害要因リストにおいて特定された危害

の原因となる物質による危害の発生を防止するため，製造工程のうち，当該工程に係る管理措置の実施状況の連続的又は相当の頻度の確認（以下「モニタリング」という。）を必要とするもの（以下「重要管理点」という。）を定めるとともに，重要管理点を定めない場合には，その理由を記載した文書を作成すること。また，同一の危害の原因となる物質を管理するための重要管理点は，複数存在する可能性があることに配慮すること。なお，重要管理点の設定に当たっては，定めようとする重要管理点における管理措置が，危害の原因となる物質を十分に管理できない場合は，当該重要管理点又はその前後の工程において適切な管理措置が設定できるよう，製品又は製造工程を見直すこと。

(4) 個々の重要管理点について，危害の原因となる物質を許容できる範囲まで低減又は排除するための基準（以下「管理基準」という。）を設定すること。管理基準は，危害の原因となる物質に係る許容の可否を判断する基準であり，温度，時間，水分含量，pH，水分活性，有効塩素等のほか，測定できる指標又は外観及び食感のような官能的指標であること。

(5) 管理基準の遵守状況の確認及び管理基準が遵守されていない製造工程を経た製品の出荷の防止をするためのモニタリングの方法を設定し，十分な頻度で実施すること。モニタリングの方法に関する全ての記録は，モニタリングを実施した担当者及び責任者による署名を行うこと。

(6) モニタリングにより重要管理点に係る管理措置が適切に講じられていないと認められたときに講ずべき措置（以下「改善措置」という。）を，重要管理点において設定し，適切に実施すること。また，改善措置には，管理基準の不遵守により影響を受けた製品の適切な処理を含むこと。

(7) 製品の危害分析・重要管理点方式につき，食品衛生上の危害の発生が適切に防止されていることを確認するため，十分な頻度で検証を行うこと。

11 管理運営要領等の作成

(1) 施設及び食品の取扱い等に係る衛生上の管理運営要領を作成し，食品取扱者及び関係者に周知徹底すること。

(2) 定期的にふき取り検査等を実施し，施設の衛生状態を確認することにより，(1)で作成した管理運営要領の効果を検証し，必要に応じその内容を見直すこと。

12 記録の作成及び保存

(1) 10(1)及び(2)の危害分析，10(3)の重要管理点の決定及び10(4)の管理基準の決定について記録を作成し，保存すること。

(2) 10(5)のモニタリング，10(6)の改善措置及び10(7)の検証について記録を作成し，保存すること。

(3) 食品衛生上の危害の発生の防止に必要な限度において，取り扱う食品に係る仕入元，製造又は加工等の状態，出荷又は販売先その他必要な事項に関する記録を作成し，保存するよう努めること。

(4) 記録の保存期間は，取り扱う食品等の流通実態（消費期限又は賞味期限）等に応じて合理的な期間を設定すること。

(5) 食中毒等の食品衛生上の危害の発生を防止するため，国，都道府県等から要請があった場合には，当該記録を提出すること。

13 回収・廃棄

(1) 販売食品等に起因する食品衛生上の問題が発生した場合において，消費者に対する健康被害を未然に防止する観点から，問題となった製品を迅速かつ適切に回収できるよう，回収に係る責任体制，具体的な回収の方法，当該施設の所在する地域を管轄する保健所等への報告等の手順を定めるこ

と。
(2) 販売食品等に起因する食品衛生上の危害が発生した場合において，回収された製品に関し，廃棄その他の必要な措置を的確かつ迅速に行うこと。
(3) 回収された当該品は，通常製品と明確に区別して保管し，保健所等の指示に従って適切に廃棄等の措置を講ずること。
(4) 回収等を行う際は，必要に応じ，消費者への注意喚起等のため，当該回収等に関する公表について考慮すること。

14 検食の実施
(1) 飲食店営業のうち，弁当屋及び仕出し屋にあっては，原材料，調理済み食品ごとに，48時間以上（ただし，日・祭日及び振替休日，休業日にまたがる場合は，日・祭日及び振替休日，休業日の翌日まで）検食を保存すること。
　なお，原材料は，洗浄殺菌等を行わず，購入した状態で保存すること。
(2) 上記の場合，製品の配送先，配送時刻及び配送量も記録し保存すること。

15 情報の提供
(1) 消費者に対し，販売食品等についての安全性に関する情報提供に努めること。
(2) 製造，加工又は輸入した食品等に関する消費者からの健康被害（医師の診断を受け，当該症状が製造，加工又は輸入した食品等に起因する又はその疑いがあると診断されたもの）及び食品衛生法に違反する食品等に関する情報について，保健所等へ速やかに報告すること。
(3) 消費者等から，製造，加工又は輸入した食品等に係る異味又は異臭の発生，異物の混入その他の苦情であって，健康被害につながるおそれが否定できないものを受けた場合は，保健所等へ速やかに報告すること。

第3 食品取扱施設等における食品取扱者等の衛生管理

(1) 食品取扱者の健康診断は，食品衛生上必要な健康状態の把握に留意して行うこと。
(2) 保健所から検便を受けるべき旨の指示があったときには，食品取扱者に検便を受けさせること。
(3) 次の症状を呈している食品取扱者については，その旨を食品等事業者，食品衛生管理者又は食品衛生責任者等に報告させ，食品の取扱作業に従事させないようにするとともに，医師の診断を受けさせること。
① 黄疸
② 下痢
③ 腹痛
④ 発熱
⑤ 発熱をともなう喉の痛み
⑥ 皮膚の外傷のうち感染が疑われるもの（やけど，切り傷等）
⑦ 耳，目又は鼻からの分泌（病的なものに限る）
⑧ 吐き気，おう吐
　皮膚に外傷があって上記⑥に該当しない者を従事させる際には，当該部位を耐水性を有する被覆材で覆うこと。
(4) 食品取扱者が感染症の予防及び感染症の患者に対する医療に関する法律（平成10年法律第114号）第18条第1項に規定する感染症の患者又は無症状病原体保有者であることが判明した場合は，同条第2項に基づき，食品に直接接触する作業に従事させないこと。
(5) 食品取扱者は，衛生的な作業着，帽子，マスクを着用し，作業場内では専用の履物を用いるとともに，汚染区域（便所を含む。）にはそのまま入らないこと。
　また，指輪等の装飾品，腕時計，ヘアピン，安全ピン等を食品取扱施設内に持ち込まないこと。
(6) 食品取扱者は，原料等が直接接触する部

分が繊維製品その他洗浄消毒することが困難な手袋を原則として使用しないこと。

(7) 食品取扱者は，常に爪を短く切り，マニュキュア等は付けないこと。作業前，用便直後及び生鮮の原材料や汚染された材料等を取り扱った後は，必ず十分に手指の洗浄及び消毒を行い，使い捨て手袋を使用する場合には交換を行うこと。

　生鮮の原材料や汚染された材料等を取り扱った後は，非加熱で摂取する食品を取り扱うことは避けることが望ましい。

(8) 食品取扱者は，食品の取扱作業中に次のような行動は慎むこと。
　① 手又は食品を取り扱う器具で髪，鼻，口又は耳にふれること
　② 作業中たん，つばをはくこと
　③ 喫煙
　④ 食品取扱区域での飲食
　⑤ 防護されていない食品上でくしゃみ，咳をすること
　　また，食品取扱者は，所定の場所以外では着替え，喫煙，飲食等を行わないこと。

(9) 食品取扱者以外の者が施設に立ち入る場合は，適切な場所で清潔な専用衣に着替えさせ，本項で示した食品取扱者等の衛生管理の規定に従わせること。

第4　食品取扱施設等における食品取扱者等に対する教育訓練

(1) 食品等事業者，食品衛生管理者又は食品衛生責任者は，製造，加工，調理，販売等が衛生的に行われるよう，食品取扱者及び関係者に対し，食品等の衛生的な取扱方法，食品等の汚染防止の方法，適切な手洗いの方法，健康管理等食品衛生上必要な事項に関する衛生教育を実施すること。

(2) この衛生教育には，上記第2に示す各種手順等（1(2)，6(1)，10，11，13(1)）に関する事項を含むものとする。

(3) 特に洗浄剤等の化学物質を取り扱う者に対しては，その安全な取扱いについての教育訓練を実施すること。

(4) 教育訓練の効果について定期的に評価し，必要に応じそのプログラムを修正すること。

第5　運搬

(1) 食品の運搬に用いる車両，コンテナ等は，食品や容器包装を汚染するようなものであってはならない。また，容易に洗浄，消毒ができる構造のものを使用し，常に清潔にし，補修を行うこと等により適切な状態を維持すること。

(2) 食品と食品以外の貨物を混載する場合には，食品以外の貨物からの汚染を防止するため，必要に応じ，食品を適切な容器に入れる等食品以外の貨物と区分けすること。

(3) 運搬中の食品がじん埃や有毒ガス等に汚染されないよう管理すること。

(4) 品目が異なる食品や食品以外の貨物の運搬に使用した車両又はコンテナを使用する場合は，効果的な方法により洗浄し，必要に応じ消毒を行うこと。

(5) バルク輸送の場合，必要に応じ，食品専用の車両又はコンテナを使用すること。その場合は，車両，コンテナに食品専用であることを明示すること。

(6) 運搬中の温度，湿度その他の状態の管理に注意すること。

(7) 配送時間が長時間に及ばないよう配送ルート等にも留意し，時間の管理に注意すること。

(8) 弁当等にあっては，摂食予定時間を考慮した配送をする等，適切な出荷時間に注意すること。

第6　販売

(1) 販売量を見込んだ仕入れを行う等，適正な販売を行うこと。

(2) 直接日光にさらしたり，長時間不適切

温度で販売したりすることのないよう衛生管理に注意すること。

Ⅱ 危害分析・重要管理点方式を用いずに衛生管理を行う場合の基準

第1 農林水産物の採取における衛生管理
　　Ⅰの第1によること。

第2 食品取扱施設等における衛生管理
　1 一般事項
　　Ⅰの第2の1によること。
　2 施設の衛生管理
　　Ⅰの第2の2によること。
　3 食品取扱設備等の衛生管理
　　Ⅰの第2の3によること。
　4 そ族及び昆虫対策
　　Ⅰの第2の5によること。
　5 廃棄物および排水の取扱い
　　Ⅰの第2の6によること。
　6 食品等の取扱い
　　(1) 原材料の仕入に当たっては，適切な管理が行われたものを仕入れ，衛生上の観点から品質，鮮度，表示等について点検し，点検状況を記録するよう努めること。
　　　また，原材料に寄生虫，病原微生物，農薬，動物用医薬品，有毒物，腐敗物，変敗物又は異物を含むことが明らかな場合であって，通常の加工，調理等ではこれらが許容できる水準まで死滅又は除去されない場合は，当該原材料を受け入れないこと。
　　(2) 原材料として使用する食品は，適切なものを選択し，必要に応じて前処理を行ったのち，加工に供すること。
　　　保存に当たっては，当該食品に適した状態及び方法で行うこと。
　　(3) 冷蔵庫（室）内では，相互汚染が生じないよう，区画して保存すること。
　　(4) 添加物を使用する場合には，正確に秤量し，適正に使用すること。
　　(5) 食品の製造，加工又は調理において，病原微生物その他の微生物及びそれらの毒素が，完全に又は安全な量まで死滅又は除去されていること。
　　(6) 食品は，当該品の特性（水分活性，pH，微生物による汚染状況），消費期限又は賞味期限，製造加工の方法，包装形態，生食用や加熱加工用等の使用方法等に応じて冷蔵保存する等，調理，製造，保管，運搬，販売等の各過程において時間及び温度の管理に十分配慮して衛生的に取り扱うこと。
　　(7) 特に食品衛生に影響があると考えられる次の工程の管理に，十分配慮すること。
　　　① 冷却
　　　② 加熱
　　　③ 乾燥
　　　④ 添加物の使用
　　　⑤ 真空調理又はガス置換包装
　　　⑥ 放射線照射
　　(8) 食品間の相互汚染を防止するため，次の点に配慮すること。
　　　① 未加熱又は未加工の原材料は，そのまま摂取される食品と区分して取り扱うこと。
　　　② 製造，加工又は調理を行う区画へは当該区画で作業を行う食品取扱者以外の者が立ち入ることのないようにすること（ただし，当該食品取扱者以外の者の立入りによる食品等の汚染のおそれがない場合はこの限りでない。）。
　　　　また，これらの区域へ入る際には，必要に応じて，更衣室等を経由し，衛生的な作業着，履物への交換，手洗い等を行うこと。
　　　③ 食肉等の未加熱食品を取り扱った設備，機械器具等は，別の食品を取り扱う前に，必要な洗浄及び消毒を行うこと。
　　(9) 原材料（特に生鮮物）の保管に当たっては，使用期限等に応じ適切な順序（いわゆる先入れ，先出しなど）で使用されるよう配慮すること。

⑽ 器具及び容器包装は，製品を汚染や損傷から保護し，適切な表示が行えるものを使用すること。
　また，再使用が可能な器具又は容器包装は，洗浄，消毒が容易なものを用いること。
⑾ 食品等の製造又は加工に当たっては，以下の事項の実施に努めること。
　① 原材料及び製品への金属，ガラス，じん埃，洗浄剤，機械油等の化学物質等の異物の混入防止のための措置を講じ，必要に応じ検査すること。
　② 原材料，製品及び容器包装をロット毎に管理し，記録すること。
　③ 製品毎にその特性，製造及び加工の手順，原材料等について記載した製品説明書を作成し，保存すること。
　④ 分割，細切された食肉等について，異物の混入がないかを確認すること。異物が認められた場合には，汚染の可能性がある部分を廃棄すること。
　⑤ 原材料として使用していないアレルギー物質が製造工程において混入しないよう措置を講ずること。
⑿ 原材料及び製品について自主検査を行い，規格基準等への適合性を確認し，その結果を記録するよう努めること。
⒀ おう吐物等により汚染された可能性のある食品は廃棄すること。
⒁ 施設においておう吐した場合には，直ちに殺菌剤を用いて適切に消毒すること。

7　使用水等の管理
　Ｉの第2の4によること。
8　食品衛生責任者の設置
　Ｉの第2の7によること。
9　記録の作成及び保存
⑴ 食品衛生上の危害の発生の防止に必要な限度において，取り扱う食品に係る仕入元，製造又は加工等の状態，出荷又は販売先その他必要な事項に関する記録を作成し，保存するよう努めること。
⑵ 記録の保存期間は，取り扱う食品等の流通実態（消費期限又は賞味期限）等に応じて合理的な期間を設定すること。
⑶ 食中毒等の食品衛生上の危害の発生を防止するため，国，都道府県等から要請があった場合には，当該記録を提出すること。
⑷ 製造し，又は加工した製品について自主検査を行った場合には，その記録を保存するよう努めること。
10　回収・廃棄
　Ｉの第2の13によること。
11　管理運営要領の作成
　Ｉの第2の11によること。
12　検食の実施
　Ｉの第2の14によること。
13　情報の提供
　Ｉの第2の15によること。

第3　食品取扱施設等における食品取扱者等の衛生管理
　Ｉの第3によること。
第4　食品取扱施設等における食品取扱者等に対する教育訓練
⑴ 食品等事業者，食品衛生管理者又は食品衛生責任者は，製造，加工，調理，販売等が衛生的に行われるよう，食品取扱者及び関係者に対し，食品等の衛生的な取扱方法，食品等の汚染防止の方法，適正な手洗いの方法，健康管理等食品衛生上必要な事項に関する衛生教育を実施すること。
⑵ この衛生教育には，上記に示す各種手順等（Ｉの第2の1⑵，6⑴，11及び13⑴並びにⅡの第2の6⑹及び6⒁）に関する事項を含むものとする。
⑶ 特に洗浄剤等の化学物質を取り扱う者に対しては，その安全な取扱いについての教育訓練を実施すること。
⑷ 教育訓練の効果について定期的に評価し，必要に応じそのプログラムを修正する

こと。
第5 運搬
　Ⅰの第5によること。

第6 販売
　Ⅰの第6によること。

○食品等事業者が実施すべき管理運営基準に関する指針(ガイドライン)について

> 平成26年5月12日
> 食安発0512第6号
> 各都道府県知事・各保健所設置市市長・各特別区区長宛
> 厚生労働省医薬食品局食品安全部長通知

標記については,食品衛生法(昭和22年法律第233号。以下「法」という。)第50条第2項に基づき都道府県,指定都市及び中核市が営業施設の衛生管理上講ずべき措置を条例で定める場合の技術的助言として,「食品等事業者が実施すべき管理運営基準に関する指針(ガイドライン)」(平成16年2月27日付け食安発第0227012号別添。最終改正;平成25年10月22日食安発1022第5号。以下「指針」という。)を示しているところです。

食品の製造又は加工における衛生管理の手法については,HACCP(危害分析・重要管理点方式(食品の安全性を確保する上で重要な危害の原因となる物質及び当該危害が発生するおそれのある工程の特定,評価及び管理を行う衛生管理方式(Hazard Analysis and Critical Control Point))をいう。以下同じ。)が,FAO/WHO合同食品規格委員会(コーデックス委員会)により,ガイドラインとして示され,国際標準として広く普及が進んでいます。

HACCPの導入により,食中毒の発生及び食品衛生法に違反する食品の製造等の防止につながるなど,食品の安全性の向上が期待されることから,HACCPによる工程管理の普及を加速させる必要があります。また,食品の輸出に当たり,他国からHACCPによる衛生管理が求められる場合があります。

こうした状況を踏まえ,国内の食品等事業者に対し,将来的なHACCPによる工程管理の義務化を見据えつつ,HACCPの段階的な導入を図る観点から,本指針を改正し,従来の基準(以下「従来型基準」という。)に加え,新たにHACCPを用いて衛生管理を行う場合の基準(以下「HACCP導入型基準」という。)を規定することとしましたので,各都道府県,指定都市及び中核市におかれては,当該改正の内容について関係事業者に指導するとともに,関係条例の改正について検討されるようお願いします。

記

第1 改正の内容
 1 新たに「危害分析・重要管理点方式を用いる場合の基準」を加える。
 2 Ⅰ第1(4)中,「異物」を「異物(人に悪影響を及ぼしうるガラス及び金属片等。以下同じ。)」に改める。
 3 Ⅰ第2(1)中,「モニタリング方法」を「確認方法」に改める。
 4 Ⅰ第2(5)に,「ただし,生息調査結果を踏まえ対策を講ずる等,確実にその目的が達成できる方法であれば,その施設の状況に応じた方法,頻度で実施することとしても差し支えない。」を加え,「また,そ族又は昆虫の……」を「なお,そ族又は昆虫の……」に改める。

第2 運用上の注意事項
 1 HACCP導入型基準に係る監視指導について
  HACCP導入型基準は,食品等事業者が行う衛生管理について規定したものであることから,当該基準に係る監視指導に当たっては,原則として施設設備の変更までは求めるものではないことに留意されたいこと。
 2 法第50条第2項の違反について
  本指針においては,食品等事業者が実施す

べき管理運営基準はHACCP導入型基準又は従来型基準のいずれかとするものとしていることから、法第50条第2項違反となるのは、HACCP導入型基準と従来型基準のいずれも満たしていない場合であること。
3 食品等事業者に対する専門的助言について
　HACCP導入型基準による衛生管理の具体的な方法については、コーデックスガイドラインにおける7原則の全てを適用しなければならないが、専門的な知識を必ずしも有していない食品等事業者も少なくないことから、そのような事業者に対しては、柔軟に対応し、必要な専門的助言を行うなど、きめ細かな指導助言に配慮されたいこと。
4 HACCP導入型基準の導入について
　同一施設において、複数の製造ライン又は複数の種類の製品が存在し、施設全体で一斉にHACCP導入型基準による管理の導入を行うことが困難な場合は、製造ライン又は製品の種類ごとに段階的にHACCPの導入を進めていくことが望ましいこと。その際、他の製造ライン又は製品で従来型基準を満たしている場合には、基本的には、HACCPを導入している製造ライン又は製品も含め、施設として従来型基準を満たすものと考えられるが、法第50条第2項の基準の適合性は、施設単位で判断されることから、万一、施設単位でHACCP導入型基準と従来型基準のいずれも満たしていない場合には、当該施設は、法第50条第2項違反となること。
5 監視指導を実施する職員の指導等について
　HACCP導入型基準に係る監視指導に当たっては、今後、国においてマニュアルや講習会等により必要な助言を行っていくこととしており、貴職におかれても、当該監視指導を実施する貴下職員への周知・指導に努められたいこと。

6 HACCPに関する用語について
　HACCPに関する用語については、既存の法令との整合性の観点から、従来用いられてきたものを引き続き使用する場合もあるが、それらの意味はあくまでもコーデックスガイドラインに準拠したものであり、監視指導に当たっては、その旨配慮されたいこと。
7 地方自治体におけるHACCPに係る取組について
　地方自治体においては、HACCPの考え方に関わる認定制度等、独自の普及促進のための取組が行われているところもあるが、当該取組を進める上で、今般の改正によるHACCP導入型基準を活用されたいこと。
8 関係条例の改正及びHACCP導入型基準導入施設の把握
　HACCPによる衛生管理を実施しようとする食品等事業者の取組を促す観点から、平成27年3月末までに関係条例の改正が行われることが望ましいこと。
　また、今後、関係条例の改正状況については、厚生労働省において、適宜調査を実施し、必要に応じて公表する予定であること。
　加えて、HACCPを導入している施設数等については、今後、適宜調査を実施し、必要に応じて公表する予定であることから、貴管内の食品等事業者における衛生管理の状況（①施設全体としてHACCP導入型基準を導入している、②一部の製造ライン又は一部の種類の製品のみにHACCP導入型基準を導入している（施設としては従来型基準を満たしている）、③施設全体として従来型基準を満たしている、④施設としていずれの基準も満たしていない）について、把握するよう努められたいこと。

参考1・2　略

2.(2) その他の清涼飲料水関連通知（表題のみ）

○食品衛生法の一部を改正する法律等の施行について（昭和32年9月18日厚生省発衛第413号の2）
　＊清涼飲料水と保存飲料水の標示を一本化

○食品衛生法の一部を改正する法律等の施行について（施行通達）（昭和47年11月6日環食第516号）
　＊<u>管理運営基準準則</u>（➡平成16年2月27日食安発第0227012号により，「食品等事業者が実施すべき管理運営基準に関する指針（ガイドライン）」に改正）

○食品，添加物等の規格基準の一部改正について（昭和47年11月18日環食第529号）
　＊原料用果汁の容器包装基準，自記温度計を用いた加熱殺菌，自動充てん等

○食品衛生法施行規則及び食品，添加物等の規格基準の一部改正について（昭和48年12月27日環食第314号）
　＊冷凍果実飲料の製造基準・保存基準

○食品衛生法施行規則及び食品，添加物等の規格基準の一部改正について（昭和57年2月27日環食第52号）
　＊清涼飲料水の成分規格，製造基準，保存基準，容器包装

○食品衛生法施行規則及び食品，添加物等の規格基準の一部改正について（昭和57年2月27日環食第53号・環食化第11号）
　＊清涼飲料水の重金属等試験法，殺菌方法，容器包装試験法

○食品衛生法施行規則及び食品，添加物等の規格基準の一部改正について（昭和61年6月21日衛食第116号）
　＊ミネラルウォーター類の表示，成分規格，製造基準

○食品衛生法施行規則及び食品，添加物等の規格基準の一部改正について（昭和61年6月21日衛食第117号）
　＊ミネラルウォーター類の製造基準の確認

○食品，添加物等の規格基準の一部改正について（昭和61年12月26日衛食第245号）
　＊清涼飲料水の水分活性の測定方法

○ミネラルウォーター類の殺菌等について（昭和62年8月18日衛食第130号）

○食品，添加物等の規格基準の一部改正について（平成6年12月26日衛食第212号）
　＊ミネラルウォーター類の製造基準

○食品，添加物等の規格基準の一部改正について（平成6年12月26日衛食第214号）
　＊ミネラルウォーター類の泉源の衛生管理，高濃度フッ素含有時の表示

○乳及び乳製品の成分規格等に関する省令及び食品，添加物等の規格基準の一部改正について（平成15年11月26日食安発第1126001号）
　＊りんごジュース及び原料用りんご果汁中のパツリン

○清涼飲料水中のベンゼンについて（平成18年7月28日食安基発第0728008号）
　＊清涼飲料水中のベンゼンに関するQ&A

○清涼飲料水等の規格基準の一部改正に係る試験法について（平成26年12月22日食安発1222第4号）
　＊ミネラルウォーター類の一斉試験法および個別試験法

○食品中の有害物質等に関する分析法の妥当性確認ガイドラインについて（平成26年12月22日食安発1222第7号）
　＊清涼飲料水等の有害物質等に関する分析法の妥当性確認ガイドライン

【疑義照会】

○ポリエチレン製容器包装に収められた半流動性の食品の取扱について（昭和36年1月25日衛環発第3号）

○「あめ湯の素」の取扱について（昭和36年4月11日衛食第89号）

○二次加工を要するブドージュース製造の取扱について（昭和36年9月25日環食第123号）

○甘酒のもとについて（昭和39年3月31日環食第63号）

○豆乳を乳酸菌発酵させた飲料について（平成14年8月13日食監発第0183003号）

○ミネラルウォーター類の殺菌方法について（平成24年11月28日食安監発1128第2号）

清涼飲料水のHACCP
衛生管理計画の作成と実践

2015年8月30日　発行

監　修	一般社団法人全国清涼飲料工業会
発行者	荘村明彦
発行所	中央法規出版株式会社

〒110-0016　東京都台東区台東3-29-1 中央法規ビル
営　　業　TEL03-3834-5817　FAX03-3837-8037
書店窓口　TEL03-3834-5815　FAX03-3837-8035
編　　集　TEL03-3834-5812　FAX03-3837-8032
http://www.chuohoki.co.jp/

印刷・製本　　株式会社太洋社
装幀・デザイン　ケイ・アイ・エス

ISBN978-4-8058-5236-1

定価はカバーに表示してあります。
落丁本・乱丁本はお取替えいたします。
本書のコピー，スキャン，デジタル化等の無断複製は，著作権法上での例外を除き禁じられています。また，本書を代行業者等の第三者に依頼してコピー，スキャン，デジタル化することは，たとえ個人や家庭内での利用であっても著作権法違反です。